게놈 오디세이

게놈 오디세이

—

2022년 2월 23일 초판 1쇄 발행

—

지은이 유안 A. 애슐리
옮긴이 최가영
펴낸이 김정수, 강준규
책임편집 유형일
마케팅 추영대
마케팅지원 배진경, 임혜솔, 송지유, 이영선

—

펴낸곳 (주)로크미디어
출판등록 2003년 3월 24일
주소 서울시 마포구 성암로 330 DMC첨단산업센터 318호
전화 02-3273-5135
팩스 02-3273-5134
편집 070-7863-0333
홈페이지 http://rokmedia.com
이메일 rokmedia@empas.com

—

ISBN 979-11-354-7415-6 (03510)
책값은 표지 뒷면에 적혀 있습니다.

—

브론스테인은 로크미디어의 과학, 건강 도서 브랜드입니다.
잘못 만들어진 책은 구입하신 서점에서 교환해 드립니다.

THE GENOME ODYSSEY

유안 A. 애슐리 지음 · 최가영 옮김

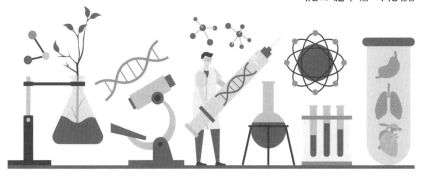

의학의 미스터리를 풀어가는 경이로운 의학 기술과 혁신에 관하여

게놈 오디세이

BRONSTEIN

저자 / **유안 A. 애슐리**Euan A. Ashley

유안 A. 애슐리는 스탠퍼드 대학교 의학 및 유전학 교수이다. 글래스고 대학교에서 생리학 및 의학을 전공했으며 우등으로 졸업했다. 옥스퍼드 대학교에서 전공의와 박사학위를 마쳤고, 2006년부터 스탠퍼드 대학교에서 연구진을 이끌며 일하고 있다. 애슐리와 그의 연구진들은 개개인의 유전체, 환경 및 생활습관, 임상정보를 활용해 개인에게 최적화된 질병 예방 및 치료법을 제공하는 정밀의학에 집중하고 있다. 애슐리는 인간 유전체의 첫 번째 임상분석을 수행한 팀을 이끌었다. 이 연구가 담긴 논문은 그 해 임상의학에서 가장 많이 인용된 논문 중 하나가 되었고, 후에 스미스소니언 박물관에서 열린 유전체 박람회에 전시되었다. 애슐리는 희귀질환 환자를 치료하는 혁신적인 방법을 열정적으로 연구하고 있다. 그는 미진단 희귀질환 네트워크Undiagnosed Diseases Network의 초대 공동 의장이었으며, 미국 국립보건원NIH가 수여하는 신진혁신연구자상NIH Director's New Innovator Award, 미국 심장협회가 수여하는 전국혁신상National Innovation Award처럼 혁신적인 의과학자에게 주는 상을 여러 차례 수상했다. 맞춤의학에 헌신한 공로로 오바마 정부로부터 인정을 받았고, 2018년에는 미국 심장협회로부터 명예 훈장을 받았다. 애슐리의 논문은 랜싯, 뉴잉글랜드 의학 저널, 미국 의학협회 저널, 네이처, 셀을 포함한 많은 저널에 실렸다. 그는 3개 회사의 설립자이자 아스트라제네카 비상임 이사이며 여러 실리콘 밸리 회사들의 자문가이기도 하다.

역자 / **최가영**

서울대학교 약학대학원을 졸업하였다. 현재 번역 에이전시 엔터스코리아에서 과학 및 의학 분야 출판 전문 번역가로 활동하고 있다. 주요 역서로는 《나이듦에 관하여》,《너무 놀라운 작은 뇌세포 이야기》,《뉴 코스모스》,《한 권의 물리학》,《한 권의 화학》,《과학자들의 대결》,《배신의 식탁》이 있다.

내가 어쩌다가 유전체genome를 이토록 짝사랑하게 됐는지는 나도 잘 모른다. 하지만 지금껏 유전체를 놓지 못하는 이유만큼은 확실히 안다. 생명의 암호를 푸는 것. 이보다 나를 흥분시키는 일은 세상에 없다. 유전체는 단번에 인류의 정수精髓로 등극했고 고약한 유전질환으로 힘들어 하는 많은 이를 구할 열쇠로 촉망 받고 있다. 그런 유전체를 해석하는 데 나는 대부분의 시간을 쏟는다. 더없이 보람찬 생활이다.

하지만 어릴 때는 커서 이런 일을 하게 될 줄 꿈에도 몰랐다. 내가 스코틀랜드에서 유년기를 보낸 1970년대는 고작 아주 작은 미생물의 유전체 코드만 간신히 해독됐을 무렵이다.[1] 하지만 이제 우

게놈 오디세이

리는 유전체가 인간을 지구상의 모든 생물과 연결시키는 코드라는 걸 잘 안다. 유전체는 수백 수천 년을 거슬러 올라가는 가문의 역사가 새겨진 족보이자 인류의 역사를 품은 기록이기도 하다. 유전체는 유일무이하다. 이 세상에 나와 똑같은 유전체를 가진 사람은 단한 명도 없으며 과거에 있었던 적도 없다(심지어 일란성쌍둥이끼리도 유전체의 구성이 서로 다르다).[2] 유전체에는 키, 몸무게, 머리카락 색깔, 눈동자색부터 각종 질병에 걸리기 쉬운 체질까지 한 사람에 관한 거의 모든 정보가 담겨 있다. 그 사람이 얼마나 살지, 언제쯤 죽을지 유전체로 앞날을 대강 점칠 수 있다는 소리다.

이 모든 정보는 데옥시리보핵산deoxyribonucleic acid, 즉 DNA에 의해 새겨진다. DNA가 단순한 분자에 그치지 않고 일종의 백과사전 역할을 한다는 사실은 오늘날 다양한 은유적 표현을 낳았다. 가령 우리는 어떤 회사나 조직의 개성이 그 'DNA'에 담겨 있다고 말한다. 회사와 조직은 사실 유기생물이 전혀 아닌데 말이다. 그럼에도 이렇게 얘기하는 건 어떤 성격이 뿌리깊이 자리해 불변의 본질로 굳었고 사실상 그 조직 자체나 마찬가지가 됐다는 뜻에서다. 또 우리는 너무나 자연스러워서 타고난 것 같다는 의미로 누군가의 어떤 점이 'DNA'에서 나왔다고 말하기도 한다.

DNA는 두 가닥이 한 쌍을 이뤄 우회전으로 감기는 이중나선의 분자구조를 갖는다.[3] 그런데 이 분자를 구성하는 기본 재료는 딱네 가지뿐이다. 이 네 가지 뉴클레오티드nucleotide는 보통 간편하게 A, T, G, C라 칭하기에 생명의 알파벳이라고도 한다. 체내 거의 모든 세포의 가장 깊숙한 곳에서 안전하게 잠자고 있는 DNA는 모두 이 네 가지 알파벳의 조합으로 이루어져 있다. 사람의 유전체에는 뉴클레오티드 알파벳 60억 개, 그러니까 30억 개의 문자쌍이 존재한다. 직선 길이 총 2미터의 유전체 분자는 23쌍의 염색체에 알차게 압축되어 들어가 있다. 만약 사람 몸에 존재하는 세포 30조 개의 DNA를 모두 꺼내 쭉 이어 붙인다면 지구와 달을 수천 번 왕복하고도 남는 길이가 된다.[4] 군이 실감나게 묘사하자면 그렇다는 소리다.

코드 배열이 완전히 밝혀진(즉 염기서열분석된) 최초의 인간 유전체 지도는 연구비 수십억 달러를 투입하고 전 세계 석학들이 10년을 매달리고서야 완성됐다. 그 유명한 인간 유전체 프로젝트Human Genome Project다. (정확히는 두 사람의 불완전한 유전체를 합친 것에 가까웠고 완성도를 높인 것은 더 나중의 일이다.) 처음에 일인당 수십억 달러나 들었던 비용은 20년도 지나지 않아 내가 요즘 출퇴근길에 타고 다니는 보급형 전동자전거보다 저렴한 수준까지 뚝 떨어졌다. 이 같은 기함할 만한 비용 감소는 수많은 과학적 발견의 동력이 되었고 임상의학계에 새로운 기회의 장을 활짝 열었다. 더불어 최첨단 분석장비는 질병을 재정의하고, 의학의 미스터리를 해결하고, 난치병 환우 가족에게 희망을 주고, 사각지대에 방치되었던 이들을 구원할 강력한 무기가 되어준다. 우리가 질병을 보다 심도 있게 이해하고 맞춤의학 시대를 준비할 수 있었던 것은 모두 분자현미경 덕분이다.

본문에서 자세히 소개하겠지만 이 분야의 발전사는 한 편의 드라마 같다. 이론으로만 어렴풋이 DNA를 이해하다가 어느 날 최초의 인간 유전체를 완독해 내더니 이제는 수백만 명의 유전체를 단시간에 분석해 내는 경지에 오르면서 인식의 대전환이 일어나지 않았는가. DNA와 컴퓨터 프로그램을 읽어내는 인간 지성과 각계의 협력이 이뤄 낸 혁명적 쾌거다.

어린 시절을 떠올리면 내가 인간 유전체 연구에 평생을 바치게 된 것이 지금 생각해도 정말 신기하다. 물론 장래 희망이 한결같이 의사이긴 했다(우리 아버지가 동네에서 병원을 하셨기 때문에 그 뒤를 잇는 걸 당연하게 생각했다. 누나는 일찌감치 수의사가 되겠다고 선언하고 죽은 새들만 찾아다녔지만). 초등학교 때는 친구들이 무릎이 까져 피가 나면 나에게 먼저 달려왔다. 나도 그게 마냥 좋았다. 나는 일찌감치 열두 살에 응급처치법을 배워 놨고 또래 사이에서 신체 부위들의 기능을 잘 아는 준準전문가로 통했다. 아버지 병원을 놀이터 삼아 진료실 의자에 앉아 발을 굴려 빙글빙글 돌면서 진찰도구들을 가지고 놀면 시간 가는 줄 몰랐다. 아버지의 왕진가방은 내게 최고의 장난감이었다. 네모난 상자처럼 생긴 검은색 왕진가방을 열어 가만히 들여다보면 미니어처 병원이 따로 없었다. 자그마한 서랍을 하나씩 열어 주삿바늘, 봉합사, 쓰임새가 알쏭달쏭한 각종 금속도구 등을 발견하는 기쁨은 보물찾기 못지않았다. 언젠가는 우리 집 부엌에서 아버지가 내 친구의 이마를 꿰매 준 적이 있다. 그때 아버지가 얼마나 멋지던지. 가끔 나는 왕진에도 따라다녔다. 어느 해 크리스마스에는 폐병을 앓는 담당 환자 한 분이 연휴에 병원에만 있지 않게 하려고 아버지가 몇 시간이나 발품을 팔아 산소를 구했던 게 기억난다. 당시 조산사로 일하셨던 어머니 역시 가끔씩 현장에 날 데리고 다녔다. 덕분에 나는 부모님을 보고 자연스럽게 헌신과 온정을 배웠다. 의료인은 평범한 직업이 아니었고 의술은 단순히 밥벌이로 할 일은 더더욱 아니었다. 인생을 통째로 거는 일이었고 인간이 존재하는 하나의 방식이었다. 그러면서 뼛속부터 감이 왔다. 아픈 사람들을 돌보는 게 내 천명일 거라고.

그런 한편 나는 지독한 기계광이기도 했다. 열 살 무렵인가 150달러라는 거금이 생겼다. 실은 그 돈으로 전동와이퍼가 달린 안경을 몹시 사고 싶었지만 근검절약하라는 압력 때문에 눈물을 머금고 저금해야 했던 추억이 있다. 또 열두 살 즈음에는 아버지와 함께 루빅큐브에 푹 빠졌다. 최고 기록은 30초였던 것 같은데, 정확한 기억은 가물가물하다. 또렷하게 생각나는 일화도 있다. 어느 여름날, 스코틀랜드에서 정말 만나기 어려운 화창한 날씨를 즐기려고 다들 밖에 나갔을 때 나는 혼자 집에 틀어박혀 있었다. 아버지 병원에서 쓸 세금계산용 컴퓨터 프로그램을 짜기 위해서였다. 이듬해 세목 코드가 다 바뀌는 바람에 전부 무용지물이 됐지만. 덕분에 나는 정부와 조세제도에 대해 귀중한 교훈을 얻을 수 있었다. 어차피 내가 우리 형처럼 회계 쪽으로 뛰어들 건 아니었다. 그래도 열네 살 때 아주 잠깐 일확천금을 꿈꾼 적도 있다. 가정용 컴퓨터 싱클레어 ZX 스펙

게놈 오디세이

트럼Sinclair ZX Spectrum 모델로 경마 게임을 직접 개발한 것이다. 게임은 버튼 두 개를 번갈아 타격해 말을 빨리 달리게 하면 이기는 단순한 방식이었다. 아쉽게도 이 게임이 돈을 벌어 주지는 않았지만 내 친구들의 반응은 호평 일색이었다. 뭐 어쨌든 내 앞에서는 그렇게들 얘기했다.

고학년이 된 기계광 소년의 관심사는 물리와 수학을 넘어 문학과 음악으로까지 뻗었다. 열여섯 살 때 우리 부모님께 날 익살꾼이라고 말씀하셨던 생물 선생님이 계셨다. 그런데 이 선생님이 내게 무심코 추천한 리처드 도킨스Richard Dawkins의 《이기적 유전자》[5]라는 책이 내 안에 숨어 있던 유전학을 향한 열정에 불을 붙였다. (선생님은 농담 반 진담 반으로 내게 실험기구가 바닥에 떨어져 부서지기 전에 스케치를 끝내지 못한 모양이라고 말씀하셨다. 변명하자면, 애초에 난 미술 쪽은 영 꽝이었다.) 곧장 나는 도킨스, 굴드, 르원틴, 색스, 다이아몬드, 핑커, 다윈 등등 유명 과학 저술가의 대표작들을 닥치는 대로 읽었다. 이 새로운 취미는 결국 나로 하여금 의대 문턱을 넘게 했다. 그리고 그곳의 어느 학부 생리학 강의실에서 내 평생의 좌표가 확정됐다. 4인 1조로 진행되는 실험 수업이었는데, 책상은 키가 낮고 나무의자는 등받이가 없어 몹시 불편했다. 우리는 조원끼리 옹기종기 모여 초조하게 대기 중이었다. 갓 꺼내서 아직 펄떡거리는 토끼 심장이 마침내 도착했다. 우리는 심장 여기저기를 찔러 감촉을 느끼고 통째로 들어보기도 했다. 심장의 자율박동 능력은 감탄을 자아냈다. 우리는 위쪽으로 솟아 나온 대동맥에 주사침을 꿰어 심장을 매달았다. 이날의 과제는 심장을 잘 먹이고 보살펴 박동 상태를 최대한 오래 유지하는 것이었다. 나는 시간 가는 줄 모르고 토끼 심장에서 눈을 떼지 못했다. 형용할 수 없이 정교하고 우아한 이 생명장치가 내 눈에는 너무나 아름다웠다. 진화의 산물이 아니라 누가 마법을 부려 만든 것만 같았다. 심장박동이 자아내는 리듬과 소리가 내 귀에는 음악으로 들렸다. 나는 사랑에 빠졌다.

내가 의사로서의 소명을 깨달은 것도 그날이었다. 심장내과라는 분과에는 순간순간 생사와 직결된다는 특별한 점이 있다. 사람이 하루를 보내는 방법으로 심장이 멈춘 환자를 되살리는 것보다 더 뜻 깊은 일은 없을 것 같았다. 게다가 우리 집안에는 심장질환자가 유난히 많았다. 그러니 언젠가 내가 식구들에게 힘이 될 수 있을 터였다.

훗날 정말 감사하게도, 나는 심장내과의사로서 환자들을 만나면서 동시에 미국 스탠퍼드대학교에 생긴 선천성심혈관질환센터 Center for Inherited Cardiovascular Disease 소장을 겸직하게 되었다. 내 안의 괴짜 본능은 이곳을 대형 컴퓨터를 주로 활용해 생물학 실험을 진행하는 특별한 연구실로 만들었다. 재능 있는 동료들을 만난 행운으로 몇몇 생명공학 스타트업의 창업에 참여할 기회도 얻었다. 중간중간 구글, 애플, 아마존, 인텔 같은 쟁쟁한 기업이나 각국 정부기관과 자문 역할로서 협업하는 귀한 경험도 했다. 나는 유전학과 의학이 기술적 변혁을 겪는 절묘한 시대에 살면서 현장을 목도하는 복을 누리고 있다.

요즘엔 몇 백 달러만 내면 한 사람의 유전체 염기서열 전체를 알수 있다. 내가 유전체 연구에 평생을 바치겠다고 결심한 때는 이미 여러 해 전이다. 그때 생각으로는 유전체의 의미를 이해한다면 유전자에 새겨진 개개인의 앞날이 보일 것 같았다. 그러면 아예 병에 걸리기 전에 미리 예측해서 예방하는 게 가능할지도 몰랐다. 내심 그런 기대도 있었다. 유전체를 연구하다 보면 지금은 우리가 어림조차 못하는 심오한 의미를 깨우치게 되지 않을까 하는.

이 책에는 내가 그렇게 마음을 정한 뒤 걸어온 여정이 담겨 있다. 나는 인간 유전체라는 테마를 가지고 새롭게 펼쳐진 과학과 의학의 세계로 독자 여러분을 안내하고자 한다. 그 안에는 유전체를 안 뒤 인생이 달라진 환자들의 이야기가 있다. 단순한 데이터가 현실적인 의학 정보로 연마되는 과정을 그대로 따라가면서 내가 경탄해 마지않는 유전체 연구팀들의 활약상도 소개하려 한다.

이 책의 1부에서는 우리 팀이 한 사람의 유전체를 최초로 완독하기까지 고군분투했던 사연을 풀어 놓는다. 얘기는 내가 스탠퍼드 대학교의 한 교수실을 찾아가던 2009년의 어느 하루로 시작한다. 방에 들어섰을 때 그는 본인의 유전체 코드를 하나하나 정독하고 있었다. 생각할수록 참 운명이었지 싶다. 만약 우리가 하필 그 순간에 마주치지 않았다면, 둘이서 당시 우리가 알던 모든 유전자 힌트를 하나하나 찾아 가며 유전체로 사람이 어떤 병에 걸릴 확률 같은 걸 알아낼 생각을 했을까. 이쯤에서 10대 때 요절한 그의 조카 얘기가 등장한다. 우리는 집안 내력에 답이 있는지 알아보고자 사후에 떼어 둔 조카의 심장조직으로 유전자 염기서열을 분석했다. 이어서 나오는 레퍼런스 인간 유전체 얘기도 흥미롭다. 이 유전체의 주인공은 뉴욕 주 버펄로 시에 사는 고등학생이었는데, 과학수업 과제로 제출한 가족 전체의 유전체 염기서열이 세계 표준이 되었다. 유전체 연구가 스탠퍼드병원에서 실제 환자들에게 어떻게 적용되기 시작했고 활용 범위를 병원 너머로 넓히고자 우리가 창업한 얘기도 들려 준다.

2부에서는 유전체 의학을 탐정 수사에 빗대 설명해 봤다. 유전체의 '범죄 현장'에서 우리 연구자들은 탐정처럼 단서를 유심히 관찰하고 증거를 기록해야 한다. 이때 기본이 되는 수사 도구는 수천 년 전부터 전해 내려온 전통의학의 방식, 즉 관찰하고 검사해 기록하고 분석하는 것이다. 여기에 우리는 최신 기술인 유전체 판독을 더한다. 이런 유전체 의학 수사를 통해 오랜 세월 헤매던 미로에서 기적적으로 탈출한 미진단 희귀병 환자가 적지 않다. 그런 데에는 전국의 유전체 의학 탐정들이 똘똘 뭉친 두뇌집단의 활약이 컸다. 이 단체의 최우선 사명은 병명을 찾아내 희귀병 환자들의 힘겨운 오디세이를 끝내 주자는 것이다.

3부로 넘어오면 우리 병원 심장내과에서 내가 특히 응원하는 실제 환자 몇 명이 등장한다. 한 신예 브로드웨이 스타는 그때그때 다르게 구르는 유전자 주사위의 장난으로 심장이 비대해져 심장이식 수술까지 받아야 했다. 태어난 첫날에만 심장이 다섯 번 멈춘 신생아는 병명을 알아내서 치료법을 찾는 게 몹시 시급했기에 팀 전체가 의도치 않게 유전체 분석 최단기록에 근접할 만큼 전력질주했다. 시원시원한 미소를 가진 청년의 얘기도 있다. 그의 심장 안에서 자라는 희귀 종양의 원인을 밝히고자 우리는 빠진 유전자 조각을 찾느라 유전체 전체를 샅샅이 뒤졌다. 또 어떤 아기 환자는 유전체를 하나가 아닌 두 개나 가지고 태어났다는 걸 나중에 알게 된다. 환자들의 사연 말고도 여기서 나는 현대의학이 심장질환과 돌연사를 어떻게 조명하고 둘의 위험성을 높이는 소인들을 어떻게 이해해 왔는지 큰 맥을 따라 짚어 볼 것이다. 사이사이에 현재 이런 심장질환 치료에 사용된 방법들의 발전을 이끈 여러 연구자들의 업적도 소개한다.

4부와 마지막 장에서는 미래로 눈을 돌린다. 세상에는 특별한 유전체 덕분에 무적이 된 '슈퍼휴먼'들이 있는데, 그들의 유전체에서 배우면 우리도 조금이나마 더 건강한 삶을 누릴 수 있을지 모른다. 각국 정부가 수백만 국민의 유전체 분석 자료를 토대로 보다 깊은 통찰을 이끌어 내고자 시작한 새로운 시도들도 흥미롭다. 오바마 전 대통령의 '정밀의학 계획Precision Medicine Initiative'과 영국의 '바이오뱅크Biobank'가 대표적인 예다. 한편 유전자 요법 같은 완전히 새로운 유전질환 치료법도 있지만 고전적 신약개발 역시 유전체의 수수께끼가 풀림으로써 터보엔진을 달게 됐다. 이런 주제들을 끝부분에서 논할 것이다.

책 한 권에 모든 얘기를 담을 수는 없다. 당연히, 아무리 중요해도 살짝 맛만 보고 지나가는 주제도 여럿이다. 가령 암이 그렇다.

암에 관한 도서가 이미 많기도 하고, 암 환자에게 유전자 검사를 실시할 때 유전체 전체를 해석하는 일은 드물다(암 유전자 검사는 흔히 유전체 일부의 염기서열만 분석하는 방식으로 진행한다). 그런 까닭으로 지금은 암을 다음 번 책의 주제로 남겨 둘 것이다. 또한 나는 임신 중 유전자 검사 얘기도 건너뛰었다. 산모의 혈액에서 태아의 DNA 조각을 골라 내는 기술은 이 검사를 훨씬 수월하게 만들어 주었다. 하지만 기술력이 이렇게 채취한 조각들로 하나의 온전한 유전체를 조립할 수준에는 아직 못 미친다. 그래서 이 얘기도 나중에 제대로 하기로 한다. 마지막으로, 세계 곳곳의 연구실과 임상 현장에서 결정적인 발전과 놀라운 일들이 수도 없이 일어났지만 한정된 지면에 다 담을 수가 없었다. 그래도 나는 환자들의 이야기와 연구개발 스토리를 최대한 담백하게 묘사하려고 노력했다. 여기에 언급된 모든 성과는 무대 뒤 조력자들이 한 몇 곱절의 노력이 뒷받침됐음을 밝혀 둔다.

이 책의 진정한 주인공은 우리 환자와 그 가족들이다. 구성원은 다양하지만 모두 유전병이라는 공통점을 공유한다. 어린아이는 진찰을 받는 동안 수줍게 미소 짓거나 울음을 터뜨리며 병원에 생기를 불어넣는다. 머리가 제법 굵은 청소년은 생소한 병명도 덤덤히 받아들이고 급작스런 현실을 과감하게 헤치며 나아간다. 부모들은 저마다의 문제를 안고 있는 자식들을 돌보려고 매일 없던 힘도 짜내 하루를 시작한다. 그들은 불투명한 미래를 마주해 불안에 떨면서도 포기하지 않고 의사를 찾아 다닌다. 그들은 내가 매일 아침 눈을 뜨는 이유다. 그들은 자신을 세상에 나게 한 유전체로부터 평생 자유롭지 못하다. 그러니 우리는 그들의 유전체를 더 잘 이해하고 더 효과적인 치료법을 찾으려는 노력을 한시도 게을리할 수 없다. 설사 이번 치료가 실패하더라도, 그들을 꼭 안아 주면서 방법을 찾을 때까지 절대 포기하지 않는다고 안심시키는 게 우리의 일이다.

차례

1부

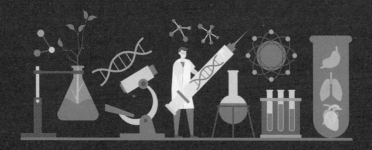

의학의 탄생

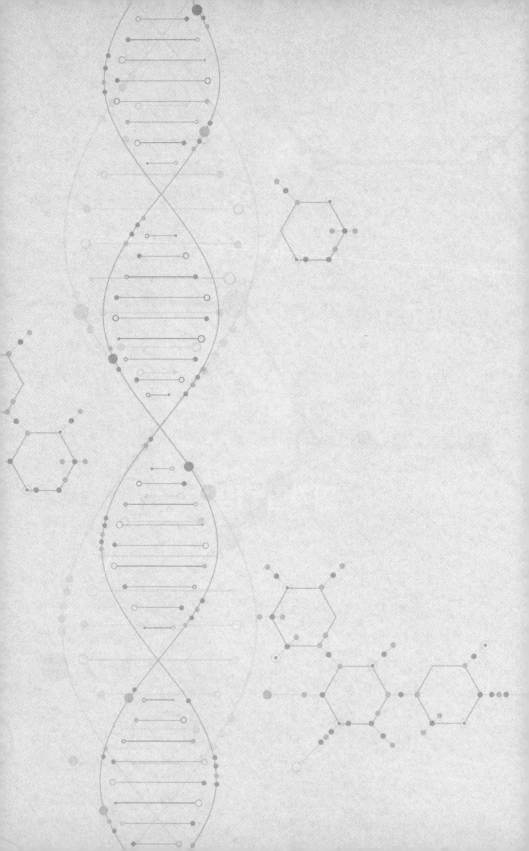

01장

환자 1호

"오늘날 우리는 신이 생명을 창조할 때 썼던 언어를 배우고 있다."

- 전 미국 대통령 빌 클린턴

"우리는 효모와는 51% 그리고 침팬지와는 98%의 유전자를 공유한다.

우리를 사람이게 하는 것은 유전학이 아니다."

- 영국 뉴캐슬대학교 톰 셰익스피어Tom Shakespeare 박사

뭔가 단단히 잘못된 게 분명했다. 그림 같은 캘리포니아 연안에 위치한 소도시 아로요 그란데Arroyo Grande에서 린 벨로미Lynn Bellomi가 파커라는 이름의 사내아이를 출산한 때는 2011년 8월이다. 처음에는

모든 게 완벽해 보였다. 하지만 시간이 흐르면서 린은 점점 불안해졌다. 우유를 먹거나 잠을 자는 것처럼 다른 아기들은 곧바로 익숙해지는 일에 파커는 아직 적응하지 못했다. 밤에 고작 몇 시간 잠드는 게 다였고 울기는 또 엄청나게 울어 댔다. 2012년 3월, 아이는 생후 6개월에 접어들었지만 여전히 뒤처졌다. 주변 사물에 조금도 호기심을 보이지 않았고 뒤집기에도 의욕이 없었다. 마치 일어나 앉을 생각이 전혀 없는 듯했다. 아기 엄마는 발달장애전문의, 안과의사, 뇌전문의, 유전학전문의 등 온갖 전문가를 찾아 다녔다. 그러는 동안 아이의 상태는 더 나빠졌고 9개월 무렵에는 반복적인 발작 증세까지 나타났다. 사진을 수없이 찍고 채혈의 고통을 견뎌 가며 갖가지 검사를 받았지만 어느 누구도 답을 시원스레 내놓지 못했다. 린은 당시를 "병원에 다니고 운전하는 데 온 시간을 허비한 시절"이라고 회상한다.[1] 아무 목적 없이 쳇바퀴만 도는 기분이었다고. 그렇게 속절없이 시간이 흘러 몇 달은 몇 년이 되었다.

2016년, 다섯 살이 된 파커와 린이 스탠퍼드 미진단희귀질환센터Center for Undiagnosed Diseases at Stanford를 처음 찾아왔다. 최고난이도 난치병 임상사례들을 해결하는 데 뜻을 둔 의사들의 전국 네트워크를 통해 소개 받았다고 했다. 이런 경우, 보통은 가족의 유전체를 분석하는 것만으로 어느 정도 답이 나온다. 모든 세포와 장기 시스템의 설계도가 되는 핵심 DNA 정보가 유전체에 다 들어 있기 때문이다. 우리는 2016년 6월 28일에 파커의 혈액 검체를 채취했다. 혈중 백혈구에서 DNA를 추출하고 유전체 전체를 한 글자 한 글자 판독할 요량이었다. 아이의 엄마와 아빠에게도 같은 검사를 실시했다.

그리고 3개월 뒤, 10월 4일에 린은 유전학 카운슬러인 클로이 로이터Chloe Reuter와 엘리 브림블Elli Brimble의 연락을 받았다. 파커의 유전자에서 부모에게 없는 변이가 발견됐다는 소식이었다. 파커에게 완전히 새로운 유전자 돌연변이가 생겼는데, 이게 있으면 *FOXG1*이라는 유전자가 제 기능을 못한다고 했다. 이 유전자에 이상이 생긴 다른 환자들 역시 파커의 사례와 매우 흡사한 건강 문제를 겪는다고 했다. 린은 갑자기 눈앞이 선명해졌다. 아들의 발달에 문제가 있음을 눈치챈 이후 5년 만에 비로소 범인의 정체를 알게 된 셈이다. 게다가 하루아침에 *FOXG1* 증후군[2] 환우회라는 든든한 지원군까지 생겼다(가장 최근에 검색한 바로 이 페이스북 모임에 가입한 회원수는 650명에 이른다). 마침내 병인을 알고 나니 다음은 일사천리였다. 파커는 운동장애전문의에게 진료받기 시작했고 새 처방전으로 약물치료를 수정한 지 얼마 안 되어 증상이 확연히 좋아졌다. "지금도 가끔씩 발작을 하지만 예전보다는 훨씬 줄었어요. 여전히 병원을 정기적으로 다녀야 하는 것만 빼면 다른 또래 아이들과 같이 만사가 즐거운 어린이랍니다." 최근에 통화했을 때 아이 엄마가 한 말이다.

요즘 파커 가족은 새로운 희망을 품고 있다. 전 세계의 의사, 과학자, 환자 가족들이 다각적으로 협력해 이 병을 정복하고, 경험을 공유하고, 인식을 넓히는 세상이 그것이다. 나아가 완치법까지 찾으면 더욱 좋을 것이다. 그런 미래는 우리가 유전체에 대해 알지 못했던 과거와는 사뭇 다른 모습일 것이다. 지난 수십 년 동안 유전체를 연구하는 과학자들은 중대한 발견을 이뤄 냈고 그런 연구는 우리가 질병을 감지하고 치료하는 방식을 크게 변화시켰다. 자세한 사연이 궁금하다면 2009년으로 돌아가 보자.

⁛⁖⁙⁚

　여느 날과 다름없는 평범한 하루였다. 그날 아침 회의를 마친 나는 점심을 거른 채 바로 스티븐 퀘이크Stephen Quake의 사무실로 향했다. 스탠퍼드대학교의 물리학 교수이자 생명공학자인 스티븐은 미세유체역학 연구로 명성이 높았다. 철도의 기점 표식처럼 일종의 스위치가 달려서 분석할 세포나 분자를 특정 지점으로 유인하는 초미세 생체회로판이 그의 대표 발명품이다. 우리는 장차 열릴 교내 유전학 교수진을 위한 심포지엄 기획차 만나기로 되어 있었다. 그의 사무실은 클라크관이라는 건물에 있다. 전기공학자 출신으로 실리콘밸리에서 실리콘 그래픽스Silicon Graphics와 넷스케이프Netscape 등 여러 기업을 창업한 제임스 H. 클라크James H. Clark의 이름을 딴 것이다. 유명한 영국 건축가 노먼 포스터Norman Foster가 설계한 이 건물은 전체적으로 사람 콩팥처럼 생겨서 가로로는 빨간색 곡선들이 굽이치며 흐르고 중앙에 너른 잔디밭을 품고 있다. 조명이 켜지는 밤에 가면 흡사 캠퍼스 한가운데에 착륙한 외계 우주선처럼 보인다. 어떤 의미에서는 더없이 안성맞춤인 묘사다. 애초에 이 건물이 생긴 목적이 생명공학이라는 신흥 학문을 육성하는 것이기 때문이다. 생명공학은 말하자면 생물학과 공학이 결합해 사랑으로 낳은 자식이다. 위치도 딱 의과대학과 공과대학 사이에 자리잡아 사시사철 햇살 내리쬐는 파란 하늘과 야자수를 품은 멋들어진 캘리포니아의 풍광을 마주한다. 게다가 스탠퍼드 병원까지는 엎어지면 코 닿을 거리다. 지나가면서 창문 쪽으로 눈을 돌리면 실험실마다 가지런히 배치된 작업대 위로 생명공학 실험 장비들이 밝은 조명을 받아 빛나는 모습을 볼 수 있다. 그 끝에는 격리된 분자생물학 조작 공간이 있고 안에서 길쭉한 유리관을 꽂은 로봇팔이 작업으로 분주하다. 방 번호는 규칙 없이 아무렇게나 매겨진 것 같다. 그런 탓에 나는 건물 안을 한참 헤매고 나서야 3층의 어느 지점에서 운 좋게 스티븐의 연구실에 도착했다.

스탠퍼드와 옥스퍼드에서 수학한 스티븐은 그야말로 전형적인 물리학자다. 그가 영민한 괴짜라는 건 한눈에 알 수 있다. 연구만 하는 사람 아니랄까 봐 머리카락 매무새는 부스스하기 짝이 없다. 그나마 옛날 같으면 이발도 제대로 하지 않아 더 엉망이었을 것이다. 그 밑에 숨겨진 뇌에서 저토록 깊고 넓은 식견이 나온다니. 사무실 상태도 별반 다르지는 않아서, 논문들이 방 주인만 아는 규칙에 따라 여기저기에서 어지럽게 산을 이뤘다. 그리고 그 한가운데 스티븐이 있었다. 웅크리고 앉은 그는 손끝으로 키보드를 쪼아 대면서 창조 에너지를 뿜는 중이었다. 일중독자 천지인 스탠퍼드 캠퍼스 안에서도 그는 단연 군계일학이었다. 내가 스티븐을 방문한 목적은 우리가 공동 기획 중인 세미나의 계획을 세우는 것이었다.

하지만 이날 정작 그 얘기는 꺼내지도 못했다.

"이리 와서 이것 좀 보세요." 스티븐이 말했다. 논문의 숲을 헤치고 간신히 자리를 찾아 앉자 그가 나를 컴퓨터 화면 쪽으로 끌어당겼다. 처음엔 그의 손가락이 가리키는 게 뭔지 잘 분간되지 않았다. 인터넷 검색엔진 하나가 열려 있고 제목표시줄에 "Trait-o-matic"[3]이라 적힌 표 하나가 화면 대부분을 채우고 있었다. 표는 별다른 서식 편집 없이 기본설정 그대로 둔 터라 보기 지저분했다. 그럼에도 나는 눈을 떼지 못했다. 표의 내용 때문이었다. 끝없이 이어져 내려가는 데이터 열에는 유전자 기호인 A, T, G, C가 하나씩 입력돼 있었다. "이게 다 뭡니까?" 내가 물었다. 나는 그의 입에서 우리 둘 다에게 중대한 전환점이 될 얘기가 나오리라는 걸 직감했다. 전해 들은 사전 정보와 함께 말을 유독 아끼는 그의 성격을 감안하면 이건 가히 혁명적인 발견이었다.

"제 유전체입니다."

때가 2009년 초였고 당시 유전체 분석이 완료된 인물은 전 세계를 통틀어 다섯 명이 될까 말까 했다는 사실을 기억하면 이 일의 중요성을 더 잘 이해할 수 있다. 인간 유전체 분석 비용은 검사가 한 건 끝날 때마다 자릿수가 바뀔 정도로 뚝뚝 떨어졌다. 처음에 미국 에너지부Department of Energy와 국립보건원NIH, National Institutes of Health은 인간 유전체 프로젝트에 30억 달러를 쏟아부었다.[4] 초창기 가격대는 여전히 범접할 수 없는 수준이었지만 경험이 쌓이면서 비용은 빠른 속도로 줄었다. 급진적 기업가 크레이그 벤터Craig Venter는 민간 차원에서 독자적으로 유전체 프로젝트를 시작했고[5] 본인의 유전체 염기서열을 풀었는데, 그가 이 작업에 투입한 자금은 약 1억 달러였다. 그러다 2008년에는 약 200만 달러의 비용으로 이름 모를 중국 한족 남성의 유전체 염기서열이 완전히 밝혀졌다.[6] 2008년 초 미국 베일러 의과대학Baylor College of Medicine의 연구팀은 고작 100만 달러만 들여 제임스 왓슨James Watson의 유전체 지도를 완성하기도 했다. 로절린드 프랭클린Rosalind Franklin과 함께 DNA의 구조를 알아내고 프랜시스 크릭Francis Crick과 노벨상을 공동수상한 바로 그 왓슨 말이다.[7] 당시 한 사람의 유전체를 해석하는 작업은 수백 명의 과학자가 수천 시간을 매달려야 가능했다. 그 과정에서 그들이 얼마나 많은 피땀과 눈물을 흘렸을지는 말할 것도 없다. 그런데 동시대인 2009년에 스티븐은 직접 발명한 기술을 이용해 조수로 박사후 연구원 노르마 네프Norma Neff와 박사과정 대학원생 드미트리 푸시카레프Dmitry Pushkarev 두 사람만 데리고 본인의 유전체를 완독해 냈다. 불과 4만 달러의 비용으로 딱 일주일 만에.[8]

내게 DNA 분석은 연구실에서도 진료실에서도 매일 밥 먹듯 하는 일이었다. 병원에서 환자의 피를 뽑으면 그걸 유전학 검사실로 보내 DNA 분석을 의뢰한다. 선천성 심장질환의 원인을 찾기 위해서다. 이 검사로는 심장질환과 관련 있다고 알려진 유전자 5~10개에만 집중해 ATCG 문자 배열을 풀어 낸다. 그러면 정상 염기서열과 다른 문자 하나가 발견되는데 보통은 그게 범인이다. 2009년 즈음에는 이 유전자 5~10개를 검사하는 데 5000달러 정도가 필요했다. 결과는 2~4개월 뒤에 들을 수 있었다. 게다가 당시에는 연구가 걸음마 단계였기 때문에 검사 정확도도 지금의 3분의 1에 그쳤다. 당시 심장내과의 현실은 그랬다. 그럴진대 유전자 5개가 아닌 전체 유전체라니. 500개도, 5000개도 아니고 유전자 2만 개 전부에 그것도 모자라 유전체의 98%를 차지하면서 유전자들 사이사이 공간을 메우는 부속물들까지 완전하게 알아내다니⋯⋯. 생각만 해도 머리가 터질 것 같았다.

　유전체 분석이 하루가 다르게 저렴해지자 관계자들 사이에서는 기대에 찬 우스갯소리가 나오기 시작했다. 언젠가 환자들이 병원에 걸어 들어왔다가 두 손에 자신의 유전체를 받아 돌아가는 날이 올지 모른다는 것이다. 유독 실리콘밸리 사람들이 뭐든 컴퓨터와 비교하는 걸 좋아하긴 해도 평행이론처럼 똑 닮은 유전체 검사와 컴퓨터의 가격하락 현상은 샌프란시스코 만을 넘어 전국적인 화제가 되기에 충분했다. 전문가들은 검사가격 하락 현상을 두고 무어의 법칙까지 운운했다. 샌프란시스코 태생의 물리학자 고든 무어Gordon Moore는 로버트 노이스Robert Noyce와 함께 집적회로를 개발하고 반도체 기업 인텔Intel을 세워 오늘의 실리콘밸리를 있게 한 핵심 인물 중 한 명이다. 1965년의 논문에서 무어는 기술발전의 속도를 언급하며 집적회로의 성능이 해마다 약 두 배씩 증가할 것이라고 예견했다. 이는 같은 기간에 컴퓨터의 값어치는 절반으로 떨어진다는 뜻이었다. 나중에 2년이 더 현실적인 기간이라고 그가 정정했지만 한 해든 두 해든 상관 없이 무어의 법칙 자체는 급속한 기술발전을 대변하는 보편 현상으로 자리매김했다.[9] 염기서열분석 기술도 예외는 아니어서 비용이 연일 최저치를 경신했다. 2008년에 가격 하락세가 마침내 무어의 법칙에서 벗어날 때까지 그랬다. 미국 국립 인간 유전체 연구소National Human Genome Research Institute가 비용 하락 추이를 종합해 한눈에 들어오도록 그린 유명한 그래프가 있다.[10] 나는 이 그래프가 마음에 들어서 여타 유전체 연구자들과 마찬가지로 발표 때 자주 써먹었다. 그러다 우연한 기회에 이보다 훨씬 재미있고 실감나는 비유를 발견했다. 가끔 나는 집집마다 페라리와 마세라티가 주차된 애서턴Atherton을 지나는 경로로 출퇴근한다. 애서턴은 실리콘밸리의 노른자에 위치한 이름난 부자 동네다. 그러다 보니 차가 막히는 날이면 곁눈질로 슈퍼카들을 구경하며 지루함을 달래는 게 습관이 됐다. 하루는 정지신호에 대기하는 동안 잡생각에 빠져 있었다. 그러다 불현듯 깨달았다. 만약 인간 유전체 프로젝트가 세상에 처음 공개된 후 인간 유전체 분석 기술의 비용이 고속 추락하던 것과 같은 속도로 저기 보이는 35만 달러짜리 페라리 값이 떨어진다면 8년 뒤 40센트도 안 하겠다는 걸. 40센트짜리 페라리라니! 무려 100만 분의 1 가격 아닌가. 말도 안 되는 일이었다. 나는 곧바로 이 비유를 내 발표 영상에 추가했다. 요즘에도 강연 내용 중 이 얘기가 가장 인상에 남는다는 사람들이 많다.

4만 달러로 스티븐의 유전체를 분석했던 2009년만 해도 병원에서 실제 환자들의 유전체를 검사해 치료에 활용한다는 아이디어가 먼 미래의 얘기였던 시절이었다. 내가 진짜 페라리를 몰고 다니는 것만큼이나 말이다. 하지만 자고로 미래에 대한 상상은 창조의 원동력이 아니던가. 그러니 미래를 맞을 준비를 일단 시작해야 하지 않을까? 물론 컴퓨터 기술의 한계와 배경지식 부족이 걸림돌로 남아 있긴 했다. 그런데 만약 염기서열만 알아내는 데 그치지 않고 유전체를 읽어 의미 있는 해석을 이끌어내는 경지에 오른다면? 책의 글자를 읊기만 하는 게 아니라 내용을 제대로 이해할 수 있다면 어떨까? 데이터를 지식으로 승화시키고 또 그것을 환자들에게 제대로 쓰이게 한다면? 상상만으로도 벅찼다.

그런데 때마침 나는 스티븐을 만났고 그는 내게 몇 가지 유전자에 대해 질문했다. 같은 위치인데 본인의 DNA에는 염기서열 문자 하나가 레퍼런스 유전체와 다른 지점들을 손가락으로 가리키며 그가 말했다. (레퍼런스 유전체 얘기는 뒤에서 자세히 할 것이다.) "뭔가 아실 만한 게 있어요?" 그가 물었다. 빠르게 훑어 내리던 내 눈에 몹시 익숙한 유전자 하나가 들어왔다. 미오신 결합 단백 C_{myosin binding protein C}의 유전자였다. 이 유전자는 심장 모터 역할을 하는 분자의 중요한 부품 단백질을 인코딩한다_{encoding}(모든 구성정보를 암호화해 보존하는 것-옮긴이). 이 유전자의 정체는 오랜 세월 베일에 싸여 있었지만 현재는 그 변이형이 비대심근병증의 가장 흔한 원인임을 모르는 의사가 없다. 비대심근병증은 흔히 심부전과 돌연사로 이어지기에 위험한 선천성 심장병이다. 그리고 지금 이 순간 스티븐이 딱 그런 변이형인 자신의 유전자를 지목하고 있었다. 이 변이형을 가진 사람은 이 병으로 목숨을 잃을 수도 있었다. 나는 심장내과의사답게 그의 병력을 캐묻기 시작했다. 지금 앓는 병이 있나요? 증상은요? 명치가 아프거나 숨이 가쁘거나 가슴이 두근거리지는 않고요? 아까는 동료 과학자로서 이곳에 왔지만 지금은 의사가 되어 그를 환자로서 대하고 있었다. 내과의사가 하는 일은 환자의 지극히 개인적인 속사정에서 단서를 잡아내는 또 다른 종류의 연구다. 다행히 스티븐은 내가 언급한 증상들을 한 번도 겪은 적 없고 현재 지병도 없다고 했다.

그래서 나는 가족력으로 넘어갔다. 사실 가족력 조사는 의사가 하기 나름이다. 어떤 의사들은 "가족 중에 경험자가 있습니까?" 같은 문항 몇 개에 대충 표시하는 걸로 끝내고 넘어간다. 그러나 유전학자나 희귀질환 전문 의사에게 환자의 가족력은 중요한 단서들이 가득한 보물상자다. 샅샅이 뒤지고 분류하고 검토하고 분석하지 않으면 안 된다. 나 같은 유의 의사들은 셜록 홈스가 범죄 현장을 다루듯 가족력을 취급한다. 어떤 사소한 점도 놓치지 않고 모든 각도에서 수사하며 반복해서 음미한다. 문제는 가족의 병력을 세세하게 파악하고 사는 사람이 드물다는 것이다. 본인의 일도 다 기억 못하는 세상이니 그렇다. 시험 삼아 가족들이 앓았거나 앓고 있는 병을 목록으로 작성해 보라. 그런 다음 병명 별로 친척의 이름과 그분이 처음 진단 받았을 때의 나이를 적는다. 생각처럼 만만치 않을 것이다. 스티븐도 대부분의 환자가 그러듯 처음에는 내 질문에 깊은 고민 없이 가족력이 없다고 대답했다. 그러다 잠시 후 서랍 속 깊은 구석에서 먼지가 수북이 쌓인 메모장을 뒤늦게 발견한 것처럼 다시 입을 열었다. "아, 잠깐만요. 아버지한테 심장에 무슨 부정맥 문제가 있었던 것 같아요. 뭐였더라, 심실……."

"빈맥이요?" 나는 적당히 맞장구를 쳐주었다. 딱히 정답이길 바랐다기보다는 최악의 시나리오가 순간 떠올라 자연스럽게 나온 행동이다(이건 의사의 본능이다). 심실빈맥은 심장이 비정상적인 박자로 뛰는 것을 말하는데, 비대심근병증이 있거나 할 경우에 나타날 수 있다.

"네, 그게 맞는 것 같네요."

이제 내 호기심은 걱정으로 바뀌었다. 원래는 심장의 윗방과 아랫방 사이에 손발이 척척 맞아야 하지만 심실빈맥이 있으면 엇박자 리듬이 빠르게 반복돼 혈액 펌프질이 효율적으로 되지 않는다. 그 결과로 뇌로 가는 혈액이 부족해져 의식을 잃거나 심하면 숨이 끊어지기도 한다. 심장 리듬에 이상이 있는 환자는 거의 늘 응급상황에 해당된다. 그런 까닭에 심장 리듬 비정상은 의사 대부분이 두려워하는 문제 중 하나다. 심실빈맥 환자가 왔다는 호출이 들어오면 의사들은 무조건 뛴다. 단어만 들어도 스타카토 리듬을 상징하는 심장 모니터기의 위협적으로 들쑥날쑥한 그래프가 눈앞에 생생하게 그려진다. 환자의 심장은 당장 조치를 취하라고 의사의 귀에만 들리는 비명을 지른다. 지나치게 빠른 박동은 공포를 일으키고 종종 사람 생명까지 앗아간다.

정신 차리고 얘기로 돌아와서, 그날 나는 유전학 세미나 건으로 초면의 동료 과학자를 찾아갔었다. 길을 한참 헤매다 도착한 그곳에서 세계적으로 알아 주는 연구자인 나의 새 친구 스티븐은 자신의 부친이 어쩌면 애초에 비대심근병증을 앓게 될 운명이었을지 모른다는 얘기를 내게 들려주었다. 비대심근병증은 돌연사와 무관하지 않은 선천성 심장질환으로, 하필 내 전공 분야였다. 나는 심장내과의사의 시선으로 스티븐의 유전체에서 이 병과 인과관계가 있다고 알려진 유전자 변이형을 찾아냈다. 그러고는 내가 물었다. "혹시 집안에 갑자기 돌아가신 분이 계신가요?" 이 평범한 질문은 나와 같은 유의 의사들에게는 무엇보다 강력한 수사 도구가 된다. 내과의사에게 문진과 추적관찰은 외과의사의 수술도구만큼이나 중요하다. 흔히 외과의사에게는 저마다 가장 선호하는 수술도구가 있고 혹자는 그걸 개인 취향에 맞게 개조하기도 한다. 손에 착 감기는 느낌과 균형감이 중요해서 그렇단다. 외과의사는 자신의 선호 도구가 그리는 절단선상의 모든 생체반응을 민감하게 감지한다. 마치 수술도구가 신체조직을 본질적으로 이해하고 있어서 대신 전달해 주는 것 같다. 내과도 이와 다르지 않다. 의사가 잘 던지고 받을 줄 안다면 질문도 외과의사의 수술칼처럼 예리한 도구가 될 수 있다.

"음, 사실은요……. 제 조카 하나가 최근에 별안간 세상을 떠났거든요. 아무도 사인을 몰랐죠."

빙고.

설명되지 않는 돌연사의 가족력이 과연 있었다. 최고 경계 경보를 뜻하는 짙은 빨간색 깃발이 내 눈앞에서 격렬하게 펄럭이는 것 같았다. 머릿속으로는 스티븐이 조카와 같은 운명에 처할 확률을 미친 듯이 계산하면서 나는 짐짓 대수롭지 않은 체 입을 뗐다.

"아, 그래요? 조카분 나이가 몇 살쯤이었는데요?"

"열아홉밖에 안 됐었어요. 가라테 유단자에 평생 이파서 결석한 적 한 번 없는 녀석이었는데."

이제 나는 이 남자의 사연에 완전히 빠져들었다. 청년 돌연사는 심근병증 같은 선천성 심장질환 때문인 경우가 대부분이다. 그리고 비대심근병증은 그런 선천성 심근병증 중 하나였다. 나는 스티븐에게 검사나 한번 해 보자고 권하면서 조만간 진료실에 들르라고 했다. 그 순간부터 그는 친한 동료인 동시에 내 환자이기도 했다. 나는 재빨리 생각을 정리하기 시작했다. 어떻게, 어떤 식으로 심장 상태를 검토하고 해석해야 할까? 나는 곧 스티븐이 지구상에서 자신의 유전체를 가지고 진찰을 받는 최초의 환자가 될 것임을 직감했다.

한 사람의 완전한 유전체가 여기 있고 그의 담당 의사가 바로 나였다.

돌아가는 길, 가능한 혹은 불가능한 미래에 대한 상상으로 머릿속이 온통 분주했다. 무엇보다 앞으로 다른 환자들의 유전체는 어떻게 분석한단 말인가? 아직은 한 사람의 유전체 전체를 해석한다는 것이 터무니없는 백일몽으로 취급 받던 시절이었다. 이미 언론에 공개된 유전체들은 분석을 거쳐 절대다수 집단을 대변한다고 검

게놈 오디세이

중된 것이었고, 유전자 문자 하나만 다른 이 유전자 변이형은 그 과정에서 높은 빈도로 발견된 하나의 사례일 뿐이었다. 베일러 의대 팀의 연구가 제임스 왓슨의 유전체 안에서도 의학의 관점에서 중요한 유전자 변이형에 무게를 싣긴 했다. 하지만 모든 유전자의 온갖 변이형을 아우르면서 유전체 전체를 의학적으로 재해석한다는 것은 한 개인의 손에서 끝날 작업이 결코 아니었다.

그래서 나는 심장내과 수련의들 가운데 매튜 휠러Matthew Wheeler를 팀에 끌어들였다. 지금은 독립해 연구를 병행하는 임상의가 된 매튜는 지금까지도 우리와 많은 프로젝트를 함께한다. 뉴욕 주 북부 출신인 그는 스탠퍼드로 오기 전에 시카고에 있었다고 했다. 그 건장한 체격에서 솟아나는 힘으로 크게 노를 저으면 스키를 타고 산을 내려갈 때처럼 속도감 있게 배를 밀고 나가면서도 주변 풍경에서 훨씬 많은 걸 본다. 사실 우리가 처음 만난 계기도 각자 아내의 손에 이끌려 참석한 조정 동아리의 파티 자리였다. 몇 마디 채 주고받기 전에 우리는 심장, 유전학, 스포츠, 선천성 심혈관질환이라는 공통 관심사를 발견할 수 있었다. 안면 튼 첫날에 언젠가 꼭 선천성심혈관질환연구소를 세우자는 말까지 나왔으니까. 그로부터 5년 뒤, (지금은 그의 것이 된) 내 사무실에서 나는 그에게 스티븐 퀘이크 얘기를 꺼냈다. 스티븐의 유전체와 가족력 그리고 그날 돌아오는 길에 내 머릿속에 떠올랐던 생각, 그러니까 환자의 유전체 전체를 놓고 유전자 하나하나를 샅샅이 조사해 모든 변이형을 찾아내는 임상검사 아이디어까지 빠짐없이 털어놨다. 설명을 다 들은 매튜는 표정 변화도 없이 낮은 목소리로 차분히 말했다.

"이 건물에 포부를 가진 사람이 남아 있었다니 기쁘네요."

∴∵∷

사람의 유전체는 체내 거의 모든 세포에 존재한다. 내가 "거의"라고 말한 것은 유전체가 없는 세포도 있기 때문이다. 예를 들어 적혈구는 성숙해 가면서 핵을 잃는다. 산소를 압축해 보관해 둘 공간을 최대한 확보하기 위해서다. 유전체는 세포의 가장 안쪽에 자리한 금고 같은 핵에 보관되어 있다. 예외적으로 핵 밖에 나와서 미토콘드리아에 사는 유전자도 있긴 하다. 미토콘드리아는 각 세포의 발전소 역할을 하는 소기관이다. 앞서 한 번 언급했지만, 유전체는 한마디로 엄청나게 긴 DNA 분자들의 묶음이다. 그리고 각각의 DNA 사슬은 뉴클레오티드라는 분자들이 길쭉하게 엮여 만들어진다. 뉴클레오티드는 특별한 종류의 당으로, 각각 아데닌adenine, 구아닌guanine, 티민thymine, 시토신cytosine이라는 네 가지 염기 중 하나씩을 달고 있다. 여기서 첫 글자 A, T, G, C만 따서 염기배열 순서대로 나열한 알파벳 60억 개짜리 목록이 바로 인간의 유전 암호문이 된다. 유전체 하나를 구성하는 DNA 분자의 양이 어느 정도냐 하면, 세포 하나의 유전체 DNA 분자들을 전부 끄집어내 반듯하게 펼 경우 전체 길이가 2미터쯤 된다. 이걸 꾸역꾸역 접어서 세포핵 안에 단단히 잠가 놓은 것이다. 고도의 압축이 가능한 것은 히스톤histone이라는 단백질 덕분인데, DNA 가닥이 히스톤을 중심으로 돌돌 말려 크로마틴chromatine이라는 조밀한 구조물이 만들어진다. 보통 사람의 유전체에는 염색체 총 23쌍이 들어 있다. 22쌍은 상염색체이고 나머지 한 쌍은 X와 Y가 짝을 이루는 성염색체다(여성은 X 염색체만 두 개이고 남성은 X 염색체와 Y 염색체를 한 개씩 갖는다). 이런 23가지 염색체 중 어느 하나 전체가 잘못해서 하나 더 복사되면 병이 되기도 한다. 다운증후군Down synrome이 그런 예다. 정식 명칭은 21번 세염색체증trisomy 21으로, 21번 염색체 카피가 세 개라는 뜻이다. 이처럼 유전체는 체내의 거의 모든 세포가 한 권씩 보유하고 있는 레시피북과 같다. 알파벳 ATGC 총 60억 개 분량의 내용이 염색체 23쌍에 나뉘어 빽빽하게 새겨져 있는 것이다.

레시피북이니 당연히 안에는 재료와 조리법이 적혀 있다. 이 책을 보면서 유전자라는 재료로 단백질이라는 요리를 만들어 낸다. 그런데 메뉴에 따라 필요한 재료의 양이 천차만별이라, 작게는 염기 8자짜리 유전자부터 크게는 2,473,559자짜리 유전자까지 생겨 차이가 벌어진다.[11] 유전자에서 시작해 단백질을 합성하려면 먼저 DNA의 정보를 리보핵산ribonucleic acid, 즉 RNA라는 작은 분자로 베껴와야 한다. 그러면 RNA는 세 문자씩을 한 묶음으로 보고 메시지를 번역해 핵 밖으로 내보낸다. 각 문자 3개의 묶음은 아미노산 합성의 명령어다. 그렇게 기본 구성단위인 아미노산들이 엮여 마침내 단백질이 만들어진다. 단백질은 하는 일이 많다. 세포 구조를 지탱하는 건축 자재가 되고 자기 자신과 다른 물질들의 운동 동력으로 쓰이기도 한다. 때로는 한 물질을 다른 물질로 변화시키는 효소로도 작용한다. 하지만 이런 단백질의 생산을 직접 담당하는 2만 여 개의 유전자가 전체 유전체에서 차지하는 공간은 고작 2%뿐이다. 그렇다면 나머지 98%는 왜 존재하는 걸까? 한때는 아무도 쓰임새를 모른다고 해서 이 부분을 '쓰레기 DNA'라고 부르기도 했다. 지금 같으면 상상도 할 수 없는 짓이다. 대자연이 우리 유전체의 대부분을 낭비했다고 섣불리 단정하다니 인간의 우매함에 얼굴이 다 화끈거린다. 사실 유전체에서 단백질을 직접 만들지 않는 부분들은 어느 유전자를 켜고 끌지 결정하는 데 매우 중요한 역할을 한다. 게다가 인간 유전자의 절반가량은 이 부분에 본체와 비슷하게 생긴 가짜 유전자pseudogene를 갖고 있다고 한다. 쉽게 말해, 실질적으로 기능하지는 않는—혹은 그렇다고 우리가 착각했었지만 훗날 밝혀진 바로 실은 옆에서 짝꿍 유전자의 기능을 조절하는—유전자 카피들을 덤으로 쟁여 두는 셈이다. 솔직히 이 부분들이 쓰레기처럼 보이기도 한다는 건 인정한다. 지금도 유전체의 절반은 무엇을 뜻하는지 여전히 베일에 싸인 채 무수히 반복되는 DNA 구절로 가득하니 말이다. 무엇보다 환장할 노릇은 사람 유전체의 무려 10%가 먼 옛날 사람 몸에 침투해 완벽하게 정착한 바이러스의 유전물질이라는 점이다. 갑자기 가벼운 감기조차 예삿일이 아니라고 느껴지지 않는가?

유전체처럼 복잡한 무언가를 해석하는 것은 한동안 누구도 엄두를 내지 못하던 일이었다. 그러다 1970년대에 DNA를 읽는 두 가지 기법이 최초로 제안됐고, 곧 프레더릭 생어Frederick Sanger의 방식이 대세로 자리잡았다.[12] 영국 생화학자인 생어는 본인이 딱 넷밖에 없는 노벨상 2관왕 중 한 명이면서 제자 두 명까지 노벨상 수상자로 길러 냈음에도 스스로를 "늘 실험실에서 빈둥대는 놈"이라고 묘사하곤 했다. 생어의 기법은 수십 년 동안 학계를 지배했고 지금까지도 큰 영향력을 발휘하고 있다. 이 기술의 특징은 세포에 원래 존재하는 DNA 폴리머라제DNA polymerase라는 분자 복사기를 활용한다는 것이다.

생어의 기법을 이해하려면 잠깐 기술적인 원리부터 들여다봐야 한다. 겉면에 각 A, T, G, C라고 적은 튜브 4개를 준비했다고 치자. 우리는 이 튜브에 DNA 복사기, 복사하려는 DNA 분자 원본, DNA 기본재료(즉 염기 A, T, G, C)를 넣을 것이다. 이때 각 튜브마다 겉에 적힌 알파벳에 해당하는 염기 한 종류만 특별히 방사성 표식을 매단 것을 약간 첨가한다. 만약 이 염기가 새 DNA 분자에 붙으면 복사기는 가닥을 더 늘이지 않고 하던 작업을 그대로 끝낼 것이다. 주의점은 특별 재료는 아주 소량만 넣는다는 것이다. 이제 튜브마다 복사기가 작동하면 주변에 널린 재료 염기 중 하나를 무작위로 집어다 쓰면서 복제 작업을 시작한다. 당연히 특별 표시를 한 재료보다는 평범한 재료가 걸릴 확률이 더 높다. 애초에 수량이 훨씬 많기 때문이다. 그렇더라도 언젠가는 우연히 특별 재료가 복사기에 빨려 들어가는 일이 생긴다. 바로 그 순간 DNA 복사기는 작업을 멈출 것이고 복사기가 만들고 있던 분자는 방사성을 띠게 된다. 이제 복사기는 이 분자를 제 몸에서 떼어 낸다. 그런 다음 튜브 안에서 장소를 옮겨 같은 작업을 처음부터 다시 시작한다. 그렇게 최종적으로 우리는 다양한 길이의 DNA 카피들이 담긴 튜브 4개를 얻게 된다. 'A' 튜브에는 A 염기만 빛나는 카피가 가득하고 'T' 튜브에는 T 염기만 빛나는 카피가 가득한 식이다. 이제 할 일은 튜브에서 DNA 분자를 꺼내 젤리 같은 반고체 판 위에 올리는 것이다. 그러면 특정 전하를 따라가는 전기적 성질 때문에 분자가 알아서 곧게 펴진다. 이것을 특수 카메라로 촬영하면 방사성 원소만 도드라져 나타난다. 홀쭉하게 세로로만 긴 메모지처럼 생긴 사진 네 장에 담긴 영상은 흡사 중간중간 발판이 많이 비는 사다리처럼 보인다. 그런데 네 장을 나란히 붙여놓으면 놀라운 일이 일어난다. 유심히 살펴보면 절대로 한 발판이 다른 사진에 등장하는 법이 없다는 걸 알게 된다. 발판 하나하나가 A든 T든 G든 C든 각 염기의 정확한 위치를 알려준다는 소리다.[13]

세세한 부분까지 다 이해하지 못해도 괜찮다. 중요한 건 큰 맥락이니까. 처음에 이 작업은 몹시 고되고 손이 많이 갔다. 그러다 개량에 개량을 거듭하더니 상용화까지 가능해졌다. 방사성 원소는 발광 분자로 교체됐고, 모든 작업을 한 튜브 안에서 돌릴 수 있게 됐으며, 전하에 따라 분자들을 솎아 내는 시간도 크게 단축됐다. 어플라이드 바이오시스템즈Applied Biosystems(ABI)라는 회사가 개발한 이 기술은 한 번에 약 500자짜리 DNA 조각을 읽어 낼 수 있었고, 인간 유전체 프로젝트에서 실질적인 용병기술로 맹활약했다.

이 기술의 힘을 빌린 건 세계에서 두 번째로 완독된 유전체도 마찬가지였다. 유전체의 주인공은 크레이그 벤터라는 과학자였는데, 그는 인간 유전체로 특허를 받을 요량으로 직접 회사를 세워 연구를 총지휘했다. 정부 팀보다 먼저 끝내겠다며 도전장을 던져 세간의 주목을 받기도 했지만 인간 유전체 프로젝트와 거의 비슷한 시기에 완료되면서 결국 무승부로 마무리됐다. 당시 벤터가 유전체 분석에 쏟아부은 자금은 약 1억 달러였다(35만 달러이던 페라리 값이 순식간에 1만 2000달러로 뚝 떨어진 셈이다).

현실에서든 SF에서든 생물학의 혁신은 종종 앞서거니 뒤서거니 하면서 찾아오는 것 같다. '차세대' 염기서열 분석이라는 말도 어쩌면 그래서 탄생한 걸지 모른다. 스타트렉의 장뤼크 피카르 선장이 들었다면 특히 뿌듯해했을 표현이다(피카르 선장이라는 캐릭터는 〈스타트렉: 더 넥스트 제너레이션〉부터 등장한다-옮긴이). 물론 여기서 '차(다음)'라는 말은 상대적인 의미다. 그러니 생어의 기법 후 등장했던 기술은 다들 적어도 한 번쯤 '차세대' 기술이라 불렸을 것이다. 무언가가 끝없이 재탄생한다는 것은 축복이 아닐 수 없다. 물론 그런 축복이 사람들을 자주 헷갈리게 만들긴 한다. 그래도 모든 '차세대' 기술들에는 공통점이 하나 있다. 염기서열분석 작업의 범위를 차차 확장해 갔다는 것이다.[14] 생어의 기법은 분석하고 싶은 일부분에 집중해 그 부분만 사본을 많이 만든 다음에 염기서열분석을 실시하는 방식이다. 반면에 차세대 기술들은 전체 유전체를 가져와서 대략 100문자 정도 크기의 조각들로 잘게 다진 뒤 모든 조각을 동시에 분석한다. 그러면 짧은 시간 안에 엄청난 양의 분석이 가능해진다.

물론 이 기술이 쓸 만한 수준으로 발전하기까지는 적잖은 시간이 걸렸다. 7년의 공백기가 생긴 것도 그래서다. 그리고 2007년, 또한 사람의 유전체 코드가 완성되어 세상에 공개됐다.[15] 호주 출신 유전학자 리처드 깁스Richard Gibbs가 이끄는 베일러 의과대학 팀이 제임스 왓슨의 유전체 염기서열을 분석해 낸 것이다. 연구진이 분석에 사용한 기술은 벤처 사업가 조녀선 로스버그Jonathan Rothberg가 세운 454라는 회사의 것이었는데,[16] 제약사 로슈Roche는 이름도 특이한 이 기술을 당장 사들였다. 꽤 긴 DNA 조각의 염기서열 분석도 가능하다는 점을 높이 평가했기 때문이다(처음에는 최대 성능이 400~500 문자 길이까지였다가 다시 1000문자까지로 개량되었다). 베일러 의대 팀의 분석에 의하면, 왓슨에게는 암에 걸리기 쉬운 유전적 소인이 있었다고 한다. 아는 사람은 다 아는 비밀을 하나 더 누설하면 그의 유전체에서는 알츠하이머병 위험성을 높이는 변이형 유전자도 발견됐다. 당시 제임스 왓슨의 유전체를 완독하는 데 소요된 시간은 2개월, 비용은 100만 달러였다. 페라리가 116달러의 헐값으로 뚝 떨어진 셈이다.

바로 뒤이은 2008년 말과 2009년 초에는 세계 곳곳에서 또 다른 유전체 분석 보고서 3건이 연달아 발표됐다(검체 제공자는 익명처리됐다). 이 연구들의 특징은 모두 일루미나Illumina의 기술이 사용됐다는 것이다. 일루미나는 지난 10년간 독보적인 절대강자로서 시장을 주도해 온 회사였다. 가장 주목할 점은 이번 유전체부터는 세계 인종을 더 다양하게 대변하기 시작했다는 것이다. 실제로 보고서 3건 중

1건은 중국 한족, 1건은 한국인, 1건은 서아프리카인의 유전자였다. 특히 마지막 논문에는 의학적 시사점이 큰 내용이 들어 있었고 심지어 Trait-o-matic 소프트웨어의 초기 버전이 분석에 쓰였다. 내가 스티븐의 사무실에서 처음 봤던 바로 그 프로그램이다. 연구 3건은 각기 6~8주 걸렸고 비용은 수십만 달러 안에서 해결됐다. 이번엔 50달러짜리 페라리 3대가 세트로 출시된 것이다.

스티븐의 유전체는 여러 가지 면에서 특별하다. 일단 그의 유전체 분석 기술은 그만의 독자적인 발명품이다. 그는 이 기술을 상용화할 작정으로 헬리스코프Heliscope라는 이름을 붙이고 헬리코스Helicos라는 회사를 세웠다. 헬리코스의 방식은 생어나 일루미나의 방식과 다르다. 헬리코스는 DNA 분자 하나만으로도 분석이 가능하다. 그 방식은 이렇다. 분석하려는 목표 DNA 분절을 고정해 둔 플로우셀flow cell(DNA 염기서열 분석을 위해 홈이 길게 파인 모양으로 특수 제작된 유리 슬라이드-옮긴이)에 형광 표식이 달린 DNA 염기 한 가지를 흘러넘치게 붓는다. DNA 중합효소가 복사기처럼 염기 짝을 하나하나 맞춰 가며 새 DNA 가닥을 엮어 간다. 이때 짝지어진 염기쌍은 빛나는 전구처럼 보인다. 그리고 그 동안에 초정밀 카메라가 사진을 찍는다. 비유하자면 빛나는 작은 전구들을 사진으로 찍는 것과 비슷하다. 다음은 세척이다. 이 단계에서는 완성된 전구를 밀어 내고 다른 종류 염기를 들이부어 다음 전구들을 켠다. 그런 다음 또 사진을 찍는다. 이와 같은 작업을 반복한다. 물론 사진 한 장에 전구가 달랑 하나만 찍히는 것은 아니다. 카메라는 10억 개의 전구를 동시에 읽을 수 있다. 즉 4만 달러만 들이면 **일주일** 안에 한 사람의 유전체 전체를 재구성하기에 충분한 데이터가 생성된다. 고작 6달러로 1시간 만에 페라리를 새로 뽑는 셈이다.

이런 모든 '차세대' 기술들은 최종적으로 수백만 개의 짧은 유전체 '단어들'을 생산한다. 단어들은 분석기에 투입했던 DNA 분절들에 대응한다. 단어들이 일정한 순서로 나오지 않기 때문에 뜻을 판독하려면 먼저 제대로 배열해야 한다. 퍼즐을 맞추는 것처럼. 이 작업은 보통 컴퓨터 프로그램으로 하는데, 레퍼런스 인간 유전체 염기서열(인간 유전체 프로젝트를 통해 이미 검증된 것)을 표본 삼아 단어 하나하나의 정확한 위치를 대조 확인하는 식으로 이뤄진다. 요즘이야 이런 프로그램이 널렸지만 옛날엔 소프트웨어를 코드부터 직접 짜야 했다. 이 임무는 스티븐과 함께 일하는 러시아 출신 대학원생 드미트리 푸시카레프에게 떨어졌다. 키 크고 마른 체격의 드미트리는 밤새 코딩 작업을 하고도 다음 날 펄펄 날아다닐 정도로 강철 같은 체력의 소유자였다. 그는 퍼즐조각들을 연결해 하나의 온전한 유전체를 구성하고 레퍼런스 유전체와 비교해 어디가 어떻게 다른지 알아내는 프로그램을 완성했다. 그리고 프로그램이 만들어 낸 데이터는 모든 것의 발단이 되었다.

02장

드림팀 결성

"공명을 바라지 않을 때 비로소 큰 일을 이룰 수 있다."

- 해리 S. 트루먼Harry S. Truman

"우리 중 어느 누구도 우리 모두를 합한 것만큼 똑똑하진 않다."

- 켄 블랜처드Ken Blanchard

유전체 전체의 분석이라는 어마어마한 산맥을 등반하는 것은 확실히 각 분야에서 모인 수많은 전문가들이 힘을 합쳐야만 가능한 일이었다. 하지만 좋은 일꾼을 선발하는 것보다 그 팀을 데리고 무엇을 해야 할지부터 결정하는 게 우리의 급선무였다. 사람 유전자의 변이가 건강이나 질병과 밀접한 관련성을 갖는 사례는 크게 세 가지 유형으로 갈린다. 따라서 우리에게는 이들 주제 각각을 잘 아는 전문가들이 필요했다. 종류별로 하나씩 살펴보면, 첫째로 굵직한 유전체 이상이 있다. 발생 빈도는 드물지만 일단 생기면 다른 유전자 이상이나 환경인자의 도움 없이 혼자서도 병을 발현시키는 무서운 유형이다. 아주 특이하게는 염색체가 통째 복사돼 아예 수량이 느는 것도 있는데, 대개는 낭포성섬유증cystic fibrosis처럼 '단일 유전자'의 문제가 병의 발단이 된다. 이런 유전자 변이들은 유전자 카피 한 쪽이나 한 쌍 모두의 정상적인 작동을 방해한다. 그러면 해당 변이가 있는 사람들은 대부분 그 병을 앓게 된다. 이때 같은 변이를 가진 사람들끼리도 작은 개인차가 벌어지는 것은 다른 유전자 혹은 환경인자의 미세한 영향 탓이다. 두 번째 유전자 변이 유형은 몇 가지를 안 가진 사람이 더 드물 정도로 보통 사람에게 흔한 것들이다. 흔히 이런 변이는 혼자서는 어떤 질병도 일으키지 못한다. 하나하나의 영향력이 몹시 미약하기 때문이다. 하지만 적게는 수백 개, 많게는 수백만 개가 쌓이면 무시 못할 위협이 된다. 고혈압이나 심장마비의 위험을 높이는 변이가 그런 예다. 마지막 유형은, 솔직히 앞의 두 부류와 중복되는 면도 있는데, 약물의 효과를 달라지게 만드는 변이들이다. 이 주제를 전문적으로 연구하는 과학 분야를 약물유전체학pharmacogenomics이라 구분하기도 한다. 자, 목표는 정해졌다. 그렇다면 다음 순서는 전문가를 섭외하는 일인데 그전에 해결할 과제가 하나 더 남아 있었다. 우리가 하려는 일이 윤리적으로 정당한지 확인해야 했다. 그리고 마침 내 지인 중에 이 일에 적임자가 한 명 있었다.

헨리 그릴리Henry Greely는 소문난 박식함 외에도 통쾌하고 직설적인 성격, 화려한 패션 감각, 강연마다 시각자료의 도움을 받지 않는 옹고집으로 유명하다. 생명공학—특히 유전학 관련—신기술을 윤리, 법률, 사회학 면에서 해석하는 쪽으로는 이 세상에서 그만한 전문가가 또 없다. 언제 어느 장소에서든 그의 존재는 압도적인 기운을 뿜어낸다. 원래 명성이 자자한 사람이지만 나는 그를 직접 만난 적이 있었다. 얼마 전 다른 의료분쟁 문제로 자문을 받으러 갔다가 남는 시간에 환자의 유전체를 분석해 의료에 활용하는 것을 두고 의견을 주고받았다. 그로부터 몇 주 뒤 우리는 스탠퍼드 교정에서 열린 유전학 심포지엄 자리에서 같은 주제로 공식적인 토론을 다시 벌였다. 그렇다. 스티븐 퀘이크의 유전체를 처음 구경했던 날 원래 그곳을 방문한 용건이었던 바로 그 심포지엄이다. 큰 강당 안에 모여 앉은 참석자들은 인간 유전체 분석이라는 하나의 주제를 두고 저마다의 기대와 우려로 머릿속이 복잡했다. 그날 신호등 전략을 열심히 설명하던 헨리의 모습을 나는 지금도 생생히 기억한다. 그는 유전자 변이의 의학적 영향력을 예측할 때 신호등처럼 세 가지로 구분할 수 있다고 설명했다. 초록색은 가도 된다는 뜻이고 노란색은 조심하라는 뜻, 빨간색은 멈추라는 뜻이라고 했다. 흥미로운 비유였다. 또 그는 아마도 누군가 나서서 유전체에 존재하는 유전자 변이 하나하나에 이 신호구분을 지정해 주어야 할 거라고도 예견했다. 그때는 다들 말도 안 된다며 웃어넘겼었다. 실제로는 이후 모든 일이 딱 그가 얘기한 모양새로 돌아갔다.

될 일은 정말 어떻게든 되는 건지, 그날 심포지엄에는 내가 눈독들이던 또 다른 핵심인사 한 명이 자리하고 있었다. 아툴 뷰트Atul Butte는 학계에서 일명 록스타로 통한다. 꿀성대를 가졌거나 아무리 어려운 곡도 맛깔나게 불러서가 아니다. 관계자만 모이는 고만고만한 학회들은 말할 것도 없고 스포츠경기장 수준의 강연장에서도 만원 청중을 휘어잡아 자신의 열정과 이야기에 매료시키는 천부적인 재능 때문이다. 그는 하버드에서 의대 소아과 수련과 박사 학위과정을 마쳤다. 당시 지도교수는 그 유명한 잭 코헤인Zak Kohane이었다고 한다. 스탠퍼드로 와서는 본인처럼 에너지와 창의력이 넘치는 데이터과학자 여럿과 함께 큰 연구실을 꾸려 갔다. 그의 연구실에서는 다른 과학자들이 각자 연구를 통해 질병과의 관련성을 밝혀낸 흔한 유전자 돌연변이들을 모아 하나의 데이터베이스로 정리하고 있었다. 우리에게 필요한 바로 그 작업이었다. 하지만 그의 연구가 특히 중요한 이유는 따로 있었다. 단순히 자료를 모으기만 하는게 아니라 데이터베이스를 큐레이션한다는 점이었다. 그땐 논문에서 데이터를 자동으로 추출하는 기술이 없던 시절이었기에 이런 기초 선별작업이 생명이었다. 아툴의 팀원들은 논문을 한 편 한 편 정독했다. 그러고는 논문에서 돌연변이와 질병이 관련 있다는 증거를 찾으면 그 내용을 연구 참가자의 수, 성별, 민족성 등 자세한 부가정보와 함께 표준 형식에 맞춰 데이터베이스로 손수 옮겼다. 이런 식의 정리 밑작업은 컴퓨터가 데이터를 훨씬 읽기 편하게, 즉 연산 가능하게 만든다. 그러면 유전체 분석과 돌연변이 유무 확인의 속도도 한결 빨라질 터였다. 아툴은 우리의 계획을 높게 평가했다. 그러고는 호방한 성격의 소유자답게 지체 없이 팀 전체를 데리고 합류했다.

하지만 유전자 변이를 약 처방과 연결 지어 해석해 줄 전문가는 여전히 공석이었다. 사실 약물유전체학은 여러 가지 면에서 맞춤의학 하면 가장 먼저 떠오를 정도로 대중에게 가장 가까이 다가가는 분야다. 환자가 어떤 약에 얼마나 민감할지를 좌우할 수 있기 때문이다. 그럼에도 흔히 병원에서는 고혈압 환자들에게 대부분 같은 처방전을 써 준다. 사람들은 식습관이 다 다르다. 신진대사 상태도 제각각이다. 하물며 유전체는 말할 것도 없다. 그런데도 우리는 왜 같은 약을 먹어야 하는가? 만약 의사가 토씨 하나 안 고친 처방을 매번 그대로 복사하는 게 아니라 각 환자의 유전체를 보고 그 사람에게 딱 맞는 약과 용량을 찾아 줄 수 있다면 어떨까? 이제는 의료기록이 다 전산화되어서 의사가 새 약을 처방하기 전에 옛날 처방전 파일을 열람해 기존 약들과 위험한 상호작용을 일으키지 않는지 확인할 수 있다. 마찬가지로 환자의 유전체를 이런 시스템으로 열어 볼 수 있다면 좋지 않을까. 그런데 그걸 가지고 환자의 유전체 정보가 의료 현장에서 현실적으로 활용되게 하려면, 약물치료가 어떻게 이뤄지는지도 잘 알아야 했다. 그래서 우리에겐 약물유전체학 데이터베이스가 필요했다. 그리고 이걸 만들 수 있는 사람이 바로

러스 올트먼_{Russ Altman}이었다.

러스는 수수께끼라는 단어의 살아 있는 화신 같은 사람이다. 스탠퍼드에서는 그를 모르는 사람이 거의 없다. 그 이유는 그를 직접 만나 보면 바로 알 수 있다. 다들 회의 장소까지 슬슬 걸어갈 때 러스는 항상 껑충껑충 뛰어다닌다. 회의실에서 남들은 자리에 점잖게 앉아 있지만 러스는 쉬지 않고 꼼지락거린다. 과제가 주어졌을 때 넘치는 아이디어를 주체 못하고 칠판을 향해 일등으로 달려 나오는 건 거의 항상 그다. 에드워드 파이겐바움_{Edward Feigenbaum}이라는 인공지능 전문가가 있다. 건너건너 듣기로는 한때 스탠퍼드에서 내 사무실 이웃이기도 했던 그가 언젠가 러스처럼 똑똑한 대학원생은 생전 처음 본다는 말을 했다고 한다. 우리가 스티븐의 유전체를 이용한 프로젝트를 막 착수하려 할 때 이미 러스는 스티븐과 함께 생명공학과 공동학과장을 맡을 정도로 거물이 된 뒤였다. 그뿐만 아니라 그는 짬짬이 생물정보학 박사과정 학생들을 지도하고 약물유전체학 지식베이스_{Pharmacogenomics Knowledgebase} 프로젝트까지 이끌고 있었다. 줄여서 PharmGKB[1]라고 부르는 이 프로젝트는 출범 후 지금까지 줄곧 약물유전체학계의 '성서'로 취급되는데, 약물 반응과 연관 있다고 알려진 유전자 돌연변이 유형은 웬만하면 다 여기서 찾을 수 있다. 러스가 테리 클라인_{Teri Klein} 교수와 함께 운영하는 생물정보학 팀은 인간 지성과 인공지능 모두를 십분 활용해 약물과 유전자 돌연변이 간의 관계가 언급된 의학논문만 쏙쏙 골라 낸다. 덕분에 조금만 기다리면 아름답게 큐레이션된 정보 자원을 손에 넣는다. 우리가 찾아 헤매던 바로 그 정보를 그것도 컴퓨터가 읽을 수 있는 형태로 말이다.

　여기까지가 개략적인 팀 소개였다. 더 정확히는 여러 팀이 모인 연합조직이 맞는 표현이겠다. 전공 분야는 제각각 달랐지만 모두 큰 목적은 딱 하나, 스티븐의 유전체에서 건강이 걸린 유전정보를 발굴하는 것이었다. 스티븐 퀘이크 팀이 유전자 돌연변이 목록을 넘겨주면, 내가 이끄는 팀은 희귀한 돌연변이와 희귀질환이 있는지 살피기로 했다. 그러는 동안 아툴 뷰트 팀은 빈도가 높은 질병들에서 흔히 발생하는 돌연변이를 조사하고 러스 올트먼 팀은 약물 반응에 중요한 유전자만 집중 공략한다. 마지막으로 헨리 그릴리 팀이 할 일은 지금까지 우리가 윤리적으로 선을 넘은 부분은 없는지 점검하는 것이었다. 돌이켜 생각하면 지금도 신기하기만 하다. 논쟁 좋아하고 자기 주장 뚜렷한 천재들이 어떻게 한마음 한뜻으로 모여 이런 미친 짓에 주저 없이 동조할 수 있었을까? 인간 유전체를 풀어내자고? 유전자에 숨겨진 인간 생로병사의 비밀을 개개인 수준에서 밝히고 해석해 보자고? 이 어처구니 없는 제안에 그들 모두 한 목소리로 내게 말했었다. "몇 명 데리고 어디로 가면 되는지만 알려 줘."

　우리는 동지를 넘어 진짜 친구가 되어 가고 있었다.

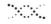

스티븐의 유전체를 낱낱이 파헤치고 돌연사 확률을 높이는 돌연변이가 있는지, 다른 유전적 특징은 또 없는지가 너무 궁금했지만 프로젝트를 본격적으로 진행하기 앞서 더 중요한 선결 과제가 하나 있었다. 바로 환자 자격으로 스티븐에게서 동의서를 받는 일이었다. 우리는 이 절차가 반드시 필요하다고 생각했다. 유전학 카운슬링을 정식으로 도입할 작정이었기 때문이다. 스티븐 본인이 명실상부한 유전학 전문가이지만 과연 그가 앞으로 우리가 발견할 사실의 **의학적** 의미를 진정으로 이해할지 장담할 수 없었다. 우리 중 다른 누구도 그랬을 터였다.

유전학 카운슬러는 역사가 짧아도 이 시대에 큰 중요성을 갖는 직종[2]이다. 다른 병원 검사들과 달리 유전자 검사는 단순한 개인정보 이상의 의미를 담고 있다. 유전자 검사 결과를 제대로 이해하려면 반드시 가족력을 함께 조사해야 한다. 게다가 한 사람의 검사 결과는 나머지 가족들에게도 영향을 미친다. 유전학 데이터는 기다 아니다 깔끔하게 갈리는 일이 드물어 해석하기가 쉽지 않고, 흔히 유전자 검사는 남다른 정서적 지지가 필요할 만큼 환자와 가족 모두 이미 힘든 상황에서 실시되곤 한다. 유전학 카운슬러라는 직업은 이런 배경에서 탄생했다. 그런 까닭에 유전학 카운슬러는 상담사이면서 선생님이고 형사이자 기술심사관 역할도 하며 전문용어 통역에 심리분석에 심리치료까지 다 할 줄 알아야 한다. (공급부족이 심각한 직종이니 장래를 아직 못 정한 사람은 한번 고려해 볼 만하다.) 2009년 당시에는 유전학 카운슬러 인력 대부분이 신생아 병동, 희귀유전질환

클리닉, 암이나 심장질환 같은 소수 세부 전공에 쏠려 있었다. 간혹 예외도 있지만 그곳에서 흔히 유전학 카운슬러는 특정 유전자에 국한해 살펴보는 검사에 환자를 준비시키는 책임을 맡았다. 상담 시간에 환자들이 받는 질문은 이런 식이었다. 환자 분이 유방암에 걸리기 쉬운 집안 체질을 물려받았을까요? 환자 분의 아기가 부모 어느 한 쪽의 유전적 소질을 이어받아 유전병에 걸릴 수도 있을까요? 하지만 비용 때문에 극히 일부 유전자만 검사할 수 있거나 지금 검사 받으려는 병의 원인으로 증명된 유전자가 오직 하나뿐이라면, 검사의 잠재적 가치는 연구자에게만 국한되고 나오는 결과도 거의 예상 범위 안에 든다. 그런데 만약 특정 유전자만 겨냥하는 게 아니라 '모든 유전자'를 다 살펴본다면? 우리는 이 전체 검사로 생각지도 않던 진실이 드러날 가능성에 대비해야 했다. 가령 스티븐에게 심장마비로 죽을 위험은 없었지만 유전적으로 암 소인이 많다는 사실을 발견한다면 어떨까? 스티븐이 제임스 왓슨조차 쉬쉬했던 알츠하이머병에 남들보다 일찍 걸릴 공산이 선천적으로 크다면? 만약 스티븐이 치료법 없는 불치병 유전자를 타고났다는 걸 알게 됐다면? 또 그에게는 별 영향 없지만 미래에 태어날 딸아이에게는 위험한 유전자 돌연변이가 그의 유전체에 숨어 있다면? 모두가 아직 각본 없는 시나리오였다. 한마디로 우리는 순수한 미개척지에 발을 들이고 있었다. 우리가 하려는 걸 정의할 제대로 된 어휘조차 없던 때였다. 2006년에 하버드 의과대학의 잭 코헤인이 러스 올트먼과 함께 〈미국의학협회저널*Journal of the American Medical Association*〉에 발표한 칼럼에서 처음 언급된 용어가 있긴 하다. '인시덴털incidental(우연한)'과 '게놈genome(유전체)'을 합성한 신조어 '인시덴털롬incidentalome'인데, 유전체 검사에서 우연히 발견되는 유전자 변이형들이라는 뜻이다.[3] 두 사람은 이것을 의학 발전을 가로막는 일종의 '위협'으로 여겼다. 변이형 유전자를 둘러싼 불확실성 때문에 사람들이 지레 겁먹고 유전체 검사를 기피할 거라고 생각했던 것이다. 그러나 우연한 발견은 의학에서 전혀 드문 일이 아니다. 폐렴이 의심스러워 가슴팍에 귀를 댔다가 심장 잡음이 잡히는 경우는 수백 년 전부터 일상다반사였다. 만성 폐질환이나 천식 때문에 흉부 엑스레이를 찍었는데 갈비뼈 흠집이 눈에 띄는 바람에 어쩌다 암을 진단한 사례도 있다. 현상이 시사하는 바가 불분명할 때 우리는 '우연히 발견한' 유전자 검사 결과를 환자에게 알려야 할까? (지금도 유전자 변이 다수는 그게 위험한지 아닌지 판단할 만한 정보가 아직 거의 없는데 말이다.) 유전학에 대해 아무것도 모르는 환자에게서 진정한 동의를 받는 건 가능할까? 연구진도 검사로 뭘 찾게 될지 모르는데 하물며 환자에게는 검사 후 일어날 수도 일어나지 않을 수도 있는 상황들에 대해 과연 우리는 어떤 조언을 해야 할까?

천만다행으로 우리에겐 켈리 오먼드Kelly Ormond 교수가 있었다. 켈리는 스탠퍼드에서 유전학 카운슬링 석사과정을 총괄하고 있는 베테랑 유전학 카운슬러였다. 우리는 그녀에게 이 유난한 고민을 들고 가 도움을 요청했다. 확실히 스티븐은 앞으로 만나게 될 환자들보다는 훨씬 편한 케이스였다. 본인이 유전체 검사법까지 발명해

낸 유전학자인지라 자신의 유전체에 대한 모든 것을 누구보다도 알고 싶어 했기 때문이다. 불치병이라고? 알았어. 불확실하다고? 일단 덤벼 보라고 해. 스티븐이라면 이렇게 말할 터였다. 하지만 우리는 처음부터 평범한 환자를 가정하고 유전체 검사용 동의서를 만들어야 했다. 게다가 유전체 과학자 중에도 스티븐처럼 의사가 임상 현장에서 실제로 마주하는 유전병의 당사자가 되는 사례는 드물었다. 당시 우리는 먼저 우리의 계획을 설명하고 예비 자료를 함께 검토하려고 스티븐과 첫 약속을 잡아 놓은 상태였다. 켈리는 스티븐이 연구진인 동시에 대상 환자라는 상황의 특수성을 금세 알아챘다. 그러고는 발 빠르게 헨리와 머리를 맞대고 스티븐의 이중 신분이 가진 장단점을 조목조목 분석하기 시작했다.

어느덧 스티븐이 심장내과 클리닉에 들르기로 한 날이 왔다. 일단 그에게는 부친의 심실빈맥과 조카의 돌연사를 비롯해 심혈관질환의 중대한 가족력이 있었다. 유전체 데이터를 가지고 앞으로 밝혀내야 할 내용들에 비하면 가족력 조사는 식은 죽 먹기였다. 나는 여러 해 전부터 선천성심혈관질환센터를 운영하고 있었는데, 간호팀의 초창기 멤버 중에 밝고 쾌활한 성격의 아침형 인간 하이디 솔즈베리Heidi Salisbury가 있었다. 간호팀 대장 하이디는 함께 일한 지 오래라 직장 동료를 넘어 친구에 가까웠다. 쉬는 날에는 아마추어 축구선수 겸 코치로 변신할 정도로 체력이 좋은 하이디는 환자의 입장을 누구보다 잘 알기에 모두가 곁에 두고 싶어 하는 인재였다. 온갖 선천성 심혈관질환을 앓고 있는 환자와 그 가족들을 돌보면서 우리가 한 팀으로 일한 지가 어언 10년이 넘어가고 있었다. 그런 하이디를 어느 볕 좋은 가을날 우리 클리닉 건물에 태평하게 걸어 들어오는 스티븐도 곧 만날 참이었다.

유전체 기술은 혁신을 거듭했지만 여기에 비하면 전통적인 의학 도구들은 예나 지금이나 거의 그대로다. 청진기의 시초는 1816년에 르네 라에넥René Laennec[4]이 여자 환자의 몸을 함부로 만질 수 없어 종이다발을 둘둘 말아 환자 가슴에 갖다 댔던 일이었다. 그날 이후 지금까지도 청진기는 환자 몸속의 소리를 직접 듣고자 할 때 여전히 가장 직관적인 도구이다. 다행히 청진기 선을 타고 내 귀로 들어온 스티븐의 심장 소리는 매우 정상이었다. 율동은 힘차고 규칙적이다. 다음은 심전도였다.

심전도는 약간 더 현대적인 발명품이라고 할 수 있다. 그래도 역사가 이미 120년이나 되었다. 심전도의 공식적인 최초 기록은 〈생리학 저널Journal of Physiology〉에 발표된 1887년 논문이다. 저자는 파리에서 태어나 스코틀랜드에서 성장하고 의학 교육을 받은 의사였다. 오거스터스 월러Augustus Waller[5]는 스코틀랜드에서 의대를 졸업한 뒤에 런던에 있는 세인트메리 병원으로 옮겨 교수로 일하면서 발명품인 심전도 기술을 완성했다. 그는 자신의 애완견을 데리고 사람들 앞에서 직접 실험까지 해 보였다.[6] 불독 지미의 앞발을 소금물 항아리에 담근 채로 기계장치를 작동시켜 심전도로 살아 있는 생명체의 심장 전기신호를 감지할 수 있음을 증명했다. 소금물을 통해 흐른 전기 신호는 근처에 있던 프린터와 연결되어 기록으로 남았다. 런던왕립학회Royal Society in London 시연회가 있은 후 영국 의회에서 누군가가 동물 학대가 아니냐며 꼬투리를 잡았다. 이 지적에 응수한 사람은 국회의원 허버트 글래드스톤Herbert Gladstone 자작이었는데, 특유의 날 선 영국식 유머를 정중하게 포장한 그의 완벽한 답변이 국회의사당 본관에 울려 퍼졌다. "염화나트륨을 조금 섞은 물, 즉 소금물 속에 개를 한동안 서 있게 한 실험이었죠. 존경하는 우리 의원님이 만약 바다에서 노를 저어 본 경험이 있다면, 그게 어떤 느낌인지 아실 겁니다. 잘 길러진 이 개는 실험에서 끈으로 결박되지도, 입마개가 씌워지지도 않았습니다. 황동 단추장식이 달린 가죽 목걸이뿐이었어요. 만약 실험이 녀석에게 고통을 주었다면, 그 광경을 지켜보던 이들의 마음은 과연 편했을까요." 글래드스톤 자작이 말을 마쳤을 때 그곳에서는 틀림없이 요란한 웃음소리가 쏟아져 나왔을 것이다. 그날 이후 심전도electrocardiogram, 일명 ECG는 거의 달라진 게 없었다. 여전히 ECG는 심장의 제반 이상징후를 민감하게 짚어 내는 검사기법이다. 오늘날에도 심장내과를 방문하는 환자들에게 ECG 검사는 일상적인 통과의례다. 검사가 시작되면 기계에 연결된 프린터가 꼬불꼬불한 선이 그려진 분홍색 모눈종이를 느린 속도로 토해 낸다. 느릿느릿 나오는 스티븐의 ECG 결과지를 보니 이번에도 정상이었다.[7] 나는 안도의 한숨을 내쉬었다.

이번엔 심장 초음파와 운동부하 검사를 할 차례였다. 고주파수를 이용하는 초음파는 20세기 중반부터 내부 장기의 상태를 살피는 용도로 사용된 기술로, 특히 산부인과에서 태아를 관찰할 때 활용 빈도가 높다. 초음파는 심장의 크기, 구조, 혈류 상태를 실시간으로 확인하기에도 유용하다. 그래서 심장만 살펴보는 초음파 검사를 특별히 심초음파echocardiogram라 부른다. 때로는 영상에 색깔을 입히기도 한다. 혈류의 속도와 방향을 더 잘 알아보기 위해서다. 심장이 움직이는 모습을 컬러 영상으로 지켜보고 있노라면 경외심 비슷한 감정까지 솟아난다. 최면에 걸린 사람처럼 넋을 놓을 정도다. 서로 긴밀하게 연결된 안주머니 네 개가 각각 독립적으로 기능하면서 완벽한 사중주 하모니를 노래한다. 그런 박동이 평생 30억 회나 반복된다.

　이 부분이 전체 검사 과정을 통틀어 하이라이트였기에 우리는 선임 초음파기술자인 조시 비노야Josie Vinoya에게 특별히 신경 써 달라고 부탁해 놓은 터였다. 당시에는 검사실이 병원 건물 2층에 있었다. 그곳에는 벽면이 연베이지색으로 페인트칠 된 가로세로 약 4미터의 작은 공간이 따로 있고 안에는 러닝머신 한 대와 작은 검사용 침대 하나, 산소와 이산화탄소를 측정하는 기계가 놓인 철제 카트, 개수대가 놓여 있었다. 근무하는 의료진은 의사 한 명과 간호사 한 명이었다. 방 안으로 들어가면 거대한 기계장치를 하나 더 발견할 수 있는데, 그게 바로 초음파 검사기였다. 조시가 따뜻하게 데운 젤을 패드에 바른 뒤 그걸 다시 스티븐의 가슴팍에 붙이자, 모니터에 선명한 영상이 떠올랐다. 그녀는 심장의 3차원 형태가 더 잘 보이도록 장치를 만지작거렸다. 중간중간엔 볼륨을 키워 스티븐의 심장 안에서 판막이 열리고 닫히면서 피가 출렁 넘어가는 소리를 듣기도 했다. 그 자리에 있던 모든 이의 시선이 똑같이 모니터에 고정됐다. 이번에도 스티븐은 통과였다. 그의 심장은 멀쩡하게 잘 뛰고 있다. 그렇다면 마지막으로 남은 건 운동 검사뿐이었다. 스티븐은 러닝머신 말고 사이클을 선택했다. 우리는 이걸 운동부하 검사라고 부르는데, 환자가 더 이상 감당할 수 없을 때까지 10~15분에 걸쳐 저항을 조금씩 높여가면서 부담을 준다는 뜻이다. (하는 일들을 보면 의사도 참 괴짜 같다.) 사실 당사자 입장에서는 꽤 힘든 검사다. 한계까지 가본다면 숨이 턱끝까지 차서 마지막 순간에는 구역질이 나오기 일쑤니까. 그러나 보통 우리는 환자를 심하게 밀어붙이지 않는다. 근육에 산酸 분자가 너무 많이 생겨 통증이나 구토 증세가 날 때까지 갈 필요 없이 그저 심장의 최대박출량만 측정할 수 있으면 된다. 16분 9초 후, 스티븐의 두 다리가 450와트의 전력을 생산해 내고 심장박동수는 분당 191회를 기록한다. 땀 범벅이 된 스티븐이 마침내 포기를 선언한다. 그는 마지막 검사도 화려한 성적으로 통과했다. 체질량 1킬로그램마다 분당 사용된 최대 산소소비량VO2max(체력을 가늠하는 지표)은 49.6밀리리터로 나왔다. 비슷한 체격의 평균 남성에 비하면 145%나 되는 숫자다. 게다가 심장벽의 움직임은 완벽한 좌우 대칭을 이뤘고 엇나간 리듬 한 번 없었다. 다시 말해 스티븐의 생체 엔진은 더할 나위 없이 건강했다.

곧 우리는 혈액분석 결과로 넘어갔다. 피 검사는 정기 건강검진에 포함되는 표준항목 정도면 충분했다. 보아하니 간과 신장은 괜찮아 보였다. 전해질 수치도 양호했다. 그런데 콜레스테롤 부분에서 걱정스런 숫자가 눈에 들어왔다.

이해를 돕기 위해 거품 얘기를 잠깐 하고 넘어가자. 비누나 세제에서 나오는 그 방울 말이다. 설거지를 하다 보면 냄비에 기름기가 둥둥 떠다니는 걸 보곤 한다. 기름은 기본적으로 지방이라 물을 밀어낸다.[8] 과학에서는 이런 성질을 소수성疏水性이라고 부른다. 설거지를 할 때 세제를 쓰는 것이 바로 이 소수성 때문이다. 세제는 물질의 층분리를 막아 주는 일종의 음이온성 계면활성제다.[9] 사실 설거지에 항상 세제가 필요한 건 아니다. 대개는 깨끗한 수돗물이면 충분하다. 하지만 기름때가 잔뜩 낀 그릇은 먼저 기름기를 떼어내야만 뽀득뽀득하게 닦인다. 그 작업을 해 주는 게 바로 세제다. 주방세제와 체내 콜레스테롤 수치가 무슨 상관이냐고? 혈중 콜레스테롤을 잰다고 할 때 정확히는 핏속 지방 입자의 크기와 수를 측정하는 것이다. 기름범벅 그릇과 마찬가지로 지방은 물과 섞이지 않기 때문에 지방이 장에서 흡수되어 혈류로 들어간 뒤에는 저희끼리 작은 덩어리로 응집한다. 바로 지단백lipoprotein이다. 대부분이 물로 된 혈액을 타고 지방 분자가 자유롭게 이동하기 위해서는 이 모양새가 아니면 안 된다. 우리는 지단백을 크기(더 엄밀히는 밀도)에 따라 세분하는데 크기가 다른 지단백은 크기별로 체내에서 하는 일이 서로 다르다. 아마도 '착한' 콜레스테롤과 '나쁜' 콜레스테롤이라는 표현은 모두 익숙할 것이다. 여기서 나쁜 콜레스테롤은 저밀도 지단백low density lipoprotein 입자를 말하는데 영어 약자로는 LDL이라고 한다. 반대 개념인 고밀도 지단백high density lipoprotein, 일명 HDL은 착한 콜레스테롤이다. 스티븐의 착한 콜레스테롤 수치는 48mg/dl(1.2mmol/l)였다. 그리 높지는 않아도 양호한 편이다. 문제는 나쁜 콜레스테롤이었다. 원래는 100mg/dl(2.5mmol/l)를 넘지 않는 게 바람직하지만 스티븐의 수치는 한눈에도 정상 범위 밖인 156mg/dl(4.0mmol/l)였다. 흔히 병원에서는 심장마비가 왔던 환자들에게 이 숫자를 70mg/dl 밑으로 유지하라고 당부한다. 스티븐이 이런 상황이라면 절반 넘게 낮춰야 하는 셈이었다. 걱정되는 부분은 그것만이 아니었다. 또 다른 지단백 종류인 Lp(a)의 수치는 더 심각했다. 엘-피-(소문자)에이라 읽는 이 지표[10]는 30mg/dl 아래를 정상으로 보고, 가능하면 15를 넘지 않게 하는 것을 권장한다. 50부터는 고위험군으로 간주한다. 그런데 스티븐의 Lp(a)는 무려 114mg/dl로, 정상 상한선의 4배에 육박하는 수준이었다. 중증 희귀병 환자라 할지라도 의사들이 관행상 눈감아주는 것은 상한선의 딱 2배까지만이다. 그러니까 스티븐은 고위험군 안에서도 특급 관리대상에 해당했다. 혹시 여기서 심혈관질환 가족력이 시작된 걸까? 조카의 목숨을 앗아간 것도 결국 이것이었을까? 아직 그에게 심장마비가 오진 않았지만 지금부터 콜레스테롤 수치를 엄격히 관리해야 할까?

궁금증을 한 아름 안고 마침내 유전체를 마주할 시간이 되었다.

분석 팀들은 미지의 세계를 탐구한다는 흥분으로 야심 차게 작업에 착수했다. 팀마다 각자 추구하는 3단계 전략이 있었는데, 첫째로 현재 가진 자원을 최대한 활용하고, 둘째로 더 나은 연산기술을 개발해, 마지막에는 그렇게 최적화한 도구들을 유전체 분석 작업에 적용하는 것이었다. 팀원들 사이에서 스티븐은 '환자 1호'라는 코드명으로 통하기 시작했다.

곧 하나부터 열까지 직접 손봐야 하는 잔일거리가 쉴 새 없이 밀려들었다. 레퍼런스 유전체(앞서 인간 유전체 프로젝트에서 염기서열이 완전히 밝혀진 유전체)에 존재하는 유전자 변이형은 발견해도 무시하도록 컴퓨터를 코딩하는 것도 그중 하나였다. 우리는 레퍼런스 유전체가 완벽하게 건강한 사람의 이상적인 유전체 표본이라고 컴퓨터를 속여야 했다. 레퍼런스 유전체 염기서열도 진짜 사람에게서 따왔기에 실제로는 각종 질병과 관련된 유전자 변이형이 엄청나게 들어 있기 때문이다. 그런 까닭에 우리는 컴퓨터 프로그램을 처음부터 새로 짜지 않으면 안 됐다. 하지만 이건 약과였다. 인간 질병에 관해 그때까지 밝혀진 모든 유전학 지식을 체계화해서 유전체 하나하나에 대입하고 검색하기 편하게 정리하는 것 역시 오롯이 우리 손에 맡겨진 일이었다. 그런 다음에 희귀질환에 집중하는 우리 팀은 스티븐의 DNA를 샅샅이 뒤져 위험인자로 이미 증명된 변이형을 수색하기로 했다. 동시에 아직 발견된 적이 없지만 유전자 기능을 방해하는 다른 변이형이 있는지도 함께 조사할 계획이었다. 우리 다음 팀들이 풀 과제는 또 따로 있었다. 각각은 별 힘이 없는 흔한 돌연변이가 한데 모이면 어떻게 무시 못 할 발병 요인이 되는지 알아내야 했다. 한편 이때까지 약물 대사에서 중요한 유전자에 자주 생기는 흔한 돌연변이들에만 편중되어 왔던 약물유전체학 연구도 시야를 넓힐 필요가 있었다. 만약 우리가 유전체 분석으로 드물지만 파급력은 훨씬 큰 변이 유형을 발견한다면 그건 어떻게 해석해야 할까? 또 유전체의 98%는 어느 유전자 코드와도 상관 없어 보이는 (그런 이유로 한동안 쓰레기 DNA라고 불렸던) 부분이다. 만약 이 부분이 단순한 잉여 공간이 아니라는 사실을 우리가 알게 된다면? 마지막으로, 모든 걸 의료라는 현실에 어떻게 녹여 낼 것인가? 어떤 답을 내놓든 그것은 의사와 환자 모두 납득할 만한 방식이어야 했다.

우리는 꼬박 6개월을 내달렸다. 집이든 직장이든 장소를 가리지 않고 불철주야로 필요하면 언제든 크고 작게 뭉쳐 머리를 맞댔다. 집집마다 개인 컴퓨터가 있는 시대이기에 가능한 일이었다. 지금도 나는 이런 팀 회의 시간들이 무엇보다 생생하게 기억난다. 모임에는 늘 건전한 긴장감이 팽팽했다. 이런 연구는 우리가 세계 최초라 다들 들뜬 데다가 모두를 하나되게 하는 공통의 대의가 있기 때문이었다. 물론 한 개인의 생로병사를 유전학적으로 논하는데 유전체 주인인 당사자가 **현장에 동석한다**는 특이한 상황도 한몫했다.

6개월하고도 수백 시간이 넘는 노력 끝에, 30여 명의 전문가와 그보다 많은 대수의 컴퓨터가 동원된 협동작업은 마침내 그럴싸한 결과물을 냈다. 우리는 모든 게 시작됐던 그 건물의 채광 좋은 회의실에 다시 모였다. 스티븐의 사무실에서 복도를 따라 조금만 더 걸어가면 나오는 곳이었다. 실내에는 기다란 탁자 여러 개가 정면의 스크린을 바라보게끔 U자로 배치되고 바퀴 달린 플라스틱 의자가 잔뜩 준비되어 있었다. 각 팀을 대표해 총 15명이 이날 참석했다. 윤리 팀 대표로는 켈리가 왔다. 스티븐은 앞쪽 빨간색 플라스틱 의자에 구부정한 자세로 앉아 있었다. 그만은 특유의 예사로운 여유를 보였지만 나머지 사람들은 약간 긴장한 상태였다. 이제 우리가 입을 열면 스티븐이 어떻게 받아들일지 몰랐기 때문이다. 그래도 공기 중에는 기대감이 은근히 감돌았다.

그래서 이날의 중대발표 내용이 뭐였냐고? 가장 중요한 소식은 발견된 게 하나도 없다는 것이었다. 좋은 쪽으로 말이다. 지금까지 우리는 전체 유전체에서 중요한 유전자 변이형들을 조사할 전략을 확정했다. 그런 다음 병의 원인으로 의심되는 여러 유전자 변이형이 정말 존재하는지 확인하는 소위 '팩트체크'를 마쳤다. 그 결과, 다행히 스티븐의 심장에는 희귀 심장질환의 징후가 전혀 없었다. 유전체에서도 그런 질환과 관련 있다고 확신할 만한 유전자 변이형은 발견되지 않았다. 내가 예전에 스티븐의 사무실에서 발견했다고 착각한 돌연변이는 알고 보니 데이터베이스 표기 오류 때문에 생긴 오해였다. 애초에 이 프로젝트의 발단이 요절한 조카를 포함한 그의 심장질환 가족력이었기에 우리는 일단 한 시름 덜 수 있었다.

하지만 완전히 안심할 수는 없었다. 스티븐의 유전체에서 또 다른 심장 문제, 즉 심장마비의 위험성이 상당히 높다는 단서를 새롭게 발견했기 때문이다. 심장마비는 관상동맥 안에서 콜레스테롤 딱

지가 터지거나 혈전이 생겨 혈관을 완전히 막을 때 혈액과 산소의 공급이 차단되면서 일어난다. 의학에서는 심장마비의 배경 조건이 되는 이런 상태들에 '복합적'이라는 수식어를 붙인다. 확실한 하나의 발병 요인이 있는 게 아니라, 수많은 선천적 변수가 동시에 식단이나 운동 같은 환경인자들과 상호작용한 복합적 결과로 병이 생긴다는 뜻에서다. 혈액검사 결과와 일치하게 스티븐에게는 높은 콜레스테롤 수치나 심장마비와 얽힌 변이형 유전자가 적지 않았다. 그뿐만 아니라 비만이 되거나 당뇨병에 걸릴 선천적 위험성 역시 평균보다 큰 편이었다. 다만 그땐 이 변수들이 어떻게 조합되어 사람의 건강을 얼마나 위협하는지 객관적으로 가늠할 길이 없었다(공인된 유전학적 위험도 채점법이 나오려면 아직 몇 년 더 기다려야 했다). 그래서 아툴 뷰트 팀의 대학원생 알렉스 모건Alex Morgan과 박사후 연구원 롱첸Rong Chen이 이걸 설명할 아주 근사한 방법을 생각해 냈다. 테스트 결과도 꽤 믿을 만한 수준이었다. 그러는 동안 마찬가지로 아툴의 제자인 대학원생 조엘 더들리Joel Dudley는 문헌을 열심히 팠다. 목표는 식습관, 운동, 환경 중 유해물질 등의 환경인자와 유전학적 위험도 사이의 관련성을 다룬 논문을 최대한 모으는 것이었다. 추려낸 자료는 그림을 활용해 보다 시각적으로 정리했다. 관련 인자를 원으로 표시하는데, 영향력 강도에 따라 원의 크기를 달리하고 인자들 사이의 관계는 화살표로 표시하는 방식이었다.

일단 가장 걱정스런 혈액검사 항목은 Lp(a)였다. 이걸 유전체로 설명할 수 있을까? 지금 수치가 비정상인 건 그렇다 치고 스티븐이 어릴 때부터 이 수치가 계속 높았던 걸까? 다시 말해 우리는 이 현상에 유전학적 기반이 있는지 알고 싶었다. 다행히 옥스퍼드대학교에서 관련 연구 결과가 때마침 발표됐다. 연구의 주축이었던 마틴 패럴Martin Farrall과 휴 왓킨스Hugh Watkins가 〈뉴잉글랜드 저널 오브 메디슨New England Journal of Medicine〉에서 설명하길, Lp(a)의 합성을 지시하는 유전자, 그러니까 LPA에 흔히 생기는 돌연변이에 따라 실제로 만들어지는 지방 입자, 즉 지단백의 크기가 달라진다고 한다. 특히 몇몇 변이형은 다른 유전자에 일어나는 흥미로운 현상의 예고장 역할을 겸하는 것 같았다. 유전체 내 유전자 LPA의 길이는 개인차가 큰 편이다. 가령 염기 342쌍이 이어진—흔히 크링글Kringle 반복구간이라는 애칭으로 불리는—특정 부분이 50번 넘게도 복제될 수 있다. 다시 말해 어떤 사람은 같은 Lp(a) 유전자인데 남보다 염기 1만 7000자만큼 더 긴 DNA 염기서열을 갖는다는 소리다. 남보다 긴 유전자라니 왠지 불길하다. 어감만 그런 게 아니라 실제로도 중요한 유전자에 이렇게 많이 반복되는 구간이 있으면 안 좋은 경우가 대부분이다. 그런데 LPA는 정반대다. 유전자가 길수록 큰 단백질이 만들어지고 혈중 Lp(a) 수치가 낮아진다. 정확한 이유는 아직 아무도 밝혀내지 못했다. 추측으로는 간은 오직 완성된 단백질만 혈류로 내보내는데 큰 단백질은 합성 시간이 더 오래 걸리기 때문에 그만큼 혈중 수치가 낮아지는 것이라고 본다. 그런 면에서 스티븐은 운이 나쁜 편이었다. 크링글 반복구간이 짧아 유전자가 작아졌고 작은 유전자는 Lp(a) 단백질을 금방금방 혈류로 방출했다. 그 바람에 혈중 수치가 높게 나온 것이었다. 혈액검사 수치는 스티븐이 심장마비를 겪을 위험성이 보통 사람의 4배임을 말해 주고 있었다.

이제 이 사태를 우리는 어떻게 해결해야 할까. 스티븐은 아무 치료도 받고 있지 않았지만 조만간 약물치료를 시작해야 한다는 것이 나머지 사람들의 생각이었다. 고민하던 우리는 정부 가이드라인을 뒤졌다. 소위 ATPIII라는 지침서인데, 제3차 성인치료패널Adult Treatment Panel III의 줄임말이다. 이 가이드라인이 얼마나 대단하고 완벽한지 잠시 설명하자면, 일단 저자가 27명에 그걸 전문가 23명이 다시 검수했고 요점 정리만 40쪽이 넘는다.[11] 고맙게도, 역시 배운 분들답게 권장 방침 전체를 간단하게 요약해 놓은 반 페이지 분량의 절차도가 따로 있었다. 연령, 성별, LDL 수치, 가족력 등등의 환자 정보를 단계마다 입력해 가면서 나뭇가지 갈라지듯 총 여섯 번 나오는 갈림길을 따라가다 보면 마지막에 구체적인 권장 방안이 나오는 식이다. 차근차근 가지를 골라 내려간 우리는 마침내 오른쪽 구석의 한 칸에 도착했다. 그런데 적혀 있는 내용이 이런 상황에서는 "자체 임상적 판단"에 따라야 한다는 것이었다. 그 말은 곧 '미안하지만 우리가 도울 길이 없다'는 소리였다. 당시 스티븐이 전문가 패널에게 외면당한 것은 그가 절차도가 다루는 사례들의 어중간한 경계에 걸쳐 있었기 때문이다. 마흔둘의 스티븐은 위험군으로 보기엔 아직 젊었다(나이 기준의 고위험 범주에 들려면 최소 마흔다섯은 되어야 했다). LDL 수치는 156이었지만 이 지침서가 높다고 인정하는 숫자는 159부터였다. 48이라는 HDL 수치 역시 지침서가 요구한 기준 40 미만에는 미달이었다. 스티븐에게는 정부 보고서가 소용 없는 것으로 판정되자 결국 우리는 "자체 임상적 판단"에 의지해 "임의적 약물 치료"를 고려하라는 부속 조항에 눈을 돌렸다. '당신이 의사인지 환자인지 모르겠지만, 혹시 이 결정을 내리는 데 도움될 만한 다른 데이터가 더 있습니까?' 사실상 지침서는 우리에게 이렇게 묻고 있었다.

스티븐의 유전체에서 발견된 흔한 유전자 변이형들을 종합한 우리는 관상동맥질환, 비만, 당뇨병의 위험성이 있다고 판단했다. 여기에 크링글 반복구간이 짧아 작아진 *LPA*까지 더하면 위험성은 더 커졌다. 높은 LDL 수치를 낮추는 데에는 스타틴statin이라는 효과적인 콜레스테롤 강하제가 널리 사용된다. 스티븐이 이 약물 계열에 얼마나 잘 반응할지도 혹시 이 유전체 분석으로 예측할 수 있을까? 다음 타자로 나선 약물유전체학 팀은 개인의 유전체를 토대로 그 사람에게 딱 맞춰 약처방을 재단하는 새로운 기법을 고안했다. 조사해 보니 스타틴 약물치료에 특히 잘 반응한다고 알려진 유전자 변이형이 따로 있었다. 만약 스티븐의 유전체에 이 변이가 존재한다면, 그에게 약이 잘 들을 희망도 커질 터였다. 다만 부작용이 복병이었다. 각 환자의 유전체를 보고 약물 처방을 내리는 맞춤의학의 시대가 우리의 정해진 미래라면 약의 부작용을 막는 것 역시 **맞춤의학의 기본 기능**에 포함시키는 게 옳았다. 게다가 스타틴 복용 환자의 많게는 10%에게 근육통이라는 부작용이 뒤따르는데, 이 근육통과 연관된 또 다른 유전자 변이형 역시 이미 밝혀져 있는 상황이었다. 다행히도 이 부분에서는 스티븐에게 운이 따랐다. 스티븐의 유전체에 스타틴의 약효를 키우는 변이형은 있지만 부작용을 불러오는 변이형은 없었다. 여기다가 막판에 LP(a) 수치가 높은 환자들이 아스피린을 복용하면 심장마비 발생의 위험이 줄어든다는 외부 연구의 자료를 입수해 잘 챙겨 뒀다.

그렇게 자료가 모두 모였고 이젠 총정리할 시간이었다. 심장질환의 위험을 안고 살아가는 세계 인구는 수십억에 달한다. 반면에 병원에서 의사와 마주앉아 유전체 검사 결과를 컴퓨터에 띄워 놓고 심장 건강을 운운해 본 환자는 지구상에 딱 한 명뿐이었다. 무려 유전체 정보를 의료 행위에 써먹는다는 건 참으로 벅찬 일이었지만, 그렇게까지 해서 이제 우리가 해야 하는 판단이 너무 평범해 민망할 정도였다. 징그럽게 복잡한 현대사회에서 매일 의사들은 불완전한 자료만 가지고 환자마다 최선의 결정을 내려야 한다. 제약회사는 임상시험을 기획해 제품의 안전성과 약효를 나름대로 확인하지만 의사가 병원에서 만나는 진짜 환자들은 그런 테스트의 참여 조건과는 거리가 멀어도 한참 멀다.

고심 끝에 우리는 스티븐에게 스타틴 복용을 권하기로 결정했다. 이 결정도 그런 결정을 내린 우리의 행동도 수많은 의사들이 매일 출근해서 습관처럼 반복하는 일과 별반 다르지 않았다. 하지만 어떤 면에서 상당히 역사적인 사건이기도 했다. 당시는 의사가 고작 진단을 내리거나 처방전을 쓰겠다고 환자의 유전체 정보에 그냥 접근하는 게 불가능하던 때였다. 과학자, 생물정보학자, 윤리 전문가, 임상의, 유전학자가 집결한 최고 집단지성과 연줄이 닿는 의사는 더더욱 드물었고 말이다.

우리는 분석을 마무리하고 세상에 공개할 준비를 했다. 모두는 아니겠지만 우리 얘기를 관심 있게 듣는 이가 그래도 몇은 있을 터였다. 이 바닥에서는 연구자가 흥미로운 연구 결과를 얻으면 유명 학술잡지의 편집자에게 연락해 의견을 묻곤 한다. 나는 어릴 때부터 〈랜싯Lancet〉의 애독자였다. 1846년에 런던에서 창간된 이 학술지는 전 세계에서 탄탄한 독자층을 확보하고 있기에 나는 우리 논문을 꼭 여기에 싣고 싶었다. 〈랜싯〉의 편집위원 중 하나인 스튜어트 스펜서Stuart Spencer는 내 얘기를 듣고는 확실히 실린다는 보장은 못 하지만 흥미로운 연구 같다며 원고를 보내 보라고 말했다.[12] 나는 팀원 31명 전원을 저자로 올린 원고 파일을 온라인 포털을 통해 제출했다. 원고 출력본까지 우편으로 추가 발송한 뒤엔 어떤 심사평이 나올지 가슴 졸이며 대기하는 나날이 이어졌다. 흔히 익명으로 보호되는 학술지 심사위원은 오직 각 분야에서 이름난 권위자만 선임될 수 있다. 심사위원들이 하는 일은 연구논문을 검토하고 보완이 필요한 부분을 지적하는 것이다. 논문을 실을지 말지의 결정권 역시 이들 손에 달려 있다.

결과를 기다리는 동안 우리는 다음을 계획하기 시작했다. 환자의 유전체 정보를 지금보다 훨씬 자주 접하게 될 미래에 슬슬 대비할 필요가 있었다. 지금은 측정 항목이 신장기능 검사처럼 하나뿐이거나 콜레스테롤 검사처럼 많아야 넷 정도지만 유전체 같은 대용량 데이터를 의료계가 능숙하게 다루게 할 방법을 미리 마련해야 했다. 다 제각각인 데다 분량도 엄청난 유전체 정보를 잘 활용해서 그 많은 환자를 관리하려면 어떤 변화가 더 필요할까?

마침내 편집부로부터 연락이 왔고 심사 결과는 예상대로였다. 어떤 심사위원은 몇 가지 미흡한 점을 언급하면서 개선안을 제시했고, 일부 심사위원이 이견을 보인 내용에 또 다른 심사위원들은 칭찬을 하기도 했다. 하지만 전체적으로는 우리 연구가 괜찮다는 분위기였다. 편집부는 심사위원들의 의견을 참고해 원고를 교정한 뒤에 다시 제출하라고 통보했다. 이 말은 곧 심사에 통과했으니 조만간 논문이 발표될 거라는 소리나 다름없었다.

처음에 우리는 환자 동의 절차와 우려되는 윤리적 논란들을 본문에 섞어 다뤘었다. 모두 기본적으로 들어가야 할 내용이었기 때문이다. 그런데 임상연구나 기술적 데이터를 딱딱한 문체로 논하다가 이 얘기가 나올 때 분위기가 갑자기 튀는 감이 있었다. 한 문단에 욱여넣기에는 생각하는 바가 너무 많다고 판단한 우리는 이 주제를 따로 떼어 짧은 논평으로 별첨하는 건 어떻겠느냐고 다시 문의했다. 편집부는 닐리쉬 사마니Nilesh Samani의 고견이 담긴 서신을 함께 보내면서 동의서와 윤리 관련 사안은 별도 문서로 제출해도 좋다는 답변을 주었다. 덕분에 우리 연구는 기술적으로도 윤리적으로도 유전체 분석이 임상의학에 자리 잡게 하는 기틀이 될 수 있었다. 그렇게 논문은 〈랜싯〉 2010년 5월호 지면을 통해 세상의 빛을 보게 됐다.[13] 우리가 공동연구를 시작한 지 1년 남짓한 시간이 흐른 뒤의 일이다. 편집부는 우리 논문에서 발췌한 한 구절로 당월호 표지를 장식했다. "유전체 전체 염기서열분석이 보편화되면 유전자 정보의 유무가 임상의학에서 유전학의 활약을 제한하는 일은 더 이상 없을 것이다."

논문이 나온 뒤 세간의 반응이 어떨지는 솔직히 잘 몰랐다. 당시는 유전체가 점점 화제가 되는 시기였고 우리야 당연히 우리의 작품이 더없이 자랑스러웠지만, 실제로 마주한 상황은 예상을 뛰어넘어 당황스러울 정도였다. 논문 공개 며칠 전부터 한동안 아침부터 밤 늦게까지 인터뷰를 원하는 온갖 국적의 기자들로부터 전화가 빗발쳤다. 방송에도 나갔는데, 나는 리처드 녹스Richard Knox가 진행하는 공영라디오NPR 아침 프로그램에 '의사와 환자' 자격으로 스티븐과 동반 출연했다.[14] BBC 라디오와는 단독 인터뷰를 가졌고 일본 방송국은 며칠에 걸쳐 다큐멘터리를 찍어 갔다. 터키 신문은 인체 해부도를 편집해 특별히 제작한 삽화까지 첨부하며 기사를 실었다. 그런 가운데, 인터넷 뉴스의 '오늘의 동향' 페이지는 이 모든 소란의 우스운 이면을 반증하고 있었다. 내가 그래프로 그려 요즘에도 강의나 강연에서 종종 써먹는 건데, 이 페이지는 기사의 인기순위 변화—정확히는 그 기사에서 파생해 나온 새 기사의 수를 보여 준다. 그날 〈랜싯〉이 자정을 기해 새 자료를 업로드하고 나서 미국 캘리포니아 시간으로 늦은 저녁에 마침내 첫 기사가 떴다. 인터넷 기사 건수가 치솟은 것도 그 즈음이었다. 그리고 이튿날 아침 미국 언론들이 조간 기사를 올릴 시각에 다시 한 번 숫자가 급증했다. 갑자기 우리는 전국적인 유명인사가 되어 있었다![15] 하지만 열기는 그때뿐, 거의 바로 다음 순간부터 그래프는 곤두박질쳐 내려갔다. 낙폭은 유전체 검사 비용의 하락세보다 심해서 거의 절벽 수준이었다. 그날 오후 4시쯤엔 새 게시물이 단 한 건도 없을 정도였다. 유명세는 하루를 채 못 버티고 반나절 천하로 끝났다. 순식간에 우리는 다시 평범한 사람들로 돌아갔다. 과학자로서의 명성도 다 일장춘몽인 셈이다.

그렇지만 감사하게도 우리 연구에 관심이 완전히 끊긴 건 아니었다. 학술지 〈네이처 제네틱스_Nature Genetics_〉의 편집위원이자 《천 달러 게놈_The $1000 Genome_》의 저자인 케빈 데이비스_Kevin Davies_는 캐나다 몬트리올에서 열린 국제인간유전학총회_International Congress of Human Genetics_에서 우리 연구를 부각시켜 언급하는 친절을 베풀었다. 그가 인간 유전체 분석의 역사를 개괄하는 요지의 개회사를 하는 동안 우리는 세계적 유명인사들과 동석하는 영예를 누렸다. 특히 그날의 패널 중에는 DNA 구조 발견에 결정적 역할을 했던 노벨상 수상자 제임스 왓슨도 있었다. 얼마 뒤 미국 국립 인간 유전체 연구소는 유전체 전시회를 크게 열기로 기획했는데 우리 프로젝트가 전시물 중 하나로 선정됐다. 스티븐과 나는 전시가 이어진 여러 해 내내 스미스소니언 박물관을 다녀간 친구와 가족들의 안부 전화를 시도 때도 없이 받아야 했다. 다들 모르고 갔는데 친근한 얼굴이 보여서 깜짝 놀랐다는 게 첫마디였다.

나는 사람들의 상상 속에 미래의 열쇠가 숨어 있다고 믿는다. 언젠가 한 사람 한 사람의 유전체를 해석하는 게 병원의 일상이 되면 깊이 잠재된 인간지성의 통찰이 수면 위로 드러날 거라는 생각이다. 대부분의 현대인은 맞춤의학이란 무엇인가 혹은 어떤 것이어야 하는가를 두고 본능적으로 감을 잡고 있다. 사람들은 저마다 익숙한 식습관과 운동 처방이 있고 나만의 옷장, 부엌, 정원, 차를 소유한다. 지구상에서 사람만큼 각자의 개성을 주체적으로 표현할 줄 아는 동물종은 또 없다. 의사가 마치 헤어디자이너처럼 환자 한 사람 한 사람에게 맞춰 가게 될 수밖에 없는 환경인 셈이다. 그럼에도 유전체는 여전히 신비스런 존재다. 최초의 인간 유전체가 해독되었을 때 혹자는 우리가 "신의 언어"를 읽기 시작했다고 말했다. 그리고 이제 여기 환자 1호의 유전체는 우리가 곧 맞이할 내일의 단상을 보여 주었다. 발병을 몇 발 앞서 예측하고, 각 질환을 보다 정확히 설명하고, 보다 완벽한 처방으로 약을 쓰는 미래를.

그렇게 우리는 막 첫걸음을 떼고 나아가려 하고 있었다.

조카 리치 이야기

"친구와 헤어져도 그대 슬퍼 말길

벌판에서 산이 더 또렷하게 보이듯

그의 가장 아끼는 면은 옆에 없을 때에야 선명해지나니."

- 《예언자》, 칼릴 지브란Khalil Gibran

그날 저녁엔 온 가족이 모여 〈로스트Lost〉를 시청했다. 비행기 한 대가 무인도에 불시착하면서 생존자들에게 벌어지는 일을 다룬 인기 TV 시리즈의 네 번째 시즌이었다. 때는 2월 중순의 어느 목요일이었고 시간이 늦어지면서 식구들은 하나둘 자러 들어갔다. 끝까지 남은 사람은 부부의 큰아들 리치였다. 필라델피아 드렉설대학교Drexel University 졸업반인 리치는 인턴으로 들어간 회사가 집 근처라 잠시 본가로 들어와 지내고 있었다. 그는 어릴 때부터 운동신경이 뛰어나고 재능이 많았다. 먼저 침실로 향하던 아버지는 아들에게 여동생 시험공부 좀 도와주라는 부탁을 남겼다. 부부가 말하길, 딸은 아빠를 닮고 아들은 엄마를 빼다 박은 가족이라고 했다.[1] 어려운 문제도 리치의 손에서는 금방 해결되는 게 그래서였다. 그날 밤, 리치는 예전에도 자주 그랬듯 여동생의 선생님 노릇을 잠시 해 주고 자러 갔다.

이튿날 아침, 다들 일어난 지 한참이었음에도 어째선지 아들만은 이불에서 나오지 못하고 있었다. 간신히 눈을 떴을 때 리치는 좀 으슬으슬하다고 느꼈다. 엄마는 품에 고양이를 안겨 아들을 다시 침대로 돌려보내고는 볼일을 보러 집을 나섰다. 그날 오후 귀가한 엄마는 의아했다. 이 시간쯤이면 출근하고 없을 거라 생각했던 아들의 차가 차고에 그대로 있었다. 그녀는 2층으로 올라가 아들 방의 문을 열었다. 잠시 후 엄마의 비명 소리에 자기 방에 있던 딸이 달려 나왔다. 리치는 방바닥에 쓰러져 미동조차 없는 상태였다. 연락을 받은 아빠도 단숨에 달려왔다. 그는 아들의 창백한 안색을 보고 바로 알 수 있었다. 심장이 멈춘 지 이미 오래라는 걸.

병원 밖에서 사람이 죽으면 의사들은 적힌 의학용어 하나하나에서 냉기가 나오는 듯한 부검 보고서를 통해 환자를 처음 만나게 된다. 타인의 과거사에서 지극히 개인적인 한 순간을 가까이서 들여다보는 기분은 그다지 유쾌하지 않다. 그게 사람의 인생을 돌이킬 수 없는 죽음에 이르게 한 치열한 사건이라면 더더욱 그렇다. 돌연사 환자의 부검 보고서는 사체가 발견된 경위를 간략하게 설명하는 내용으로 시작된다. 보통은 이 대목에서 경찰이 등장하곤 한다. 원인 모를 급작스런 죽음을 목격하면 신고부터 하는 게 보통 사람들의 반응이기 때문이다. 다음 순서는 발견 당시 사망자의 상태 묘사다. 무슨 옷을 입고 있었고 자세가 어땠으며 피를 흘렸는지 하는 식이다. 그리고 나면 글의 배경 장소가 평범한 가정집이었다가 하루아침에 사고 현장이 되어 버린 사망자의 집에서 부검실로 갑자기 건너뛴다. 이제 사망자는 차가운 철제 테이블 위에 반듯하게 누워 있다. 세상에 올 때 그랬던 것처럼 떠날 때도 가진 것 하나 없는 맨몸이다. 여기서는 한 사람의 외모가 객관적인 사실 데이터로서 하나하나 기록된다. 키, 몸무게, 눈동자 색깔, 머리카락 길이는 물론이고 특이한 점이나 문신까지 놓치지 않는다. 무심하게 쭉 끼적인 모양새가 누구도 굳이 읽어 보고 싶은 마음은 안 들 것 같다. 배를 열어 몸 속 장기를 조사하고 사망 원인에 대한 가설을 세우는 부검 절차는 수 세기 동안 변한 게 거의 없다.

돌연사의 경우 초점은 심장에 맞춰진다. 부검의는 심장의 무게를 달고 크기와 모양을 살핀다. 내벽 두께를 재서 기록하고 동맥과 정맥까지 일일이 열어 본다. 그런 다음에는 심장 조직을 조금 떼어

내 파라핀에 담가 굳힌 뒤 면도칼로 얇게 썬다. 현미경으로 확대해 관찰하기 위해서다. 종종 이 단계에서 심근섬유의 이상이 발견되곤 한다. 근육이 있어야 할 자리에 지방이 한가득인 식이다. 가끔은 혈전 덩어리가 동맥을 꽉 막은 모습이 보이기도 한다. 이런 현미경 영상은 아까운 청춘을 급작스런 죽음에 이르게 한 원인을 알려 주는 중요한 실마리가 된다. 하지만 오리무중인 시례도 태반이다. 실제로 젊은 사람이 돌연사할 때 가장 자주 나오는 부검 소견은 "특이사항 없음"이라고 한다.[2]

리치 역시 부검 후 내려진 공식적 결론은 "심장사로 의심됨. 정확한 원인은 불명"이었다. 자식을 앞서 보낸 부모의 심정이 얼마나 비통할지는 감히 헤아릴 수 없다. 더군다나 아이가 왜 갑자기 죽었는지 모르는데 하나 남은 자식은 또 어떻게 지켜야 하는지도 알 수 없다니, 이렇게 기가 막힌 상황이 또 있을까. 그때부터 남매의 아버지 리처드가 사는 목적은 오로지 하나였다. 깨어 있는 한 그의 머릿속에는 시시각각 그 생각뿐이었다. 마음은 슬픔으로 침몰하면서도 딸을 지킬 수만 있다면 그는 뭐든 할 수 있었다.

리처드는 인터넷으로 정보를 모으기 시작했다. 필요하면 친구, 이웃, 아는 사람의 아는 사람에게까지 연락을 넣었다. 뉴욕 마운트 시나이 병원Mount Sinai Hospital과 로체스터 메이오 클리닉Mayo Clinic의 한 전문가 집단도 그러다가 알게 됐다. 돌연사를 목격한 가족들을 다방면으로 지원하는 일종의 환우회였다. 몇 달을 바쁘게 지내면서 그는 도움이 된다면 말 그대로 누구라도 붙잡고 얘기를 나누곤 했다. 이 일로 일가친척들에도 연락을 넣었는데, 알고 보니 사촌 중에 꽤 유명한 과학자가 하나 있었다. 캘리포니아에 산다는 사촌은 듣자 하니 직접 기술까지 개발해 본인 DNA를 스스로 분석해 낸 수재였다. 그렇게 리처드 퀘이크는 사촌형제 스티븐의 전화번호를 찍고 통화 버튼을 눌렀다. 스티븐에게는 가장 장성한 조카였을 아들 리치의 비극이 무엇 때문에 일어났는지 혹시 유전체 분석으로 밝힐 수 있을까 물어 보기 위해서였다. 당시는 내가 스티븐을 개인적으로 만나기 전이라 프로젝트에 대한 구상조차 없던 때였다. 하지만 우리는 잊지 않고 있다가 스티븐의 유전체 분석을 마무리하는 과정에서 같은 방법으로 조카의 미스터리를 풀어 보자는 아이디어를 떠올렸다.

여기서 '우리'라 함은 중간에 팀에 영입한 새 멤버를 포함한 말이다. 다름 아닌 프레더릭 듀이Frederick Dewey인데, 내가 누구보다 믿고 의지하는 두 사람 빅터 프뢸리허Victor Froelicher와 내 아내 피오나의 강력한 추천이 있었다. 빅터 프뢸리허는 2002년에 스코틀랜드에서 바다 건너 캘리포니아로 나를 처음 불러들인 장본인이기도 했다.

장신에 늘씬한 편인 빅터는 가끔 제정신이 아닌 것처럼 보일 정도로 에너지가 늘 넘친다. 일찍이 그는 공군으로 복무하던 1960년대부터 운동 검사를 활용해 심장질환을 진단한 선구자였고 나와 처음 만난 1990년대 중반엔 이미 논문 수백 편과 대학교재 여러 권을 낸 중견 저술가의 반열에 올라 있었다. 의대생이던 내가 여름방학 동안 인턴 자리에 지원하려고 빅터에게 처음 편지를 썼을 때 그는 다음부턴 '이메일'로 대화를 나누자는 답을 보내왔다. 하지만 당시 내가 살던 스코틀랜드에서는 이메일을 보내고 받는 게 400미터 거리를 걸어가야 하는 학교 컴퓨터실에서만 가능했다. 그래서 그때 내 이메일 주소록에는 빅터까지 딱 두 사람밖에 없었다. 결국 빅터는 전화를 걸었다. 통화를 하면서 그는 내게 이렇게 영리한 학생은 처음 본다며 인턴을 하러 오라고 말했다. 나는 뛸 듯이 기뻤다. 그런 그가 추천한 프레더릭, 일명 릭은 하버드에서 물리학과 화학을 전공한 과학도 출신이다. 전국 청소년 수영 선수권전에서 마이클 펠프스Michael Phelps를 이긴 적이 있는 그는 하버드에서도 학교 대표선수로 뛰었다고 한다. 그러다 의사가 되려고 서부의 스탠퍼드로 날아온 뒤엔 한 대형 수영장을 본거지로 두고 활동하는 동네 조정 동아리에 가입했다. 그리고 이곳에서 내 아내가 릭과 친해졌다. 사람 사귐의 호불호가 확실한 아내는 그렇게 잘났는데 너무나 겸손한 친구라며 칭찬을 아끼지 않았다. 그렇게 릭은 우리 팀에 합류했다. 솔직히 말하면 프로젝트 일부를 그에게 떼어 주려니 조심스러운 마음이 안 드는 건 아니었다. 그래도 만약 확실히 똑똑하지만 유전학 배경지식은 없는 인물에게 과제를 맡겨야 한다면 우리가 이미 구축해 놓은 시스템을 가지고 다음 전체 유전체를 심층분석하는 일이 가장 적당할 것 같았다. 나는 협동작업을 추천하면서 매튜 휠러를 릭에 게 소개했다. 매튜는 앞서 스티븐의 유전체 분석을 주도했던 우리 의 핵심 요원이다. 릭은 어엿한 팀원으로 금세 적응했고 두 사람은 리치 퀘이크의 유전체로 소위 "분자학적 해부"를 시작할 준비를 차 근차근 해 나갔다.

가장 급한 일은 리치의 심장조직을 아주 조금 떼어 내 상하지 않 게 고정 처리하는 것이었다. 여기서 DNA를 추출할 계획이었다. 부 검실에서는 체조직 샘플을 여러 해 동안 보관해 두는 게 통례이기 에 우리는 가족의 허락을 받아 무리 없이 시료를 얻을 수 있었다. 아들의 사인을 밝히는 데 단서가 될 만한 것들은 하나도 버리지 않 았다는 리처드의 말은 사실이었다. 원인미상의 청년 돌연사와 얽혀 있다고 증명된 유전자의 목록도 벌써 확보한 상태였다. 우리는 심 장조직 샘플을 안에 가둔 파라핀 블록을 제작하고 얇게 저민 뒤 거 기서 DNA만 쏙 뽑아냈다. 그런 다음, 스티븐의 유전체를 분석할 때 썼던 것보다 업데이트된 버전의 헬리코스 기술로 유전체 전체의 염 기서열을 읽어 내려갔다.

이미 멈춘 심장조직에서 추출했음에도, 우리는 리치의 유전체 에서 스티븐 때의 두 배가 넘는 염기서열 데이터를 얻을 수 있었다. 기술발전의 뒷받침도 있고 지난 1년 동안 스티븐 유전체의 자료를 돌리면서 한층 정교해진 소프트웨어 덕분이기도 했다. 하지만 사인의 최종 용의선상에 올릴 유전자를 고르려면 이것만으론 역부족이었다. 특히 심장사 발생에 기여할 수 있는 모든 유전자의 전체 목록이 가장 절실했다. 문제는 우리가 아는 한 그런 게 존재하지 않는다는 것이었다. 그래서 우리는 직접 만들기로 했다. 이 작업에는 신식 전략과 구식 전략이 모두 동원됐다. 일단 우리는 심장근육에 병을 일으키는 유전자들을 전부 추리고 거기다가 사람 심장에서 기능한다고 알려진 유전자와 단백질을 몽땅 추가했다. 한편 일명 '소셜 네트워크' 기법이라고, 예전에 유전자들 사이의 연관성을 이해하고자 개발해 둔 분석법이 하나 있었는데 우리는 이걸 핵심 유전자의 '친구' 유전자들을 찾을 때 알차게 써먹었다. 소위 '사교적인' 유전자일수록 생물학적으로 중요하다는 건 이미 학계의 상식이었다. 게다가 한 유전자가 지금 얼마나 활동적인지보다는 이 '인맥'이 더 확실한 예측인자라는 견해가 갈수록 지지를 얻는 추세였다. (사람들이 누군가의 영향력을 목소리 크기가 아니라 친구 수로 가늠하는 것처럼.) 이 대목에서 우리는 옛날 기술을 꺼내 들었다. 우리는 학술서적을 한 권 한 권 정독해 실마리가 될 만한 유전자, 단백질, 분자반응 관련 내용을 모조리 메모했다. 이걸 넘겨받은 릭이 모든 정보를 유전자 기준으로 재정리했고 마침내 우리가 원하던 목록이 완성됐다. 이제 남은 일은 리치의 유전체에 이 유전자들이 있는지 조사하는 것뿐이었다.

사실 우리는 리치에게 심장 돌연사의 흔한 원인 유전자 돌연변이가 없다는 걸 이미 알고 있었다. 리처드가 아들의 DNA로 기본 유전자 검사를 일찍이 받아 놨던 것이다. 부검 보고서를 보면 심장

동맥이 막혀 있지 않았으니 콜레스테롤 유전자도 범인은 아니었다. 그래서 릭은 덜 흔해서 사람들이 잘 모르는 유전자로 눈을 돌렸다. 바로 심장의 전기적 활동을 조절하는 유전자다. 보통 이런 유전자는 나트륨, 칼륨, 칼슘이라는 심장세포 안팎을 드나드는 이온 중 어느 하나에만 특화된 통로의 설계도 역할을 한다. 그런데 리치의 경우 그 가운데 둘이 우리 눈에 특히 수상쩍은 변이형 형태를 보이고 있었다. 하나는 칼륨 수송 채널의 합성 명령어가 들어 있는 유전자였고 다른 하나는 칼슘 수송 채널의 합성을 명령하는 유전자였다. 혹시 이 유전자들의 이중주가 심장에 전기적 불협화음을 일으켰던 걸까? 충분히 그렇게 의심할 만했다. 세포에서 채널이 확연하게 오작동한다는 실험 연구 결과도 있었으니까. 그러나 얄궂게도 우리가 한참 공들였던 이 가설은 얼마 뒤 한 박자 늦게 드러난 진실 앞에서 산산조각 난다. 사연인즉 이 변이형을 본격적으로 조사하던 릭은 리치의 유전자 염기서열이 레퍼런스 유전체의 다른 부위 염기서열과 잘못 비교됐다는 치명적인 오류를 발견했다. 말하자면 컴퓨터 프로그램이 퍼즐조각을 틀린 위치에 갖다 놨던 것이다. 사고 경위를 추적하는 과정에서 우리는 앞으로도 계속 우리를 쫓아다니며 괴롭힐 망령을 마주하게 됐다. 알고 보니 이 사달은 전부 유전체의 칼륨 채널 유전자 자리에 숨어 있는 '가짜 유전자' 탓이었다. 인류 탄생 이래로 기존 유전자가 그대로 다시 복제되거나 복사본 일부가 유전체에 재편입되면서 하나둘 슬금슬금 생겨난 가짜 유전자는 많게는 인간 유전체 전체의 거의 절반을 차지한다. '가짜'라고 부르는 것은 진짜 유전자가 변이되어 기능을 잃었다는 뜻에서 그렇다. 보통 이는 중간의 RNA '메시지'가 단백질 생산으로 이어지지 않는다는 것을 의미한다. 리치 유전체의 DNA를 기존 레퍼런스 인간 유전체가 아니라 더 근래에 나온 익명의 다른 레퍼런스 유전체 몇몇과 추가로 비교했더니, 심장 돌연사처럼 희귀한 현상의 원인으로 보기에는 이 유전자 변이형이 지나치게 자주 목격된다는 길 알 수 있었다. 우리는 실망했지만 한편으로 중요한 교훈 하나를 얻었다. 유전체는 엄청나게 복잡해서, 작디작은 퍼즐조각들을 가지고 하나의 긴 DNA 가닥을 온전히 재현하는 것은 결코 만만한 일이 아니다.

그렇게 칼륨 채널 유전자는 최종 탈락했고 자연히 우리의 관심은 유일하게 남은 칼슘 채널 변이형에 집중됐다. 당시에도 심근병증이나 돌연사와 연관 있다는 칼슘 채널 유전자가 이미 몇 종류 알려져 있었다. 하지만 심장 흥분성에 중요한 이 유전자는 그것들과는 다른 것이고 더욱이 변이형은 일찍이 목격된 바가 없었다. 그렇기에 심장 돌연사처럼 드물지만 파괴적인 어떤 사건의 범인으로 더 없이 유력해 보였다.

2011년, 릭은 연구 결과를 가지고 수백 명의 심장내과전문의 앞에서 무사히 발표를 마쳤다.[3] 강연 경험이 별로 없는 그가 전국 규모의 미국심장학회American College of Cardiology 학술행사 연단에 선 것이었기에 나는 그가 너무나 자랑스러웠다. 이날 발표된 리치 가족의 이야기는 얼마 뒤 스탠퍼드대학교의 공보부 기자 크리스타 콩거Krista Conger의 금손을 거쳐 스탠퍼드 매거진 특집호에 실리기도 했다.[4]

사후 유전자 검사로 돌연사의 원인을 밝힌다는 발상은 1999년으로 한참 거슬러 올라간다. 이 해에 메이오 클리닉의 마이클 애커먼Michael Ackerman이 논문 한 편을 발표했다. 사망한 환자의 심장 조직을 가지고 4가지 유전자의 염기서열을 부분적으로 분석해서 비정상인 전기적 활동이 문제가 되는 심장질환(즉 QT 연장 증후군)의 분자학적 원인을 찾았다는 내용이었다.[5] 2016년으로 오면 호주 시드니 대학교에서도 새로운 관련 소식을 전해온다. 유전체 전체의 사후 분석은 여전히 흔치 않은 일이었지만 크리스 셈서리언Chris Semsarian 팀은 호주와 뉴질랜드에서 갑자기 사망한 젊은이들을 조사한 뒤 그 중 거의 3분의 1이 특이한 유전자 변이형을 갖고 있을 거라는 결론을 내렸다.[6] 관상동맥질환은 보통 중년 아저씨 아니면 노인이나 걸린다고들 여기는 병인데, 놀랍게도 35세 미만 젊은이 상당수가 관상동맥질환으로 사망했던 것이다. 물론 흡사한 주제를 다룬 연구들 대부분이 그렇듯, 최다빈도 유형은 전체 증례의 40%를 차지하는 원인미상의 돌연사였다.

사후 유전자 분석은 무엇이 죽음을 불러왔는가라는 물음에 답만 주는 게 아니라 그 이상의 것을 약속한다. 망자의 수고로움이 남은 가족들을 종종 구하기도 하기 때문이다. 청년 돌연사 사례 다수가 유전적 문제 탓이라고 판결 나는 걸 보면 피붙이들 역시 알게 모르게 위험에 노출되어 있기 십상이다. 이때 사망자에게 유전자 검사를 실시한다고 치자. 여기서 얻는 정보를 나머지 식구들의 검사 결과와 비교해서 누구는 안전하고 누구는 그렇지 않은지 구분한다.

그러면 위험인자가 있는 식구에게 약을 처방하거나 생활습관을 바꾸도록 교육하는 예방 조치를 시작할 수 있다. 필요하다면 심장 리듬이 심각하게 이상해질 때 자동으로 전기충격을 주어 심장을 안정시키는 구명장치를 피부 아래에 심는 방법도 있다.

미국은 사설보험 의존도가 지나치게 높은 현 의료제도의 모순과 오래전부터 전쟁 중이다. 돌아가신 분에게는 건강보험이 적용되지 않기에 사후 유전자 검사의 비용을 누가 내느냐를 두고 현 제도는 묵묵부답일 뿐이다. 설상가상 보험사들은 도덕적 책임의 논란을 감수하더라도 법적 의무가 없다는 입장이다. 사망자의 유전자 검사가 유족의 심적 고통을 희석시키고 목숨과 더불어 재산까지 지켜준다는 사실을 인정하지 않는 셈이다. 그럼에도 현재 우리 선천성 심혈관질환센터에는 사후 유전자 검사 의뢰가 끊이지 않는다. 비용은 거의 유족의 사비나 자선단체의 기부금으로 충당한다.

스티븐 퀘이크와 리치 퀘이크의 유전체는 각각 미래 유전체 의학의 단면을 엿보게 한다. 일단 리치의 유전체가 그랬듯, 심각한 유전질환을 진단하는 유전체 검사법은 적어도 남은 가족을 위해서라도 조만간 상용화될 조짐이다. 정확히 말하면 이때 분석하는 것은 전체 유전체 중 약 2%를 차지하는 유효 유전자들, 즉 엑솜exome만이다. 실제로 최근엔 희귀 유전병이 의심되는 상황에서 유전체 검사가 흔히 실시되며 의료기관들과 정부 역시 이 검사의 장점과 비용 절감 효과를 인정하고 있다. 반면에 스티븐의 사례처럼, 보편적인 예방의학이나 맞춤의학을 위해 유전자 정보를 활용하는 것은 당분간 잠재적 틈새시장으로만 머물 것으로 보인다. 아무리 비용이 계속 하락 추세여도 아직 걸리지도 않은 병을 관리하겠다고 유전체 검사를 덜컥 의뢰하기는 망설여질 테니까.

"하나를 먼저 끝내기 전엔 두 번째 일을 해낼 수 없다." 내가 우리 팀원들에게 귀에 못이 박히도록 하는 얘기다. 요점은 같지만 내 잔소리보다 더 재치 있고 훨씬 유명한 명언으로 "하나를 위한 구상, 열을 위한 설계, 백을 위한 실행Prototype for 1x, Build for 10x, engineer for 100x"이라는 구절도 있다. 미국 역사상 최초이자 지금까지도 유일한 백악관 수석 데이터과학자 디제이 파틸DJ Patil이 백악관 시절 수첩에 적어 두었던 것이다.[7] 나는 '유전체 의학의 새벽The Dawn of Genomic Medicine'이라는 타이틀로 퀘이크 일가의 유전체에 관한 강연을 다니기 시작했다. 제목은 그대로 두고 내용만 업데이트한 자료를 이런저런 발표에 써먹은 지 1년 정도 됐을 때였다. 친구 하나가 동은 이미 다 튼 것 아니냐고 조심스럽게 지적했다. 그러면서 덧붙이길 지금쯤이면 최소한 오전 휴식시간 정도엔 왔을 거라고 했다. 그런 의미에서 나는 우리 사회가 유전체 기술과 함께해 온 지금까지의 흥미진진한 여행기를 이제부터 세세하게 풀어 보려 한다.

지금 우리가 오전을 지나 점심때까지 왔느냐 아니냐는 여러분 각자의 판단에 맡긴다.

04장

유전체를 밝히는 빛

"나는 반딧불이가 좋습니다.

어둠 속에서 빛의 점들이 살아 움직이며 반짝이지요."

- 라빈드라나트 타고르Rabindranath Tagore

"술주정으로 했던 말을 제정신일 때 실행해 보라.

그러면 입조심하는 법을 깨우치게 될 것이다."

- 어니스트 헤밍웨이Ernest Hemingway

누가 영국인 아니랄까 봐, 사람 유전체 분석에 혁신을 일으킨 그 회사는 어느 평범한 술집에서 맥주잔을 기울이다 시작됐다.[1] 1997년 여름, 영국 케임브리지에 있는 한 선술집에서 이름하여 '맥주 정상회담'이 여러 날에 걸쳐 열렸다. 참석자는 케임브리지대학교 화학과 교수인 샹카르 발라수브라마니안Shankar Balasubramanian과 데이비드 클레너먼David Klenerman 그리고 각자의 후배인 박사후 연구원 마크 오즈번Mark Osborne과 콜린 반스Colin Barnes였다. 팔뚝만 한 술잔을 앞에 놓고 맥주가 다 미지근해지도록 네 사람이 난상토론을 벌인 주제는 DNA 검출 기법이었다. DNA 폴리머라제라는 효소가 DNA 분자 하나하나를 합성하는 과정을 더 잘 관찰하고 싶은데, 레이저를 비추면 밝게 빛나 보이도록 형광 꼬리표를 붙인 뉴클레오티드를 어떻게 활용할지가 문제였다. 장차 세계를 선도하게 될 인간 유전체 염기서열분석의 핵심 기술은 이렇게 조촐한 술자리에서 탄생했다.

클레너먼은 연구실에 레이저 장비를 가지고 있었다. 처음에 핵산화학자 발라수브라마니안이 면담을 요청한 것도 원래는 그 때문이었다. 협동작업에 대해 한창 얘기를 나누던 중 두 사람은 DNA 합성이라는 공통 관심사를 발견했다. 그들은 DNA의 움직임을 어떻게 추적할 수 있을까를 두고 토론하다가 만약 그런 기술이 나온다면 DNA 염기서열분석에 걸리는 시간도 크게 단축될 것임을 직감했다. 남들에겐 잡담하다가 나온 지나가는 얘기인 척했지만 속내는 두 사람 모두 진지했다. 아니었다면 DNA 처리량을 10~10만 배 늘릴 수 있다는 약속으로 애빙워스Abingworth라는 벤처캐피털 사를 끌어들이면서까지 번거롭게 창업 따위는 하지 않았을 것이다. 둘은 캠퍼스 밖에 첫 사무실을 내고 회사 이름을 솔렉사Solexa로 정했다.[2]

여기서 '솔Sol'은 빛을 뜻하면서 단일single/solo 분자라는 의미도 가진다. 솔렉사 설립은 상아탑의 울타리를 나왔다는 뜻 깊은 행보인 동시에 유전체 혁명의 엔진으로서 막중한 책임을 진 머나먼 탐험길이 마침내 시작됐다는 뜻이기도 했다.

이 대목에서 클라이브 브라운Clive Brown이 새롭게 등장한다.[3] 유전체 혁명의 역군으로 합류했다가 도중에 맞수로 돌아서는 인물이다. 브라운이 처음부터 솔렉사를 높이 평가한 건 아니었다. 이 벤처기업이 하는 일과 평판을 소문으로 대강만 알던 그는 면접날에 심장이 철렁 가라앉았다. 직접 가서 보니 자그마한 건물 한 채가 고작이었던 것이다. 브라운은 2001년 인터뷰에서 그날의 인상을 "창고에 간판만 간신히 걸어 놓은 모양새"였다고 회상했다. 당시는 진짜 창립 멤버들이 이미 일선에서 물러난 뒤고 닉 맥쿡Nick McCooke, 해럴드 스워들로Harold Swerdlow, 존 밀턴John Milton이 이어서 경영을 맡고 있었다. 다행히 사람들은 좋았고 그들 역시 브라운이 맘에 드는 눈치였다. 그렇게 그는 솔렉사의 일원이 되었다.

영국 북서부 블랙번에서 성장한 브라운은 어린 시절부터 컴퓨터가 너무 좋았다. 아홉 살에는 램RAM 16킬로바이트짜리 컴퓨터를 가지고 프로그래밍을 배웠고 열두 살 땐 램 32킬로바이트짜리 컴퓨터를 마스터했다. 고등학교 시절에는 DNA에 빠져서 대학도 유전학을 배우는 전공으로 지원하기로 결심했다. 대학생활 자체는 그리 즐겁지 않았지만—정확히는 미치도록 지루했다는 게 그의 표현이다—한 제약회사에서 견습사원으로 일하면서 활기를 되찾았다.

대학을 졸업한 후에는 박사학위까지 생각하고 스코틀랜드 글래스고로 이사했다. 다만 워낙 다재다능한 그인지라 석사 과정 전공으로는 컴퓨터공학을 선택했다. 이 이력은 얼마 뒤 그 유명한 케임브리지 생어 센터Sanger Center in Cambridge에 입성하는 결정적인 밑거름이 되었다. 생어 센터는 리처드 더빈Richard Durbin과 데이비드 벤틀리David Bentley의 지휘하에 인간 유전체 프로젝트의 무려 3분의 1이 진행된 곳이다. "그렇게 어쩌다 보니 생물정보학자가 되었습니다." 그는—본인의 경력을 언급할 때 특히—특유의 담담한 말투로 말했다. 브라운에게 솔렉사 시절은 과학기술의 무한 잠재력에 흥분과 감탄이 이어지는 나날이었다. 그러나 초반에는 상당히 회의적이어서 제대로 작동하는 검사기계가 과연 나올지 의문이었다고 한다. 그가 기억하는 솔렉사의 시작은 그랬다. "말 그대로 성과가 전혀 없었어요. 샹카르와 데이비드가 대학 연구실에서 했던 걸 그대로 따라 할 수는 있었죠. 염기에 형광물질을 붙이고 DNA를 좀 불려서 색깔을 보는 기초적인 작업들 말입니다."

그런데 기본적으로 솔렉사가 개발하려던 것도 만들어진 DNA를 그런 식으로 살펴보는 기술이었다. 원리는 이랬다. DNA 가닥 하나를 고정시킨 특수 유리 슬라이드에 복사기 역할을 하는 DNA 폴리머라제를 투입하고 곧이어 DNA의 기본 구성단위인 네 가지 뉴클레오티드 A, T, G, C를 충분량 붓는다. 이 뉴클레오티드들은 하나하나에 저마다 다른 색을 띠는 형광물질이 달린 특별 제작품이다. 그런 다음 염기서열분석기의 레이저를 켜서 형광물질에 빛이 들어

오게 한다. 이걸 가지고 현미경 아래에서 DNA 주형 안의 각 자리마다 어느 염기문자가 들어 있는지를 '읽는다'. 슬라이드 하나에 길게는 백만 단위의 염기를 갖는 DNA 가닥을 올릴 수 있었기에 처리용량 면에서 상당히 발전한 기술임은 틀림없었다. 문제는 분자 하나에서 나오는 형광이 그리 밝지 않다는 것이었다. 레이저 광원의 전력을 키울 방법을 찾는 동안 시간은 자꾸 지체되었다.

하지만 작은 기술적 난관이 이 신생 벤처의 의지를 꺾지는 못했다. 멤버들은 기필코 인간 유전체를 분석해 내겠다는 투지로 의기충천했다. 시장을 더 크고 넓게 내다본 그들은 새 CEO를 찾아 나섰다.

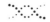

DNA가 조만간 시장의 대어가 된다는 건 존 웨스트John West[4]도 익히 들어 아는 정보였다. 웨스트는 포드 자동차의 직원이었던 아버지 때문에 미국 미시건 주 디트로이트에서 태어나 MIT 공대에 진학해서 반도체 생산공정 자동화의 핵심인 로봇공학을 주제로 석사까지 마쳤다. 그런 뒤에는 바이오라드BioRad라는 회사의 연구개발팀에 입사했다. 기본적인 생어 기법에서는 큼지막한 젤리 판에 전기를 흘리면 방사성 표지된 DNA가 지나가면서 인화필름에 무늬를 그려 낸다. 그걸 보고 염기문자의 순서를 알아내는데, 바이오라드는 이 인화필름의 자동판독기를 개발한 업체다. 그의 말로는, 언제 실현될지는 아득했던 그 시절에도 이미 인간 유전체 해독이 매우 유망한 사업 아이템인 건 분명했다고 한다. 과학기술의 발전을 비즈니스 영역에서 분석하기를 즐겼던 그는 와튼 경영대학원에서 MBA를 이수한 뒤 프린스턴 인스트루먼츠Princeton Instruments로 이직했다. 당시 프린스턴 인스트루먼츠는 초저광도의 희미한 빛도 예리하게 잡아내는 특수 카메라를 생산했다. 그리고 이 카메라의 1998년 구매고객 명단에는 영국 벤처회사 솔렉사도 있었다.

솔렉사 이사진이 웨스트에게 접촉한 2004년 무렵은 그가 어플라이드 바이오시스템즈, 즉 ABI에 있을 때였다. 처리용량은 작지만 형광물질을 써서 생어 기법으로 DNA를 자동분석하는 기술을 개발해 인간 유전체 프로젝트의 주축으로 우뚝 섰던 바로 그 기업이다. 수화기 너머 목소리는 그에게 솔렉사라는 회사에 대해 들어 봤느냐고 운을 떼고는 최고경영자 자리를 제안했다. 웨스트는 솔렉사의 형광 염기분석 기술을 이미 알고 있었다. 하지만 DNA 분자 하나에서 나오는 형광 신호가 충분히 세지 않다는 점이 마음에 걸린 그는 결국 제안을 거절했다. 적당히 볼 만한 영상을 얻으려면 형광 신호를 그리 크게 키울 필요는 없었다. 아마 한두 배 정도면 충분할 터였다. 하지만 그가 보기에 솔렉사에게는 그럴 능력이 없었다.

그러던 어느 날, 그는 솔렉사가 만테이아Manteia라는 기업의 특허 기술을 넘겨받았다는 소식을 접하게 된다.[5] 이 기술이 있으면 DNA 하나가 순식간에 '자라' 똑같은 분자 1000개가량의 군집으로 불어나는 DNA '클러스터'를 만들 수 있다. 여기서 웨스트는 감이 왔다. 클러스터 기술은 단일 DNA 분자를 쓸 때와 비교해 형광 신호를 3

배로 키울 수 있다. 반응이 시큰둥해 성사되지는 않았지만 일찍이 그는 ABI 경영진에게 같은 기술을 사라고 권한 적이 있었다. DNA 분석 기술 시장의 판도를 바꿀 거라는 그의 생각은 그때나 지금이나 변함없었다. 그래서 웨스트는 이 무명 생명공학 벤처의 기술 이전 뉴스를 듣자마자 솔렉사 대표에게 전화를 걸어 말했다. 여전히 CEO를 구하고 있느냐고.

존 웨스트를 새 식구로 맞이한 뒤, 솔렉사는 묵직한 프로젝트 하나를 몇 년에 걸쳐 성공적으로 끝마쳤다. 코드명 PhiX-174라는 한 미생물의 유전체 염기서열을 완전히 해독하는 작업이었는데, 이 미생물은 앞서 1977년에 프레더릭 생어가 분석해 냈던 뉴클레오티드 5386개짜리 유전체와 정확히 같은 것이다. 2005년 2월, 브라운은 작업 결과를 학술지가 아니라 회사 이메일을 통해 세상에 공개했다. 이런 행동은 사실상 이제 솔렉사도 본격적으로 제품을 출시하고 유전체 분석 시장에 나서겠다는 선전포고나 다름없었다.

한 가닥으로 된 염기 5386개짜리 바이러스 DNA에 비해 염기 60억 개짜리가 한 쌍인 인간 유전체는 차원이 다른 도약이다. 하지만 솔렉사는 한창 성장 가도를 달리는 중이었다. 가령 전임자 맥쿡과 머리를 맞댄 웨스트는 2005년에 링크스 테라퓨틱스Lynx Therapeutics로의 역합병을 성사시킨다. 솔렉사가 흡수를 자처한 링크스는 캘리포

게놈 오디세이

니아의 RNA 분석 기술 전문 기업이었다. 작은 비상장 벤처이던 솔렉사는 상장기업인 링크스와 한 몸이 됨으로써 나스닥에 이름을 올리는 동시에 탄탄한 고객층과 제품 유통망을 확보할 수 있었다. 이제 두 가지 특수 기술을 보유하게 된 그들에게 가장 시급한 안건은 둘 중에서 앞으로 주력할 기술 하나를 선택하는 것이었다. 팔은 안으로 굽는다고, 캘리포니아 쪽 사람들은 대부분 링크스의 기술을 지지했다. 심지어는 영국 쪽 사업을 서서히 철수시킬 거라는 소문도 돌았다. 하지만 브라운을 비롯한 경영진과 솔렉사 수장 웨스트는 클러스터 분석 기술의 잠재력이 링크스의 기술보다 월등히 우수하다고 판단했다. 그렇게 솔렉사의 기술이 최종 낙점되었다. 고민을 끝낸 그들은 첫 상용제품 출시에 박차를 가했다. 그리고 마침내 2006년 6월, 합성 후 분석하는 방식의 클러스터 기반 DNA 분석기 Genome Analysis System가 첫 배송길에 올랐다.

신제품에 대한 세간의 관심은 뜨거웠다. 물론 초창기 주문고객들은 이 '차세대' 염기서열분석기가 시제품 수준에서 크게 못 벗어날 거라는 걸 내심 예상하고 있었다. 써 본 사람들도 대부분 "잘 안 될 때가 많다"는 평이었다. 그럼에도 구매 주문은 여전히 줄을 이었다. 대용량 시료 투입이 가능하다는 점에 과학자들이 큰 매력을 느꼈기 때문이다. 이 분석기는 DNA 분자 고작 수백 개가 아니라 수백만 개를 동시에 읽을 수 있었다. 입소문은 삽시간에 퍼져 이 분야 선두기업 중 하나인 일루미나Illumina의 CEO 제이 플래틀리Jay Flatley[6]의 귀에까지 들어갔다. 유리 슬라이드 한 장으로 유전자 수천 종의 발현량을 한 번에 측정하는 기술을 마이크로어레이microarray라고 한다. 이 기법의 핵심요소는 짧은 DNA 조각인 올리고뉴클레오티드 oligonucleotide인데, 당시 이 '올리고'의 생산으로는 캘리포니아 주 샌디에이고에 본사를 둔 일루미나를 따라올 자가 없었다. 하지만 좁은 무대는 여전히 답답했다. 그러다 염기분석에서 미래를 엿본 일루미나는 시장 확대의 견인차가 되어 줄 기술을 찾아 나섰다. 그런데 언제 한번 전화해 봐야지 마음 먹고 있던 플래틀리에게 먼저 연락해 온 건 존 웨스트였다.

솔렉사 쪽의 사연은 이랬다. 자사 신제품이 분석 효율을 많이 높이긴 했어도 인간 유전체 분석의 비용은 여전히 비쌌다. 그때 염기 수십억 개를 한 방에 처리하는 것만도 대단한 능력이긴 했지만, 한 지점을 딱 한 번씩만 보는 거로는 충분치 않았다. 분석의 정확도를 보장하려면 같은 곳의 염기서열을 최소 스무 번 이상 반복해서 확인할 필요가 있었다. 그렇게 인간 유전체 전체를 충분한 신뢰도로 완독한다고 치면 작업량이 염기 1000억 개 정도는 된다. 그런데 솔렉사 분석기가 작업 한 건을 끝내는 데에는 사흘이 걸린다. 즉 24시간 내내 돌린다는 가정하에 기계 한 대로 한 사람의 유전체를 완독하는 데 꼬박 1년이 소요된다는 계산이 나왔다. 터무니 없는 일정이었다. 그래서 웨스트와 경영진은 유전체 안에서 최우선 관심 부위에만 집중하는 대안을 떠올렸다. 정체 모를 98%는 무시하고 진짜 유전자인 게 확실한 2%만 일단 분석하는 것이다. 이 즈음도 98%가 그냥 쓰레기가 아니라는 게 이미 밝혀진 뒤이긴 했다. 하지만 병에 걸리는 성향처럼 모종의 연관성이 있다고만 할 뿐 정확한 기능은 여전히 베일에 가려져 있었다. 그런 논리로 확실하게 유전자 영역인 유전체의 2%만 분석해도 되지 않겠느냐는 얘기가 나온 것이다. 그들은 올리고를 수십만 개만 합성해서 시료 안의 표적 유전자만 낚을 미끼로 사용한다는 계획을 세웠다. 그러면 시간도 비용도 크게 절약할 수 있을 것 같았다. 어쩌면 단 한 번 기계작동으로 분석을 완료할 수 있을지도 몰랐다. 그러자니 올리고를 대 줄 공급업체가 필요했고 그게 바로 일루미나였다는 얘기다.

웨스트는 올리고 대량발주를 협의하기 위해 일루미나가 있는 샌디에이고로 날아갔다. 회의는 성공적으로 마무리됐고 목적을 달성한 웨스트는 자리에서 일어났다. 그때 플래틀리가 그를 불러 세우고는 말했다. "그게 다입니까? 내게 할 얘기가 더 있지 않았습니까?" 2006년, 그렇게 솔렉사는 일루미나에 인수되었다. 당시 대가로 받은 6억 5000만 달러어치의 지분은 현재 시가로 90억 달러의 가치를 갖는다. 일루미나의 총 기업자산 400억 달러 중 대부분이 염기서열분석 사업의 현재와 미래에서 나온다는 게 다수 전문가의 평인데, 솔렉사가 아니었다면 불가능한 일이었을 것이다.

사실 처음에 일루미나는 솔렉사 인수를 유전자칩 사업 강화의 수단으로만 여겼다고 한다. 하지만 경영진이 새로운 시장 기회로서 솔렉사 기술의 무한 잠재력을 깨닫는 데에는 그리 오래 걸리지 않았다. 솔렉사 기술을 등에 업고 연구개발을 가속한 일루미나는 곧 염기 75쌍을 한꺼번에 판독해 하루에 2.5기가베이스 분량의 데이터를 처리할 수 있는 2세대 유전체 분석기를 세상에 선보였다.[7] 이 신제품 하나로 일루미나는 단숨에 선두로 치고 나가 글로벌 염기서열분석 기술 시장의 중심에 섰다. 2010년으로 오면 공학기술의 지속적인 발전으로 DNA 클러스터를 플로우셀의 양면에서 키우는 게 가능해졌다. 이 신기술은 염기 작업량을 크게 늘리는 데 결정적으로 기여했다. 어느 정도인가 하면, 일명 'HiSeq'[8] 시리즈의 염기분석기로 5명의 유전체를 동시에 분석하는 게 가능했다(유전체까지 안 가고 특정 유전자의 염기서열 정보만 필요하다면 100명까지도 가능했다). 이처럼 폭발적으로 확장된 작업 용량 덕분에 미국을 넘어 중국을 비롯한 전 세계에서 주문이 밀려들었다. 이제 세계는 과학과 의학 모두를 통째로 뒤흔들 염기서열분석 기술의 위력에 눈 뜨고 있었다. 하루가 다르게 떨어지는 유전체 검사 비용은—페라리 화폐에 빗대면 이제는 몇 달러밖에 안 하는 수준이었다—이런 열기를 더욱 부채질했다. 그리하여 일루미나는 신제품의 성공을 축하하고자 지원자 중 10명을 선발해 유전체를 해독해 주는 이벤트를 열기로 했다.[9] 이 줄맨 앞에 선 인물은 당연히 일루미나의 CEO 제이 플래틀리였고 여배우 글렌 클로즈Glenn Close도 당첨자 명단에 올랐다. 하지만 흥미로운 점은 따로 있었다. 바로 행운의 10명 중 4명의 성씨가 똑같이 웨스트였다는 것이다.[10]

05장

최초의 유전체 족보

"우리 모두의 안에는 우리 조상들이 깃들어 있다."

- 리암 컬래넌Liam Callanan

"글로벌 경제의 양대 기반은 내연기관과 마이크로소프트 엑셀이다.

이 사실을 절대 잊지 말자."

- 케빈 헥터Kevin Hector

스티븐의 유전체에 관한 논문이 공개되고 얼마 뒤 나는 존 웨스트로부터 전화 한 통을 받았다. 그땐 그가 솔렉사에 있다는 것만 알고 직접 만난 적은 아직 없었다. 그는 MIT를 나온 공학자이자 사업가라는 자기소개로 얘기를 시작했다. 주력 분야는 DNA 염기서열분석이라고 했다. 하지만 진짜 용건은 지금부터였다. 그는 본인이 두 아이의 아빠인데 몇 년 전에 폐색전증을 겪은 적이 있다고 말했다. 순간 나는 그가 내게 의학적 조언을 구하려는 것임을 직감하고 의사 모드로 태세를 전환했다.

폐색전증은 모르고 넘어가는 경우가 많지만 때로는 심각한 결과로 이어지기도 한다. 시작은 대개 다리에서 처음 생긴 혈전이다. 아주 작은 혈액세포들이 일련의 생화학 반응을 통해 서로 달라붙으면서 맑던 피가 끈적끈적해졌다가 마침내 딱딱한 덩어리로 굳어 혈전이 된다. 이 혈전은 혈관을 타고 심장까지 올라가 거기서 다시 폐로 넘어간다. 그런데 폐혈관은 앞으로 가면 갈수록 길이 점점 좁아진다. 결국 어느 순간 혈전이 딱 제 덩치만 한 폐혈관 가지를 만난다. 몸이 통로에 꽉 낀 혈전은 더 이상 가지 못하고 길목을 막아 버린다. 혈류 공급이 뚝 끊긴 폐조직은 영양분과 산소가 고갈돼 졸지에 기아에 허덕인다. 그렇게 조직이 죽어 가는 동안 사람은 명치 위가 찢어지게 아프거나 숨이 가쁘거나 산소 부족 증세를 겪는다. 이것이 바로 폐색전증이다. 나뭇가지처럼 끝없이 분지되는 폐혈관 구조에서 진입이 허용되는 한계 지점은 혈전의 크기에 따라 결정된다. 다시 말해 큰 혈전은 큰 혈관을 막아 더 심각한 문제를 일으킨다. 현대인 대다수는 폐 속에 혈전이 있는지 없는지 아무 느낌도 없이 백발 노인이 되어 죽을 것이다. 나중에 보니 아주 작은 혈전 조각이 가느다란 말단 폐동맥 몇 줄기에 박혀 있더라는 식으로 말이다. 그러나 큼지막한 혈전이 폐동맥을 막는다면 숨이 멎는 것은 순식간이다.

천만다행으로 폐색전증이 왔을 때 존이 겪은 증상은 통증과 숨가쁨뿐이었고 그나마도 와파린warfarin을 때맞춰 쓸 수 있었다. 와파린은 간의 혈액응고인자 생산을 잠시 중지시키는 작용을 해 혈전 치료에 애용되는 약이다. 때로는 고농도로 만들어 쥐를 잡는 데 쓰기도 한다(실제로 이걸 주성분으로 하는 쥐약 상품도 있다). 그런데 이상했다. 복용법을 그대로 지켰는데도 존에게는 와파린의 효과가 소문만큼 뛰어나지가 않았다. 얼마 뒤 폐색전증 증세가 재발한 그는 슬슬 걱정되기 시작했다. 이건 분명 정상적인 상황이 아니었다. 그런데 그는 왜 하필 내게 연락했을까? 혈액내과전문의를 찾아갔어야 하는 것 아닌가? 어느 모로 보나 혈전 문제인데?

"아, 혹시나 제 아이들에게도 이상이 있을까 해서 온 가족이 유전체 검사를 했거든요." 뭐라고? 지금 뭘 잘못 들은 건가 하고 귀를 의심하는데 다음 말은 더 가관이었다. "일단 딸하고 둘이 분석을 좀 해 봤는데 진척이 있기에 조언을 받을 수 있을까 해서 연락 드린 겁니다. 선생님은 스티븐 퀘이크 유전체 연구를 지휘한 전문가시니까요."

나는 턱이 떨어지는 줄 모르고 잠시 어안이 벙벙해 있다가 머릿속으로 재빨리 상황을 정리했다. 그러니까 이 2010년에 가족 전체가 혹시나 해서 유전체 검사를 받았고, 부녀가 그 데이터를 직접 분석했고, 그러다가 도와줄 수 있는지 물어 보려고 내게 전화를 걸었다는 얘기였다. 그런데 기절할 일은 여기서 얘기하는 딸이 고작 열일곱 살이고 이 모든 법석이 학교 과학숙제 때문이라는 것이었다.

여러분, 실리콘밸리가 이런 곳이다.

당시 웨스트 부녀는 일종의 '변이형 검색 파일'을 제작하고 있었다.[1] 용량이 메가바이트 단위인 이 파일은 쉽게 말해 한 사람의 유전체를 인간 유전체 프로젝트에서 나온 최초의 레퍼런스 유전체와 비교했을 때 불일치하는 유전자 염기서열과 그 위치를 목록으로 작성한 것이다. 이걸 대부분 마이크로소프트 엑셀로 작업했다는 얘기에 나는 부녀의 뛰어난 실력을 인정할 수밖에 없었다. 유전체 하나를 분석하려면 데이터 입력칸이 수백만 줄 정도 필요한데, 얼마 전만 해도 엑셀의 가로열 확장 한계는 수십만 줄까지였다. 듣자 하니 앤은 자신과 남동생 폴의 유전체 일부분을 가지고 지도를 작성하기 시작한 것 같았다.

그날 수화기 너머에서 존이 내게 연락하게 된 사연을 풀어 놓는 동안 나는 웨스트 일가와의 교류가 우리에게 또 하나의 기회가 될 거라고 생각했다. 네 사람은 유전체 검사를 받은 세계 최초의 핵가족이면서 원인 모를 건강 문제까지 안고 있었으니 말이다. 하지만 하필 스티븐 퀘이크 유전체 프로젝트가 종결되고 나서 드림팀은 이미 해체된 뒤였다. 멤버들 모두 일상으로 돌아가 각자 학문적 난제나 온갖 환자들과 씨름하고 있을 터였다. 그럼에도 어느새 존과 나의 대화는 이 분석 기법을 임상의료의 영역으로 끌어올릴 방안으로까지 흘러가고 있었다. 가족을 위한 유전체 분석 도구를 새로 만든다? 그런 도구라면 핵가족 일원들이 공유하는 유전체 조각을 찾고 잘 이용할 줄 알아야 할 것이다. 가족 구성원끼리 발병 위험도를 비교하고 가늠하는 기능도 있어야 한다. 이건 말처럼 쉬운 일이 아니었다.

앞으로 유전체학을 의료 현장에 정착시키려면 가족 규모의 분석이 매우 중요할 거라는 막연한 촉은 예전부터도 있었다. 솔직히 다른 형태의 의학유전체학은 상상도 되지 않았다. 우리 병원 유전학 클리닉에서는 어느 가족이 초진으로 방문하면 제일 먼저 여러 세대의 가계도를 전체적으로 훑어 누가 누구와 몇 촌의 혈연관계이고 누가 어떤 병을 언제 앓았는지 등을 조사한다. 병이 모계 쪽 유전인지, 부계 쪽 유전인지, 둘 다인지, 아니면 어느 쪽도 아닌지 판정하기 위해서다. 가족 안에서 병이 대물림되는 방식을 이해하면 진단이 한결 정확하고 수월해진다. 우리가 시작한 소위 '유전체 전체' 전략의 최대 장점은 가족 중에 실제로 그 병을 앓는 구성원의 자료를 참고해 병의 원인일 가능성이 있는 변이형 유전자의 목록을 짧게 추릴 수 있다는 것이었다. 예를 들어 주시하는 특정 질환이 두 DNA 카피 모두의 유전자에서 변이가 있어야만 발현된다는 걸 안다면, 컴퓨터 프로그램을 돌려 이 시나리오에 맞춰 검색 범위를 좁힐 수 있다. 또 부모는 모두 건강한데 아기만 심각하게 아픈 걸로 보아 어떤 병이 어린 자녀에게서 최초로 시작된 것 같을 때는 부모까지는 없다가 아이 세대에서 새로 생긴 유전자 변이를 찾도록 컴퓨터에 명령을 내린다.

이런 흥미로운 연구 기회가 제 발로 찾아왔는데 내가 어떻게 마다할 수 있었겠는가? 게다가 최고의 팀워크로 멋진 성공을 이뤄 낸 드림팀이 한 번 더 뭉친다면 더 좋지 않겠는가?

이런 속마음에 나는 그날부터 며칠을 옛 동지들에게 연락을 돌리느라 정신 없이 보냈다. 다행히 나의 재결합 제안을 거절하거나 주저한 친구는 한 명도 없었다. 조만간 우리는 또 다른 새 역사를 쓸 작정이었다. 그러려니 먼저 인력 수혈이 좀 필요했다.

마침 때는 스탠퍼드대학교 유전학과의 새 학과장이 임기를 막 시작했을 무렵이었다. 마이크 스나이더Mike Snyder는 예일대학교에서 이사 오면서 다양한 얘깃거리를 함께 가져와 우리의 호기심을 자극했다. 가령 그는 유전학자였지만 오로지 유전자만 편애하지는 않았다. 그는 유전자가 만드는 단백질과 그런 단백질이 세포에서 소모된 뒤에 남는 부산물(즉 대사체)에도 관심이 많았다. 알고 보니 스탠퍼드에서 가장 위대한 발명가로 소문난 론 데이비스Ron Davis[2]와도 동문이라고 했다. 그는 유전체 통제(유전자를 켜고 끄는 방법을 연구하는 분야)에 주목하고 있었고, 일찍이 이 주제로 효모를 가지고 직접 실험하기도 했다.

본인이 인정한 사실인데 마이크는 스스로를 학대 수준으로 괴롭히길 즐기는 일중독자다. 시공간의 규칙이 오직 그에게만 왜곡되기라도 하는지 마치 동시에 여러 장소에 존재하는 초능력을 가진 사람 같다. 원격회의 따위의 일로 전화기를 켜놓고 앉아 있으면 불시에 그의 목소리가 끼어든다. 좋은 아이디어가 떠올라서 상의하려고 연락했단다. 분명 그곳은 새벽 4시라 사람들이 출근하려고 막 일어났을까 말까 한 지구 반대편인데 말이다. 마이크가 학과장 자리를 맡자마자 우리는 스티븐 유전체 연구를 실제 환자들에게 활용할 방법을 함께 고민하기 시작했다. 스탠퍼드에 맞춤의학센터를 새로 연다는 구상을 갖고 있던 마이크는 생물정보학 전문가들을 모아 슬슬 팀을 꾸려 갔다. 머지 않은 미래에 수천 명의 유전체 분석을 이들 손에 맡길 계획이었다. 마이크에게는 뚜렷한 목표가 있었다. 그는 우리 병원에 오는 모든 환자가 유전체 검사를 받게 하고 싶어 했다. 나는 그의 그런 야망이 마음에 들었다.

학과장 자격으로 마이크가 처음 팀에 들인 인물은 카를로스 부스타만테Carlos Bustamante라는 이름의 영민한 청년 과학자였다. 베네수엘라에서 태어났지만 감염내과 의사인 아버지와 임상심리학자인 어머니를 따라와 미국 마이애미에서 성장기를 보낸 카를로스는 유난히 조숙했다고 한다. 중고등학생 때는 정장을 교복 삼아 입고 등교했고 방과후 저녁에는 혼자 컴퓨터로 뉴욕주식시장의 수학 모델을 연습하는 게 일과였다. 그러니 장차 금융계의 거물이 되거나 못 해도 교수 정도는 할 재목임이 틀림없었다. 마이애미대학교의 6년제 의대에 등록해 다니던 그는 세계적인 과학자 리처드 르원틴Richard Lewontin의 저작들에 감명받아 집단유전학자의 꿈을 이루고자 도중에 하버드로 옮겼다. 보스턴에 도착한 지 얼마 되지 않아 카를로스는 르원틴의 눈에 들어 그의 제자가 될 수 있었다. 하버드에서 석사를 거쳐 박사까지 따고 나서는 영국 옥스퍼드에서 호주 출신의 유전체학 전문가인 피터 도널리Peter Donnelly 밑에서 박사후 연구 기간을 짧게 거친 뒤에 코넬대학교의 교수로 채용됐다. 그러다 지금 다시 스탠퍼드로 오게 된 것이었다. 개인적으로 나는 카를로스가 세상의 모든 침묵을 깨뜨리기 위해 태어난 친구 같다는 인상을 받았다. 영리하고 박식한 데다 활달한 성격에 유머감각까지 갖춘 그는 모든 면에서 우리 팀에 잘 어울렸다.

그렇게 기존 멤버들에 카를로스와 마이크가 합세한 우리는 다시 전열을 갖추고 유전체 의학계의 얼리어답터 웨스트 가족과 또 다른 유전체 프로젝트에 착수했다.

첫 임무는 사전 점검 차원에서 이미 분석 완료된 이 가족의 유전자 정보를 재확인하는 것이었다. 우리는 이 작업이 식은 죽 먹기일 거라고 생각했다. 실은 정반대였지만.

몇 해 전 폐색전증 증세로 병원을 찾았을 때 존은 담당 의사의 지시로 정밀혈액검사를 받은 일이 있었다. 여기에는 팩터 VFactor V라는 혈액응고인자의 변이 여부를 확인하는 유전자 검사도 포함되었는데, 팩터 V의 유전자에서 염기문자 하나만 바뀌면 피가 남들보다 잘 굳는 체질이 된다. 네덜란드 라이덴Leiden의 한 연구진이 최초로 발견해서 팩터 V 라이덴[3]이라 공식 명명한 변이형이 그것이다. 그런데 존이 바로 이 변이형 양성이라고 했다. 참고로 그가 받은 검사에는 유전체 안에서 딱 그 유전자 자리만 겨냥해 분석하는 생어 분석법이 사용됐다. 자, 존의 유전체 전체의 염기문자 배치도는 이미 우리 손에 있다. 그러니까 지금부터는 전체 염기 약 60억 개 중 딱 두 개만(존이 양친으로부터 각각 물려받은 유전자 두 카피에서 같은 위치에 있는 하나씩) 살펴보면 된다는 얘기였다.

그러나 존 웨스트의 유전체로 한창 분석을 진행하던 우리는 이상한 점을 발견했다. 더 정확히 표현하면 진짜 이상한 게 있는 게 아니라 결과가 우리의 예상을 보기 좋게 빗나갔다. 있어야 할 그 자리에 팩터 V 변이형이 없었던 것이다. 검사에 오류가 있었을까? 우리가 유전체를 잘못 읽었을까? 도대체 어디부터 어떻게 뒤틀린 건지 알 수 없었다.

사건의 전모를 설명하자면 일단 뉴욕 주 버펄로로 가야 한다.

06장

버펄로 버펄로 버펄로

"들소들 노닐고 노루 사슴 뛰노는

그곳에 나의 집 지어 주오.

걱정 근심 들려오지 않고 온종일 하늘 맑은

그곳에 나의 집 지어 주오."

- 브루스터 M. 히글리Brewster M. Higley

"내게는 인생과 자유와 버펄로윙을 즐길 권리가 있다."

- 민디 케일링Mindy Kaling

1997년 3월의 어느 쌀쌀한 일요일, 버펄로윙(닭닭개구이)[1]과 '버펄로 버펄로 버펄로'라는 동음이의어 활용법 예문buffalo buffalo buffalo(버펄로 지역의 들소를 위협하다 혹은 들소를 위협하는 들소라는 뜻. 여러 가지 품사로 사용되는 단어를 배울 때 자주 등장하는 문장이다-옮긴이)[2]으로 귀에 익은 이름을 가진 도시의 지역 신문에 특별한 광고가 실렸다. 어느 연구소에서 대규모 국제 연구에 참여할 지원자 스무 명을 뽑는다는 내용이었다. 연구의 목적은 개개인이 부모로부터 물려받는 온갖 특질을 결정하는 유전정보(인간 설계도)를 해독하는 것이라고 했다. 적힌 대로라면, 프로젝트의 결과는 미래의 의학 발전에 크게 기여할 것이고 유전병 환자들은 보다 정확한 진단과 더 나은 치료 기회를 얻을 수 있었다. 맨 밑으로 내려가니 "개인정보는 따로 저장되거나 공유되지 않습니다"라는 볼드체 추신으로 설명이 끝났다.

광고 게시자는 로즈웰파크 암연구소Roswell Park Cancer Institute 소속의 유전체 과학자 피터르 더용Pieter de Jong이었다.[3] 더용은 인간의 유전체를 해독한다는 미국 에너지부의 원대한 꿈에 현실적인 디딤돌을 받쳐 준 프로젝트의 선발대 중 한 사람이다. 네덜란드 출생인 그는 위트레흐트대학교Utrecht University에서 PhiX 같은 미생물을 가지고 유전자를 연구해 박사학위를 받았다. PhiX는 프레더릭 생어와 신생 벤처 솔렉사가 연달아 유전체를 해체했던 바이러스이기도 하다. 이후에는 뉴욕 알베르트 아인슈타인 의과대학Albert Einstein College of Medicine과 노스캐롤라이나 주립대학교University of North Carolina에 각각 짧게 머물렀다가 캘리포니아 주에 위치한 로런스리버모어 연구소 Lawrence Livermore Laboratory에 안착했다. 연구소는 인간 유전체 염기분석의 현재와 미래를 진지하게 고민하는 곳이었다. 대의와 열정이 끌어가는 모든 인간사가 그렇듯 이 분야 역시 경쟁이 치열했다. 가령 비슷한 생각을 하던 일본은 이미 발 빠르게 움직이는 중이었다. 그런 분위기에서 프로젝트를 꾸리던 더용은 국토를 횡단해 동부 연안에까지 지원자 모집 공고를 낸 것이었다.

그때 그랬던 이유를 그는 훗날 논문을 통해 해명했다. 만약 연구를 딱 한 사람의 DNA만 가지고 한다면 "프로젝트에 관심이 집중되면서 호기심이 폭발한 대중과 언론이 유전체 기증자의 신상을 알아내려 할까 봐" 우려됐다는 것이다. 그런 까닭으로 연구팀은 처음부터 지원자 10명을 모집하고 하나의 인간 유전체를 구성할 때 한 명의 DNA가 10% 정도만 들어가도록 분배하기로 계획을 짰다. 그런데 그 결과로 만들어지는 염기서열 지도는 흡사 조각보 이불 같은 모양새가 된다. 즉 한 기증자의 염기서열이 끝나면 다른 기증자의 염기서열이 갑자기 시작되고 그 사이에 DNA 가닥이 얼마나 잘려 나갔는지 알 수 없는 걸 레퍼런스 유전체로 쓰게 될 판이었다.

그뿐만 아니다. 본디 온전한 인간 유전체는 이배체diploid라는 특징을 갖는다.[4] 어느 유전자든 (엄마와 아빠로부터 각 한 짝씩 나온) 두 카피가 만나 한 쌍으로 존재한다는 뜻이다. 그런데 이 레퍼런스 유전체는 중간중간 한 뭉텅이씩 잘라져 없는 데다가 유전자들이 한 카피씩만 있는 일배체monoploid였다. 예정대로라면 열 사람의 DNA 조각을 모아 만든 이 반쪽짜리 유전체를 앞으로 모든 유전체 분석의 비교 표준으로 사용한다는 소리였다. 이런 게 인간 유전체 프로젝트라니 있을 수 없는 일이었다.

짜깁기 과정은 이랬다. 열 사람의 유전체를 각기 염기 약 20만 개짜리 조각으로 자른 다음에 박테리아 인공 염색체BAC, bacterial artificial chromosome라는 것에 삽입한다. 그러고는 이걸 미생물 실험용 접시 안에서 박테리아 몸속에 집어넣는다. 놔두면 박테리아가 번식하는데, 군집이 커질수록 박테리아에 심었던 인간 유전체 조각도 그만큼 불어난다. 이제 남은 작업은 마지막에 조각들을 수확해 합치는 것뿐이다. 그러면 한 사람의 완전한 DNA 라이브러리가 재현된다는 논리다. 이처럼 BAC를 이용하는 기술은 더 짧은 DNA 조각을 박테리아의 도움 없이 바로 증폭시키는 이른바 '샷건shotgun' 염기서열분석에 밀려나면서 오늘날에는 더 이상 사용되지 않는다.

하지만 당시에는 BAC 기술만 한 게 없었다. 더용이 박사후 연구원들을 캘리포니아공과대학California Institute of Technology(칼텍)으로 보내 배워 오게 할 정도였으니. 이 일은 인간 유전체 프로젝트의 주축으로서 칼텍과 더용 연구실이 최종 간택을 받는 인연으로 이어졌다.

지원자 60명이 로즈웰파크 암연구소로 연락해 면접 약속을 잡았다. 광고가 나간 지 일주일 만이었다. 그곳에서 후보들은 유전학 카운슬러와 짧게 면담한 뒤 동의서 작성 절차를 밟을 예정이었다. 그런 뒤에 피 50ml를 뽑는데 그 순간부터 혈액 검체의 주인은 연구 참가자 코드번호와 성별로만 식별된다. (여담인데, 이때 채혈을 담당한 기술자들은 인간 유전체 프로젝트에 너무나 잘 맞아 보였다. 백인과 흑인 일란성쌍둥이 두 쌍이었다.) 혈액 검체 60개 각각에서 인간 유전체 라이브러리를 초벌로 뽑고 그걸 인간 유전체 프로젝트를 위해 선발된 국내외 염기분석실로 이송한다. 그러면 그중 무작위로 선별한 대표 10명의 DNA를 부분부분 조합해 라이브러리를 완성한다. 처음 계획은 그랬다.

하지만 세상일은 결코 각본대로 흘러가지 않는 법. 로즈웰파크에서 뽑은 유전체 라이브러리들은 고품질의 DNA가 일관성 있게 재현됐지만 칼텍에서 뽑은 라이브러리는 바이러스에 오염되고 말았다. 어쩔 수 없이 두 라이브러리, 즉 로즈웰파크 연구소에서 동의서를 쓴 두 지원자의 DNA로만 인간 유전체 프로젝트의 레퍼런스 유전체가 만들어지게 됐다. 더 구체적으로는 유전체 출처가 약 80%는 코드명 RPCI-11라는 한 흑인 지원자의 DNA 라이브러리였고[5] 나머지는 RPCI-13, 그러니까 피터르 더용 본인의 DNA 라이브러리였다.

존 웨스트의 유전체 얘기로 돌아와서, 아까 팩터 V 자리에서 라이덴 돌연변이를 못 찾았다는 것까지 얘기한 걸로 기억한다. 대신 그 자리에서 발견한 것은 독보적으로 흔하다고 보고되는 다른 변이형이었다. 게다가 당황스럽게도 보통은 건강한 사람들이 이 염기서열을 갖는다고 했다. 한참 고민한 끝에 우리는 한 가지 가설을 떠올렸다. 병과 연결되는 돌연변이 염기문자는 오히려 레퍼런스 유전체에 있지 않을까? 어쨌든 레퍼런스 유전체도 진짜 사람에게서 나왔으니 말이다. 만약 레퍼런스 DNA의 그 부분 라이브러리를 제공한 사람이 진정한 팩터 V 라이덴 변이형 보유자였다면? 인간 유전체 프로젝트에서 끝까지 살아남은 두 라이브러리 중 네덜란드 출신 유전체 과학자의 것에 우연찮게도 네덜란드의 도시 이름을 따 명명된 이 DNA 가닥이 처음부터 있었을지도 몰랐다. 네덜란드 인구의 3%가 이 돌연변이를 갖고 있다는 통계를 고려하면 전혀 불가능한 일도 아니었다.

우리는 당장 레퍼런스 유전체 검증에 들어갔고 결국 우리의 직감은 적확했다. 건강의 표준으로 삼았던 '레퍼런스' 유전자는 사실 팩터 V 라이덴 변이형이었다. 그러니까 존의 유전자 한 쌍 중 '멀쩡한' 카피가 지금까지 변이형이라는 누명을 쓴 셈이었다. (정확히는, 그의 유전자 한 카피는 정상이고 나머지 카피만 팩터 V 라이덴 변이형으로 분석됐다.)

오류를 찾았다는 안도감도 잠시, 곧 더 큰 불안감이 몰려왔다. 존 말고 어떤 환자가 양쪽 부모에게서 팩터 V 라이덴 변이형을 물려받아 두 유전자 카피 모두에 위험 변이형을 갖게 됐다면 어떨까? (집단에 따라 이 변이형이 20명 중 많게는 1명까지도 관찰되니 이번에도 영 허무맹랑한 시나리오는 아니다.) 진짜 그런 사람은 혈전 생성 위험성이 엄청나게 높아서 심하면 보통 사람의 80배까지도 올라간다. 그러나 이 잘난 최신 유전체 검사법은 전혀 모르고 넘어갈 게 뻔했다. 위험 변이형인 두 유전자 카피 모두 염기 순서가 레퍼런스 인간 유전체와 완전히 일치할 텐데 어떻게 알겠는가! 상황이 심각했다. 당장 바로잡을 필요가 있었다.

더 큰 걱정은 유전체에서 같은 문제가 있을 유전자 자리가 여기
만은 아닐 거라는 점이었다. 레퍼런스 유전체에는 다른 질병 위험
변이형들이 여기저기에 숨어 있을 가능성이 다분했다. 레퍼런스 유
전체의 주인도 평범한 사람이니까. 우리가 존의 유전체에서 반쪽짜
리 팩터 V 변이형만 발견한 것은 애초에 이 유전자만 겨냥한 표적
검사를 했기 때문이다. 그러니 이것 말고 또 미지의 위험요소가 얼
마나 더 잠재해 있을지 모를 일이었다.

머리에 쥐 나도록 고민한 끝에 프레더릭 듀이가 꽤 그럴싸한 아
이디어 하나를 제안했다. 유전병 치고 흔한 건 없으니 승산 있는 시
도라며 프레더릭은 자신감을 보였다. 기본 개념은 레퍼런스 유전체
에서 염기문자가 인구집단에서 제일 흔한 것과 불일치하는 자리들
을 찾아낸 뒤에 각각을 집단 내 최다빈도 문자로 바꿔 넣자는 것이
었다. 그런 식으로 '완벽하게 건강한' 상태의 레퍼런스 유전체를 만
든다는 계획이었다. 의학의 어느 측정지표나 마찬가지겠지만, 굳
이 그걸 레퍼런스로 써야겠다면 이왕지사 인간 사회에서 절대다수
를 차지하는 정상인 집단을 대변하도록 가다듬는 편이 나을 터다.
그렇게 해서 얼떨결에 시작된 게 일명 1000 유전체 프로젝트1000
Genomes Project였다. 이 프로젝트에서는 수백 명의 검체를 한데 합친
다음에 염기서열을 분석했다. (인간 유전체 프로젝트에서 유전체 전체가 해
부된 지원자는 전 세계를 통틀어 고작 수십 명이지만 1000 유전체 프로젝트에서는 3
가지 대표 인종 집단에서 각기 가장 흔한 변이형을 분석한 정보가 생성됐다.) 그때

부터 새로 얻은 데이터와 한참 씨름하던 프레더릭은 몇 주 뒤 레퍼런스 인간 유전체의 염기서열 지도를 비중 높은 인종별로 총 3개를 만들어 냈다. 이 새로운 기준 자료는 유전체 검사의 정확도와 속도를 크게 향상하는 것은 물론이고 심각한 병인 유전자 변이형을 놓치는 실수를 최소한도로 줄여 주었다. 특히 팩터 V에 관한 한 폐색전증 위험이 80배 높은 사람을 우리가 모르고 지나칠 일은 더 이상 없었다.

염기 고작 하나에 여러 주를 허비했으니 이제는 존의 DNA에 있는 나머지 염기들을 전속력으로 훑어야 했다. 게다가 존의 뒤에서는 나머지 식구들이 줄줄이 자기 차례를 기다리고 있었다.

일단 우리는 남매가 어느 DNA 조각을 누구로부터 물려받았는지 하나하나 따져 가는 작업에 착수했다.[6] 그러면서 이른바 '핏줄의 힘'을 계측하기에 가장 적합한 방법을 찾아갈 작정이었다. 제일 먼저 시도한 전략은 은닉 마르코프 모형Hidden Markov Model[7]이라는 통계 분석법이었다. 20세기 초입에 명성을 떨친 러시아 수학자 안드레이 마르코프Andrey Markov의 이름을 따 명명됐고 때로 HMM이라 약칭하는 이 기법은 카를로스 부스타만테Carlos Bustamante 팀이 전문이었다. 이전 상태를 뜻하는 여러 입력값을 모형에 넣으면 숨어 있거나 알려지지 않은 '상태'의 확률값이 출력되어 나온다. 잠깐만 더 설명해 보겠다. 조금 복잡하게 보일 수 있지만 최대한 쉽게 풀이하려 하니 잘 따라와 주기 바란다. 여기 서로 다른 도시에 사는 두 친구가 있다. 편의상 버팔로에 사는 친구를 빌이라 부르자. 빌에게는 평소 애용하는 출근 방법이 세 가지 있다. 날씨에 따라 그는 걸어가기도 하고 자전거를 타거나 차를 끌고 가기도 한다. 그런데 잭슨빌에 사는 친구 질이 어쩌다 빌의 출근 습관을 듣게 된다. 게다가 우연히 그녀는 지난 며칠 동안의 버펄로 기상정보를 알고 있다. 이제 질은 오늘 버펄로의 날씨가 어떨지 알아내야 한다. 그녀는 어떻게 해야 할까? 자, 질이 오늘 빌이 운전해서 출근했다는 정보를 입수했고 버펄로에서는 전날 비가 왔을 때 다음 날까지 비가 이어질 확률을 50%로 산정했다고 치자. 이어서 그녀는 빌이 비 오는 날 직접 차를 모는 성향을 80%쯤으로 추정한다. 이 사전정보를 가지고 질이 추측한 버펄로의 오늘 날씨는 꽤 높은 적중률로 들어맞을 것이다. (때마침 나오는 기상속보. 지금 빗방울이 떨어지고 있습니다!)

이 논리가 유전체에도 똑같이 적용된다. 지금 우리는 한 가족의 유전체를 분석해야 한다. 목표는 유전자 위치마다 자녀의 염기가 어느 부모에게서 온 것인지 추리하는 것이다. 여기서 우리가 확실히 아는 사실은—빌이 직접 차를 몰고 출근했다는 것은—이미 검사해서 완독된 식구들의 DNA 염기서열이고 미지의 정보—오늘 날씨—는 어느 부모의 어느 염기가 어느 자녀에게 전해졌느냐다. 은닉 마르코프 모형은 유전체 내의 적잖은 부분들이 뭉텅이져 유전된다는 성질 때문에 특히 유용하다. 지난 며칠의 날씨로 미루어 오늘

게놈 오디세이

의 기상 상태를 맞히는 것처럼, 자녀에게 특정 염기문자 구절을 남긴 게 엄마인지 아빠인지가—즉 지난 며칠간의 날씨가—그다음 구절을 물려줄 부모에 대한 중요한 결정인자가 되는 것이다.

이 정도면 대충 감을 잡았으리라 믿는다. 이제 여러분은 모든 과학 분야를 통틀어 기본 중의 기본이 되는 통계기법의 원리를 익힌 것이다. 그렇다면 이 정보를 대체 어디에 써먹을까? 특정 유전자 자리의 대물림 상태를 알아내는 기술은 소위 '페이징phasing'8이라는 걸 할 때 가장 빛을 발한다. 페이징이 뭐냐 하면 딱 한 자리의 염기문자 고작 두 개만 가지고 조몰락거리는 게 아니라 두 가닥이 한 쌍인 염색체 중 어느 한 가닥 전체의 염기서열을 추적하는 것을 말한다. 당연히 이 한 가닥에는 양쪽 부모로부터 물려받은 염기들이 뒤섞여 존재한다. 페이징이 유난히 큰 몫을 하는 특별한 상황이 있다. 예를 들겠다. 어떤 사람의 한 유전자에서 고위험성으로 의심되는 변이형 염기서열 두 가지가 발견된다. 이때 두 변이형이 한 카피에 몰려 있는지 아니면 두 카피에 하나씩 있는지에 따라 이 사람의 운명이 완전히 달라진다. 밝혀진 바로는 이게 더 흔한 사례라는데, 만약 둘 다 같은 카피에 존재한다면 반대쪽 카피의 해당 유전자는 아직 온전하다는 뜻이다. 하지만 두 카피가 변이형을 하나씩 나눠 가진 거라면 그 사람에게는 멀쩡한 유전자가 없는 셈이다. 프레더릭은 이 기술과 여타 도구들을 활용해 네 식구 전원의 유전체를 완벽하게 페이징할 수 있었다.

인간의 유전체는 꼭 부모에게서 물려받은 DNA 가닥들로만 만

들어지는 게 아니다. 여기에 자체적으로 만들어진 완전히 새로운 변이형 염기서열도 덤으로 존재한다. 하지만 당시, 그러니까 2011년경에는 사람마다 그런 변이형이 얼마나 생기는지 정확히 아는 이가 한 명도 없었다. 다만 '그리 많지는 않다'는 것만은 분명했다. DNA 복제의 기전은 놀랍도록 충실하고 정확하기 때문이다. 현재 밝혀신 바로는 사람의 경우 자식 세대에서 염기 1억 개당 약 1개 꼴로 자연적 변이가 생긴다고 한다(이 빈도는 부모의 나이가 많을수록 높아진다). 그러니까 우리 모두는 저마다 40개 내지 80개의 변이형을 자체 창조해 보유하는 셈이다.[9] 이것은 모든 인간이 유전학적으로 특별한 존재이게 하는 특징이기도 하다. 물론 유전체가 엄청나게 길고—염기문자가 무려 60억 개나 되니까—유전체의 고작 2%만 티나게 일하는 유전자라는 사실을 감안하면 신상 변이형이 하필 진짜 유전자에 생길 가능성은 50분의 1에 불과하다. 이런 변이가 매우 중요한 유전자의 딱 핵심 영역에서 일어날 확률만 따진다면 숫자는 더 작아진다. 앤과 폴 남매의 경우, 감사하게도 생로병사와 직결되는 유전자 영역에 이런 신상 변이형이 하나도 없었다.

바통을 이어받은 아툴 뷰트 팀의 임무는 흔한 질환들의 위험성을 추측하는 것이었다. 그들은 고혈압이나 심장마비처럼 굵직한 병명 수십 가지의 위험도를 네 식구 한 명 한 명을 두고 계산했다. 이

것을 다른 말로 '다인성' 위험 점수라고도 하는데, 흔한 유전자 변이형 여럿의 영향력을 다 합해 산출하는 지표라는 점에서다. 인자 하나하나는 병을 일으키는 힘이 미약하지만 전부 모이면 무시 못 할 위협이 될 수 있다. 당시 이 단계가 힘들었던 것은 아직 모든 게 불분명했기 때문이다. 위험인자로 포함시켜야 할 유전자 변이형 종류나 영향력 점수를 합산해 총점을 내는 방법도 그렇고 기본적인 부분조차 검증된 게 아무것도 없었다. 그럼에도 우리는 네 식구 각자의 위험도 그래프를 전체 인구 집단의 배경 위험도 분포도 위에 포개 비교하는 것만으로 여러 가지 사실을 알아낼 수 있었다. 그중 한 가지는 어떤 병들은 자녀의 위험도 점수가 부모의 점수와 엇비슷한 반면에 또 어떤 병들은 남매의 위험도가 부모보다 현저하게 크거나 작았다는 것이다. 종종 단신 부모에게서 훤칠한 자식이 나오는 것과 같은 이치다. 이것은 면담 시간에 환자가 얘기한 가족력 정보만으로 선천적 위험도를 가늠하는 것과 비교할 때 특히 중요하다. 환자에게 나머지 가족의 병력을 직접 묻는 시대는 저물고 유전자가 알려주는 위험도 점수를 더 믿고 의지할 시대가 오고 있었다.

유전체를 임상적 관점에서 분석하는 것은 고성능 컴퓨터의 도움을 받더라도 사람 손이 안 갈 수 없는 고된 일이다. 숙련된 유전학자, 유전학 카운슬러, 데이터 분석가가 달라붙어 어떤 후보 유전자가 병을 일으키는 잠재력을 갖고 있으며 어느 특정 변이형이 실제 발병으로 이어진다는 증거 자료를 모아야 한다. 이 작업은 담당자들이 논문을 하나하나 뒤지고 용의선상에 오른 유전자 변이형마다 찬반토론을 거쳐 병인으로 인정하거나 무죄를 선언하는 방식으로 이뤄진다. 그렇게 남겨진 변이형은 법정에 선 용의자처럼 진짜 범인으로 최종선고를 받는다. 단지 다른 점이 있다면 장소가 재판정이 아니라 천장 낮은 회의실 같은 곳이고 논문 더미가 증인으로 소환된 상황에서 우리 분석팀이 판사도 배심원도 된다는 것뿐이다. 물론 이때도 컴퓨터가 비서로 활약한다.

검사를 신청하는 사람들이 각자 알고 싶은 정보를 얻어갈 수 있으려면 먼저 유전자 변이형 데이터가 체계적으로 정리되어야 한다.[10] 당시 우리는 그런 데이터베이스의 형태가 이러이러한 식이어야 한다는 구상을 이미 갖고 있었다. 유전체 검사를 받았는데 치료법이 없는 불치병 유전자가 있다는 분석 결과가 나왔다면 사람들은 그 사실을 알고 싶을까? 환자의 생명을 구할 수 있지만 제세동기 삽입이나 골수이식 같은 대수술이 불가피하다는 검사 소견이 나올 때 의료진은 그런 치료를 밀어붙어야 할까?[11] 우리는 그런 변수들을 일정한 형식으로 정리한 목록을 따로 만들기 시작했다. 각자 유전체 염기서열분석을 결심한 동기였을 궁금증에 검사 결과가 내놓은 답에 맞춰 변수들의 우선순위를 높이거나 낮출 여지를 둔 목록이었다. 여기에 우리는 발병 당시의 나이, 병의 중증도, 치료법이 있는지 여부, 치료법의 침습도(가령 가슴을 여는 심장수술이 필요한지 아니면 매일 먹는 약으로 해결되는지) 등을 반영하는 필터 기능을 추가로 넣었다. 이렇게 여러 부가 장치를 주렁주렁 단 것은 어느 한 변이형이 정말로 어떤 병을 일으킨다는 결론의 신뢰도를 확보하기 위해서였다. 그땐 무슨 변이형이 어느 병의 진범이더라는 판례 같은 게 전무하던 시절이었기 때문이다. 참고로 이런 변이형의 목록집을 작성한다는 과업은 추후 미국 NIH의 든든한 재정 지원을 받는 ClinGen(Clinical Genomes의 줄임말)이라는 컨소시엄에게 맡겨진다. 이 협동연구단은 하버드대의 하이디 렘Heidi Rehm, 베일러 의대의 샤론 플론Sharon Plon, 스탠퍼드대의 카를로스 부스타만테, 노스캐롤라이나대의 조너선 버그Jonathan Berg와 제임스 에번스James Evans 등 쟁쟁한 최고 전문가들로 꾸려진 올스타 팀이었다.

존 웨스트와 처음 전화 통화를 한 지 6개월이 지나고 웨스트 가족과 약속한 날이 코앞으로 다가왔다. 때맞춰 유전학 카운슬러 켈리 오먼드를 팀에 다시 불러들인 뒤 우리는 웨스트 가족의 요구 범위를 마지막으로 물어 재확인했다. 네 사람은 그때나 지금이나 변함없이 전부 다 알려달라고 답했다. 그런데 성년기에 발병하는 병에 관한 정보를 미성년 의뢰인에게 공개하는 것은 일반적인 사례가 아니라며 켈리가 우려를 표했다. 또 존과 주디는 남매의 검사 결과를 당사자들보다 먼저 알고 싶어 했지만 아이들의 의견은 달랐다. 결과를 기다리는 동안 본인의 유전체 데이터를 자체 분석하면서 시간을 보내 온 앤과 폴은 투명하고 완전한 공개를 원했다.

결국 우리는 절충점을 찾았고 네 사람 앞에서 분석 결과의 요약본을 2시간에 걸쳐 발표하듯 설명했다. 그 대신 구체적인 데이터가 들어 있는 산더미 같은 문서와 엑셀파일을 안겨 주며 각자 가져가서 살펴볼 수 있게 했다. 발표는 우리가 새롭게 깨우친 인간 유전의 이치를 논하는 것으로 시작해 웨스트 일가의 유전체에서 발견한 의학적 소견들을 하나하나 살펴보는 흐름으로 진행했다. 짐작하듯 우리가 가장 오래 얘기한 주제는 혈전이었다.

조사 대상에는 존에게서 일찍이 확인한 혈전 관련 변이형은 물론이고 혈전 관련성이 문헌으로 보고된 다른 모든 유전자와 그 변이형들도 포함되어 있었다. 우리는 이런 변이형들 중 무엇이 나머지 세 식구에게서 발견됐는지 차례차례 설명했다. 그런 다음에 네 사람 각자가 타고난 약물대사 능력을 검토했다. 이 부분에서는 존의 폐색전증 재발을 막지 못한 전적이 있는 와파린에 특히 중점을 뒀다. 최종적으로 총 5가지 유전자 변이형이 혈전 생성 성향 때문에 웨스트 일가에게 중요하다고 판정됐다. 그 가운데 존이 가진 고위험 변이형 2가지는 딸인 앤에게는 똑같이 대물림된 반면 아들의 유전자는 깨끗했다. 예상 밖의 또 다른 발견 하나는 모녀 중 누구도 혈전 문제를 겪은 적이 없었지만 주디 역시 혈전 생성 성향을 높이는 변이형 3종을 보유하고 있었다는 것이다. 게다가 그중 2가지가 또 앤에게 대물림되어 있었다. 그러니까 아직은 건강한 앤은 혈관에 피딱지가 생기기 쉽게 하는 유전자 변이형 총 4종을 가진 셈이다. 둘은 그녀처럼 지금까지는 혈전이 문제를 일으킨 적 없는 건강한 엄마에게서 온 것이고 나머지 둘은 혈전 때문에 병원 신세를 진 아빠에게서 온 것이다.

그렇다면 웨스트 가족이 약물 치료에 어떻게 반응할지도 유전체에 나와 있을까? 이걸 알아내는 건 약물유전체학 팀의 몫이었다. 알아보니 주디와 앤 모녀는 간의 와파린 대사 능력이 보통이었다. 그런 한편 클로피도그렐clopidogrel이라는 또 다른 약의 대사능은 유난히 왕성했다. 클로피도그렐은 심장마비나 뇌졸중 환자의 끈적한 피를 묽게 만들려고 종종 사용되는 약인데, 체내에서 대사를 거쳐야만 활성 형태로 바뀌기 때문에 왕성한 대사능의 소유자에게 혈액희석 효과가 상대적으로 좋다. 따라서 출혈 위험도 더 커진다. 즉 혹시라도 나중에 주디나 앤의 심장동맥 같은 곳에 혈전이 생겨 이 약을 투약하는 경우 출혈 부작용에 특별히 유의해야 한다는 뜻이다.

마지막으로 우리는 한 가지를 더 확인하고 싶어 존의 유전체를 샅샅이 뒤졌다. 괜찮은 혈액희석제를 썼는데도 두 번째 혈전 사건이 일어난 이유가 과연 무엇이었을까? 존의 몸이 와파린을 대사하는 과정에서 문제가 있었을까? 체내의 혈액응고 기능이 너무 막강해서 그 약용량으론 역부족이었던 걸까? 우리 약물유전체학 팀은 와파린과 여타 관련 계열 약물들의 대사를 좌우하는 주요 유전자들을 하나하나 조사해 들어갔다. 그 결과, 존의 타고난 와파린 대사 기능은 정상으로 밝혀졌다. 그렇다면 나중에 발생한 폐색전증은 혈액희석효과 부족 탓이 아니라 피가 남보다 잘 굳는 그의 선천적 성향 때문인 셈이었다.

2012년에 이 프로젝트의 결과가 공개됐을 때, 〈월스트리트저널〉은 웨스트 가족을 유전체학의 선구자라며 입이 마르게 칭송했다.[12] 그들은 대우 받을 자격이 있었다. 일가족이 환자이자 연구 주체로서 과학 프로젝트에 참여해 혁혁한 공을 세웠으니 말이다. 웨스트 가족의 협조가 없었다면 유전체 정보의 문턱이 걸어 넘을 만하게 낮아진 새 시대가 이렇게 빨리 열릴 수 있었을까(이제 유전체 검사 비용은 1.5달러면 페라리 한 대를 뽑는 수준이 되었다). 내 유전체 정보를 아는 게 가능한지는 더 이상 고민거리가 아니었다. 지금부터는 모든 일이 그걸 내가 원하는지 의지의 문제였다. 앤은 고등학교를 졸업하기 전부터 여기저기서 초청을 받아 향후 몇 년간 바삐 다니며 현직 과학 종사자들 앞에서 강연을 했다. 그런 자리마다 앤은 분석 과정과 결과를 거리낌없이 공개하고 유전체 정보가 본인 인생에 소중한 자산이라 믿는다는 소신을 떳떳이 밝히곤 했다. 2019년 가을에 그녀가 내게 했던 말이 떠오른다. "팩터 V 라이덴 변이형이 있다는 걸 알고 나서는 혈전 촉진 가능성이 있는 약물치료를 알아서 피할 수 있었어요. 유방암 위험 변이형 유전자는 없다는 사실이 크게 위안이 됐고요." 인디애나대학교에서 의료 프라이버시를 세부 연구주제로 삼아 법학을 공부하는 그녀는 웨스트 가문에만 흐르는 일종의 기벽이 유전학적으로 어떻게 생긴 건지 알게 돼 기뻤다고 했다. 어째서 대대손손 주근깨가 많은지, 아빠가 고수를 왜 싫어하는지 같은 것들 말이다. "스탠퍼드의 프로젝트 덕분에 벌써 어마어마한 양의 정보를 선물 받았지만, 우리 가족은 유전학계의 최신 동향에 계속 귀 기울일 거예요. 우리에게 특별한 의미가 있는 정보가 더 나올지도 모르니까요." 앤의 마지막 한마디가 핵심을 찌른다. "의학에 개인 유전체학을 융화시키는 건 한 방에 끝낼 일이 아니고 끝없이 이어지는 여정이죠."

스타트업, 그 시작

"밖으로만 나다니는 자는 바깥에서 완비된 물건을 구하려 하고

안으로 살피는 자는 자신 안에서 충족된 것을 찾는다."

- 도교 경전 《열자列子》

"홍보에 열을 올리기보다 비즈니스에 더 힘쓸 때

사업이 잘 풀리기 마련이다."[1]

- 벤처캐피털 앤드리슨-호로비츠Andreessen-Horowitz의 마크 앤드리슨Marc Andreessen

2009년에 스티븐 퀘이크의 유전체로 첫 프로젝트를 성공리에 마무리한 뒤, 우리는 존 웨스트부터 시작해 여기저기서 자신의 유전체

를 분석해 달라는 러브콜을 받게 됐다. 희귀 유전병에 걸린 자식을 둔 부모, 정보 입수가 빠른 생명공학 관계자, 신상품이라면 늘 혹하는 억만장자 등 의뢰인도 각양각색이었다. 안 그래도 비용이 급속도로 저렴해지는 추세였기에 유전체 검사의 문턱이 실제 환자들이 감당할 수 있을 정도로 낮아지는 건 시간 문제로 보였다. 절대다수의 희망사항과는 별개로 모두의 분석 의뢰를 수용할 여건이 되는지는 또 다른 사안이었지만, 확실한 건 최우선순위를 희귀질환이나 유전병을 앓는 실제 환자들에게 두어야 한다는 것이었다. 어쨌든 유전체 분석은 조만간 대세로 떠오를 게 분명했다.

당시 우리 모두를 하나의 프로젝트에 열 올리게 만든 원동력은 오로지 순수한 학문적 호기심이었다. 연구팀원 구성도 대학원생과 심장내과 수련의가 절대다수였는데 솔직히 원래는 각자 당면한 숙제들로 앞가림하기 바쁜 사람들이었다. 그래서 회사를 하나 새로 세워야 할지 고민하던 나는 2010년에 러스 올트먼에게 처음 얘기를 꺼냈다. 염기분석 기술을 학술연구를 넘어 산업 영역으로 발전시키려면 그래야만 할 것 같았다. 일단 러스는 관심을 보였고 나는 이 고민을 마이크 스나이더와 아툴 뷰트에게도 털어놨다. 그런데 알고 보니 두 사람 모두 이미 같은 생각으로 각자 창업 준비를 하고 있던 차였다. 사실 나는 창업의 창 자도 모르는 사람이었다. 경험이라곤 옛날에 장인어른이 만드신 금속 공예품을 팔려고 (지금은 폐쇄된) 웹사이트를 만들었던 게 전부다.[2] 하지만 대신 고수 중의 고수 하나를 알았다. 바로 벤처캐피털리스트 마이클 모리츠Michael Moritz다.

마이클은 실리콘밸리의 전설이다. 영국 웨일스 출신으로 맨체스터 유나이티드의 광팬인 그는 지금은 벤처캐피털리스트로 이름 높지만 예전엔 책을 낸 작가이기도 했다. 애플의 역사에 관한 책을 두 권 썼고 맨체스터 유나이티드의 터줏대감 감독 알렉스 퍼거슨Alex Ferguson과 공저해 리더십을 주제로 낸 책도 있다. 나와 비슷하게 영국 옥스퍼드에서 크라이스트처치 칼리지를 졸업하고 지금은 미국에서 사는 그는 내 면담 요청을 흔쾌히 수락했다. 우리는 약속을 잡았고 스탠퍼드 캠퍼스에서 그리 멀지 않은 샌드힐로드Sandhill Road에 있는 그의 사무실로 내가 찾아가기로 했다.

샌드힐은 실리콘밸리 안에서도 벤처캐피털리스트들이 많이 살기로 유명한 동네다. 캠퍼스에서 바라보면 자전거로 오르기에 약간 벅찬 듯한 오르막길 하나가 보이는데 적잖은 스탠퍼드 교수들이 이 언덕을 오르는 것을 성지순례라고 부른다. 그런 데는 다 이유가 있다. 좌우를 찬찬히 둘러보면 구글, 엔비디아, 넷플릭스, 테슬라, 일렉트로닉 아츠, 시스코, 돌비, 야후, 인스타그램, 링크드인, 스냅챗, 브이엠웨어 등 이름만 대면 다 아는 쟁쟁한 기업들을 한 번에 구경할 수 있기 때문이다. 현재 마이클은 이 언덕 정상에 둥지를 튼 세쿼이아 캐피털Sequoia Capital에서 파트너로 재직 중이다. 실리콘밸리에서 모르는 사람이 없는 벤처캐피털 중 하나인 세쿼이아는 지난 40여 년 동안 애플, 야후, 구글, 인텔, 오라클, 페이팔, 스트라이프, 유튜브 등 250여 개 기업에 성공적으로 투자했다. 그 가치를 모두 합하면 1조 4000억 달러에 달한다.

그런 역사를 익히 아는 나는 여름 문턱에 바짝 다가간 6월의 어느 따스한 날에 약속 장소인 회사 건물에 도착했다. 로비의 인테리어는 화려하지 않았지만 고급스런 매력이 있어 잘나가는 기업의 냄새를 풍겼다. 안으로 들어섰을 때 가장 먼저 눈에 띈 것은 곳곳에 넉넉하게 마련된 회의실들이었다. 딱 봐도 값나갈 것 같은 가구들은 멀쩡한 구석이 없는 우리 학교 세미나실과 극명하게 대비됐고 회의실 내부 면적에 비해 지나치게 큰 평면 TV는 공간을 압도하고 있었다. 마이클은 평소와 다름없이 이 동네의 유니폼이 된 지 오래인 면바지에 노타이 셔츠 차림이었다. 함박웃음을 지으며 나타난 그는 내게 다가와 악수를 청했다. 우리는 냉장고에서 시원한 생수병을 하나씩 꺼내 들고 그의 사무실 쪽으로 발걸음을 옮겼다. 당시는 개방형 공간 배치가 대유행했던 시절이라 실은 그의 '책상'이라고 말하는 게 정확한 표현이지만 말이다. 그의 책상이 너무 한복판에 있어서 깜짝 놀랐던 게 기억난다. 게다가 옆자리와의 거리도 몇 미터 되지 않았다. 실리콘밸리에서 가장 성공한 투자자로서 〈포브스〉 선정 미다스 리스트Midas List에 한두 번 이름을 올린 게 아닌 세계 최고 부자가 이런 자리에서 일하고 있었다니. 뻥 뚫린 도서관 열람실에서 공부하는 대학생 같았다.

"유전체학계의 최근 소식을 혹시 알고 계신지 모르겠는데요." 속으로는 우리 세계에서 혁명적인 사건이 스티브 잡스(애플 창업자), 제리 양(야후 공동창업자), 래리 페이지(구글 공동창업자) 같은 인사들에게 수표를 써 주는 사람에게는 아무것도 아닌 걸로 보일 수 있겠다는 생각이 불현듯 스쳤지만 일단 나는 운을 떼고 준비해 온 설명을 시작했다. 지금까지 이러저러한 역경과 발전이 있었고 우리가 어떤 모습의 임상 유전체 분석 기술 회사를 꿈꾸는지 등을 내가 쭈뼛거리며 풀어내는 동안 그는 일단 조용히 듣기만 했다. 그러다 중간에 이미 일루미나가 임상 품질의 유전체 검사를 하고 있지 않느냐고 지적하고는 왜 회사를 따로 세우려고 하느냐고 내게 물었다. 그는 친절하고 관대한 태도를 유지하면서도 매번 논점을 정확하게 짚었고 긴장이 풀릴수록 우리의 대화는 점점 더 활기를 띠었다. 나는 우리가 의학의 관점에서 유전체 전체를 종합적으로 해석하는 새로운 체계를 구축했다고 설명했다. 이 기법은 우리가 최초일 거라는 말도 덧붙였다(가령 일루미나는 해석보다는 분석 자체에 치중하고 있었다). 나는 의학 자료와 유전체 자료를 통합하는 것의 의미를 그림으로 정리한 시각자료를 그에게 보여 주었다. 예전에 스티븐의 유전체에서 얻은 데이터를 가지고 만들어 둔 것이었다. "언젠가 병원 전자차트에서 자신의 유전체 정보를 약 처방 기록만큼이나 손쉽게 열어 볼 날이 반드시 올 겁니다." 아까보다 한결 힘이 들어간 목소리로 내가 말했다. 마침내 마이클이 등을 의자에 기대며 입을 열었다. "괜찮아 보이는데요." 그는 진짜로 고민하고 있었다. 이건 좋은 징조였다. 그는 정식으로 창업하기 전에 기초적인 청사진을 그리는 데 도움이 될 거라면서 회사 동료 몇을 소개해 주겠다고 약속했다.

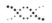

모름지기 창업 준비는 매인 이해관계 없이 순수할 때 훨씬 신나는 법이다. 실제로 여러 대학가에서는 업계를 종종 '어둠의 세계'라고 표현한다. 처음에는 마뜩잖아 하던 연구자들도 못 이기는 척 발을 들였다가 다시는 못 돌아오기 일쑤이기 때문이다. 업계가 고연봉을 제시할 때 대학가 사람들은 '지식을 팔아 치운다'는 가책에 일단 주춤하는 게 일반적인 반응이다. 미국은 이미 2015년에 기업들의 기초과학 연구 투자 규모가 연방정부를 앞지르기 시작했다. 그럼에도 한 번 박힌 고정관념은 쉽게 사라지지 않고 있다. 학계와 기업의 협력 역시 꾸준히 느는 추세지만 두 세계는 여전히 서먹하다.

그런 가운데 스탠퍼드는 보기 드물게 학문과 산업이 상생하는 특이한 곳이다. 일등공신은 스탠퍼드 기술특허사무소Stanford Office of Technology Licensing이다. 대학 연구실에서 싹 튼 지적재산이 생산 현장에 무사히 정착하도록 돕는 이 중간기구는 전 세계에 명성이 자자하다. 1970년 설립 이래로 이 기구를 거쳐 탄생한 발명품은 1만 1000종을 넘고 그중 3600건 이상이 실제 제품 개발로 이어졌다. 덕분에 학교가 벌어들인 특허사용료는 지금까지 17억 달러가 넘는다. 어떤 회사는 기술을 거의 전적으로 스탠퍼드에 의지하는지라 사명 자체에 학교 이름을 넣기도 한다. JAVA 프로그래밍 언어를 만든 썬 마이크로시스템즈Sun Microsystems가 그런 경우다. 스탠퍼드대학교 네트워크Stanford University Network의 앞 글자 세 개를 따서 명명된 이 회사는 2010년에 74억 달러를 받고 오라클에 매각됐다. 썬 마이크로시스템즈가 최초로 출시했던 컴퓨터는 앤디 베흐톨스하임Andy

Bechtolsheim이 설계한 본체를 기반으로 한 것인데, 당시 그는 스탠퍼드 대학원생이었다.

생물의학 영역으로 넘어오면 지미 카터 전 대통령이 1980년 12월 12일에 서명해 입법화된 바이-돌Bayh-Dole 법안이 중대한 견인차 역할을 했다.[3] 이 법안 덕분에 역사상 최초로 대학에서도 NIH 같은 정부조직의 연구비 지원으로 창조된 지적재산을 가지고 영리를 추구하거나 소유권을 취득할 수 있게 된다. 제한효소를 유전자 가위로 사용하는 일명 '유전자 편집gene splicing' 기술은 바이-돌 법안의 유명한 수혜 사례다. 1981년에 스탠퍼드가 이 기술의 특허 사용권을 제넨테크Genentech 사에 넘기면서 생명공학계에는 새로운 바람이 불었다.[4]

내가 스탠퍼드에 부임한 첫 주였던 걸로 기억한다. 나는 이 법안 때문에 미국과 영국의 대학 문화가 얼마나 현격히 달라졌는지를 피부로 실감했다. 영국에 있을 때 나는 본인 이름의 특허를 보유한 지인 한 명을 알았는데, 그는 그거 하나로 우리 학과에서 나름 유명인사 행세를 했다. 그런데 스탠퍼드에 오니 횟수를 세다 며칠 안 되어 포기할 정도로 특허라는 단어가 사방에서 들려왔다. 아마 내 스승인 교수님이 특허 따기에 누구보다 열심인 생명공학기업 애질런트 테크놀로지Agilent Technologies의 관계자였던 영향을 무시할 수 없을 것이다. 그렇더라도 근본적으로 미국과 영국이 상업화할 아이디어를 보호하는 방식은 하늘과 땅 차이였다.

진단 유전체 검사 개발 회사로 홀로서기하겠다는 의지를 마침내 선언한 우리는 새로운 세상을 탐험할 기대감에 잔뜩 부풀었다. 아직 실체가 없는 새 회사를 위해 우리는 각 팀마다 어떤 특허와 허가를 사전에 받아 놓을 수 있는지부터 논의했다. 그런 다음 샌드힐로드의 더 많은 투자자들에게 우리 얘기를 들려주러 다니기 시작했다.

∴∵∴

이미 그때도 확실한 게 한 가지는 있었다. 유전체 분석 팀이 아무리 탄탄한 과학적 기반을 가졌다 한들 우리에게 사업적 지도력은 없다는 사실이었다. 부정적인 반응을 보인 벤처캐피털리스트들도 비슷한 지적을 했다. "스탠퍼드 교수진에게 그랬던 것처럼 우리에게도 당신네 기술이 훌륭하다는 걸 납득시키는 건 어렵지 않을 겁니다. 하지만 여기선 그 기술이 돈이 된다고 믿게 해야 해요." 우리는 스탠퍼드 교정에서 다시 모여 머리를 맞댔다. 각자 인맥을 총동원해 우리 회사에 관심 있어 할 인사들을 넌지시 떠보기도 했다. 하지만 선뜻 손 잡으려는 이는 좀처럼 나타나지 않았다. 그러던 어느 날이었다. 우리는 열쇠가 처음부터 우리 손에 있었다는 사실을 뒤늦게 깨달았다. 그 열쇠는 바로 생명공학기업의 현직 CEO이면서 우리 연구에 유전체를 기증한 인물인 존 웨스트였다. 존이 누구던가. 공학도 출신의 성공한 사업가이며, 경연진을 설득해 임상 영역에서 염기서열의 기본이 되는 기술을 사들임으로써 회사를 지금의 위치에 올려놓은 최대 공로자가 아니던가. 알고 지낸 지난 수 개월 동안 그는 임상의학 분야에서 앞으로 유전체가 차지할 위상을 두고 우리와 지겹도록 토의했었다. 드디어 답을 찾은 우리는 누가 됐든 다음에 존과 제일 먼저 마주치는 사람이 우리 회사 사장으로 와 줄 수 있는지 은밀하게 물어 보자고 약속했다.

한두 달 뒤, 그를 가장 먼저 만난 주인공은 결국 내가 되었다. 웨스트 일가의 유전체 분석 진척 상황을 보고하는 모임이 잡혔던 것이다. 이렇게 된 김에 나는 얼마 전 프레더릭이 이 가족의 병증 성향을 언급했던 내용을 참고해서 미리 머릿속에 일종의 홍보용 대본을 준비해 갔다. 모임의 공식 일정이 끝나고 나는 바로 존에게 다가갔다. 그런데 잠깐만 둘이 따로 얘기할 수 있느냐고 물으려는 찰나, 그가 먼저 내게 개인면담을 요청하는 것이었다. 우리는 밖으로 나와 어설프게 친한 어른들이 으레 보이는 '먼저 말씀하세요, 아니요, 먼저 말씀하세요' 식의 실랑이 장면을 잠시 연출했다. 결국은 나보다 일찍 단념한 그가 먼저 용건을 꺼냈다. "혹시나 해서 여쭙는데요. 학계에서 이런 유의 얘기를 종종 접하실 텐데 유전체학에 집중한 회사를 직접 시작할 생각은 안 해 보셨습니까?"

지금도 우리는 우스갯소리로 역사상 가장 치밀한 신상조사를 받은 CEO는 존 웨스트일 거라고 얘기하곤 한다. 우리는 그의 DNA 문자 하나하나까지 꿰뚫고 있었으니까.

존이 우리 회사의 최고경영자를 맡기로 확정한 뒤 우리는 역사적인 첫 회동을 갖기로 했다. 커피잔을 앞에 놓고 떠오르는 단상들을 각자 냅킨 위에 휘갈겨 적었기에 지금도 우리가 "냅킨" 회의라고 부르는 그 모임이다. 장소는 팔로알토Palo Alto에 있는 메이필드 베이 커리로 잡았다. 이곳의 다크로스팅한 이탈리아식 커피와 아몬드 크루아상이 근방에서 으뜸이었기 때문이다. 한파가 기승인 겨울날이었음에도 간질간질한 혓바닥 때문에 아침 7시에 몸을 일으키지 않고는 못 배길 정도였다. 하지만 막상 가 보니 내 입이 그런 호사를 누릴 상황이 전혀 아니었다. 카페가 몇 시에 문을 여는지 아무도 확인하지 않은 탓에 우리 모두 문밖에서 추위에 덜덜 떨며 가게 사람이 오기를 기다려야 했던 것이다. 명색이 회사 창립자들이 적당한 회의 장소를 찾는 간단한 첫 임무도 완수하지 못하고 체면이 말이 아니었다. 그럼에도 우리의 벤처는 우여곡절을 거쳐 무사히 출범했다. 우리 모두의 땀과 애정이 녹아 들어갔고 앞으로 우리를 흥미진진한 신세계로 인도할 우리의 일터였다. 아이디어에 살이 붙고 회사를 위한 계획이 구체화될수록 우리 안의 열정은 점점 더 달아올랐다.

하지만 우리 회사는 아직 이름도 없었다. 얘기가 나온 후보가 몇 있긴 했다. 가령 내 친형이 제안한 마음 훈훈해지는 컨시너티 메디컬이라는 이름은 거의 뽑힐 뻔도 했다(Concinnity라는 단어에는 구성이 우아하고 조화로워서 모든 합이 완벽하게 맞아떨어진다는 의미가 담겨 있다).[5] 그런데 마이크 스나이더가 세 번을 전부 다른 발음으로 잘못 읽는 코미

디를 연출했다. 덕분에 모두의 박장대소에 묻힌 뒤로 컨시너티는 다시 거론되지 않았다. 결국 최종 낙점된 것은 러스 올트먼의 친구인 마라 닐Mara Neal의 아이디어였다. 스탠퍼드에서 그리 멀지 않은 우드사이드 펍에서 그녀가 그 단어를 무심히 내뱉었을 때 우리는 함께 저녁을 먹던 중이었다. 러스가 마라에게 우리 벤처에 대해 설명했고 그녀는 회사가 앞으로 하려는 일이 뭔지 물었다. 러스는 우리가 인간 유전체 검사를 맞춤의학에 적용시킬 거라고 대답했다. 그러자 마라가 말했다. "아, 그러면 라틴어에서 찾아보세요." 그러면서 그녀는 *Personalis*라는 단어를 제시했다. 천주교에서 자주 언급되는 '전인소人 보살핌'이라는 뜻의 구절 *Cura Personalis*에서 따온 것이었다. 러스는 만약 이 이름이 채택되면 그녀에게 회사 지분 한 주를 선물하겠노라고 그 자리에서 맹세했다. (실제로 그는 2019년 12월에 약속을 지켰다.)

결국 방대한 지적재산 포트폴리오가 스탠퍼드 연구실에서 퍼스날리스Personalis 사로 이전되었다. 존이 몇 달에 걸친 스탠퍼드 특허사무소와의 협상 끝에 이끌어 낸 성과였다. 그러는 동안 창업 멤버들은 거의 매주 일요일마다 오후 내내 붙어 지내며 아이디어 회의를 했다. 안건은 대부분 벤처캐피털에게 써먹을 홍보 전략이었고 한 주의 성패를 함께 분석하고 새 전략을 토의했다. 마침내 조너선 매퀴티Jonathan Macquitty의 애빙워스와 수 시겔Sue Siegel의 모어-다비도 벤처Mohr-Davidow Ventures로부터 투자금을 전부 확보한 날은 우리만의 잔칫날이었다. 애빙워스는 앞서 솔렉사에도 투자한 바 있다. 한겨울

이른 아침 메이필드 베이커리 문밖에서 덜덜 떨면서 막을 올린 우리의 기나긴 출항 준비는 햇살 따스한 일요일 오후 생물정보학과 대학원의 한 강의실에 조촐히 마련된 자리에서 화기애애하게 마무리됐다. 우리는 건배로 벤처 출범을 자축했는데, 마이크 스나이더가 표준 규격의 얼음 담는 고무양동이를 실험실에서 슬쩍해 온 덕분에 시원한 맥주를 마실 수 있었다. 눈썰미 있는 이라면 지금도 강의실 문틀에서 우리 모임의 흔적을 발견할 수 있다. 아무도 병따개를 가져오지 않아 다들 감춰 둔 학부 때의 신공을 이날 맘껏 발휘했다.

그로부터 몇 달 뒤의 일이다. 당시 마이크 스나이더는 온갖 과학 기술을 동원해 본인의 모든 것을 계측하는 프로젝트에 한창이었다. 여기서 모든 것이란 말 그대로 전부를 뜻한다. 일찍이 마이크는 스탠퍼드에 온 직후인 2010년부터 온몸에 각종 웨어러블 장치를 달고 회의에 나타나곤 했다. 한 손목에는 스마트워치를 차고 반대편 손목에는 핏빗fitbit을 끼는 식이다. 때로는 팔뚝에 명함지갑만 한 금속장치를 달고 돌아다녔는데, 공기 중의 유해물질을 검출하는 기계라고 했다. 또 언젠가는 저속촬영 카메라를 들고 난데없이 회의실에 출몰했다가 회의하던 사람들이 기겁하자 바로 촬영을 접은 일도 있다. 스탠퍼드 의과대학의 학장 로이드 마이너Lloyd Minor는 그런 그에게 "역사상 가장 유식한 유기체"라는 별명을 붙였다.

별명과 너무나 잘 어울리게, 그의 초창기 기행 중 하나는 바로 본인의 유전체 염기서열을 분석하는 것이었다. 물론 거기서 만족할 마이크는 아니었다. 그는 자신의 면역계 백혈구들에 어느 유전자가 가장 활발히 작용하는지 정기적으로 점검하고 싶어 했다. 그는 혈중 단백질 수치와 소변 배설된 에너지 분해산물을 직접 측정하기도 했다. 본인의 대변 역시 그에게는 진지한 연구 소재였다. 마이크는 자신의 미생물총, 그러니까 피부와 소화관에 상존하는 모든 박테리아 군집을 철저히 분석했다. 그러다 자신의 몸속에서 어떤 생물학적 '변동'이 일어났다는 생각이 들 정도로 확연한 측정치 변화를 발견하면 더없이 기뻐했다. 그의 전화가 내 단잠을 깨뜨렸던 어느 하루를 기억한다. 통화 버튼을 누르자 한껏 상기된 그의 음성이 들려왔다. "유안! 엄청난 소식이에요!" 덩달아 나도 큰 목소리로 말했다. "뭔데요? 새 연구비? 새 논문? 프로젝트를 새로 땄어요?" "내가 감기에 걸렸거든요!" 나름 그는 진심으로 신나서 하는 얘기였다. 그러고는 내게 물었다. "지금 와서 내 피 좀 뽑아 줄 수 있어요?"

한마디로 유전체학, 단백질체학, 대사체학이 집대성된 복합 장르로 스나이더 연출, 스나이더 주연의 원맨쇼였다.

이 일명 '마이크 프로젝트'에서 내 역할은 유전체의 임상적 분석과 해석이었다. 지난번에 웨스트 일가 유전체의 분석을 맡았던 우리 팀의 심장내과 의사 프레더릭 듀이가 이번에도 차출됐다. 우리는 마이크의 유전체에서 TERT라는 유전자의 변이형을 발견했다. 이 변이형이 있는 사람은 텔로미어telomere(염색체를 보호하는 말단부. 이

것의 길이로 세포 노화 정도를 가늠한다)가 짧아져 병이 잘 생기는 체질이 되곤 한다. 검사 결과를 통보 받은 마이크는 예상대로 당장 텔로미어 길이를 측정하겠다고 나섰고, 얼마 뒤 텔로미어가 짧아져 있는 백혈구의 수가 정상 범위의 상한선에 아슬아슬하게 걸린다는 걸 알아냈다. 그 말은 곧 적혈구 생성을 담당하는 그의 골수가 남들보다 일찍 은퇴할 공산이 크다는 뜻이었다. 마이크 본인은 당뇨병에 걸릴까 봐 조심하는 기색이 역력했지만(하필 그때 당뇨병 전조현상이 막 시작된 탓이었다) 우리는 오히려 골수가 적혈구를 제대로 만들지 못하는 희귀병인 재생불량성 빈혈이 더 걱정이었다. 그래서 일단 우리는 빈혈의 징조가 있으면 바로 알 수 있도록 혈액검사를 주기적으로 받으라고 그에게 당부했다.

2012년, 마이크는 본인의 복합 유전체학 연구 결과 중 일부를 학술지 〈셀Cell〉에 처음 발표했다. 지면에 글귀로 풀이된 수십억 데이터가 전부 제1저자 본인의 자작품이라는 사실 때문에 이 논문은 쏠쏠하게 화제 몰이를 했다. 〈네이처 뉴스Nature News〉가 평론기사 제목에 넣으려고 '나르시솜narcissome(나르시시즘과 유전체의 합성어-옮긴이)'이라는 신조어까지 만들 정도였다.

그렇다고 마이크가 지독하게 자기만 아는 인간인 건 절대로 아니다. 사실 그는 우리 병원을 찾는 환자들을 포함해 누구에게나 유전체 분석이 두루 쓰이게 하는 데 뜻을 두고 있었다. 오죽하면 관심 있어 하는 유전학과 교수들에게 무료 유전체 검사까지 제안했을까. (그때쯤엔 이미 나도 말려들어서 우리 부모님 것까지 세 사람의 유전체가 작업 중이었고 비슷한 규모로 동의서에 서명한 임직원이 여럿 더 있었다.) 그런 와중에 마이크는 내 스승인 토머스 쿼터무스Thomas Quertermous와 손잡고 진짜 환자의 유전체를 분석하는 새 파일럿 프로젝트를 기획해 또 시작했다. 토머스 쿼터무스가 아니었다면 애초에 내가 박사후 과정을 하러 캘리포니아로 올 일도 없었을 것이다. TQ는 그런 분이다. (오래전 빅터 프뢸리허의 추천을 "오케이, 우리가 당신네 스코틀랜드 친구를 받겠소!"라는 한 마디로 호탕하게 승낙한 그에게 말로 다할 수 없는 감사를 드린다.) 두 사람은 스탠퍼드 병의원을 방문한 환자들 가운데 연구에 참여할 지원자를 모집했다. 유전체 전체의 염기서열을 분석한 뒤에 결과를 통보해 주는 것이 연구의 주 활동이었다. 총 열두 명의 환자가 연구에 등록했고 시간은 쏜살같이 흘러 데이터가 전부 나올 순간이 코앞으로 다가왔다. 이젠 데이터를 해독해 환자들에게 잘 설명할 전략을 슬슬 짜야 했다.

스티븐 퀘이커의 유전체 연구를 성공적으로 마무리한 뒤부터 우리는 유전체 검사의 활용처를 스탠퍼드 병원으로 확대한다는 큰 그림을 내내 그리고 있었다. 그런 의미에서 이번 프로젝트는 유전체 기술이 실제 의료 현장에서 어떻게 사용될 수 있는지 가늠할 시험 무대나 마찬가지였다. 이때쯤엔 파이프라인을 돌려 변이형 유전자를 색출하는 작업이 종전에 비해 훨씬 편해져 있었다.[6] 반면에 의학적 중요성을 하나하나 따져 가며 유전체 전체를 꼼꼼이 해석하는 것은 여전히 고급 인력들이 50시간가량을 오롯이 쏟아부어야 하는 고난도 작업이었다. 우리는 일루미나의 기술에 신생 라이벌인 컴플

리트 지노믹스Complete Genomics 사의 기술까지 동원해 염기분석 작업에 박차를 가했다. 10여 명 분량의 유전체가 차례차례 분석되고 해석되는 동안 환자들은 저마다 검사 결과를 목 빠지게 기다릴 터였다. 그런데 그 사이에 우리가 해야 할 일이 하나 더 있었다. 성에 차는 유전학 카운슬러를 아직 구하지 못했던 것이다. 우리에겐 유전자 변이형들을 분석하고 차등 선별할 줄 알면서, 유전체 분석에 참여했던 경험도 있고, 겉만 번지르르한 감언이설에 넘어가지 않을 강단을 갖춘 인재가 필요했다. 세 가지 조건을 다 만족하기란 하늘의 별 따기라는 건 솔직히 우리도 잘 알았다. 유전학 카운슬러 자체가 수요가 공급을 엄청난 격차로 앞서며 인기 급상승 중인 신흥 직종이었으니. 더욱이 스탠퍼드 졸업생들처럼 유전체를 좀 만져 봤다는 전공자는 너도나도 앞다퉈 모셔 가는 형편이었다. 내가 선천성 심혈관질환센터의 선임 유전학 카운슬러 콜린 칼레슈Colleen Caleshu에게 특별히 도움을 구한 건 당연했다. 콜린의 대답은 신속했다. "음, 딱 적당한 친구가 하나 있어요." 내심 불안한 마음을 감추고 있던 나는 화들짝 놀라지 않을 수 없었다.

당시 메건 그로브Megan Grove는 유전학 카운슬링 전공으로 스탠퍼드 대학원 과정을 막 마친 사회초년생이었다. 스탠퍼드 학부 시절 요트팀 주장까지 지냈던 그녀는 여전히 긍정 에너지를 무한발산하며 다녔다. 아마 그녀만큼 다양한 주먹인사 동작을 외고 있는 사람은 만나기 힘들 것 같았다. 한마디로 메건은 정확히 우리가 찾던 인물이었다. 그녀는 재능과 모험심을 겸비했고 성격까지 쾌활하고 긍정적이었다. 그렇게 마이크가 염기서열 데이터를 만들고, TQ가 환자들과 소통하고, 프레더릭이 데이터베이스를 돌리고, 메건이 판독을 준비하면서 우리 유전체 팀의 또 다른 모험이 시작되었다.

∴∵∴

환자 대부분이 등록을 마쳤을 무렵이었다. 프로젝트에 작은 변동사항이 생기는 바람에 우리는 환자들에게 연락해 동의서를 다시 받아야 했다. 다행히 메건은 나중에 검사 결과를 정식으로 알리기 전에 환자들이 유전학 카운슬링에 익숙해지게 하는 기회로 삼기로 했다. 연구에 등록된 환자 대다수는 지역 주민이었지만 간혹 사정상 국내외 곳곳을 돌아다니는 분들도 있었다. 그런 이유로 우리는 필요하면 몇 다리를 거쳐 전화연락을 넣어 환자 한 명 한 명을 추적하고 동의서를 업데이트하고 유전학 상담을 제공했다. 이 시점에 우리는 한 가지를 추가로 약속했다. 바로, 결과가 조만간 나온다는 것이었다.

우리는 종전의 프로젝트들에서 우리가 얻었던 유의 통찰을 이번에도 발휘해 환자들에게 돌려주길 소망했다. 차이가 있다면 지금은 그 과정이 훨씬 체계화됐다는 것이다. 프레더릭이 꽤 그럴싸한 모양새로 발전시킨 희귀 유전자 변이형 데이터베이스가 있으니 이제는 한 사람의 분석을 한 방에 해결하는 것도 가능했다. 덕분에 우리는 높은 우선순위 변이형들만 추린 분석 결과를 우리의 일당백 유전학 큐레이터이자 카운슬러인 메건에게 빨리 전달할 수 있었다. 동시에 우리는 관상동맥질환과 당뇨병의 흔한 변이형 위험 점수의—여러 유전자 변이형의 위험도를 모두 더한 총점이라는 뜻에서 흔히 '다인성' 위험 점수라고 한다—업데이트 작업을 나란히 진행했다. 이어서 또 점수를 고혈압, 흡연, 콜레스테롤 수치 같은 전통적 위험인자와 연결시키는 것까지가 진짜 마무리였다. 그러고 나면 드디어 약물유전체학 팀이 나설 순서였다. 이번 프로젝트에서 달라진 조건은 유전체 검사 보고서가 이미 나와 있다는 것이었다. 보고서는 그때까지 밝혀진 모든 유전학적 위험인자를 고려해 각 환자의 유전체 분석 결과를 간단명료하게 정리해 요약한 것이었다.

유례 없는 대규모 유전체 데이터를 한꺼번에 처리하다 보니 확실해지는 게 하나 있었다. 환자들에게 유전체 검사가 최적의 시점에 활용될 수 있으려면 여러 가지 면에서 개선이 필요했다. 가장 시급한 사안은 검사의 유효 범위였다. 특정 자리에 있는 DNA 문자가 뭔지 최종 결정하고자 할 때 유전체 내의 어느 한 구역에서 염기 순서를 처음 읽은 다음 그걸 맞게 읽었는지 확인에 재확인까지 하는 과정을 몇 번이나 반복해야 충분한가를 두고 아직 이렇다 할 기준이 없었던 것이다. 한 자리를 몇 번 읽었느냐에 따라 그 위치의 염기가 A, T, G, C 중 이것이라는 판정의 신뢰도가 달라진다는 건 우리 모두 일찌감치 깨달은 바다. 결국 우리는 한 자리의 염기가 고품질로 측정된 횟수가 최소 20회 이상일 때를 정확한 검사의 표준 잣대로 삼기로 의견을 모았다.

하지만 하루가 다르게 변하는 유전체 기술의 세계에서도 이 표준을 맞추는 것은 좀처럼 쉬운 일이 아니었다. 예를 들어, 스티븐의 유전체로 작업할 때 우리는 한 자리를 평균 스무 번씩 읽었지만 웨스트 가족과 프로젝트를 할 때는 이 횟수를 서른 번 정도로 늘려야 했다. 내내 우리는 궁금했다. 환자의 각 주요 유전자의 얼마큼의 자리에서 그 염기 종류를 충분한 신뢰도로 선언할 수 있을까. 그래서 우리는 유전자 56종을 시험 삼아 검토해 보기로 했다. 유전되는 경향이 큰 암이나 심장 돌연사 같은 건강 문제들에 당장 일단의 조치가 가능한 정보를 잘만 하면 얻을 수 있다는 점에서 미국의학유전학회American College of Medical Genetics가 가장 중요하다고 인정한 유전자들 중에서 추린 목록이었다.

테스트 결과는 우리 모두의 정신이 번쩍 들게 만들었다. 주요 영역들의 소위 의학적으로 중요하다던 유전자 중 어느 하나 염기 순서가 반드시 일정하다고 장담할 만한 게 없었다. 그 말은 곧 진짜 발병 변이형이 도사리고 있을지 모르는데 우리가 찾지 못할 뿐이라는 뜻이었다. 대부분 한 유전자 안에서 정체가 A, T, G, C 중 무엇인지 확신할 수 없는 염기 자리는 2~6% 정도였지만 가끔 그런 자리의 비중이 10%를 훌쩍 넘는 유전자도 있었다. 이건 꽤나 골치 아픈 문제였다. 환자에게 유전체 검사를 받게 했는데 유전자 5%의 정보는 여전히 오리무중이라면 중요한 진단을 확정도 배제도 못 하는 진퇴양난에 빠질 수 있다. 어쩌면 거기에 누군가의 생사가 걸릴지도 모른다.

다행히 우리는 파일럿 프로젝트의 다음 번 중간 결과를 듣고 나서 다시 기운을 차릴 수 있었다. 건강한 사람의 유전자를 검사하는 것을 두고 유전학 전문가들의 시선이 곱지 않은 것은 하루이틀 일이 아니다. 그들이 반대 이유로 가장 크게 내세우는 근거는 의료 비용이었다. 그래서 우리는 프로젝트의 일환으로 검사 비용을 추적하기로 했다. 조사는 우리가 환자의 최초 검사 결과를 알려준 뒤 그중 어떤 소견을 유전자 검사로 추적관리하고 싶은지 일차의료기관 의사들에게 물어 보는 방식으로 진행했다. 그런 다음에 의사들의 응답을 바탕으로 검사 절차에 들어가는 제반 비용을 책정했다. 그 결과, 평균 총액이 누군가가 주장한 수십만 달러가 아니라 700달러 안팎임을 확인할 수 있었다. 나중에 고가의 치료에 **낭비하게 될 돈이 유전체 검사 덕분에 굳는다**는 점을 차치하더라도, 이 정도면 누구나 큰 맘 먹고 질러 볼 만한 가격대였다.

우리 병원의 한 여자 환자가 좋은 사례다. *BRCA1*이라고 유방암과 난소암의 원인으로 이 바닥에서는 유명한 유전자가 있는데, 이 환자는 유전체 검사 후 자신이 이 유전자 변이형 보유자임을 알게 됐다. 이제 그녀의 운명은 의심의 여지가 없었다. 앞으로 언젠가 유방암이나 난소암에 걸릴 위험성이 남들보다 높다는 건 부인할 수 없는 사실이었다. 실제로 이 변이형이 있을 경우 살면서 언제든 유방암에 걸릴 확률이 50%를 넘는다는 통계도 있다(참고로 전체 인구 집단의 평균은 10%다). 그래서 어떤 사람은 암의 싹수를 미리 뽑아 버리려고 일찌감치 유방이나 난소를 수술로 들어내기도 한다. 영화배우

앤젤리나 졸리의 유방절제술 소식이 2013년 5월에 〈뉴욕타임스〉의 특집기사로 언급되면서 갑자기 주목 받긴 했어도 실은 비슷한 생각을 가진 여성이 이 여배우만은 아니었던 셈이다.

어느 날, 저녁이 다 된 시간에 메건과 나는 우리 환자에게 소식을 알리려고 수화기를 들었다. 전화를 건 이에게도 받은 이에게도 유쾌한 통화가 되지 않으리라는 건 뻔했다. 우리는 내 사무실 전화기를 붙잡고 검사 결과와 그것이 의미하는 바를 꼬박 두 시간에 걸쳐 환자와 환자의 남편에게 설명했다. 일단은 유전체 검사는 어떻게 하는지, 우리가 쓴 분석 절차는 어떻게 되는지부터 어렵지 않게 풀어 알려주었다. 아직은 연구 단계라 허가 받은 임상검사법으로 한 번 검증을 거쳐야 할 거라는 주의사항도 덧붙였다. 그런 다음에는 BRCA1 변이형을 발견한 경위를 얘기하고 검사 결과가 믿을 만하다는 걸 보증하는 품질관리 장치를 설명했다. 그러고는 이쯤에서 잠시 숨을 골랐다. 부부 중 누구도 우리가 맨 처음에 꺼낸 몇 마디 이상의 내용은 기억 못 할 것 같았기 때문이다. 부부가 정확히 무슨 질문을 했더라? 아무튼 우리는 BRCA1 유전자가 DNA 복구 작업에 어떻게 관여하는지, 분열 중인 세포는 왜 그리고 언제 발암 돌연변이가 쌓이기 쉬워지는지 차근차근 설명했다. 이것이 유방암과 난소암의 위험성 증가로 이어진다는 사실과 일부 환자는 일찌감치 수술을 택한다는 것도 포함했다. 마지막으로 우리는 가장 중요한 얘기를 꺼냈다. 우리 병원의 유방암 전문가들을 소개하고 원하면 바로 진료예약을 주선하겠다고 말이다. 두 사람은 우리의 제안을 바로 받아들였다.

이날 전화통화를 계기로 나는 확실하게 느꼈다. 유전체가 감추고 있던 이런 유의 민감한 건강정보로 평범한 대화를 나누는 세상이 마침내 상아탑 밖에서도 열리고 있었다. 신기술이 등장하는 모든 순간이 그랬듯이 이번에도 우리는 윤리와 경제성을 최후의 관문으로 남겨 놓고 있었다.

연구의 마지막 논문은 2014년 봄 〈미국의학협회저널〉을 통해 세상에 공개됐다. 이 논문에서는 2가지 주제를 특히 비중 있게 다뤘는데, 하나는 유전체 검사 기술을 임상 수준으로 끌어올리는 과정에서 맞닥뜨렸던 어려움이고 다른 하나는 이런 데이터의 접근 문턱이 낮아지면서 생긴 엄청난 기회이다. 우리는 경제성 분석을 근거로 제시하며 유전체 검사가 의료비 지출에 그렇게 큰 추가 부담을 주지 않는다는 논리를 펼쳤다. 한편 유전학자와 유전학 카운슬러 전문인력이 수요를 따라가지 못하는 전국적 현상을 감안할 때 검사 결과를 일반의들의 입을 빌려 환자에게 알리는 게 나쁘지 않은 대안이 될 수 있었다. 일반의 입장에서도 이왕 최신 정보를 얻어들은 김에 병이 나기 전에 위험의 싹을 잘라낼 기회를 마다할 이유는 없었다. 우리는 이런 내용을 모두 논문에 실었다. 마지막으로는 우리 *BRCA1* 유전자 변이 환자의 사례처럼 유전체 검사가 어쩌면 인생을 바꿀지 모를 중차대한 진실을 드러내기도 한다는 점을 언급했다. 열 번 중 한 번 있을까 말까 하게 드물긴 해도 말이다.

논문이 나오기 직전에 공영 라디오 방송 NPR의 낸시 슈트Nancy

Shute와 인터뷰가 잡혔다. 이날 나는 우리가 꿈꾸는 유전체의 미래와 잠재력을 최대한 와닿게 설명하려고 비유까지 동원했다. 유전체 의학이라는 분야가 생긴 지는 고작 몇 년 되지 않는다. 이 짧은 시간에 우리는 한정된 기술을 가지고 모두가 매달려야 유전체 몇 조각의 기본 정보를 간신히 알아내던 수준에서 희귀 유전병이나 오리무중의 난치병을 앓는 환자에게 유전체 검사를 제안하는 경지로 올라섰다. 나는 이 성장이 아주 최근의 일임을 강조하며 방송에서 말했다. "우리 모두가 유전체 의학의 탄생을 목도했습니다. 지금은 중2병이 절정인 사춘기쯤에 와 있고요."

나는 아는 사람만 이해할 아이러니를 슬쩍 섞어 덧붙였다. "그래서 당분간은 좀 엄하게 키워야 할 거예요."

2
부

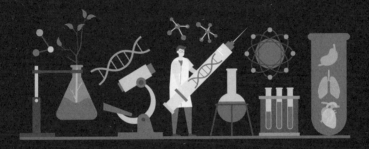

의사 가운을 입은 탐정

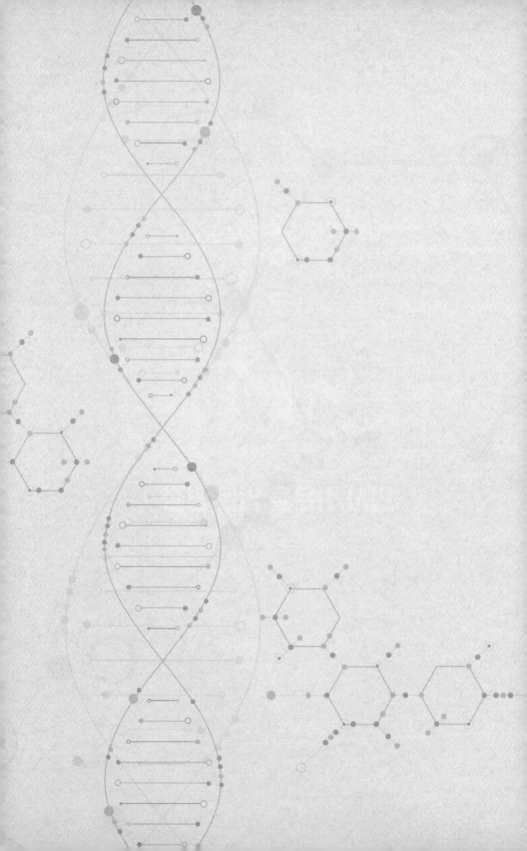

08장

보려고 해야만 보이는 병

"넌 눈으로 보지만 관찰하지는 않아."

- 셜록 홈스, 《보헤미아의 스캔들》

아서 코넌 도일Arthur Conan Doyle

"닥터 포먼: 그 말씀은 말장난이라고 생각됩니다.

닥터 하우스: 선생의 넥타이는 형편없다고 생각되는군요."

- 〈하우스〉 시즌 1, 3화 '오컴의 면도날'

나만 이렇게 생각하는 건 아닐 텐데, 세상에 인간만큼 재미있는 존재는 없는 것 같다. 나는 인간들이 몸을 움직이고, 서로 어울리고,

아무도 안 본다고 생각할 때 저마다 무슨 행동을 하는지 관찰하는 게 즐겁다. 그래서 가끔은 BBC의 야생동물 해설자 데이비드 애튼버러[1] 흉내를 내 목소리를 낮게 깔고는 이 동물종의 각종 행동 습성에 해설 멘트를 달며 혼자 놀기도 한다. 내심 나는 이 짓을 다른 이들도 비밀리에 즐긴다는 걸 안다.

인간 관찰은 다른 지역이나 해외로 여행을 떠났을 때 한층 흥미진진해진다. 나는 장소를 불문하고 인간의 습관에는 보편성이 있다는 점에 이상하게 끌린다. 그래서 낯선 행인들을 아무나 골라 그들의 관계를 추리하기도 하고 저들은 무슨 이유로 하필 이 타이밍에 여기에 왔을까, 원래는 뭐 하는 사람들일까 하고 괜한 공상에 빠진다. 밥 먹은 영수증을 저리 꼼꼼하게 확인하다니 직업이 회계사일까? 계속 먼 곳만 응시하는 걸 보면 다음 작품을 구상하는 사진작가나 화가인가? 이 게임에는 특히 내 장모님이 일가견 있는데, 눈썰미가 좋은 데다 귀도 밝아 아주 사소한 정보까지 다 엿듣는 덕분이다. 가끔 함께 외식을 하러 나가면 내 쪽을 향한 장모님의 두 눈동자가 유난히 반짝이는 순간이 종종 있다. 그럴 땐 십중팔구 내 바로 뒤에 앉은 중년 연상연하 커플의 대화에 심취하신 것이다. 내가 아무리 귀를 쫑긋 세운들 장모님은 늘 한 수 위다.

의사에게 그런 관찰력은 엄청난 무기가 된다. 정통 의학 교육의 묘미이자 의사를 피곤하게 만드는 특징은 어딜 가든 항상 주변 사람들이 가진 병증의 신호가 시야에 잡히게 된다는 것이다.[2] 손톱이 움푹 파여 있으면 철분결핍 빈혈이 있다는 뜻이고, 양 볼이 유난히 붉으면 루프스인가 의심스럽다. 실핏줄이 거미줄처럼 촘촘하거나 눈동자가 누렇게 떠 있으면 간이 나쁠 거라는 감이 온다. 콧대 높이, 미간, 귀의 위치 같은 특징적 외모 때문에 의사의 레이더에 어김없이 걸리는 건강 문제는 유전질환 중에도 적지 않다. 멀대같이 크면서 뼈만 남은 저 사람은 결합조직 유전병인 마르판 증후군Marfan syndrome 환자일까? 방금 전에 나와 악수를 나누고는 손을 빼는 동작이 살짝 더디던 아까 그 사람은? 일부러 기싸움을 하려던 게 아니었다면 혹시 뇌와 근육이 망가지는 선천적 질환인 근긴장성 이영양증myotonic dystrophy 초기는 아닐까? 진단이 주업인 의사의 머릿속은 이런 내면의 목소리들로 조용할 날이 없다.

그러나 오감을 활짝 연 관찰과 인간에 대한 깊은 이해가 결합하면 비로소 진짜 멋진 일이 일어난다. 그런 의사는 진료 받는 환자의 모든 것을 파악할 수 있다. 가령 매니큐어며 액세서리며 머리 끝부터 발 끝까지 꾸밈새가 빈 틈 없이 완벽한 환자가 찾아왔다. 물론 대개는 원래 잘 꾸미고 다니는 사람이라 그런 걸 거다. 그런데 얘기를 나눠 보면 그게 아닐지도 모른다. 간혹 그런 겉모습이 치밀하게 꾸민 허식일 수도 있다. 또 어떤 환자가 안절부절못하고 자꾸 시계를 확인하는가? 그럴 땐 환자의 혈압을 다시 재거나, 갑상선을 살펴보거나, 요즘 일과 일상의 균형이 무너지지 않았는지 물어 볼 필요가 있다. 이런 건 특히 솔직한 대답이 나올 만한 분위기에서 먼저 질문을 받지 않는 한 아무도 알아서 실토하지 않는다. 혹시 가족과의 관계가 껄끄럽지는 않은가? 가정불화가 환자의 금연 의지를 무참히 짓밟는 사례는 지겹도록 봐 왔다. 무엇보다 배우자와의 사이가 가장 중요하다. 배우자의 지지 없이 혼자 담배를 끊는 건 거의 불가능하다.

내가 한창 박사 논문을 쓰던 시절 점심시간에 짬 내서 즐겨 보던 BBC 프로그램이 하나 있다. 이름하여 〈열쇠구멍 침입자전Through the Keyhole〉[3]인데 진행자는 정체불명 유명인사의 집에 쳐들어가 10여 분 동안 집안 살림을 이것저것 들쑤시고는 시청자더러 집주인이 누구인지 맞히라고 종용한다. 이 상황극의 최대 묘미는 진행자가 구호를 외치는 순간이다. "단서는 이 안에 있습니다!" 미국식과 영국식의 중간인 소위 '대서양식' 악센트를 가진 진행자는 극적인 효과를 주려고 매번 이 한마디를 잔뜩 잡아 늘린다. "다안서어어느은 이이이 아아아안에에 있스읍니이이다아아아!" 때때로 나는 잘 안 풀리는 문제가 있을 때 이 특유의 말투를 속으로 따라 한다. 그러고 나면 피식 웃음이 나면서 긴장이 풀리곤 한다. 하지만 내가 이러는 더 큰 이유는 말의 메시지 자체가 진국이기 때문이다. 단서는 언제나 우리 주변에 있다.

아서 이그나티우스 코넌 도일Arthur Ignatius Conan Doyle[4]은 소설가이기 전에 뛰어난 관찰력을 자랑하는 의사였다. 1859년생으로 스코틀랜드에 있는 에든버러 대학교에서 의학을 공부하고 1881년에 졸업했지만 생계를 이어가기는 녹록치 않았다. 상주의사 자격으로 배를 타기도 했고 돌아와서는 영국 남단 해안가 지역에서 개업의로 잠시 활동했다. 그러다 안과전문의 자격증을 따고 나서 런던에 새롭게 진료실을 열었다. 그러나 병원에 손님이 없는 건 예나 지금이나 마찬가지였다. 결과적으로 그가 글쓰기라는 또 다른 재능에 매진할 수 있도록 한가하게 두는 것이 인류를 위해 유익한 일이었긴 했다. 코넌 도일은 평생에 걸쳐 소설과 논픽션을 여러 편 썼다. 그 가운데 그의 이름을 전 세계에 알린 것은 한 사설탐정 이야기였는데, 1891년에 출간된 첫 작품을 시작으로 56편의 단편과 4권의 장편으로 이루어진 시리즈였다. 이야기에서 우리의 명탐정 셜록 홈스는 매번 수사일지를 기록으로 남기면서 직접 힘을 보태기도 하는 군인 출신 의사 한 명과 함께 사건을 멋지게 해결해 나간다.

셜록 홈스 캐릭터를 구상할 때 코넌 도일은 의대 스승인 조지프 벨Joseph Bell[5] 박사의 조언을 많이 참고했다고 한다.[6] 벨 박사는 빅토리아 여왕도 지목해서 찾을 정도로 실력 있는 에든버러 로열 인퍼머리Edinburgh Royal Infirmary 병원의 외과의사였다. 특히 그는 관찰력이 비범하기로 유명했다. 길 가는 행인을 아무나 찍어 직업과 최근 행적을 추측하라고 하면 늘 백발백중이었다. 코넌 도일은 스승의 최대 강점을 "병명뿐만 아니라 환자의 직업과 성격까지 아우르는 종합적인 진단 능력"으로 꼽았다.

그런 작가의 배경을 알면 유난히 셜록 홈스 시리즈에 의학적 소재가 다양한 형태로 등장하는 이유를 납득하게 된다. 벌써 1권의 첫 장면부터가 그렇다. 왓슨이 홈스를 찾아가는데 장소가 실험실이다. 이곳에서 홈스는 현장의 혈흔을 더 쉽게 찾으려고 헤모글로빈 검사법을 연구하는 중이다. 실제로 시리즈 전집을 따져 보면 병명 68종, 의사 38명, 약물 22종, 의학 세부전공 12가지, 의학학술지 3종이 등장한다.[7]

홈스처럼 수사하기 위해서는 관찰력과 세상사에 관한 상식 그리고 인류에 대한 이해까지 두루 필요하다.[8] 그런 면에서 그의 수사와 의사들이 의학계 미스터리를 풀어 가는 방식은 상당히 닮아 있다.[9] 홈스는 (수동적 행위인) '보기'가 (능동적 행위인) '관찰하기'와 엄연히 다르다고 여러 차례 강조한다. 〈실버 블레이즈〉 편을 보면 경찰이 수색을 막 마친 현장에 홈스가 들어가자마자 반쯤 타다 만 성냥갑을 발견하고 집어 든다. 그때 형사가 말한다. "내가 그걸 어쩌다 놓쳤는지 알 수가 없군요." 그러자 홈스가 대답한다. "제가 찾으면서 둘러봤기 때문에 제 눈에 띈 것뿐입니다." 같은 식으로 우리 의대에서는 강의시간에 학생들에게 능동적으로 관찰하라고 수시로 가르친다. 가령 환자의 맥박이 살짝 느리다는 걸 알아채고 대동맥이 좁아져 생기는 잡음이 있는지 당장 확인할 수 있도록 말이다.

능동적 관찰력의 중요성은 드러나는 변화가 없을 때도 여전히 빛을 발한다. 〈실버 블레이즈〉에는 홈스가 "밤중에 개가 보인 이상 행동"을 언급하는 부분이 있다.[10] 밤새 개가 짖지 않은 걸 오직 홈스만 이상하게 여겼던 것이다. 침입자가 편하게 드나드는 동안 개가 큰 소리 한 번 내지 않았다는 사실은 사건을 해결하는 결정적인 단서가 됐다. 어째서인가 하면, 용의자는 개가 잘 아는 사람이라는 추리가 바로 나오기 때문이다. 수상한 점이 없다는 게 수상하다는 걸 아는 것도 두 눈을 크게 뜨고 찾아야만 알아볼 수 있는 법이다. 병원에서도 마찬가지다. 의사가 환자를 진맥하다가 손목 박동이 상승과 하강이 또렷한 수추맥水槌脈이라는 걸 눈치챈다. 이 경우 나라면 대동맥판이 새는 건 아닌지 당장 심장 청진을 하겠다. 이때 예상한 잡음이 들리지 않으면 이 '수상한 사건'을 다른 방향에서 재조사할 것이다.

홈스가 오감을 다 쓰는 것처럼,[11] 환자를 볼 때 모든 감각을 최대한 활용하는 것은 의사에게도 기본 중의 기본인 자세다. 물론 지금은 당뇨병인지 확인하려고 소변에 직접 손가락을 담가 맛까지 보는 의사는 없다. 하지만 우리는 여전히 귀와 눈을 활짝 열어 두려고 노력한다. 특히 후각은 막강한 진단 도구가 될 수 있다. 고대 그리스와 중국에서는 결핵 같은 감염병까지 냄새로 알아냈다고 한다. 요즘 의대에서는 당뇨병성 케톤산증 환자의 날숨에서 나는 특유의 냄새를 코에 각인시키는 연습시간을 일부러 갖는다. 또 의사나 간호사라면 위궤양 환자의 대변 냄새를 절대로 못 잊는다. (아마 화장실을 함께 쓰는 입원 동기들도 마찬가지일 것이다.) 배설물에 피가 섞여 독특한 비린내가 더해지기 때문이다. 이런 후각의 위력은 코넌 도일 역시 명심하고 있었다. 〈주홍색 연구〉 편에서 홈스는 수사를 위해 시신에 직접 코를 대고 냄새를 맡는다. 〈바스커빌 가의 개〉의 한 장면에서는 종잇조각을 코에 가까이 가져와 한참 가만히 있다가 종이에서 희미하게 화이트재스민 향기가 난다는 걸 알아차린다. 그때부터 그는 여성의 존재를 의심하고, 그렇다는 가정하에 수사 전략을 보완한다.

홈스가 불 지핀 의학에 대한 환상은 현대로 넘어온 지 한참인데도 사그라지지 않고 있다. 폭스Fox의 인기 시리즈 〈하우스〉가 대표적인 예다.[12] 아무래도 이 드라마의 제작자는 코넌 도일의 창조물인 우리의 유명 사설탐정에게 크게 한 턱 쏴야 할 것 같다. 2004년부터 2012년까지 방영된 여덟 시즌 중 전 세계 시청자의 가장 큰 사랑을 받은 것은 2008년 시즌이었다. 틀림없이 의학 쪽으로든 범죄 쪽으로든 미스터리를 제대로 살린 시즌이기 때문이다. 시리즈 전체에서 곳곳에 숨겨진 '이스터 에그Easter egg'를 찾아 다니는 재미도 쏠쏠했다. 일례로 그레고리 하우스가 사는 아파트의 호수는 221B이고 중간에 스쳐 나오는 운전면허증에는 주소가 베이커 스트리트Baker Street로 되어 있다. 바로 소설 속 셜록 홈스의 셋방주소다. 그뿐만 아니다. 두 주인공 모두 약물의존 성향을 가졌고 유일한 단짝 친구의 직업이 의사다. 이름도 하나는 왓슨, 하나는 윌슨이다. 게다가 드라마 에피소드 마지막 화면에 올라오는 출연진 목록을 유심히 살펴보면 하우스에게 총을 쏜 범인의 이름이 홈스의 숙적인 모리아티로 나오는 걸 발견할 수 있다.

드라마 〈하우스〉의 기본 설정을 요약하자면, 연구 중심 종합병원에 진단 전문 클리닉이 새로 꾸려진다. 실력은 최고지만 미운 털이 단단히 박힌 그들은 가장 어려운 환자들을 기꺼이 도맡고, 병명을 찾을 수 있다면 어떤 모험도 두려워하지 않는다. 병원 규정을 위반하거나 기존 의학이론을 무시하는 것은 물론이요 생명을 구하고 완치법을 찾는 것이 의사의 사명이라는 의료계의 오랜 윤리원칙마저도 짓밟는다. 그리고 보니 이들과 똑 닮은 팀이 하나 더 있다. 미국 NIH의 윌리엄 갈William Gahl 박사 팀이다.[13] 차이점이 있다면 갈 박사의 미진단 희귀질환 네트워크Undiagnosed Diseases Network는 실존하는 단체라는 것이다.

윌리엄 갈은 현실판 그레고리 하우스를 뽑으라면 누구보다 흡사할 인물이다. 성마르고 음침한 버럭대장 하우스와 다르게 그는 늘 상냥하고 중대사안에는 진중하면서도 종종 냉소를 즐기기도 하는 남자지만 말이다. 학창시절의 유머감각이 여전한 데다 반응까지 번개같아서 언제라도 쿡 찌르면 혼을 쏙 빼는 우스갯소리가 자판기처럼 나올 것만 같다.

윌리엄은 위스콘신 주 밀워키에서 서쪽으로 24킬로미터쯤 가면 나오는 워키쇼Waukesha라는 소도시에서 태어났다. 그의 부친은 밀워키에서 한 직업학교 영어 선생님으로 일했고 모친은 타자와 속기를 가르쳤다고 한다. 소년이 된 윌리엄은 남학생만 다니는 천주교 예수회 고등학교에 입학했다. 그곳에서는 4년 동안 라틴어를 그리고 2년 동안 그리스어를 배웠고 그의 표현으로 "쓰고 말하고 뭐 그런 것들"도 배웠다. 대학은 MIT로 진학했는데, 그는 대학생이 되자마자 체내 대사에 이상이 생기는 질병들에 유독 끌리는 자신을 발견했다. 2학년 때는 관심 분야가 유전질환, 그러니까 선천적 대사장애로 더 좁혀졌다. 그는 허락을 받아 학점교환 방식으로 하버드의 유전학 강의를 들었고 남는 시간에 MIT에 있는 존 스탠버리John Stanbury의 연구실에서 아르바이트를 하기도 했다. 스탠버리는 이 분야에서 독보적인 교재《선천적 질환의 대사적 배경The Metabolic Basis of Inherited Disease》을 혼자서 집필한 당대 최고의 대가였다. 이처럼 윌리엄은 다음 목표인 의대에 입성하기도 전에 진로를 다 정해 놓고 첫발을 뗀 셈이었다. 그는 1972년에 위스콘신-매디슨Wisconsin-Madison 의대에 합격했고 박사 과정까지 바로 등록했다. 그런 다음에는 소아과에서 4년을 수련한 뒤 NIH로 옮겨 계속 실력을 갈고닦았다. 그는 NIH 실험실에서 희귀 대사질환을 연구하면서 세부전공을 임상유전학과 생화학유전학으로 정하고 전문의 시험 준비를 병행했다. 그땐 이 자격증을 따는 게 요즘보다는 덜 힘들었던 시절이라 그는 NIH 임상센터에서 흥미로운 환자를 직접 섭외해 가며 이력서의 빈약한 부분을 차근차근 채워 갔다.

낮에는 NIH 임상센터의 온 복도를 배회하고 해가 지면 연구실에서 대사질환 공부에 열중하던 당시의 경험은 보다 크게 생각하는 능력을 길러 주었다. 윌리엄은 고집스럽게 풀리지 않는 미스터리들의 실체를 간절히 밝히고 싶었다. 일찌감치 1989년에 NIH의 아동건강 및 인간발달 연구소NICHD, National Institute of Child Health and Human

Development에 그런 질병들을 따로 연구하자는 기획안을 제출한 것도 그래서다. 지금은 배꼽을 잡고 웃어 넘기는 추억이 됐지만 그때 한 선배는 이렇게 말했다. "형편없는 생각이야. 자네 경력을 망치고 말걸." 윌리엄은 일과 연구를 병행하면서 형편 닿는 대로 희귀대사질환 소아 환자들을 돌보는 생활로 돌아와야 했다.

이후 근 20년이 흘렀을 때 마침내 계획을 실행으로 옮길 기회가 그에게 찾아왔다. 2007년 어느 날, NIH의 희귀질환부서장[14]이 윌리엄을 부르더니 요즘 진단 전의 희귀병 환자들이 우리 센터에 자주 연락한다는 얘기를 꺼냈다. 그러면서 이곳은 이미 확진된 환자가 찾는 곳임을 강조하면서 진단을 못 받아 병이 있는지도 모르는 사람들은 여전히 소외될 것 아니겠냐고 했다. 그러고는 현재 연구비 여유가 조금 있으니 그걸 가지고 이런 환자들을 도우면 어떻겠냐고 넌지시 물었다. 윌리엄은 당혹스러웠다. 이건 오래전부터 그가 꿈꾸던 계획이었다. 그런데 마침 우연찮게 그 즈음 NIH 임상센터는 몹시 특이하고 불가해한 소견을 보이는 흥미로운 사례의 환자들만 다루는 '특별' 클리닉을 새롭게 육성하려는 참이었다. 두 아이디어는 서로 맞춘 듯 합이 유난히 좋았다. 20년 내내 잠잠하던 윌리엄의 오랜 숙원이 그렇게 몰아치듯 실현되려 하고 있었다. NIH 버전의 닥터 하우스가 탄생하는 순간이었다.

이 같은 NIH의 혁신적 행보는 자칫 물거품으로 돌아갈 수도 있었다. 당시 NIH 수장이었던 일라이어스 제르후니Elias Zerhouni[15]의 혜안이 없었다면 분명 그랬을 것이다. 제르후니는 알제리에서 태어났지만 거의 평생을 존스 홉킨스에 바친 인물이다. 차근차근 승진해 진단방사선학과장이 됐다가 의과대학 부학장 자리에 오른 그는 조지 W. 부시George W. Bush 대통령 재임기에 다시 NIH 원장으로 발탁된다. 그때 윌리엄은 NIH 원장이 이 새 프로젝트에 관심이 많은지 아니면 아예 금시초문인지 잘 몰랐다고 한다. 그러다 프로젝트 출범을 홍보할 언론 배포용 보도자료 초안을 작성하려는데 좀 도와달라는 원장실의 부탁을 받고서야 대충 감을 잡을 수 있었다. 며칠 뒤인 2008년 5월 18일, 기자회견장에서 그의 기대는 확신으로 바뀐다. NIH 이사회실에 마련된 기자회견은 언론사 관계자 25명과 90개 환우회의 대표들이 온라인으로 참석하는 형식으로 진행됐다. 전국이 주목한 '미진단 희귀질환 프로그램Undiagnosed Diseases Program' 출범 소식은 〈뉴스위크〉, NBC 저녁뉴스, 디스커버리 채널 등 언론사의 신속한 보도로 발 빠르게 퍼졌다. 이날 행사석상에서 제르후니가 밝힌 비전은 아주 구체적이었다. "드물지만 어떤 환자들은 어느 병명에도 일치하지 않는 증상을 보이는 까닭에 투병과 치료가 이례적으로 힘듭니다. 그러나 생물의학의 역사는 우리에게 가르쳐 왔죠. 난해한 사례를 더욱 깊이 연구함으로써 희귀병과 흔한 병 모두의 배경 기전을 통찰할 새로운 깨달음을 얻을 수 있다고 말입니다. NIH 미진단 희귀질환 프로그램의 목표는 크게 두 맥락으로 나뉩니다. 하나는 환자 개개인을 더 잘 치료하는 것이고 다른 하나는 전반적인 의학지식을 발전시키는 것입니다."

각계의 열광적인 호응과 함께 새 프로그램 소식이 대대적으로 공표됐을 당시, 실무팀 인력은 윌리엄과 간호사 둘 그리고 일정 관리 담당자 하나가 전부였다. 그런 사정을 알 턱 없는 언론은 병명을 몰라 의지가지없이 고통 받던 환자들에게 마침내 기댈 곳이 생겼다며 온 나라에 선포한 것이다. 윌리엄은 곧장 자료가 밀려 들어오기 시작했다고 당시를 회상했다. "바로 이 자리에 멍하니 앉아 지금 이게 무슨 노릇인가 생각했어요. 내 전공은 소아과인데 책상에 가슴팍 높이로 쌓여 있는 건 어른들의 병원 차트였으니까요. 살짝 겁이 나기도 했고요." 불행 중 다행으로 그는 초짜 신입은 아니었기에 인정과 지적 호기심 양쪽을 적절히 공략하면서 그간 쌓아 온 모든 NIH 인맥을 하나하나 접촉하기 시작했다. 그렇게 여러 달이 지나서야 그는 비로소 일다운 일을 할 채비를 마칠 수 있었다. 다만 그들 앞에 어떤 미래가 펼쳐질지는 여전히 불확실했다.

대중의 열띤 응원에도 연구비 예산은 빠듯했고 초반에는 그 큰 프로그램을 윌리엄 혼자 낑낑대며 끌고 가는 형국이 이어졌다. 그는 종이에 구멍이라도 뚫을 것처럼 차트를 들여다보면서 야근을 밥 먹듯 했고 혼자 해결 못 하는 고난이도 증례를 만나면 동료들에게 사정사정해 도움을 받았다. 도저히 안 되겠다 싶었던 그는 제르후니를 다시 찾아가 동료들의 자비에만 의지하는 이런 식으로는 길게 갈 수 없다고 못박았다. 다행히 NIH 원장은 윌리엄의 고충과 세간의 관심이 지우는 중압감을 납득했고, 다른 프로젝트들의 이견이 없으면 원장 직속 기금에서 100만 달러를 빼 주겠다고 약속했다. 추가 지원 덕에 예산이 거의 200만 달러로 늘어난 윌리엄은 미진단 희귀질환 프로그램을 맡은 이래 처음으로 돈 걱정을 내려놓을 수 있었다. NIH에 머문 기간은 그리 길지 않았지만 제르후니가 내내 이 프로그램에 얼마나 신경을 썼느냐면 직전에 무려 3년치 예산을 미리 결재해 놓고 떠났을 정도였다. 윌리엄은 확충된 인건비로 유전학 전공 소아과의사 신디 티프트Cyndi Tifft, 통계에까지 빠삭한 유전학 전공 소아과의사 데이비드 애덤스David Adams, 대사장애 전문 간호사 린 울프Lynne Wolfe를 팀에 데려왔다. 지금까지는 준비운동을 마쳤을 뿐이고 이제는 전국구로 판을 키울 시점이었다.

내가 여러 의료기관을 연결하는 '미진단 희귀질환 네트워크'라는 걸 처음 알게 된 것은 2013년의 일이다. 유전학 관련 회의차 방문했던 워싱턴 D.C.에서 일정이 끝나고 NIH의 데이비드 애덤스와 둘이 술 한잔하다가 얘기가 흘러나온 것이다. 그가 설명하는 프로그램의 요지는 연구 중심 의료기관들을 한 데 모으는 것이었다. NIH의 연구비가 있으면 환자 개개인의 주머니 사정과 상관 없이 미진단 희귀병의 해결책을 찾기 위한 임상연구를 시작할 수 있을 거라고 했다. 그뿐만 아니라 그런 병들을 이해하고 치료하는 데 필요한 장기적인 기초과학 연구도 가능해질 터였다. 윌리엄 갈 박사가 올린 이 네트워크 기획안은 얼마 전 신임 NIH 원장 프랜시스 콜린스Francis Collins의 최종 결제를 통과해 기초예산 확보에 성공한 상태였다. 나는 진심으로 탄복했다. NIH가 이런 프로그램을 주도하다니 전례 없는 일이었다. 솔직히 의료 종사자 치고 애초에 이런 수수께끼를 풀려고 의사를 꿈꾸게 됐던 사람이 한둘이 아니지 않은가.

그러니 스탠퍼드 병원이 이 대열에 빠질 수는 없었다.

자고로 NIH는 어떤 안건으로든 곳간을 허투루 열지 않기로 악명이 자자하다. 물론 이번에도 예외는 아니었다. NIH 프로젝트에 지원하는 방법은 배울 경로가 많다. 읽을 만한 정보가 가득한 웹사이트도 여럿이고, 홈페이지에 FAQ도 잘 정리되어 있고, 온라인 세미나도 자주 열린다. 절차를 숙지하고 나면 다음 순서는 각자 팀을 꾸리는 것이다. 거기다가 예산내역서를 만들고, 여기저기서 추천서를 받고, 신청서인 기획안을 써야 한다. 이걸 썼다가 고치기를 몇 번이나 반복하고, 모든 준비가 제때에 무사히 끝나기만을 기도하면서 모든 팀원이 발바닥에 불 나게 뛰어다니다 보면 스트레스와 체력 소모는 이루 말로 다 표현할 수가 없다.

그중에서도 가장 공을 들여야 하는 단계는 제대로 된 팀을 구성하는 것이다. 나는 NIH에서 윌리엄이 주도한 선행 연구들을 통해 미진단 희귀병 환자 상당수가 신경계 이상 증세를 보이는 어린이들이라는 사실을 익히 알고 있었다. 그래서 내가 가장 먼저 연락한 이는 바로 카리스마 넘치는 소아신경내과 과장 폴 피셔Paul Fisher였다. 다음 순서는 조너선 번스타인Jonathan Bernstein으로, 이런 유의 연구에만 수 년째 파묻혀 있는 우리 병원 의학유전학과 과장이었다. 여기에 이제는 심장내과 수련을 마치고 당당한 교수진의 일원이 된 매튜 휠러도 또 한 번 팀에 힘을 보탰다. 기획안을 작성할 때 우리는 무엇보다 스탠퍼드의 활동이 전 국민의 혜택으로 널리 돌아갈 수 있다는 점을 부각시키려고 애썼다. 예를 들어, 우리의 전작 유전체 분석 프로젝트의 성공이 너무 멀어 직접 만나기 어려운 전문가들과 희귀병 환자들을 화상으로 이어주는 통신기술 같은 신기술 개발과 시스템 혁신으로 이어졌던 것처럼 말이다. 내 기억에 그때 우리는 신청 서류에 진짜 로봇 사진도 첨부했던 것 같다. 우리가 뽑힌 게 결정적으로 이 로봇의 공인지 아닌지는 확실하지 않지만, 스탠퍼드가 프로그램 시행 기관으로 최종 낙점됐다는 낭보를 접했을 때 우리 모두 환호성을 질렀다. 그렇게 최초의 네트워크는 본부를 하버드에 두고 임상연구 의료기관 일곱 곳(스탠퍼드, 듀크, 하버드, 밴더빌트, UCLA, 베일러, NIH 프로그램)과 염기서열분석기관 두 곳이 참여한 형태로 꾸려졌다. 얼마 뒤 여기에 생물검체 보관소 한 곳과 스크리닝 센터 두 곳이 추가됐고 2019년에는 참여 의료기관이 다섯 곳 늘었다.

그런데 NIH가 내게 한 가지를 추가 제안했다. 윌리엄과 함께 네트워크의 공동의장을 맡아 달라는 것이었다. 이유인즉 유전체 해석 실전 경험이 풍부하기 때문이라고 했다. 그로부터 며칠 뒤, 워싱턴 D.C.의 한 호텔 연회장에서 핵심 관계자 40명이 총집합한 대망의 첫 운영위원회 회의가 열렸다. 참석자 대부분은 지금껏 나도 소문으로 이름만 알던 학계 유명인사들이었고, 시간이 캘리포니아 기준으로 새벽 4시 반이라 은근히 시차 적응이 필요했다. 간단한 손인사와 자기소개 후 윌리엄이 나와 시선을 맞추고 입을 열었다. "이제 시작해 볼까요?"

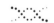

게놈 오디세이

미진단 희귀질환 네트워크의 문이 공식적으로 개방된 날짜는 2015년 9월 16일이다. 그 순간 학계도 새로운 모험에 나선 것과 다름없다. 다음 장부터는 임상 현장에서 우리가 만난 환자들의 이야기와 유전체 검사를 받고 다른 인생을 살게 된 그들의 사연을 본격적으로 풀어 볼까 한다. 그분들과의 교류는 우리 의료진에게도 일종의 훈련 과정이었다. 내가 의학의 백미라고 믿는 요소, 그러니까 각자 내면의 셜록 홈스를 깨우는 것 말이다. 또 우리는 그분들을 통해 미진단 희귀병 환자들의 속사정을 지근거리에서 들여다볼 소중한 기회도 얻었다. 정체 모르는 병마와 싸우며 산다는 게 얼마나 외롭고 힘든 일이던지. '의학 버전의 오디세이'라는 표현이 딱 들어맞는 삶이었다.

　고대 그리스 시인 호메로스의 서사시는 괜히 장대하다는 평을 듣는 게 아니다. 《오디세이》[16]에서 영웅 오디세우스의 귀향길은 유난히 험난하다. 배가 수차례 난파된 것은 기본이고 외눈박이 식인 거인, 유혹의 노래로 인간을 홀리는 바다의 마녀, 개의 머리에 날카로운 이빨을 겹겹이 드러낸 괴물도 만난다. 20년 만에 가까스로 고향에 도착했지만 그를 맞이한 것은 한숨만 나오는 현실이었다. 그가 죽었다는 소문이 퍼지면서 미망인에게 들이대는 구혼자들이 그의 궁전을 막무가내로 점령하고 있었다. 결국 오디세우스는 꾀를 내어 활쏘기 시합이 열리게 한다. 시합에 참가해 우승한 그는 남은 화살로 그 자리에 있던 구혼자들을 전부 도륙한다.

　아내에게 돌아가는 길에 오디세우스가 했던 온갖 고생을 종합하면 그의 여정을 일반명사화하는 게 전혀 무리 없어 보인다.[17] 실제로 옥스퍼드 영어사전은 오디세이라는 단어를 "다사다난하거나 위험한 오랜 여정 혹은 경험"이라고 정의하고 있다. 그런데 우리 환자들과 그 가족들이 병명을 찾기까지 인고한 세월을 생각하면 그들의 시간도 오디세이에 충분히 비견할 만하지 않을까 한다. 몇 년이고 이 의사 저 의사를 찾아 다니면서 희로애락의 롤러코스터를 무한반복한다. 한두 푼이 아닌 의료비 청구서는 나날이 쌓이고 마음은 더 빠른 속도로 지쳐 간다. 이거야말로 현대판 '다사다난한 오랜 여정' 아닌가.

나는 감히 저들의 마음을 헤아린다고 말하지 못한다. 특히 어린 자식이 신경계 증상으로 고통스러워하는데 한 치 앞도 내다볼 수 없는 처지의 가족 앞에서는 더더욱 그렇다. 그들은 이름도 모르는 병을 앓는 심정을 외딴 섬에 버려진 기분에 빗댄다. 이때 우리가 할 일은 분명하다. 미진단 희귀병이라는 섬에 다리를 놓아 이들을 회의감과 외로움으로부터 구출하는 것이다.

의사의 입을 통해 정확한 진단명을 들을 때 환자는 그렇게 희망을 얻는다.

09장

아일랜드 남자가 가져온 행운

τέτλαθι δή, κραδίη: καὶ κύντερον ἄλλο ποτ᾿ ἔτλης.

"참아라, 심장이여. 이보다 더 심한 꼴을 보고도 참아내지 않았던가."

– 호메로스, 《오디세이》

"미지의 세계를 탐험하는 여행자는 지도를 갖고 다니지 않는다.

지도는 탐험의 결과물이기 때문이다.

그들은 자신이 가려는 목적지의 위치를 모르고,

그곳으로 가는 길 역시 아직 나 있지 않다."

– 물리학자 유카와 히데키湯川 秀樹

맷 마이트Matt Might에게는 오래전부터 운영 중인 블로그가 있다.[1] 시작한 계기는 대학원 시절 고된 학업을 버티는 요령을 터득해야 했고 마침 그가 가진 특기가 말재주라서였다. 그는 전공인 컴퓨터공학과 대학원 생활 위주로 이런저런 글을 올렸고 구독자 수는 빠르게 불어났다. 2007년 말에는 아내 크리스티나와의 사이에서 첫 아들이 태어났다. 이름은 버트런드로 지었다. 그런데 기쁨도 잠시, 곧 부부에게 예상치 못한 시련이 닥쳤다. "반년쯤 지났을 때, 아기가 뭔가 이상하다는 걸 확실히 알았죠." 무려 앨라배마에서 서쪽으로 국토를 거의 횡단해 내 사무실을 찾아왔을 때 맷이 한 말이다. 내가 만난 그는 옅은 갈색 머리칼에 턱수염을 짧게 기르고 있었다. 이 얘기를 이미 수천 번쯤 재탕하는 것일 텐데도 그의 청록색 눈동자가 순식간에 촉촉해졌다. 이른 아침이었지만 그는 기운 넘치고 정신이 아주 또렷했다. 원래 그는 빨리 말하는 편인 데다가 생각이 말보다 세 수는 앞서는 똑똑한 사람 같았다. 그가 계속 얘기하길, 버트런드는 발달이 느리고 종종 발작 증세를 보였다고 한다. "그리고 뒤늦게 눈치챘는데, 아이가 울질 않더군요. 아니, 울긴 우는데 눈물이 나오지 않았어요."

맷과 크리스티나는 소아과전문의며 아동발달학자며 소아신경학자며 실력자란 실력자는 죄다 찾아갔다. 그들은 아기의 이상행동을 보고는 저마다 떠오르는 가설을 하나씩 제시했는데, 하나같이 청천벽력 같은 내용이었다. 맷은 당시를 추측만 꼬리에 꼬리를 물던 시절이었다고 기억하면서 의심스런 진단명을 놓고 온갖 검사를 돌리면 그게 아닌 걸로 나오고 다음에도 그다음에도 계속 그런 식이었다고 묘사했다. 이런 롤러코스터 같은 생활은 2년이나 이어졌다. "끔찍했죠. 사형선고를 받았다가 형 집행이 취소되기를 몇 번이나 거듭한 꼴이니까요."

그는 난해한 문제 앞에서 좌절하는 인간형이 아니었다. 컴퓨터 코딩을 업으로 하는 사람이 그럴 리는 절대로 없었다. 그는 열두 살 때 이미 꼬마 해커였고 고등학생 때도, 조지아 공과대학에 진학해 한 학기도 쉬지 않고 박사 과정까지 앞만 보고 달려가는 동안에도 열정이 식을 줄 몰랐다. 졸업 후에는 두 차례 창업했는데[2] 스타트업은 장점이 많았지만 안타깝게도 안정적인 건강보험은 거기에 포함되어 있지 않았다. 어린 아들에게 전문적인 치료를 받게 해야 했기에 맺은 사업을 포기하고 안정적인 직장을 구했다. 그리고 얼마 뒤, 그는 유타대학교 컴퓨터공학과 안에 꾸려진 사이버보안 연구팀에 합류했다. 그곳에서 그는 정부의 슈퍼컴퓨터로 청정 석탄화력발전소를 시뮬레이션하는 등의 업무를 맡았다. 정부 데이터를 해킹하는 것보다는 분명 나은 일거리였다.

그러나 슈퍼컴퓨터를 개인 PC처럼 만지작거리는 그였음에도 아들이 아픈 수수께끼를 푸는 것만큼은 역부족이었다. 거의 2년이나 지났지만 아무 진전이 없었다. 그러던 2009년 4월 어느 날, 수많은 우여곡절을 거쳐 부부는 듀크 대학병원을 찾게 됐다. 그곳에서 두 사람은 운명처럼 밴대나 샤시Vandana Shashi, 켈리 쇼흐Kelly Schoch, 데이비드 골드스타인David Goldstein을 만난다. 각각 유전학자, 유전학 카운슬러, 컴퓨터공학자인 세 사람은 엑솜(전체 유전체 중 고작 2%만 차지하는 유효 유전자들) 염기를 분석해 의료계의 난제 사례들을 해결하겠다며 의기투합해 프로젝트를 막 시작한 참이었다.[3] 맷과 크리스티나는 망설일 이유가 없었다. 부부는 말했다. "우리도 당장 등록해 주세요."

뒤이은 2년은 담당자 연락만을 목 빼고 기다리는 피 말리는 시간이었다. 아픈 아들은 손이 많이 갔다. 휠체어에 매여 지내면서 의사표현도 제대로 못 하고 가끔 이를 갈거나 허공을 응시할 뿐이라 의사들은 아이가 또 발작한다고 여길 따름이었다. 해마다 서너 번 입원할 땐 부부에게 여간한 스트레스가 아닐 수 없었다. 평생 한 번도 상상한 적 없는 24시간 돌보미 역할에는 좀처럼 적응되지 않았다. 그러던 2012년, 드디어 듀크대 팀으로부터 고대하던 연락이 왔다. 밴대나 샤시가 맷에게 말했다. "이 병이 뭔지 알 것 같습니다." 변이형 유전자 후보 여럿을 두고 고민했지만, 팀은 버트런드의 상태가 *NGLY1*('엔글리원'이라고 읽는다)이라는 유전자의 문제라는 쪽으로 의견을 모았다고 했다. 만약 그게 사실이라면 아이가 이 질환을 진단 받는 최초의 인물이 된다는 게 밴대나의 설명이었다. 버트런드는 양쪽 부모로부터 비정상 유전자형을 하나씩 물려받았다. 즉 부모는 각각 비정상 카피가 하나 있더라도 나머지 정상 카피가 제 기능을 해 겉으로는 건강했지만 아이에게는 정상적으로 작동하는 유전자 카피가 하나도 없었던 것이다. 당시 전문가들은 이 유전자가 세포 내 쓰레기 수거 작업에서 중요한 역할을 한다고 추측했다. 그러니 이 작업이 중단된다면 쓰레기가 세포 안에 쌓이면서 병이 된다는 게 연구진의 가설이었다. 며칠 후 듀크대 팀은 아이의 간 조직을 소량 떼어 현미경으로 관찰하는 검사를 실시했다. 그 결과, 정말로 세포에 정체불명의 물질이 축적되고 있었다. 이 검사 소견과 유전자를 당장 직결시키기는 어려웠지만 가능성은 충분했다. 그런데 하필 이 대목에서 뜻밖의 암초가 등장한다. "이 설명이 유력하다는 게 저희 견해입니다만, 실은 추가 환자 사례가 없어서 지금은 확인할 길이 없어요."

다른 환자가 없다니.

이런 상황에서 뭘 더 할 수 있을까. 버트런드 다음으로 두 번째 환자가 나타날 때까지 시간이 얼마나 걸릴지는 아무도 모르는 일이었다. 염기서열분석이 빠르게 보편화되는 추세이지만, 같은 희귀 사례의 추가 환자가 발견되려면 지구촌 곳곳에서 누구나 부담 없이 검사를 받을 정도로 엑솜 내지 유전체 검사가 흔해져야 한다. 한편 의료진은 환자의 유전체에서 의심되는 모든 변이형 유전자들 가운데 NGLY1 유전자를 유력 용의자로 특정할 실력이 되어야 한다. 또 그 환자를 버트런드와 연결시킬 일종의 네트워크 역시 필수 조건이다. 그러니 이건 진짜로 수십 년이 걸릴 수도 있는 일대 사건이 아닐 수 없었다. 엄청난 운도 따라야 했다.

맷은 그렇게 오래 기다릴 수 없었다. 그는 어쩌면 IT 기술이 답을 빨리 찾게 도와줄지 모른다고 생각했다. 게다가 그는 이미 파워 블로거 아니던가. 블로그에 아들의 사연을 구구절절 올린다면 어떨까? 시도할 만할 것 같긴 한데, 과연 그런 내용을 관심 있게 읽는 사람이 있을까? 죽이 되든 밥이 되든 일단은 블로그를 보다 많은 네티즌에게 노출시킬 필요가 있었다. 방법을 궁리하던 그에게 아이디어 하나가 떠올랐다. 미끼글 하나를 블로그에 포스팅해서 사람들을 엮어 파도타기로 넘어오게 하면 될 것 같았다. 여기에 추가로 주요 검색엔진에서 정확한 키워드로 검색했을 때 나오는 결과에서 그의 블로그가 검색순위 상위에 랭크되는 것도 중요했다. 같은 형편의 다른 가족들이 검색창에 "눈물 나지 않음" 혹은 "안구 건조"를 입력하면 그의 블로그부터 뜨게끔 말이다.[4] 맷은 고민 끝에 결단을 내렸다. 이런 일에는 리암 니슨Liam Neeson이 제격이라고 말이다.[5]

그는 제목을 '아들의 살인범을 추적하다'로 달고 글을 써 내려갔다.

"마침내 아들의 살인범을 찾았다.

무려 3년이 걸렸다.

하지만 우리는 해냈다."

그런 다음 바로 밑에 이미지 하나를 넣었다. 전직 CIA 요원이 납치범으로부터 딸을 구출해 낸다는 내용의 2008년 영화 〈테이큰〉의 포스터였다. 리암 니슨이 서슬 퍼런 시선으로 총구를 정면에 겨누고 있어서 당장이라도 화면을 뚫고 나올 듯했다. 배우의 강렬한 눈빛은 영화의 유명한 대사를 떠올리게 했다. 한 장면에서 아일랜드 억양의 주인공이 서걱거림 섞인 동굴 목소리로 말한다. "돈은 없지만 내게는 남다른 재주가 있어."

맷의 이야기는 포스터를 지나 계속 이어진다.

"한 가지 분명히 할 게 있다.

아들은 아직 살아 있다.

하지만 아내와 나는 언제 닥칠지 모를 아이의 죽음에 죄책감을 가진 지 오래다."

정확히 2012년 5월 29일이었다. 이날 맷은 글을 마무리하고서 세상의 반응을 조용히 기다렸다.

포스팅이 올라오기 몇 년 전으로 거슬러 올라가면 월지 부부[6]가 뉴욕부터 서부해안까지 수천 킬로미터를 가로지르는 대대적인 이사를 한창 준비하던 때다. 캘리포니아 태생 맷과 오클라호마 출신 크리스틴은 함께 있으면 마치 연예인 커플처럼 보이는 부부다. 떡 벌어진 어깨에 키가 큰 맷은 짙은 밤색 머리와 시원한 미소가 매력이고, 금발의 크리스틴은 잘 웃으면서 성격이 편안한 까닭에 다들 캘리포니아 토박이인 줄 안다. 두 사람은 대학생 때 만나 연애하다가 맷이 태어난 스탠퍼드 병원과 거리가 2킬로미터도 안 되는 메모리얼 교회에서 결혼식을 올렸다. 스탠퍼드 경영대학원을 졸업한 뒤에는 맷의 직장 때문에 뉴욕으로 가야 했다. 하지만 그곳에서의 신혼생활은 그리 오래가지 못했다. 크리스틴이 임신하고 배가 점점 불러 오면서 부부는 뭔가 심상치 않다는 걸 알게 됐다. 처음에 산전 검진에서 아기가 건강하지 않을지도 모른다는 의심 소견이 나온 뒤, 양수검사에서는 아무 이상도 발견되지 않았지만 여전히 부부는 불안했다. 그런 사연으로 일단 시댁이 있는 캘리포니아로 돌아가기로 결정했다. 크리스틴은 다른 임신부들이 그렇듯 태동에 매우 민감했다. 39주하고도 5일째 되는 날, 그녀는 아기가 미동도 하지 않는다는 걸 눈치챘다. 부부는 서둘러 병원으로 달려갔고 태아의 움직임과 심장박동, 자궁 수축을 측정하는 검사를 받았다. 그리고 몇 분 뒤, 검사 결과가 나오자마자 긴박한 수송작전이 시작됐다. 크리스틴은 당시 상황을 또렷이 기억했다. "사람들이 말 그대로 제 옷을 그냥 잡아 찢었어요. 그러고는 서둘러 마취와 호흡튜브 삽관을 하고 수술실로 데려가더군요." 맷은 수술실 밖 의자에 앉아 응급 제왕절개술이 끝나기를 초조하게 기다렸다.

마취에서 깨어난 크리스틴은 자신이 딸을 낳았다는 사실을 알게 됐다. 그제만 해도 최종 후보를 두고 아웅다웅했던 부부지만 간호사가 아이 이름을 물었을 때 남편은 망설임 없이 대답했다. 아내가 가장 맘에 들어 했던 여자아이의 이름은 그레이스였다.

처음에 그레이스는 기운이 없고 약한 황달기를 보였다(아기 피부가 노르스름하면 간 기능이 나쁘다는 뜻이다). 하지만 이건 신생아에게 드문 현상이 아니었다. 정작 우려되는 소견은 혈중 감염지표물질의 수치가 높다는 것이었다. 그러나 집중치료실에 한 달 넘게 머무는 동안 아기에게서 감염의 증거는 발견할 수 없었다. 결국 퇴원해도 좋다는 주치의의 허락이 떨어졌다.

집으로 돌아온 뒤에도 삶은 여전히 고단했다. 그레이스는 뭘 제

게놈 오디세이

대로 먹으려고 하지 않아서 도무지 다른 아기들처럼 살이 붙지 않았다. 보채기는 또 얼마나 보채는지 달래기도 힘들었다. 그뿐만 아니었다. 언젠가부터는 고개가 한쪽으로 이상하게 기울고 몸을 파르르 떠는 발작 증세를 보였다. 간 수치는 퇴원할 때도 정상이 아니었지만 지금은 정상 수준의 무려 10배로 치솟은 상태였다. 어딘가 고장 나도 단단히 고장 난 게 틀림없었다. 결정적으로, 시간이 지나도 아이가 근육을 제 의지대로 못 놀리는 걸 보면 유전질환이 확실했다.

그래서 부부는 스탠퍼드 병원의 유전학 클리닉을 찾았고 그곳에서 그레그 엔스Greg Enns와 줄리아 플랫Julia Platt을 만난다. 생화학유전학 과장인 그레그와 유전학 카운슬러인 줄리아는 도덕적 신념을 가지고 모든 희귀질환 소아 환자에게 최선을 다하기에 그레이스에게 더없는 적임자였다. 두 사람은 정체불명의 병으로 체내 화학반응이 망가진 다양한 환자들을 수없이 봐 왔다. 지금은 우리 스탠퍼드 선천성심혈관질환센터 소속이 된 줄리아는 당시를 모 아니면 도로 전력 질주한 시절이라고 표현했다. "순수한 열정 없이는 그렇게까지 못했어요." 어느 정도였냐 하면 창문 한 칸 없는 지하 사무실에 처박혀 어마어마한 용량의 데이터파일을 분석하느라 팀 전체가 자발적으로 일주일에 60~80시간씩 근무했다고 한다. 이론이든 검사 결과든 미스터리를 풀 열쇠가 될 듯한 단서 하나, 데이터 하나놓치지 않기 위해서였다. 줄리아가 아픈 자식을 데리고 병원을 찾아왔던 한 농부 가족 얘기를 꺼냈다. 시골에서 버스로 다섯 시간이나 걸리는 여정이 무색하게 아이들만은 깨끗하게 세탁해 다림질까지 완벽하게 마친 옷을 입고 있었다. "그런 가족들이 전부 건강하게 잘 살았으면 하는 바람이지만 대개는 아무 지원도 못 받고 방치된다는 현실을 우리가 너무나 잘 알잖아요. 그러다 보니 우리 스스로를 채찍질하게 된 거죠."

반면에 맷과 크리스틴은 재정적으로 여유 있고 인맥도 넓은 편이었다. 하지만 그것 말고는 이 농부 가족의 처지와 별반 다를 게 없었다. 유전질환은 사람의 국적이나 사회적 지위를 가리지 않기 때문이다. 아픈 자녀를 키우는 부모의 마음은 모두 똑같은 가시밭길이다.

그레그와 줄리아는 그레이스를 맡자마자 이런저런 유전자 검사를 실시했다. 기본 전략은 탈락한 후보를 하나씩 지우면서 의심스런 진단명 목록을 줄여 가는 것이었다. 당시에는 대부분의 유전자 검사가 생어 분석법을 바탕으로 했는데, 생어 분석법은 한 번에 처리할 수 있는 유전자 용량이 적은 탓에 보험금 지급 기준을 맞추려면 분석을 원껏 돌리는 게 거의 불가능했다. 그래서 다음 분석을 새로 시작하기까지 몇 주씩 대기하는 일이 다반사였다. 그레이스에게는 그나마도 그 모든 기다림이 수포로 돌아갔고 말이다.

이때 맷은 언젠가 들었던 유전체 검사 관련 뉴스를 떠올렸다. 아직 연구 단계의 기술이라는 건 알고 있었다. 하지만 어쨌든 전체 유전체 분석을 한 방에 끝낼 방법이 있다는 얘긴데, 유전자 순서대로 분석을 하나하나 돌리는 번거로움을 자처할 필요가 없을 것 같

게놈 오디세이

았다. IT 기술로 창업까지 했던 경험자의 촉으로 맷은 일단 발 빠르게 데이터를 다 모으는 게 우선이라는 걸 본능적으로 알았다. 그걸 가지고 뭘 할지 당장은 모르더라도 말이다. 그는 지인을 통해 건너 건너 후다 조그비Huda Zoghbi와 리처드 깁스에게 연락을 넣었다. 후다 조그비는 난치성 중증 소아질환 여럿의 원인을 밝힌 베일러 의과대학의 세계적인 연구자이고 리처드 깁스는 베일러대학교 인간 유전체 분석 센터의 초대 원장이자 제임스 왓슨의 유전체 해독 프로젝트를 이끌었던 인물이다. 맷은 두 유전학자에게 물었다. 세 식구의 유전체를 분석해 딸아이가 아픈 이유를 찾아 줄 수 있는지.

그런데 때마침 맷의 부친은 오랜 지기인 존 프라이덴리히John Freidenrich[7]와 얘기를 나눌 기회가 생겼다. 존 프라이덴리히는 한때 스탠퍼드 이사회 회장을 역임한 벤처캐피털리스트였다. 이날 베일러대 팀이 월지 가족의 유전체 분석 작업에 곧 착수한다는 소식을 들은 프라이덴리히는 친구 아들네 부부를 스탠퍼드의 마이크 스나이더와 아툴 뷰트에게 소개했다. 이미 앞에서 여러 차례 등장했지만, 아툴 뷰트는 스티븐 퀘이크의 유전체 분석을 주도한 내 동료이고 마이크 스나이더는 우리 스탠퍼드의 유전학 학과장이었다. 당시 마이크는 다른 미진단 희귀질환 환자들의 유전체 분석을 진행 중이었는데 맷 부부와 아기 그레이스를 대상자 명단에 넣어 준다는 데에 흔쾌히 동의했다. 노련한 이공계 전문가답게 맷 월지는 베일러 팀과 스탠퍼드 팀 어디에도 다른 대학이 같은 의뢰를 받았다는 사실을 알리지 않았다. 두 곳이 서로 독자적으로 같은 답을 내놨으면 하는 소망에서였다.

맷의 작전은 적중했다. 두 연구팀이 각자 들고 나온 답이 일치했는데, 둘 다 가장 유력한 용의자로 지목한 유전자가 바로 *SUPV3L1*이었다. 대외적으로는 흥분되는 결과지만 사실 각 팀 내에서 이 결론으로 만장일치가 난 건 아니었다. 언제나 그렇듯 후보 유전자나 후보 변이형이 얼마 없는 건 문제가 아니다. 문제는 후보가 너무 많을 때였다. 원래는 마이크 스나이더 연구실에서 박사후연구원 마이크 스미스Mike Smith가 다른 유전자에 표를 던졌었다. 하지만 당시 이 유전자에 관해 알려진 정보가 거의 없고 그레이스의 증상과 연결할 만한 실마리가 약했다. 그런 까닭으로 한참 뒤 순위로 밀려났던 것이다. 스탠퍼드 팀이 그레이스의 유전체 검사 결과를 검토하는 날에는 맷과 크리스틴 부부도 자리에 참석했다. 주목할 만한 유전자들을 하나하나 순서대로 화이트보드 한 가득 필기했다 지웠다를 반복하면서 의견을 나누느라 회의는 몇 시간이나 이어졌다고 한다.

당시 부부는 딸아이를 데리고 거의 전국을 일주하면서 유명한 전문가란 전문가는 죄다 만나고 다니는 중이었다. 그렇게까지 하는 데에는 이유가 있었다. 두 사람에게는 성공한 사업가인 브래드 마거스Brad Margus라는 친구가 있었는데, 그의 두 아들이 모두 병명을 알 수 없는 중증 신경계 질환을 앓고 있었다. 브래드는 아이들을 데리고 이 병원 저 병원을 전전했다. 그러다 아주 최근에 마침내 이 병을 아는 의사를 만났고 곧바로 모세혈관확장성 운동실조증 진단을 받을 수 있었다. 이 소식에 부부는 아무리 힘들어도 포기할 수 없었다.

딸아이와 비슷한 사례를 담당한 적이 있는 의사가 어딘가에는 반드시 존재할 것 같았다. 그래서 두 사람은 이 지긋지긋한 수수께끼를 풀어낼 은인을 찾아 다니는 생활을 지금껏 이어온 것이었다.

스탠퍼드에 마이크 스미스가 있다면 베일러 팀에는 캐나다 출신의 매슈 브레인브리지Matthew Bainbridge[8] 박사가 있었다. 어느 날, 리처드 깁스가 맷 윌지와 함께 걸어가다가 브레인브리지의 자리를 지나게 됐다. 그래서 그 김에 그레이스의 유전체를 한번 살펴보지 않겠냐고 그에게 슬쩍 제안했다고 한다. 브레인브리지는 유전자 변이형을 중요도 순서로 나열한 추천 목록을 자동 생성하는 소프트웨어를 개발해 미진단 희귀질환 연구에 큰 도움을 주고 있었다. 깁스의 말에 그는 바로 프로그램을 열고 작업에 들어갔다.

이때 베일러 팀과 스탠퍼드 팀 모두가 유력한 용의자로 지목했던 유전자는 베일러대의 브렛 그레이엄Brett Graham 연구실과 하버드대의 밤시 무사Vamsi Mootha 연구실에서 실시한 확인실험 후 단번에 탈락한 상황이었다. 그래서 브레인브리지는 이번에는 좀 다르게 접근하기로 결정한다. 그레이스의 증상에 너무 집착하지 말고 증상과 무관한 듯해도 이상해 보이는 모든 유전자를 전체적으로 살펴본 것이다. 그렇게 새로 나온 목록을 찬찬히 훑은 결과, 새로운 용의자 하나가 브레인브리지의 눈에 들어왔다. 그땐 미처 몰랐지만 사실이 유전자는 스탠퍼드 팀이 처음 만든 목록에 원래부터 있던 것이었다. 아무리 봐도 이게 모두가 찾는 범인이라는 확신이 든 그는 알려진 정보가 거의 없는 새로운 대상의 정체를 밝히려는 사람이라면 누구나 처음에 하는 행동을 했다. 바로 웹브라우저를 열고 검색창에 그 유전자를 입력하는 것이다. 잠시 후 그의 몸이 순간적으로 움찔했다. 컴퓨터 스크린에서는 배우 리암 니슨이 서늘한 푸른 눈으로 화면 밖으로 튀어나올 듯 정면을 노려보고 있었다.

리암 니슨을 앞장세운 맷 마이트의 블로그는 삽시간에 유명해졌다. 한 달 남짓한 시간에 조회수가 수백만을 넘길 정도였다. 아일랜드 출신 암살요원이 미끼 역할을 톡톡히 한 덕도 있고 맷이 아들의 건강 문제에 직결되도록 검색 키워드를 영리하게 걸어 둔 덕도 있었다. 2013년 2월의 어느 날 과학자인 매슈 브레인브리지가 한 아기의 비정상적인 고개 동작과 발작, 시선 처리에 관한 정보를 우연히 얻어걸린 블로그에서 찾게 된 사연은 이랬다. 그런데 글을 읽으면 읽을수록 그레이스와 버트런드의 증상이 너무 닮아 있었다(물론 다른 점도 있었다). 브레인브리지는 급히 윌지 부부에게 이메일을 보내 아이의 증상에 대해 몇 가지를 물었다.[9] 그중에는 그레이스가 눈물을 흘리는지 묻는 질문도 있었는데, 자주 칭얼거리는데 눈물은 나지 않는 건 마이트의 어린 아들이 보이는 대표적인 이상증세 중 하나이기도 했다. 눈물이 없다는 뜻의 이 무루증無淚症은 정말로 보기 드문 희귀현상이다.

답장은 날짜를 넘기지 않고 즉각 날아왔다. "눈물이 나오긴 나와

요. 그런데 아주 가끔만 그래요." 월지 부부는 의사들을 만날 때마다 눈물이 별로 없다는 얘기를 빠짐없이 언급했지만 여기에 주목한 의사는 지금껏 한 명도 없었다고 했다. "엄마인 저도 지난 3년 동안 딸애가 눈물을 흘리면서 우는 걸 본 게 손에 꼽아요."

훗날 CNN과의 인터뷰에서 브레인브리지는 크리스틴의 답메일을 받았을 때를 모든 퍼즐조각이 제 자리에 맞춰진 영광스런 순간이었다고 묘사했다. "과학자에게 그런 복은 평생 몇 번 찾아오지 않죠. 소문만 무성하던 무언가를 마침내 내가 찾았다는 기쁨에 '유레카!'라고 소리치며 온 동네를 뛰어다니고 싶은 딱 그 심정이었어요." 하지만 그는 하루 종일 쿵쾅대는 심장을 부여잡고 꾹 참아야 했다. 일단은 이 새 가설에 다른 허점은 없는지 점검할 필요가 있었다. 확인을 마친 그는 데이터를 가지고 파워포인트로 발표자료부터 만들었다. 가능한 많은 사람들에게 보여 주며 설득하러 다니기 위해서였다.

그런 가운데 설득이 필요 없는 인물이 딱 한 사람 있었으니, 바로 마이크 스나이더 팀의 마이크 스미스다. 유일하게 처음부터 *NGLY1* 유전자를 밀었던 인물이 그였다. 그때와 달라진 점은 처음에 몰표를 받았던 *SUPV3L1* 유전자가 지금은 여타 후보 유전자들과 함께 장렬히 탈락한 뒤라는 것이었다. 게다가 이제는 우리가 나서지 않아도 환자들이 알아서 나타나 주었다. 한 가족은 블로그를 본 주치의의 추천으로 멀리 터키에서 건너올 정도였다.[10] 그리고 그들 모두 *NGLY1* 유전자에 돌연변이가 생긴 게 확실해 보였다.

국내외 수많은 환자들과 유전체 연구팀이 모여 수 년간 이어진 노력 끝에, 마침내 우리는 수수께끼를 풀고 새로운 질병을 정의 내릴 수 있었다. 모든 비밀은 *NGLY1* 유전자에 있었다. 남은 문제는 지금부터 어떻게 할지였다.

10장

총알배송되는 치료약

"어떤 우정과 사랑도
부모의 마음에는 비할 수 없다."

- 헨리 워드 비처Henry Ward Beecher

"궁지에서 벗어나는
유일한 방법은
스스로 출구를 내는 것이다."

- 제프 베이조스Jeff Bezos, 아마존 최고경영자이자 창립자

어떤 병이든 진단에서 치료로 이어지는 과정은 매번 다양한 형태를

띤다.[1] 갈 길이 멀고 험난할 때도 있지만, 분명한 점은 어디가 어떻게 잘못됐는지 분자 수준에서 또렷하게 이해했다면 일단 첫걸음은 뗄 수 있다는 것이다.

단백질은 체내 세포에서 온갖 일을 도맡아 한다. 그래서 늙거나 망가진 단백질은 그때그때 새것으로 교체하지 않으면 안 된다. *NGLY1* 유전자가 만드는 N-글리카나제 1N-glycanase 1이라는 이름의 단백질은 세포 내에서 다양한 일을 하는데, 단백질에 붙은 당 분자(즉 글리칸)를 잘라내는 것도 그중 하나다. 이 전처리를 거치지 않은 단백질은 재활용되지 못한다. 만약 이 단계에 문제가 생긴다면 그 결과는 말도 못 하게 참혹하다. 분해됐어야 할 단백질들이 체내에 계속 쌓이기만 한다. 단백질 재가공 기능이 비슷하게 고장 나 일어나는 다른 병들 중 파킨슨병과 낭성 섬유증 같은 것은 이미 유명하다. 지금 나는 이 목록에 NGLY1병을 더하려 한다.

NGLY1은 단백질에서 당을 떼어 낸다. 그렇다면 궁금해지는 게, 애초에 당이 붙어 있는 까닭은 뭘까? 밝혀진 바로는 이미 다 만들어진 단백질이라도 그 기능을 세포가 손보기가 편해지기 때문이라고 한다. 생물학에서는 그런 반응을 번역 후 수정이라고 부른다(단백질이 RNA로부터 '번역되어' 나온 뒤 일어나는 일이라 그렇다). 이 수정작업은 부속기 분자를 덧붙이거나 떼어 내는 다양한 형태로 일어나며 그 결과로 단백질의 기능이 조절된다. 실제로 세포 안에 있는 모든 단백질이 당을 비롯한 이런 부속기 분자를 수시로 더하거나 빼 가며 세포 내 환경의 변화에 정교하게 감응한다. 그중에서도 단백질에 당이 더 달리는 반응을 글리코실기 결합반응_{glycosylation}이라고 한다. 그리고 그 반대 반응인 글리코실기 탈락반응_{de-glycosylation}을 좌지우지하는 단백질이 바로 NGLY1이다.

이런 복잡한 생물학을 이해하기 위해 맷 마이트와 맷 윌지는 생화학 강의까지 일부러 찾아 들으며 열심히 공부했다. 그러다 막히면 맷 마이트는 NIH 미진단 희귀질환 프로그램의 일원이자 갈 박사의 동료인 린 울프를 찾아갔다. 린은 바쁜 티 하나 안 내고 그에게 NGLY1이 관여하는 모든 생화학 반응 경로들을 차근차근 설명했다. 덕분에 맷은 구체적으로 NGLY1이 단백질과 N-아세틸글루코사민_{N-acetylglucosamine}(줄여서 GlcNAc이라고 쓰고 '글릭낵'이라고 읽는다)이라는 분자기 사이의 특정 결합을 깨 당을 분리한다는 사실을 확실히 기억할 수 있었다. 더불어 두 아기의 체내에 GlcNAc 양이 적은 현상이 NGLY1 부족의 결과라는 연구진의 의견도 완벽하게 수긍됐다. 아직 견해일 뿐이라는데도 이 한 문장은 맷의 의식을 파고들어 깊이 각인됐다. 이제 그의 머릿속에는 온통 이 생각뿐이었다. 만약 GlcNAc이 글리코실기 탈락반응에 그렇게 중요하고 낮은 GlcNAc 수치가 NGLY1병의 대표 증상이라면, 이걸 어떻게든 보충해서 병을 치료할 수 있지 않을까? 그렇다면 정확히 어떤 식으로 그게 가능할까? 그는 GlcNAc 수치를 높이는 방법과 관련해 힌트를 얻을 만한 연구논문을 좀 읽어 볼 작정으로 컴퓨터 앞에 앉아 인터넷 창을 열었다. 그런데 이럴 수가. 그런 알약을 이미 인터넷 쇼핑몰에서 팔고 있는 게 아닌가. 과장이 아니고 바로 그 순간 그의 시선이 고정된 컴퓨터 화면에는 실제 유통되는 제품 약병의 이미지가 떡 하니 올라와 있었다(보통 사람들은 그걸 관절통 완화에 도움을 주는 영양제로 복용한다). 고민할 것도 없이 맷은 '지금 구매하기'를 클릭했고 며칠 뒤 갈색 택배상자 하나가 그의 집 앞으로 도착했다. 상자 안에는 이름도 모르는 악질 유전질환에서 아들을 구원할지도 모를 약병이 들어 있었다.

한편으론 의심도 들었다. 왠지 뭔가 너무 쉽게 흘러갔다. NGLY1과 GlcNAc이 어떤 물질인지 알려진 바가 거의 없는데 이 영양제가 아들의 상태를 오히려 악화시키면 어쩌지? 그런데 이건 임상시험에서 만 명 이상 환자에게 투약해 안전성과 유효성이 검증된 정부 승인 의약품이 아니지 않은가. 지금 확실한 건 딱 두 가지였다. 하나는 NGLY1 오작동이 버트런드를 병들게 했다는 사실이고, 나머지 하나는 그가 인터넷으로 주문한 알약의 성분이 아들의 체내에서 부족해진 사태가 전부 이 단백질 이상 탓일 가능성이 농후하다는 것이었다.

인생사 새옹지마라고 했던가. 버트런드는 택배가 도착하자마자 입원해야 했다. 폐렴이었다. 한두 번 겪는 일이 아니었지만 그때마다 부부는 다시는 퇴원하지 못할 거라는 불안감에 시달렸다. 그래서 두 사람은 결심했다. 만약 이번에 무사히 집에 돌아가면 영양제를 시도해 보자고. 맷이 했던 말이 생각난다. "어떤 방법이 자식을 낫게 할 거라는 희망이 조금이나마 있는데도 미리 포기한다면 부모로서 어떻게 스스로를 용서할 수 있겠습니까?"

단 일단은 적절한 용량부터 정할 필요가 있었다. 그래서 맷은 시험 삼아 본인이 직접 과다용량을 복용해 보기로 했다. 제약회사들이 신약의 안전성을 확인할 때 흔히 사람보다 앞서 동물에게 고용량을 투약하는 방법을 쓴다. 이건 전문약이 아니고 고작 당 분자를 주성분으로 하는 영양제였지만 맷이 굳이 테스트를 한 건 혹시 모른다는 마음에서였다. 그는 어느 하루에 거의 한 통에 육박하는 60그램 분량의 알약을 삼키고 다음 며칠 동안 몸 상태를 주시했다. 설사가 좀 나왔지만 다른 부작용은 없었다. 그래서 그는 일반적인 영양제 권장 용량으로 환산해 여섯 살배기 아들에게 GlcNAc 보충제를 먹이기 시작했다.

처음에는 좋은 쪽으로든 나쁜 쪽으로든 아무 차이가 없는 것 같았다. 변화가 보이려면 얼마나 오래 기다려야 할지는 아무도 장담 못 하는 일이었다. 아들이 아기 때 보인 병 증세도 천천히 시작되지 않았던가. 어쩌면 수 개월 혹은 수 년이 지나야 비로소 효과가 나타나는지도 몰랐다. 그러던 3일째 아침이었다. 맷은 아빠를 부르는 아들의 울음소리를 듣고 주방으로 갔다. 아침을 차려 주면서 아들을 가만히 쳐다보는데 불현듯 뭔가 달라 보였다. 곧 그는 그게 뭔지 알 수 있었다. 태어나서 처음으로 아이가 눈물을 펑펑 쏟으면서 울고 있었던 것이다. 앞서 언급했던 것처럼, 눈물이 나지 않는 무루증은 NGLY1병의 가장 큰 특징 중 하나다. 그런데 지금 이 순간, 영양제를 복용한 지 3일밖에 안 된 어린 아들의 두 눈에서 눈물이 끝없이 흐르고 있었다. 부부는 착각인가 싶어 영양제를 잠시 끊었다. 그랬더니 바로 눈물샘이 말랐다. 하지만 다시 복용하면 눈물도 돌아왔다. 같은 테스트를 몇 번이나 반복해도 결과는 마찬가지였다. 심지어 부부는 아들의 눈물을 통에 담아 전문가에게 보내 분석을 의뢰하기까지 했다. 덤으로 처음엔 발작인 줄 알았던 수면 중 경기 증세도 영양제를 먹은 후로 차차 줄어들어 아이는 한밤중에 깨는 일이 거의 없이 곤히 잘 수 있게 됐다.

맷은 용기를 낸 보람이 있다는 생각에 뿌듯했다. 하지만 궁금한 게 여전히 많았다. 무엇보다 NGLY1병에서 GlcNAc이 하는 역할을 더 자세히 알고 싶었다. 그래서 이번에는 파리 유전학 권위자인 유타대학교의 클레멘트 초우Clement Chow에게 손을 내밀었다. 초우는 *NGLY1* 유전자를 망가뜨린 초파리 모델을 이용해 연구에 들어갔고, 예상한 대로 GlcNAc 감소라는 결과를 확인했다.[2] 이때 군집 내에서 성체가 될 때까지 살아남는 초파리 개체는 18%에 불과했는데, GlcNAc을 보충한 먹이를 주고 키우면 이 생존율이 70%로 훌쩍 올라갔다.

불치병일지언정 병의 이름을 아는 것에는 여러 모로 피부에 와닿는 이점이 있다. 그 가운데 두 부부가 특히 덕을 본 것은 가족계획이 가능해졌다는 점이다. 병의 유전학적 기전을 이해하면 환자 본인에게도 그 가족에게도 강력한 무기가 된다. 예를 들어, 어떤 가족이 지금 자녀를 아프게 만든 변이형 유전자가 부부 모두에게는 없다는 사실을 확인한다. 그렇다면 유전자 변이의 최초 발원지가 아이라는 뜻이니 다음에 생기는 자녀에게 재현될 가능성은 매우 희박하다고 믿고 안심할 수 있다. 설사 병이 대물림되었다는 통보를 받더라도 손 쓸 방법이 없는 것도 아니다. 실제로 마이트 부부는 밑으로 자녀 둘을 더 낳았고 아들의 불치병을 잘 아는 것이 가족의 삶을 어떻게 바꿔 놨는지 열심히 기록으로 남겼다. "빅토리아는 오빠처럼 아프지 않고 건강하게 태어났는데 우리가 둘째를 갖기로 한 건 감정적으로 몹시 힘든 결정이었어요. (……) 하나뿐인 자식이 내내 아프다 보니 우리도 심한 우울증에 빠졌거든요. 밑바닥에서 허덕이던 차에 신기하게도 둘째 생각이 힘을 주더라고요. 하지만 아직 아무 답도 나온 게 없는데 섣부른 임신은 무모하다는 걸 우리 둘다 너무나 잘 알았죠." 진단 검사의 위력을 실감한 것은 크리스틴 윌지 역시 마찬가지였다. "그때 큰 시름을 덜고 새 희망을 얻었답니다. 검사만 제대로 하면 우리가 아이를 더 가질 수 있다는 뜻이었으니까요."

아이에게 NGLY1병을 안긴 유전자 변이형을 정확히 알고 있다는 것 말고, 버트런드와 그레이스의 부모들이 건강한 자녀를 더 낳을 수 있게 해 준 일등공신이 하나 더 있다. 20여 년 전에 처음 등장한 체외수정 기술이다.[3]

체외수정으로 태어난 최초의 아기는 영국 맨체스터에 있는 올덤 종합병원Oldham General Hospital에서 1978년 7월 25일 출생한 루이즈

브라운Louise Brown[4]이다. 그야말로 대성공을 거둔 이 의학적 도전은 패트릭 스텝토Patrick Steptoe와 로버트 에드워즈Robert Edwards가 집필한 논문으로 〈네이처〉에 자세히 보고됐고 에드워즈는 얼마 뒤 이 연구로 노벨상을 거머쥐었다(그때쯤 스텝토는 이미 작고한 뒤라 안타깝게도 수상자가 될 수 없었다). 당시 루이즈의 인공수정과 탄생은 각 신문의 1면을 도배할 정도로 대단한 뉴스거리였다. 체외수정 시술 과정을 간단히 설명하면 이렇다. 먼저 산모의 난소에서 건강한 난자를 추출한다. 그런 다음 이걸 시험관 안에서 정자와 결합시킨다.[5] 수정에 성공하면 수정란이 분열하기 시작해 처음에 세포 두 개가 됐다가 다음에는 네 개, 그다음에는 여덟 개, 열여섯 개 이런 식으로 계속 나뉜다. 바로 이 즈음 배아는 세포들이 뭉친 둥근 공 형태를 띠는데, 이 단계에서는 세포 한두 개를 떼어 내 유전자 검사를 해도 안전하다. 실전에선 유전질환이라는 생물학적 지뢰를 최대한 피하고자 여러 배아를 검사한다. 그리고는 위험한 변이형 유전자가 없는 배아만 골라 산모의 자궁에 착상시킨 뒤 건강한 아기가 태어나기를 기도하는 것이다.

정확히는 착상전 유전자 진단[6]이라고 부르는 이 전체 과정은 1989년에 처음 시행됐다. 목적은 낭성 섬유증의 위험성을 엄마 배 속에서 미리 확인하는 것이다. 지금도 이 시술이 모두에게 통하는 것은 아니다. 실패로 이어질 수 있는 구멍이 여러 지점에 존재한다. 마이트 부부도 그런 사례였는데, 이유는 변이형 *NGLY1* 유전자가 없는 배아는 착상이 잘 되지 않는다는 것이었다. 대신 부부는 셋째까지 자연 임신에 성공했고 태아에게 고위험 *NGLY1* 변이가 없다는 사실을 산전검사로 확인할 수 있었다. (구체적으로는 융모막 검사였는데, 임신 초기에 태아쪽 태반조직 소량을 채취해 이 검체로 유전자 분석을 돌리는 기법이다.)

.·:·:.

그러는 동안 캘리포니아에서 월지 부부는 도움을 자청하는 친구들의 소통 창구를 통일해야겠다는 생각에 NGLY1병을 주제로 재단 하나를 세우기로 한다. 그렇게 설립된 그레이스 과학재단Grace Science Foundation[7]은 각국의 NGLY1병 환우 가족뿐만 아니라 NGLY1을 연구하는 과학자들까지 하나로 모으는 든든한 중심축이 되고 있다. 벌써 6개국의 과학자 150명이 재단의 후원을 받았고, 2019년 기준으로 전 세계 서른여덟 가족의 환우 쉰 명이 재단을 통해 서로의 존재를 알게 됐다. 요즘도 월지 부부는 NGLY1병 환우 가족들과 거의 매일 연락을 주고받는다. 다만 막 가입한 가족과는 얘기할 때 좀 조심스럽다고 한다. "처음 오신 분들에게는 현실적인 미래상부터 세우도록 유도해요. 이 병을 앓는 아이가 절대로 보통 아이들과 똑같아지진 못해요. 그렇다면 우리가 아이의 독립성을 얼마나 키워줄 수 있을까요? 말 한 마디 못하다가 열 단어 정도는 내뱉게 될까요? 코에 끼운 고무관으로 미음으로만 버티던 아이가 제 손으로 밥을 떠먹는 날이 올까요? 맛있는 음식을 즐겁게 먹는 것도 인생의 중요한 부분인데 말이에요." 맷은 이렇게 말하면서 재단이 소망하는 바도 그런 것이라고 덧붙였다.

과학은 멈춰서는 안 된다. 그레이스 과학재단이 스탠퍼드대학교 캐럴린 베르토치Carolyn Bertozzi 교수의 NRF1 연구에 재정 지원을 한 것도 그런 취지에서였다.[8] NRF1은 다른 유전자들의 발현을 조절하는 전사인자의 일종으로, 세포 안에서 프로테아솜proteasome이라는 또 다른 단백질 재활용 기전을 통제하는 일을 한다. 그런데 NGLY1이 NRF1의 당 분자를 정리해 주느냐 마느냐에 따라 NRF1의 활성이 크게 달라진다고 한다. 세포 내에서 본래 NRF1이 가진 영향력이 워낙 어마어마한 까닭에, 어떻게든 이 물질의 기능을 복구할 방법을 찾을 수 있다면 *NGLY1* 유전자 결손이 낳은 문제 현상들을 수습할 묘책이 될 거라는 게 학계의 설명이다.

NGLY1병 치료의 열쇠로 추측되는 또 다른 생화학 경로는 스즈키 타다시鈴木匡 박사가 찾아냈다.[9] 그는 *NGLY1* 유전자를 최초로 발견해 기초 실험모델을 확립한 인물이기도 하다. 생체 내에는 단백질에서 당을 잘라내는 효소가 여럿 더 있는데, ENGase라는 이름의 효소도 그중 하나다.[10] 스즈키 박사는 유전자 수준에서 이 효소의 발현을 억제하거나 방해함으로써 NGLY1 단백질 결핍의 효과를 상쇄할 수 있음을 발견했다. 이에 유타대학교 팀은 이미 시판되는 약들 중에 ENGase 억제 활성이 있는 걸 효율적으로 찾을 방법이 없을까 고심하다가 컴퓨터로 효소의 3D 모델을 만들기로 했다.[11] 그런 다음에는 구조가 밝혀져 있는 약효성분들의 데이터베이스를 찬찬히 뒤졌다. ENGase에 결합할 만한 생김새를 가진 걸 찾기 위해서였다. 말하자면 진짜 자물쇠의 구멍에 실물 열쇠를 일일이 넣어 볼 필요 없이, 컴퓨터 프로그램으로 가상의 자물쇠를 만들고 거기다가 데이터베이스화된 수천 가지 모양새의 열쇠를 맞춰 보도록 컴퓨터에게 시킨 것이다. 연구팀은 이 방법으로 착 들어맞는 약물 13종을 일차로 걸러낼 수 있었다. 이제 다음 순서는 이 13종만 진짜 약품을 주문해 진짜 시험관을 가지고 ENGase 억제 활성을 시험하는 것이었다. 그 결과 최종적으로 두각을 드러낸 약물 계열이 딱 하나 있었다. 바로 제산제로 복용하는 프로톤 펌프 저해제 계열이었다. 그 안에서도 라베프라졸rabeprazole과 란소프라졸lansoprazole이 효소와의 궁합이 특히 좋았다.

버트런드가 빠짐없이 챙겨 먹는 GlcNAc 영양제에 얹어 란소프라졸을 추가로 복용하기 시작한 지 어언 2년이 될 무렵이었다. 맷이 참 반가운 근황을 전해 왔다. 얼마 전에 아이가 시선으로 마우스를 조작하는 특수컴퓨터를 가지고 난생처음 자기 이름을 썼다는 것이다. "소름이 다 돋더라니까요. 직접 보면서도 '맙소사, 이게 무슨 일이야?'라는 생각밖에 안 들었어요." 이어서 예와 아니요 중 하나로 답하는 간단한 질문을 던졌더니 고개를 끄덕이거나 저어 대답을 하더란다.

"놀랄 노자였죠. 이제는 애가 의사표현을 하는 거예요."

그렇다면 눈물 증상은 어떻게 됐을까? 그 답은 샌퍼드 버넘 프레비스Sanford Burnham Prebys 연구소에서 인류유전학 프로그램을 이끌고 있는 생물학자 허드슨 프리즈Hudson Freeze의 최근 연구에서 찾을 수 있다.[12] 연구소의 미탈리 탐베Mitali Tambe 박사는 NGLY1의 주업이 재활용이라면서 NGLY1이 없는 세포에 소위 밀린 '재활용 일감'이 마냥 쌓이지만은 않는 이유를 조사하던 중 뜻밖의 현상을 목격했다. 정상 세포는 수용액에 들어가면 불어 터질 때까지 스펀지처럼 물을 흡수한다. 그런데 *NGLY1* 변이형인 소아 환자의 세포를 물에 담그니 아무 일도 일어나지 않았다. 원인은 물 분자가 지나다니는 아쿠아포린aquaporin이라는 통로가 세포 표면에 있고 없고의 차이였는데, 알아 보니 이 통로의 발현에 결정적으로 필요한 물질이 바로 NGLY1 단백질이었다. 생물학자들에게 아쿠아포린은 몹시 친숙한 이름이다. 땀, 뇌척수액, 침, 눈물 등 갖가지 체액 중의 수분 함량을 이 채널이 조절하기 때문이다. 그러니까 눈물샘 세포에 NGLY1이 없으면 눈물샘에 아쿠아포린 채널이 만들어지지 않아 눈물이 나지 않는다는 소리다. 바로 이것이 눈물 수수께끼의 해답이었다.

현재 맷과 크리스틴은 NGLY1 환우 가족과 관련 연구자들이 참석하는 연례 좌담회를 벌써 6회째 열었다. 웹사이트에 올라와 있는 사진을 보면 협동과 책임 분담이 얼마나 위대한 성과를 이룰 수 있는지 다시 한 번 감탄하게 된다. 그들의 활동상은 하나같이 진단 유전체 검사가 가진 잠재력을 가장 절절히 보여 주는 산 증거나 다름 없다. 흔히 사람들은 냉소한다. 알기만 해서 어디다 쓰겠냐고 말이다. 치료법이 없는데 병에 이름만 붙인다고 뭐가 달라지냐는 것이다. 하지만 당사자인 환자들과 그 가족들의 생각은 완전히 다르다.

크리스틴 윌지가 내게 했던 말이 있다. "무슨 병인지도 모르는 건 병을 앓는다는 사실 자체보다 더 괴로운 일이에요. 앞으로 어떻게 될지 전혀 알 수 없으니까요. 그건 마치 (……) 휘청이며 끝없이 걷는 것과 같죠." 병명이 나오지 않았다면 어땠을까. 환우 가족들은 서로 연락해 뭉칠 수 없었을 것이고, 맷과 크리스틴이 재단을 세우지도 못했을 것이고, 현명한 가족계획 지도사업은 꿈도 못 꿨을 것이다. 학계가 이 주제에 주목하고 완치법을 연구하자며 머리를 맞댔을 리는 더욱 만무하다.

센트럴파크의 말발굽 소리

"나를 남과 다르게 만드는 것들이 나를 나답게 만드는 거야."

- 피글렛 《곰돌이 푸》에서, A. A. 밀른A. A. Milne

"나는 희귀하다. 모든 희귀한 것에는 값어치가 있다.

고로 나는 가치 있는 존재이다."

- 어거스틴 만디노Augustine Mandino

미진단 희귀질환 네트워크는 2015년 9월 16일에 공식적으로 첫발을 뗐다. 사업이 운영되는 첫 20개월 동안 총 1519건의 의뢰가 들어왔고 그중 601명이 정밀검사 대상자로 선정됐다. 2018년 말에는 평가 완료된 환자 382명의 분석 결과가 〈뉴잉글랜드 저널 오브 메디슨〉에 최초로 공개됐다.[1] 그중 35%는 마침내 진단명이 확정된 사례였고 새롭게 발견된 질병은 31종에 달했다. 환자들이 각자 오디세이의 결말에 더 바짝 다가간 셈이다. 그런데 병의 이름을 찾은 걸로 끝이 아니었다. 사례 다섯 중 넷은 진단에서 나아가 치료 면에서도 많은 변화가 있었다. 병명이 확실히 나왔으니 환자의 상태에 특화된 치료법(전문약 혹은 영양제)을 구체적으로 추천 받기도 하고, 불필요한 진단검사를 더 이상 소모적으로 반복하지 않아도 됐다. 한편 이제는 환자 개개인의 상태에 맞춘 유전학 카운슬링을 제공할 수 있다는 추가 수확도 있었다. 유전학 카운슬링은 가족 계획과도 연결되기 때문에 더욱 중요하다. 그런 의미에서 지금부터 우리 네트워크를 거쳐 간 환자들 몇몇을 잠깐 소개할까 한다.

먼저 일곱 살 카슨Carson과 다섯 살 체이스Chase를 만나 보자. 형제를 처음 보면 열에 아홉은 탐스러운 금발머리가 가장 먼저 눈에 들어올 것이다. 조금 더 가까이서 보면 초롱초롱 빛나는 푸른 눈동자와 시원한 미소에서 눈을 떼지 못하게 된다. 그러고 있자면 아이들이 휠체어에 앉아 있다는 사실을 어느새 까맣게 잊는다.

우리는 모두를 무장해제시키는 두 꼬마와 밀러Miller 부부를 2017년에 처음 만났다.[2] 당시 아이들은 말을 못 했고 제 힘으로 컵을 들어울려 물을 마시지도 못하는 상태였다. 누가 부축하지 않으면 앉아 있거나 걸을 수도 없었다. 증상은 야금야금 시작됐다고 한다. 첫째 카슨의 경우, 갓난아기 때 운동기능 발달이 좀 늦긴 했지만 돌 무렵엔 몇 걸음을 떼기도 했었다. 그러나 딱 거기까지였다. 오히려 거기서 퇴보하지 않으면 다행이었다. 그 즈음 둘째 체이스가 태어났다. 하지만 기쁨도 잠시, 부부는 더 큰 불안감에 휩싸였다. 첫째처럼 둘째에게도 발달 문제가 염려되었다.

대니Danny와 니키Nikki는 첫째 아들을 아동행동 전문가에게 데려 갔다가 다시 발달전문가에게 보였다. 이후로도 이 신경내과 저 신경내과를 부지런히 다녔지만 누구 하나 똑 부러지는 답을 내놓지 못했다. 그러다 간만에 근방에서 평판 좋은 희귀 신경계 질환 전문가를 소개받았다. 그 병원에서 생후 16개월의 아기 카슨이 뇌성마비 선고를 받는다. 하지만 말 그대로 '뇌의 마비'를 뜻하는 이 용어는 너무 두루뭉술해 전혀 도움이 되지 않았다. 증상의 정확한 원인이 뭔지, 어떻게 치료해야 할지가 여전히 막막했고 체이스의 앞날이 똑같이 불투명한 건 말할 것도 없었다. 두 사람은 제대로 된 정보가 간절했다.

그러다 둘째마저 발달지연 징조를 보이면서 부부의 걱정은 현실이 되고 말았다. 두 아들 모두 지능은 정상이지만 운동기능 장애가 심각한 수준이었다. MRI를 찍어 보니 둘 다 자연스러운 수의운동(사람이 자기 의지로 근육을 움직여 이뤄지는 운동-옮긴이)을 담당하는 대뇌 기저핵 부위에 확연한 병변이 자리 잡고 있었다. 두 아이가 똑같

게놈 오디세이

이 아프다니, 더 말할 것도 없이 유전질환이 확실했다. 대니와 니키는 바로 동네 병원에 유전자 검사를 예약했다. 처음에는 유전자 몇 개만 골라 검사했지만 나중에 두 아이 모두 유전자 2만 개에 달하는 엑솜 전체를 다시 분석했다. 그것도 두 번씩이나. 그럼에도 허탕인 건 이번에도 마찬가지였다. 부부가 아이들을 돌보는 틈틈이 외롭게 정보를 모으는 동안 또다시 3년이라는 시간이 무심하게 흘러갔다.

두 사람은 정확한 병명이 뭔지, 그것이 가족 전체에게 어떤 의미일지를 절실하게 알고 싶었다. 그래서 아이들을 재운 뒤에 지금껏 모아 둔 의사 소견서 묶음을 몇 번이고 다시 읽고 온갖 웹사이트를 뒤져 정보를 찾느라 밤을 꼴딱 새우기 일쑤였다. 대니의 표현을 빌리면, 모든 게 불확실하고 불안하기만 해 잠 못 이루는 밤이 이어지던 시절이었다고 한다. 맨날 새벽 2시가 넘도록 안 자고 몇 시간째 조사에만 몰두했던 건 순전히 잠이 오지 않기 때문이었다고. 그러던 2016년, 두 사람은 미진단 희귀질환 네트워크 소식을 처음 접했다. 그렇게 밀러 가족은 다섯 번째로 만난 신경내과 전문의의 도움을 받아 네트워크에 신청서를 제출할 수 있었다.

건강한 부모 슬하에서 갓난아기 때부터 원인 모를 중증 신경계 증상으로 고생하는 어린 형제의 사연을 읽고 나서 우리가 승인 결정을 내린 데에는 오랜 시간이 걸리지 않았다. 우리는 바로 형제 사례의 분석에 착수했다.

네트워크에 선발된 대부분의 환자들과 마찬가지로 우리는 이번에도 유전체 전체를 검사했다. 가족을 직접 만나기도 전에 서둘러 진행된 일이었다. 예전에 엑솜 검사가 아무 답도 내놓지 못했었기에 이번 유전체 검사에 거는 기대가 컸다. 유전자의 시작과 끝은 유전자를 켜고 끄는 중요한 스위치인 조절인자가 자리하는 위치인데, 엑솜 분석은 이 두 곳의 일부분을 놓치는 일이 흔하다. 게다가 중간중간에도 끊겨 읽히기가 쉽다. 그런 반면 유전체 검사는 유전자 전체를 훨씬 정확하게 드러내 보여 준다. 그뿐만 아니라 유전체 내 어딘가에 커다란 DNA 덩어리가 잘못 삭제되거나 삽입되어 있다면 그것을 예리하게 감지하기도 한다.

이번 사례의 경우, 우리는 아이들을 부모와 비교하기 위해 네 식구 모두의 유전물질을 해독하기로 했다. 그러는 동안 스탠퍼드 의학유전학과 과장 조너선 번스타인은 운동발달 지연의 성질을 정밀하게 파악하고자 직접 아이들을 진료했다. 여기에 우리 팀 유전학 카운슬러인 제니퍼 콜러Jennefer Kohler가 힘을 보태 대니와 니키에게 눈높이 상담을 제공했다.

기다리던 결과가 2018년 3월에 드디어 나왔을 때, 우리는 일가족 유전체 검사의 위력을 다시 한 번 실감했다. 부모는 아프지 않았기에, 우리는 운동발달 지체를 일으킨다고 알려진 유전자 변이형들 중 두 아이 모두 엄마와 아빠 각각으로부터 하나씩 물려받은 고위험 유전자 변이형이 있는지에만 중점을 뒀다. 부부는 건강하게 어른이 된 걸 보면 두 변이형이 한 쌍을 이뤄야만 병이 발병하는 게 틀림없기 때문이었다. 확인 결과, 두 짝 모두 변이형인 바람에 지금껏 두 아이를 괴롭혀 온 문제의 유전자는 바로 *MECR*였다. 그런데 두 종류 변이 중 하나는 엑솜이 아닌 주변 조절영역에 존재하고 있었다. 그러니 예전 엑솜 검사에서 놓친 게 당연했다.

제니퍼는 같이 거론된 다른 후보 유전자들과 함께 *MECR* 유전자를 둘러싼 증거 자료들을 파워포인트 문서에 알아보기 쉽게 정리했다. 회의실에 모여 그녀의 발표를 들은 우리 팀은 곧장 각 증거의 적부適否를 가리는 자문자답에 들어갔다. 출발점은 유전자 자체로 잡았다. 우리는 이 유전자에 대해 얼마나 알고 있는가? 답은 "잘 모른다"였다. 다음, 이 유전자로 코딩(유전자에 담긴 정보로 단백질을 발현시키는 것. 인코딩의 반대 개념−옮긴이)된 단백질은 어디에 머무를까? 이건 이미 기존 연구로 밝혀졌다. 그 장소는 세포의 동력 발전소인 미토콘드리아다. 다음, 그곳에서 이 단백질이 하는 일은 뭘까? 짐작건대 에너지 경로에 관여하는 것 같다. 마지막으로, 어떤 다른 단백질들이 이 MECR 단백질과 상호작용할까? 여기에 관해선 아직 아무것도 모른다.

유전자를 용의자로 지목하는 증거들을 검토한 뒤 우리는 다시 이 유전자의 변이형들을 하나하나 살펴 나갔다. 각 변이형은 얼마나 파괴적일까? *MECR* 유전자의 경우, 한 가지 유형이 유전자 메시지가 처리되는 과정을 완전히 와해시킬 정도로 특히 위협적이었고 다른 변이형 하나는 위력이 다소 약해서 염기서열 가운데 조절영역에만 영향을 미치는 것 같았다. 두 변이형이 위험하다는 의견에 과연 우리 팀의 컴퓨터 분석 모델은 동의했을까? 여러 모델을 돌려본 결과, 대부분은 변이형 둘 다 혹은 둘 중 하나가 단백질의 정상적 발현을 심각하게 방해한다는 예측을 내놨다.

그때부터 제니퍼는 이 방향의 증거를 집중적으로 파기 시작했다. 그러다 변이형 *MECR* 유전자를 가진 환자들의 얘기가 언급된 중요한 논문 한 편을 발견했다.[3] 2016년에 〈미국인류유전학회지 *American Journal of Human Genetics*〉에 발표된 논문 속 사연의 주인공은 다섯 가족에서 나온 환자 일곱 명이었다. 논문을 찾은 것은 꽤 큰 수확이었지만 그녀의 경험상 방심은 금물이었다. 소아질환 중에는 비슷비슷한 뇌와 신경 문제를 일으키는 게 한둘이 아니다. 무엇보다 *MECR* 유전자 변이형 한 가지는 조절영역에 존재하는 것이기에 논문 사례와 일치한다고 확신하기가 더더욱 어려웠다. 그런데 논문을 펼쳐 든 지 얼마 안 되어 특이한 점 하나가 그녀의 레이더에 잡힌다. 사례 아동 모두 언어발달과 운동발달은 늦는데 인지기능(즉 지능)은 정상이었던 것이다. 거의 똑같은 구절을 어디서 봤었는지 기억해 낸 그녀는 곧장 꼬마 밀러 형제의 서류철 매듭을 풀었다. 그러고는 그 안에서 스탠퍼드 소아신경내과 전문의 마우라 러즈니코프 Maura Ruhznikov가 보내 온 소견서를 꺼내 들었다. 바로 거기에 똑똑히 적혀 있었다. "인지기능은 정상이며 언어발달과 운동발달은 지연을 보임." 이것은 곧 더 큰 진척이 있을 거라는 청신호였다. 논문을 계속 읽어 보니 환자 중 몇몇은 뇌 영상검사 소견까지 밀러 형제와 일치했다. 다시 말해, 운동기능을 관장하는 대뇌의 기저핵 부위 모습이 비정상이었던 것이다. 만약 우리가 찾은 두 변이형 모두 실질

게놈 오디세이

적인 병인임이 입증되기만 하면 *MECR* 유전자가 범인이라고 확언할 수 있었다. 일단 변이형 하나는 유전자 중심부의 손상인 게 이미 확실했다. 문제는 조절영역만 변한 나머지 변이형이었다. 이게 단백질 기능까지 망가뜨렸는지 아닌지는 따로 실험을 해야만 확인할 수 있었고 그러자면 변이형 유전자가 들어 있는 세포 시료가 필요했다. 그래서 우리는 밀러 부부에게서 카슨과 체이스의 피부세포를 얻어 실험실에서 직접 배양했다. 그런 다음 MEPAN('미팬'이라 읽는다. 미토콘드리아 에노일 CoA 환원효소 단백질 관련 신경퇴행, 즉 Mitochondrial Enoyl CoA reductase Protein-associated Neurodegeneration을 줄인 두문자어) 메시지가 망가졌는지 알아보는 것을 목표로 그 안의 RNA 메시지들을 해독했다. 얼마 뒤 실험실에서 최종 판결문을 보내왔는데, 두 변이형 모두 병인인 게 확실해 보인다는 내용이었다. 카슨과 체이스는 각각 전 세계에서 MEPAN 증후군으로 진단 받은 여덟 번째와 아홉 번째 환자가 되었다.

하지만 여기서 끝이 아니고 지금부터 이 정보를 가지고 치료 방법을 찾는 과제가 남아 있었다. *MECR* 유전자의 지시로 만들어지는 단백질은 미토콘드리아 내부에서 일어나는 복잡한 에너지 합성 반응에서 없어서는 안 될 구성요소다. 쉽게 설명하자면 이렇다. 인형을 만드는 장난감 공장을 상상해 보라. 기본 조립만 된 신체부위가 생산라인의 작업자들에게 전달된다. 작업자가 할 일은 각자 맡은 부분을 올바른 위치에 끼운 뒤 다음 순서 작업자에게 넘기는 것이다. 단순업무 같아도 세포 내 에너지 생산이 원활히 이뤄지려면 이 작업이 완벽하게 진행되는 게 아주 중요하다. 그런데 작업자 하나가 아파서 병가를 냈다고 치자(즉 유전자에 이상이 생긴다). 이 사람이 맡은 작업은 몸통에 팔과 다리를 연결하는 것이다. 이때 한 사람이 빠진 결과로 사태는 일파만파로 커진다. 처음엔 다음 순서 작업자만 맡은 일을 할 수 없을 뿐이다. 몸통만 전달되는 탓에 옷을 입히지도 신발을 신기지도 못한다. 그러고 있다 보면 생산이 이 단계에서 정체된다. 팔다리 없는 몸통과 몸통 없는 팔다리만 한없이 쌓여 간다. 그러다 결국은 제품 생산 자체가 멈춰 버리고 만다. 이런 식으로 공정 전체는 물론이고 단계 하나하나가 저마다 병의 진원지가 될 수 있다. 이때 최선의 해결책은, 당연히, 숙련된 대체인력을 신속하게 투입하는 것이다. 그러면 무슨 일 있었냐는 듯 전체 공정이 바로 원상복귀될 수 있다. 다시 풀이하면 정확한 시점에 올바른 세포에 정상 유전자를 다시 가져다 놔야 한다는 뜻이다. 이것이 유전자요법의 이론적 원리다. 아직은 달성이 극도로 어려운 목표라는 게 안타까울 따름이다(자세한 내용은 뒤의 장에서 다시 다룬다). 그렇다면 다른 방법은 없을까? 팔과 다리가 이미 끼워진 인형을 중간에 대체 투입하는 건? 그러면 옷만 휘리릭 입혀서 바로 포장부서로 넘길 수 있을 것 같은데 말이다.

MEPAN 증후군의 경우, 이 대체 물량 역할을 하는 게 알파 리포산alpha-lipoic acid이라는 분자다. 고장 난 *MECR* 유전자 단계를 건너뛰고 본래 이 유전자가 생산했어야 하는 물질을 직접 공급하는 것이다. 게다가 될 일은 어떻게든 되는지 알파 리포산 영양제는 구하기 쉬워서 아마존에서 한 통에 16.99달러에 구매할 수 있다. (다른 사람들은 당뇨병의 신경계 합병증을 완화하는 데 더 자주 애용한다.)

빈 자리가 생겼어도 공장 생산라인은 탈없이 돌아가게 하기 위해 카슨과 체이스는 알파 리포산과 중간사슬중성지방MCT, medium chain triglyceride 오일을 함께 복용하기 시작했다. 그리고 몇 달 뒤, 부모의 눈에도 아이들이 달라지는 게 보였다. 병명을 알기 전엔 두 아이 모두 운동기능이 뒷걸음질치던 중이었다. 두 살 때 카슨은 몇 걸음이나마 떼는 것은 고사하고 혼자 앉아 있는 법마저 잊은 상태였다. 체이스 역시 한때 기어 다니기도 했지만 돌 무렵부터는 점차 기지 못하게 됐다. 그런데 영양제를 먹기 시작한 뒤로 기능퇴화 증세가 둔화됐고 신경내과 검진에서는 사실상 좋아졌다는 얘기까지 들었다. 대니는 이게 가족에게 얼마나 엄청난 사건인지 모른다고 말했다. 2019년 봄, 미진단 희귀질환 네트워크가 형제의 사례를 논문으로 발표한 뒤, 밀러 가족은 그들의 이야기를 세상과 나누는 데에 주저하지 않았다. 부부는 CBS 아침 방송과 NPR의 아침 프로그램에 출현해 과거의 나날들과 미진단 희귀질환 네트워크에 들어간 뒤 생긴 변화 등을 진솔하게 증언했다.[4] 대니는 내게 이런 말도 했다. "미진단 희귀질환 네트워크는 답을 구할 데가 없어 막막한 미진단 질환 환자 가족들에게 더없이 감사한 단체예요. 이런 곳이 세상에 또 어디 있겠습니까. 세계 최고의 연구자들과 의사들을 한자리에서 만날 수 있는 기회를 가정형편 불문하고 누구에게든 열어 주는 거잖아요. 요즘 의료제도의 생리와는 완전히 반대되는 방식이죠. 네트워크는 더 갈 곳이 없는 희귀병 환우 가족에게 희망이 되고 있어요."

병명을 확실히 알게 된 뒤, 대니는 MEPAN 증후군 환자를 둔 가족들을 찾아 연결하는 일에 두 팔을 걷어붙였다. 그는 환우뿐만 아니라 이 병의 배경기전을 연구하는 지구촌 과학자들에게도 연락을 넣었다. 한편으론 이 분야 연구가 속도를 낼 수 있도록 후원기금 모금도 시작했다. 모든 활동은 그가 2019년 초 설립한 MEPAN 재단을 통해 착착 진행됐다.[5] 설립될 때부터 재단은 MEPAN 증후군 가족들을 하나의 커뮤니티로 더욱 단단하게 묶는 것을 핵심 기조로 삼았다. 사실 카슨과 체이스 형제는 운이 좋아 연구진이 관련 논문을 찾고 유사 질환들과 다른 환자들의 뇌 스캔영상 자료라는 흩어진 점들을 연결해 진단을 내릴 수 있었던 경우다. 하지만 논문에만 치중해 발전을 도모하는 것은 논문을 쓰자는 결심이 설 만큼 충분한 수의 환자가 모이고, 까다롭고 느러터진 편집부의 심사를 통과해 마침내 논문이 학술지에 정식으로 실리고, 전 세계에서 비슷한 환자를 진료한 다른 의사들이 전부 이 연구논문을 주목할 때만 가능한 일이다. 누군가의 생명이 경각에 달린 상황에서 환자와 환자 가족과 연구자들을 단결시키기에는 연구논문만으로는 한참 부족하다. 그럴 땐 다른 전략을 써야 한다.

그런 전략 중 하나로 매치메이커 익스체인지Matchmaker Exchange라는 게 있다.[6] 하버드대학교 교수이자 브로드 연구소Broad Institute 소속 연구자이기도 한 하이디 렘이 이끄는 일종의 토론모임이다. 이 모임의 주요 활동은 희귀질환 사례 자료를 한데 모으고 진단의 결정적 단서가 될 핵심정보(예를 들면 환자의 증상, 징후, 혈액검사 결과, 유전체 분석 결과 등)를 안전하게 공유하면서 중심을 잡는 것이다. 회원들은 특징적인 증상을 보이거나 그런 증상의 원인으로 의심되는 유전자가 존재하는 환자를 진료한 적 있는지 묻는 메시지를 포럼으로부터 몇 주에 한 번씩 받는다.

미진단 희귀질환 네트워크가 카슨과 체이스 형제에게 병명을 찾아 주고 다른 전문가들이 모두 실패한 유사 수수께끼 사례들을 해결할 수 있었던 데에는 몇 가지 중요한 이유가 있다. 일단 NIH의 재정지원 덕에 (평소와 달리) 환자의 건강보험으로 해결할 수 없는 비싼 검사를 필요한 만큼 돌리는 게 가능했다. 그래서 아직 개발 단계에 있는 유전체 염기서열분석이나 RNA 염기서열분석 같은 최신 기술을 평범한 검사처럼 끌어다 쓸 수 있었다. 더 흡족했던 점은 환자 본인만이 아니라 가족들의 유전자도 함께 분석할 수 있었다는 것이다. 이걸로 아픈 식구와 건강한 식구의 데이터를 비교하는 것이 후보 유전자를 추리는 데 얼마나 큰 도움이 됐는지 모른다.

앞에서도 한 얘기인데, 우리는 이런 전 가족 검사가 보건복지부의 곳간을 들어먹는 것 아니냐는 지적을 종종 받는다. 그러나 유전체 의학은 정반대로 비용을 절감시킨다. 유전체 의학을 더 널리 보급해야 보다 많은 환자를 구할 수 있다는 쪽에 찬성한다면 아무리 강조해도 모자란 장점이다. 미진단 희귀병 환자들은 의료재정을 가장 많이 소비하는 집단 중 하나로 꼽힌다. 현재 유전체 검사는 한 번 하는 데에 800달러가 들지만 미진단 희귀병 환자가 수시로 들락거리는 중환자실의 입원비는 하루에만 1만 달러에 달한다. 우리 팀이 직접 추산한 바로, 미진단 희귀질환 네트워크에 등록되기 전엔 환자들의 평균 의료비용이 일인당 30만 달러를 웃돈 데 비해 네트워크 참여 후에는 평균 2만 달러를 넘지 않았다. 이 숫자가 함의하는 바는 간단하다. 만약 환자들이 더 일찍 유전체 검사를 받았다면 그들이 여태껏 의료비로 버린 돈 중 94% 정도는 지금도 얌전히 통장에 들어 있었을 것이다. 단 가족의 정신적 고통 감소처럼 현물가치로 환산이 안 되는 이점들은 고려하지 않고 나온 계산이 이 정도다. 유념할 점이 하나 더 있는데, 발달장애의 경우 보통은 대체요법을 시작할 최적기에 시한이 정해져 있다. 그런 까닭에 어릴 때 진단을 받고 나면 치료를 일찍 시작할수록 평생에 걸쳐 가중될 병증과 재활의 부담을 최소화할 수 있다.

네트워크에 접수되는 사례 중 우리가 유전체 검사만으로 해결하는 비중은 74%쯤 된다. 하지만 10% 좀 넘게는 유전체 검사보다 진료기록에서 찾은 단서를 좇으면서 타분야 전문가들의 자문을 참고하는 종합적 접근이 필요하다. 우리 생각에는 이게 셜록 홈스의 수사와 매우 흡사한 것 같다.

그런 실례로 2016년에 미진단 희귀질환 네트워크의 스탠퍼드 지부에 로버트 레더스Robert Leathers라는 70대 노인이 찾아왔다. 어르신은 갈증이 나면서 자꾸 재발하는 발열, 심한 피부 발진, 참기 힘든 근육통 증세를 8년째 겪고 있다고 했다. 처음엔 복용하고 있는 약 때문이라고 여기고 약을 끊었다. 하지만 열이 오르는 현상은 여전했다. 그래서 이번엔 특이한 결핵인가 싶어 수 개월간 항생제 치료를 받았으나 전혀 호전이 없었다. 다음으로는 면역반응 항진을 의심하고 면역계를 전반적으로 억제하는 약물 3가지를 동시에 복용하기 시작했다. 그래도 결과는 마찬가지였다. 그렇게 5년을 헛고생한 뒤 로버트는 다른 전문가의 견해를 들으려고 미네소타 주 로체스터의 메이오 클리닉을 찾았다. 그곳에서 CT, 초음파, MRI, 종류별 혈액검사에다가 가족성 지중해열Familial Mediterranean Fever이라는 이름도 괴상한 희귀 발열 증후군을 조사하는 유전자 검사까지 받았지만 어느 하나 보탬이 되는 정보를 주지 못했다. 그는 슬슬 지쳐갔다. 그러다 다시 3년이 흘러 거의 포기하려던 참에 스탠퍼드 병원 신경내과에 들렀다가 우리 네트워크를 소개받은 것이었다.

우리 의료팀과 마주앉은 로버트는 절실하게 진실을 알고 싶어 했다. 하지만 우리가 넘겨받은 자료에는 건질 만한 실마리가 별로 없었다. 항체 단백질의 혈중 수치가 비정상적으로 높은 걸로 보아 면역계 항진이 짐작될 뿐 그 밖에는 죄다 오리무중이었다. 내과전문의 제이슨 홈Jason Hom과 매튜 휠러는 일단 환자의 관련 기록과 진료차트를 빠짐없이 모으고 혈액, 피부, 관절 질환을 잘 아는 전문가들을 수소문하는 작업부터 착수했다. 자꾸 재발하는 발열과 식은땀은 대부분 감염 탓이기에 두 사람은 감염내과에도 협진을 추가의뢰했다.

심한 발진, 높은 항체 수치, 오래도록 사라지지 않는 간헐적 발열이라는 이 기괴한 증상 조합을 처음 담당하게 된 영예의 주인공은 우리 병원의 감염병 전문가 샨티 카파고다Shanthi Kappagoda였다. 카파고다는 일단 가족성 지중해열일 가능성을 생각했지만 (먼저 들렀던 병원에서 검사 결과가 음성으로 나오기도 했고) 이 병이 60대에 처음 발현하는 사례는 사실상 없다고 지적했다. 또 머클-웰스 증후군Muckle-Wells syndrome은 똑같이 발열을 일으키는 병이지만 로버트에게 청력소실이 없으니 탈락이었다. 한편 관절 통증, 발진, 발열 증상을 보이는 CAPS, 그러니까 크라이오피린 연관 주기 증후군cryopyrin-associated periodic syndrome이라는 희귀병도 공통점이 많지만 정답은 아니었다. 이런 식으로 다수 후보가 논의선상에 올랐다가 줄줄이 탈락해 나갔다.

그 와중에 유독 조건에 잘 맞는 듯한 후보가 딱 하나 있었다. 슈니츨러 증후군Schnitzler syndrome이다.[7] 1972년에 프랑스 피부과전문의 릴리안 슈니츨러Liliane Schnitzler에 의해 최초로 규정된 슈니츨러 증후군은 지금까지 보고 사례가 160여 건밖에 없는 희귀질환이다. 이 병은 베이거나 긁혀서 상처가 났을 때 벌개지면서 부어 오르는 신체 반응이 평소에도 쓸데없이 일어난다는 특징 때문에 자가면역장애로 분류된다.

이 다음 수사는 구체적으로 어떤 과정으로 진행됐을까? 우선은 염증의 증거가 있는지부터 확인해야 했는데, 다행히도 있었다. 로버트의 혈중 백혈구 수치는 정상보다 높았고 C 반응성 단백질이라는 염증지표 수치도 올라가 있었으니 말이다. 그런데 만약 슈니츨러 증후군이 진짜 범인이라면, 백혈구 중에서도 특히 호중구가 피부에 몰려들어야 한다. 그랬느냐고? 물론이다. 염증 난 피부조각을 현미경으로 확대해 보니 정말 호중구가 그곳에 집중되어 있었다. 자, 그렇다면 다음 단계. 우리의 추리가 틀리지 않는다는 걸 못박을 보충 증거로는 또 어떤 게 있는가? 슈니츨러 증후군의 또 다른 대표 특징은 M 항체라는—항체들 가운데서도 덩치가 가장 크고 감염됐을 때 제일 먼저 생성되는 항체다—이상 항체 계열이 혈중에 급증한다는 것이다. 그런데 로버트의 핏속을 점령한 이상 항체는 M형이 아닌 G형이었다(G 항체는 이 계열 항체의 4분의 3을 차지하는 가장 흔한 유형이다). 슈니츨러 증후군이라면 **이럴 리가 없었다.** 그러나 우리는 논문을 뒤지다가 슈니츨러 증후군 환자 극소수는 M 항체 대신 G 항체가 증가하기도 한다는 사실을 알아냈다. 좋아, 진실에 한 발 더 다가섰군. 이제는 마지막 관문만 남았다. 이상한 점이 없어서 더 특별한 부분이 있진 않나? 로버트의 사례에서는 똑같이 발진과 발열이 있어도 관절에는 문제가 없다는 사실이 그랬다. 덕분에 우리는 평소 같았으면 더 높은 순위에 올랐을 다른 병명 후보 여럿을 배제할 수 있었다. 그렇게 로버트의 진단명은 슈니츨러 증후군으로 확정됐다(유전체 검사는 하기도 전이었다).

진단을 받는 것이 중요한 이유 중 하나는 최적의 치료 설계가 가능해진다는 데 있다. 우리 병원의 류머티스내과 과장 코닐리아 웨이언드Cornelia Weyand는 면역계의 노화 과정과 그에 따르는 염증질환들을 연구하는 데 평생을 헌신한 인물이다. 웨이언드의 설명으로는 염증세포가 조직에 침투한 뒤 제 집처럼 머물면서 발진과 부종 같은 말썽을 일으키는 것이 염증질환의 기전이라고 한다. 그녀는 로버트의 상태를 보고 이 같은 염증의 특징을 잡아내더니 바로 치료 계획을 짜기 시작했다. 면역계가 항진된 환자에게 흔히 의사들은 면역계 기능을 전방위에서 억제하는 스테로이드 같은 약물을 사용한다(로버트는 이미 시도했다가 실패한 방법이다). 하지만 대형망치로 실못을 때리면 못이 한 방에 박히기야 하겠지만 무고하게 주변이 더 큰 피해를 입기 십상이다. 면역질환 치료에 체중증가와 속 더부룩함부터 시작해서 피부 변화, 건 파열, 나아가 우울증과 오락가락하는 기분까지 다양한 부작용이 뒤따르는 게 다 그래서다. 그래도 로버트는 운이 좋았다. 병이 자가면역성임을 확인했으니 치료를 병의 근원, 즉 염증에 보다 정교하게 겨냥할 수 있기 때문이다. 염증 연구는 지난 수십 년 동안 눈부신 발전을 이뤘다. 그 덕에 밝혀진 사실 중 하나로, 면역계에서는 호르몬과 흡사한 인터루킨-1interleukin-1이라는 물질이 중요한 염증 조절인자로 기능한다고 한다. 이에 제약 회사들은 염증의 만능 조절물질로서 인터루킨-1의 잠재력에 수십 년 전부터 주목하고 있다. 로버트도 인터루킨-1 차단제를 투여하던 초반에 증상 개선을 보였었다. 하지만 우리 네트워크에 등록될 무렵엔 이 약물치료에도 발열 증세를 다시 보였다.

그런데 〈알레르기 및 임상면역학 저널Journal of Allergy and Clinical Immunology〉을 찾아보니 슈니츨러 증후군 환자 3명의 사례에서 인터루킨-6를 억제하자 증상 완화 효과가 오래 지속됐다는 내용의 2012년 보고서가 한 편 있었다. 우리는 로버트의 주치의에게 이 얘기를 했고 그는 곧 이 약제로 처방을 변경했다. 그리고 2019년 말, 우리는 경과 확인차 로버트에게 다시 연락했다. 다행히 약은 계속 잘 듣고 있었다. 나는 8년을 깜깜한 데서 헤매다가 미진단 희귀질환 네트워크를 통해 길을 찾은 것 같으냐고 물었다. 그러자 그가 망설임 없이 대답했다. "당연하죠."

로버트의 사례는 우리에게 때로는 유전체 정보를 몰라도 관찰, 토의, 추론이라는 전통 방식만으로도 정답에 닿을 수 있다는 교훈을 준다. 특히 문제의 시발점이 면역계인 상황에서는 더더욱 그렇다. 면역계는 환경인자 노출, 감염, 백신 접종 등 각종 자극에 평생 적응해 가는 기능조직이기에, 죽을 때까지 처음 그대로인 유전체에 열쇠가 들어 있다는 기대가 애초에 크지 않은 것이다. 그러나 면역세포는 외부의 자극과 공격에 대항하려고 유전체 특정 영역을 조작하는 전략을 쓰기도 한다. 그럼으로써 정체를 알든 모르든 무수한 적들을 상대하는 방어전마다 승세를 잡는다. 만약 그런 면역세포를 종류별로 채취해 각각의 유전체에서 '적응 면역력'의 스위치가 되는 특정 영역을 해독할 수 있다면, 면역질환을 이해하는 우리의 시야가 몇 배로 넓어질 것이다. 사실 변화는 이미 시작됐다. 요즘도 우리는 환자에 따라 면역계의 적응 과정을 정확히 이해하고자 면역계 관련 유전체 검사를 활용한다. 보통 환자들도 유전체 정보를 가지고 면역질환을 저격하는 치료를 받게 될 날 역시 머지않았다.

2014년, 네 살 꼬마숙녀 얼리사 로슨Allyssa Lawson이 우리 병원 진료실을 찾아왔다. 특이한 안면기형을 갖고 태어난 아이는 현재 관절 증상을 겪고 있었다. 아이를 진찰한 우리 팀의 조너선 번스타인은 차트에 관절이 헐겁고 척추가 구부정하며 흉곽이 들렸고 평발이라고 기록했다. 모두 희귀 결합조직장애인 마르판 증후군의 증상이었다. 그런데 아이에게는 마르판 증후군에서는 볼 수 없는 특징이 더 있었다. 유난히 가는 머리카락과 눈썹 그리고 서양배 모양의 코. 영락없는 TRPS1 증후군tricho-rhino-phalangeal syndrome(우리말로 모비지 증후군이라고도 함-옮긴이) 환자의 외모였다. 번스타인은 어리둥절했다. 이렇게 두 희귀병이 얽힌 경우는 일찍이 본 적 없었다. 또 한 가지. 마르판 증후군 환자는 예외 없이 장신이고 TRPS1 증후군 환자는 전부 단신이라는 특징이 있는데 얼리사의 키는 보통이었다. 두 병명

게놈 오디세이

중 어느 게 틀리고 어느 게 맞는 걸까? 고민하던 번스타인의 뇌리에 한 가지 생각이 스쳤다. 마르판 증후군의 장신 효과와 TRPS1 증후군의 단신 효과가 만나 서로를 상쇄한 바람에 정상이 된 키를 보고 지금껏 의사들이 헷갈려 병을 알아보지 못한 건 아닐까? 과연 아이가 두 증후군을 모두 앓고 있는 게 맞을까?

의대에서는 학생들에게 의학적 추론을 가르칠 때 '오컴의 면도날'[8] 원칙을 따르라고 교육한다. 한 환자에게 두 가지 희귀 증상이 동시에 나타난다면 원인이 하나가 아니라 둘이라고 보라는 것이다. 이걸 철학에서는 더 고상하게 '다른 조건이 전부 같다면 가장 단순한 설명이 옳은 것'이라고 표현한다. 사람은 누구나 본능적으로 희귀하거나 기이한 것에 더 혹하긴 해도 '흔한 게 곧 보통인 것'이 진리 아닌가. 혹은 1940년대에 메릴랜드 주립대학의 시어도어 우드워드Theodore Woodward가 발언해 유명해진 비유를 기억해도 좋겠다. 우드워드는 말했다. "센트럴파크[9]에서 말발굽 소리를 들으면 얼룩말이 아니라 그냥 말이 지나간다고 생각하라."[10]

발병 빈도가 마르판 증후군은 5000명 중 한 명이고 TRPS1 증후군은 100만 명 중 한 명임을 감안하면, 둘을 동시에 앓는 사람은 50억 명 중 한 명 나올까 말까라는 계산이 나온다. 참고로 사람이 평생 한 번이라도 번개에 맞을 확률은 3000분의 1이고 파워볼 복권에 당첨될 확률이 3억 분의 1이라고 한다.[11]

늘 이런 얼룩말부터 찾으려 하는 건 희귀질환을 연구하는 의학자들의 고질병이다. 우리 팀의 유전학 카운슬러 다이앤 재스트로

Diane Zastrow가 얼리사의 유전체 데이터를 가지고 마르판 증후군 유전자와 TRPS1 증후군 유전자 모두에서 의심스러운 변이형을 찾아냈다. 70억 지구촌 인구 가운데 50억 분의 1 확률에 당첨되어 태어난 얼리사는 매튜 휠러의 말마따나 진짜로 "세상에서 하나뿐인 특별한 아이"였다.

병명이 선고되자 그다음은 일사천리였다. 현재 얼리사는 두 질환에 따로 주치의를 정해 두고 세심한 관리를 받고 있다. 마르판 증후군 환자는 심장에서 나오는 대동맥이 비대해지기 쉬워 이 검사도 주기적으로 실시한다.

이제 얼리사는 평범한 친구들과 똑같이 밝고 행복한 초등학교 2학년이 되었다. 요즘엔 말과 용에 푹 빠져 있고 칼리라는 여동생도 생겼다. 동물과 재활용에 관심이 많은 소녀는 작은 선행들을 쌓아 좋은 세상을 만드는 게 꿈이란다. 엄마는 "자기가 아픈 걸 잘 알지만 절대 병을 핑계로 희망을 포기하지 않는 아이"라며 딸아이를 자랑스러워한다.

우리는 환자를 직접 진료하고 기록과 자료에서 단서를 찾아 깊이 고민한 뒤에 진단을 내리기도 하고, 유전체를 검사해 거기서 병명을 찾기도 한다. 그런데 가끔은 어떤 방법도 통하지 않을 때가 있다.

잠깐 이런 상상을 해 보라. 마치 지금이 마지막 기회인 것처럼 전력을 다해 운동을 한다. 그리고 나면 온몸의 근육이 쑤셔 오고 속이 울렁거려 토할 것만 같다. 체력도 영혼도 탈탈 털려 기진맥진한다. 하지만 이 모든 현상의 직접적인 원인은 체내에 젖산이 축적됐기 때문이다. 좋은 소식은 이게 일시적인 현상이라는 것이다. 숨을 고르면서 잠시 쉬고 나면 몸이 알아서 젖산을 분해하기 시작한다. 그러면 올라갔던 수치가 다시 내려오고 기분이 한결 나아진다. 그런데 스트레스 탓인지 가벼운 감기 때문인지 운동도 안 했는데 내 몸이 젖산을 과잉생산한다면? 설상가상으로 이게 운동 후 회복하던 것처럼 없어지지 않는다. 결국 체내에 젖산이 심각한 수준으로 쌓여 혼수 비슷한 상태에 빠지고 중환자실에 들어갈 지경이 됐다면 어떨까. 우리가 만난 아나히에게는 여섯 살 인생 내내 그런 일이 일상이었다.

보통은 미토콘드리아의 에너지 합성 엔진을 코딩하는 유전자에 변이가 생길 때 이런 유의 대사장애가 일어난다. 미토콘드리아는 살아 있는 모든 세포 안에서 ATP라는 에너지 분자를 생산하는 생체발전소다. 각 미토콘드리아 안에는 일명 복합체 I~V라고 하는 다섯 대의 대표 엔진이 ATP 생산 작업을 맡고 있는데, 대개는 복합체 I부터 복합체 IV까지의 변형이 대사장애를 불러온다. (다섯 번째 엔진인 복합체 V에 돌연변이가 생기면 생존 자체가 어렵다고 한다.) 그렇다면 아나히의 경우도 이 넷 중에 문제가 있는 걸까? 만약 이 엔진들이 잘못 만들어졌다면 세포가 다른 경로로 에너지를 확보해야 할 테고 그 부산물로 젖산이 남을 것이다. 하지만 아나히의 복합체 I~IV 유전자를 검사하고 실제 에너지 생성량을 측정한 바로는 모든 소견이 정상이었다. 이럴 수는 없었다. 미토콘드리아가 멀쩡히 작동하고 있다면 아이의 상태를 도대체 어떻게 설명해야 할까?

첫 번째 실마리는 유전체 검사 결과에서 나왔다. 유명한 특정 유전자만 검사한 게 아니라 모든 유전자를 조시한 덕분이다. 다이애나 피스크Dianna Fisk 박사와 유전학 카운슬러 메건 그로브가 유전체에서 찾은 단서는 *ATP5F1D* 유전자의 변이형이었다. 원래 이 유전자는 미토콘드리아 내 ATP 생산에 핵심적이라는 '다섯 번째 엔진'의 발현을 명령한다. 그런데 아나히의 유전체에서는 유전자 카피 두 짝 모두에 같은 변이가 있었다. 다섯 번째 엔진을 한 방에 보내버릴 수 있다고는 해도 지금껏 질병 같은 말썽을 일으킨 적은 한 번도 없는 유전자였다. 그렇다면 이 변이가 범인이라는 걸 어떻게 증명해야 할까? 이 유전자 변이형을 우리도 생소한 이 희귀병과 어떻게 연결할 수 있을까?

희귀질환을 연구하면서 깨달은 바로는, 입 밖으로 거듭 내뱉어야만 일이 빨리 진척된다. 우리 팀의 코디네이터이자 유전학자인 콜롬비아 출신 릴리아나 페르난데스Liliana Fernandez와 유전학 카운슬러 제니퍼 콜러는 엄마 손을 붙잡고 온 아나히를 2015년에 처음 만났다. 그리고 이듬해, 두 사람은 캐나다 밴쿠버에서 열린 미국 인류 유전학회American Society of Human Genetics 모임에서 소녀의 사례를 포스터로 게시해 발표했다. 당시는 마침 영국 뉴캐슬대학교의 로버트 타일러Robert Taylor 교수도 흡사한 국내 환자 사례 때문에 이 유전자에 꽂혀 있을 때였다. 학회 일정표를 찬찬히 정독하던 그는 다른 팀의 발표 제목에서 자신이 조사 중인 유전자의 이름을 발견하고는 소스라치게 놀랐다. 그 길로 아나히의 주치의를 통해 우리 팀의 연락처를 알아낸 로버트는 제니퍼와 급히 약속을 잡았다. 곧 포스터 발표 부스 앞에서 만난 두 사람은 같은 주제로 한참이나 얘기를 나눴다. 양친은 건강한데 아이만 아프다는 사실을 포함해, 두 사례 간에는 놀랄 만큼 공통점이 많았다. 무엇보다 두 환아 모두 한 쌍이 다 변이형인 유전자를 갖고 있었다. 로버트에게도 우리 팀에게도 순식간에 '두 번째 사례'가 생긴 셈이었다. 하지만 이걸론 부족했다. 우리는 이 유전자에 생긴 변이가 실질적인 원인으로 작용해 '복합체 V'라는 다섯 번째 엔진의 에너지 생성량이 줄었음을 추가로 증명해야 했다.

그래서 미진단 희귀질환 네트워크에도 실험실이 필요하다. 우리 네트워크의 실험실에서는 가설을 실험대에 올려놓고 실험을 통해 직접 확인하는 일을 한다. 이번 목표는 서로 닮은 두 환자의 피부세포에서 다섯 가지 복합체의 각 에너지 생성량을 정확히 측정하고 복합체 V의 에너지 생성량이 특히 줄었음을 증명하는 것이었다. 구체적으로는 미토콘드리아 내 복합체를 하나하나 차단한 뒤 에너지량을 측정하는 방법을 사용했다. 그 결과, 두 환아 모두 에너지 생성이 크게 줄어 있었다. 게다가 현미경 렌즈에 비친 피부세포 안의 미토콘드리아는 언뜻 정상이 아닌 모양새였다. 하지만 에너지를 쓸 일이 별로 없는 피부세포에는 원래 미토콘드리아 수가 적은 탓에 조사하기가 쉽지 않아 확신할 수 없었다. 그런 반면에 심장세포에는 미토콘드리아가 미어터진다. 그래서 우리는 미토콘드리아를 더 자세히 분석하려고 환아의 피부세포 일부를 줄기세포(어떤 종류의 세포로도 분화할 수 있는 세포)에 심었다. 그런 다음, 소위 '심장세포 레시피'에 따라 시험관 안에서 줄기세포가 스스로 박동하는 심장세포로 발달하도록 유도했다. 한마디로 환자의 미니심장을 복제한 셈이다. 심장은 쉼 없이 뛰므로 근육이 수축하는 데 쓸 에너지를 미토콘드리아에게 크게 의지한다. 그런데 두 사례 환자들의 심장세포 내 미토콘드리아는 그 생김새가 정상 미토콘드리아와 확연히 달랐다. 여기에 에너지 합성 능력 역시 시원찮았다는 점까지 더하니 드디어 얘기의 앞뒤가 맞아떨어지는 듯했다.

하지만 이건 시험관 측정 결과에 지나지 않았다. 이제부터는 아나히의 복합체 V 기형이 과연 살아 있는 생명체에게도 문제를 일으키는가라는 숙제를 풀어야 했다. 우리는 다시 한 번 미진단 희귀질환 네트워크의 최고급 두뇌를 가동했다. 네트워크에는 베일러 의대의 특별한 연구팀이 소속되어 있는데 그들의 전공은 초파리 모델로 유전병의 수수께끼를 푸는 것이다. 유전학 분야에서 파리는 참 쓰임새가 많은 동물이다. 빨리 번식하고 유전자 조작이 쉽기 때문이다. 물론 발생학적 기원을 따지면 사람과 거리가 한참 멀긴 해도 시험관 환경보다는 한 발짝 다가선 셈이니 기본 유전자의 단순 기능을 연구하기에는 이 날벌레가 매우 기특한 생체모델이 아닐 수 없다. 베일러대의 휴고 벨렌Hugo Bellen 팀은 이번 환자들의 유전자 변이형을 조사해 달라는 부탁을 받고 기가 막힌 꾀를 하나 냈다. 분석하려는 인간 유전자와 같은 기능을 가진 파리 유전자를 연구자가 자유자재로 껐다 켤 수 있게 한 모델을 만든 것이다. 연구진은 이 파리 모델의 DNA에 정상형 혹은 변이형인 인간 유전자 복사본을 심은 다음 파리의 원래 유전자를 완전히 꺼 버렸다. 그랬더니 유충 단계에서 개체들의 성장이 그대로 멈춰 버렸다. 즉 이 유전자가 동물의 생장을 크게 좌우한다는 걸 알 수 있었다. 이어서 연구진은 뇌와 신경조직의 파리 유전자만 꺼 봤다. 이번엔 파리가 좀 더 오래 살았지만 보통 파리들보다 단명한 것은 마찬가지였다. 다음 차례는 파리 유전자를 끄는 동시에 정상적인 인간 유전자를 켜는 실험이었다. 그러자 몸속에서 인간 유전자가 작동한 파리들이 에너지를 왕성하게 생산하면서 장수했다. 여기까지의 결과를 정리하면, 원래 유전자가 꺼졌을 때 정상 인간 유전자가 파리 목숨을 구한다는 한 문장으로 요약된다. 그렇다면 이제 관건은 (아나히나 영국 환자의 사례의 것처럼) 변이형 인간 유전자에도 같은 구조 기능이 있느냐는 것이었다. 만약 그렇다면, 변이형 인간 유전자가 정상 유전자나 다름없이 할 일을 한다는 뜻이므로 십중팔구 우리가 헛다리를 짚었다는 얘기가 된다. 그런 맥락에서 벨렌 팀은 두 환자 각각의 변이형 유전자 사본을 심은 파리들을 이용해 파리의 타고난 유전자는 무력화시키는 대신 사람 유전자를 켠 후의 변화를 관찰했다. 그 결과, 마지막 실험에서 살아남은 벌레는 단 한 마리도 없었다. 이 유전자 변이형이 다른 동물종의 정상적인 유전자 기능에도 치명적임이 최종 증명된 셈이었다.

매튜 휠러를 주축으로 한 우리 팀과 영국 팀은 두 나라 환자의 사례를 종합한 보고서를 함께 작성하고 2018년 초 〈미국인류유전학회지〉를 통해 새로운 희귀병 발견 사실을 세상에 공개했다.[12] 이 병에는 정식 이름도 생겼다. 정확히는 '미토콘드리아 복합체 V (ATP 합성효소) 결핍증 핵 5형mitochondrial complex V (ATP Synthase) deficiency, nuclear type 5'인데, 줄여서 MC5DN5라 부른다. 〈샌프란시스코 크로니클San Francisco Chronicle〉과의 인터뷰에서 아나히의 모친은 말했다. "적어도 이제는 병명을 정확히 알게 됐잖아요. 그러니까 의사들이 딸애를 예전보다는 더 잘 치료할 수 있을 것 같아요." 사실 미토콘드리아가 고장 나 생기는 병을 정밀하게 겨냥하는 치료법이나 특효약은 아직 나오지 않았다. 하지만 보조영양제, 식이요법, 생활습관 교정 등의 다양한 치료 시도가 가능해졌다는 면에서 원인 유전자와 발병 기전만이라도 알아낸 것은 의미가 크다.

우리는 진단이라는 목적지에 이르기 위해 다양한 전략을 동원하면서 최선을 다하지만 해결되는 것보다는 미제로 남는 사례가 훨씬 많다. 그렇다고 답을 찾지 못한 채 발길을 돌리는 65%의 환자에게 우리가 그대로 희망의 끈을 놓는 것은 아니다. 모름지기 과학은 쉬지 않고 나아가는 법이라, 학계에는 하루가 멀다 하고 새로운 연구 결과가 보고된다. 그렇게 새 논문들을 읽어 가면서 새로워진 시선으로 예전 염기분석 데이터를 다시 살피면 전에는 보이지 않던 답이 종종 툭 튀어나오기도 한다.

지금까지 그래 왔듯 우리는 흰 가운을 입고 질병을 수사하는 탐정 역할에 계속 충실하려 한다. 목표는 사례마다 정확한 진단을 내리고 나아가 완치법을 찾는 것이다. 2018년, 미국 NIH는 이 미진단 희귀질환 프로그램 시행 의료기관을 총 열두 곳으로 확대했다. 오늘날 이 프로그램은 국경을 넘어 여러 나라에서 국제적으로 시행되고 있으며 윌리엄 갈 박사가 네트워크 국제본부를 총지휘한다. 2019년에는 우리 네트워크 환자 몇몇의 사연이 과학 전문기자 지나 콜라타Gina Kolata의 펜촉을 거쳐 〈뉴욕 타임스〉의 '이 주의 반가운 소식'에 보도되기도 했다.[13] 얼마 전 내가 윌리엄에게 물었다. NIH에 미진단 희귀병 클리닉을 열자는 기획안을 처음 올렸을 때 이런 규모의 반향을 예측했었냐고. 특유의 너털웃음을 터뜨리며 그가 내놓은 대답은 이랬다. "웬걸, 제안이 위에서 통과될 거라는 기대도 없었는데." 우리는 윌리엄 갈을 비롯한 모든 연구진과 지구촌 곳곳의 환우 가족들에게 감사한다. 그들의 근면성실함과 유연한 창의력이 아니었다면 절반에 가까운 우리 네트워크 환자들이 끝이 보이지 않던 각자의 오디세이에 마침표를 찍는 일은 절대 불가능했을 것이다. 물론 앞으로 할 일이 훨씬 더 많긴 하다. 그러나 이만하면 셜록 홈스도 칭찬 한마디쯤 궁시렁궁시렁 흘려 주지 않을까.

3
부

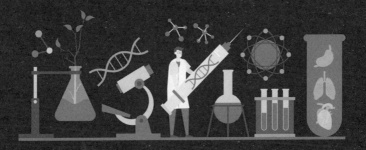

심장의 우여곡절

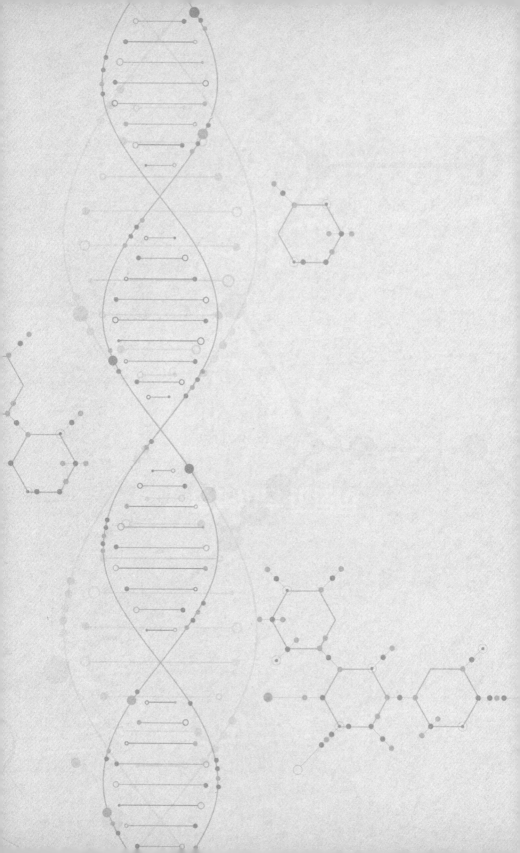

12장

위스키 어 고고

"무용수가 나는 데 날개가 꼭 필요하진 않다."

- 라비 나타니Ravi Nathani

"심장은 쓸모가 하나도 없어.

절대 깨지지 않게 만들지 않는 한 말이야."

- 양철나무꾼, 《오즈의 마법사》에서, L. 프랭크 바움L. Frank Baum

재즐린을 처음 만난 건 아이가 태어나기 전이었다. 임신 36주차에
산부인과 의사가 아직 엄마 배 속에 있던 재즐린의 심장이 분당 70
회 정도로 뛰는 걸 발견했다. 어른이 차분히 앉아서 독서할 때라면

지극히 정상이겠지만, 자궁 안에서 크고 있는 2.7kg의 태아 치고는 표준 박동수인 분당 140회에 모자라도 너무 모자라는 숫자였다.

고심하던 의사는 일종의 심장차단이라는 진단을 내렸다. 다시 말해, 전기신호가 심장 내 회로를 흐르다가 무작위로 뜨는 정지 표지판에 가로막혀 끊긴다는 뜻이었다. 그렇게 모녀는 스탠퍼드의 루실 패커드 어린이병원에 입원했다. 새 의료진은 응급 제왕절개술을 실시하기로 결정했다. 태아가 세상에 조금 일찍 나와도 될 만큼은 자란 데다가 당장 심장 치료를 시작하는 게 더 급했기 때문이다. 수술이 잘 끝나고 무사히 탄생한 새 생명은 생애 최초의 검사를 받기 위해 ECG(심전도)실로 옮겨졌다. 검사를 담당한 사람은 소아 심장에 관한 한 손꼽히는 전문가인 앤 두빈Anne Dubin이었다. 앤은 현실적이지만 성실하고 영리한 사람이다. 무엇보다 아무리 어려운 개념도 눈높이에 맞춰 알아듣기 쉽게 설명하는 특별한 재주를 가졌다. 한마디로, 내 아기가 원인 모를 심장이상으로 아파할 때 검사를 꼭 맡아 주었으면 싶은 바로 그런 인물이다. 앤이 찍은 ECG를 보니 재즐린의 상태는 전형적인 '심장차단' 탓이 아니었다. 사실 아기는 QT 연장 증후군을 특히 심하게 앓고 있었다. QT 연장 증후군은 심장이 한 번 박동한 뒤 심장 전기신호 주기가 새로 시작되는 시점이 조금씩 뒤로 밀리는 희귀병이다. 그런데 진짜 문제는 신호 지연도, 그로 인해 느려지는 심장박동도 아니었다. 비정상적으로 긴 QT 간격이 박동 리듬을 엉망으로 만들어 아기의 생명을 위협할 수 있다는 게 더 심각했다. 그 정도로 치명적인 심장리듬은 특히 스트레스 상황

게놈 오디세이

에서 나오기 쉽다. 그런데 다들 알다시피 아기에게 분만 과정만큼 스트레스가 심한 상황은 그리 많지 않다. 제왕절개수술로 태어나는 아기는 한 순간에 끄집어 내진다. 방금 전까지도 따뜻한 보금자리에서 철통 보호를 받다가 순식간에 춥고 낯선 바깥세상에 강제로 노출되는 것이다. 아기는 한 번도 해 본 적 없는 호흡을 당장 스스로 하지 않으면 안 된다. 양수를 통과하느라 작아져 먹먹하게만 들리던 온갖 소리는 날 선 그대로 예민한 귀를 파고든다. 모르는 목소리들과 소름 끼치는 기계음은 멈출 줄 모른다. 유일하게 알고 있는 목소리는 하필 이때 침묵한다. 그뿐만 아니다. 갑자기 몸이 붕 뜨더니 상하좌우로 거칠게 덜컹거린다. 뭔가가 맨살을 쓱싹 지나가더니 다시 온몸이 까슬까슬한 천으로 감싸인다. 너무나 불쾌한 느낌이다. 태어난 첫날 이런 충격을 받았으니 재즐린의 심장이 여러 번 멈출 만도 하다. 그날 앤의 손놀림은 아기의 맥박수만 재는 게 아니라 심폐소생술까지 하느라 몹시 분주했다. 여린 살갗을 손가락으로 주물러 피가 그 작은 몸뚱이에 계속 통하도록 해야 했기 때문이다. 숙련된 전문가들로 구성된 의료진은 정확한 원인을 밝히려고 밤낮 없이 매달렸다. 무엇보다 아기를 살릴 방법을 찾아야 했다.

사실 이 얘기의 시작은 1850년대 독일로 거슬러 올라간다. 농아만 교육하는 라이프치히의 한 특수학교에서 발생한 기이한 응급 환자 때문에 산부인과 의사 프리드리히 루드비히 마이스너Friedrich Ludwig Meissner[1]가 불려갔다. 사연은 이랬다. 듣지도 말하지도 못하는 소녀가 다른 아이의 물건을 훔쳤다고 한다. 교장인 라이히 선생은 자백할 기회를 줄 작정으로 소녀를 전교생 앞에 불러 세웠다. 그러나 일은 교장의 뜻대로 흘러가지 않았다. 마이스너는 소녀가 "존경하던 스승의 꾸중에 아플 정도로 몹시 낙심했던 것 같다"고 적고 있다. 불려 나온 소녀는 벌을 받기도 전에 쓰러져 그대로 죽고 말았다. 그런데 마이스너는 부모에게 비보悲報를 알리러 방문한 소녀의 집에서 더 큰 비극을 접하게 된다. 부부가 이런 연락을 받은 것은 이번이 처음이 아니었다. 자녀들 중 둘을 더 비슷한 상황에서 앞세웠던 것이다. 한 아이는 뭔가에 놀랐었고 다른 한 아이는 화가 치솟았을 때였다고 한다. 1856년에 마이스너는 소녀의 이야기를 상세한 기록으로 남겼다. 기록에는 귀가 들리지 않았다는 사실과 돌연사 가족력이 있었다는 점까지 구체적으로 언급됐다. 이 일이 있고 수십 년이 흐른 뒤에 마침내 ECG가 발명되었다. 오늘날 우리가 QT 연장 증후군이라 부르는 심장병의 실체를 노르웨이 의사 두 명이 최초로 밝혀낸 것은 100여 년이 더 지나서였다.

안톤 예르벨Anton Jervell과 프레드 랑에-닐센Fred Lange-Nielsen은 노르웨이의 문화 수도 오슬로에서 활약한 의사 출신 연구자였다.[2] 1950년대에 두 사람은 우연히도 청각장애와 돌연사 위험이 공존하는 또 다른 가족을 알게 된다. 형제자매 여섯 중 넷이 듣지 못하면서 잘 기절하는 체질이었는데, ECG를 분석했더니 딱 그 네 명에게만 QT

게놈 오디세이

간격 연장 현상이 있었던 것이다. 더불어 갑작스런 실신과 무관하지 않아 보이는 돌발 심장박동과 엇박자 리듬도 발견됐다. 이 연구에 평생을 바친 예르벨은 이 병을 '농아심장 증후군'이라 명명했지만 곧 예르벨 랑에-닐센 증후군Jervell Lange-Nielsen syndrome으로 더 널리 알려졌다.

이런 가족들에게는 특이한 점이 하나 있다. 아이들만 아플 뿐 부모는 하나같이 정상이라 심장도 건강하고 귀도 잘 들린다는 것이다. 그럴 만도 한 게 예르벨 랑에-닐센 증후군은 얼마 후 상염색체 열성 유전질환으로 밝혀졌다. '상염색체 열성'이란 양쪽 부모 모두의 변이형 유전자가 만나야만 자식에게 병이 발현된다는 뜻이다.

몇 년 뒤인 1964년. 오웬 코너 워드Owen Conor Ward[3]라는 이름의 아일랜드 출신 소아과의사이자 심장 전문의가 청력은 멀쩡한데 알 수 없는 이유로 자꾸 기절하는 여섯 살 여자아이를 맡게 됐다. 생후 16개월에 뜀박질하며 놀다가 쓰러진 게 첫 사건이었다. 그날 이후 발작은 점점 잦아졌고 세 살 무렵엔 며칠에 한 번 꼴로 반복됐다. 가끔은 경련을 동반하는 경우도 있었다. 원인을 찾으려고 입원도 해 봤지만 번번이 빈 손으로 돌아갈 뿐이었다. 요상하게 입원해 있을 때는 발작이 절대로 일어나지 않았던 것이다. 의료진에게 아이는 최대의 미스터리였다. 자연스럽게 심리적 요인이 용의선상에서 떠나지 않았다. 그래도 혹시나 하는 마음에 워드는 아이를 자신의 병원에 입원시켰다. 그런 다음 ECG 패드를 붙인 채로 일부러 병원 앞마당을 뛰어다니게 됐다. 증상이 나올 때와 비슷한 상황을 유도하기 위해서였다. 그러다 마침내 신나게 놀던 아이가 쓰러졌고 대기하던 직원들은 바로 달려와 아이를 ECG 검사실로 옮겼다. 그곳에서 심전도계가 토해 낸 아이의 그래프는 건강한 심장의 상징인 P-QRS-T 파가 규칙적으로 반복되는 모양새가 아니었다. 기록지 위의 그림은 기분 나쁘게 늘어졌다가 들쑥날쑥했다가 하는 것이 배배 꼬인 박동 리듬을 암시했다. 심실세동(전기 리듬이 흐트러져 심장이 부르르 떨기만 하면서 혈액을 펌프질해 내보내지 못하는 것) 환자에게서 관찰되는 것과 엇비슷했지만 한 가지 중요한 차이점이 있었다. 기준으로 삼을 만한 중심축 없이 불규칙한 형태의 파형들이 앞서거니 뒤서거니 이어진다는 것이었다. 1966년에 프랑스 심장내과 의사 프랑수아 데세르텐Francois Dessertenne이 이름 붙인 일명 토르사드 데 프앙트torsades des pointes(우리말로는 염전성 심실빈맥. 축약어 TdP 표기가 자주 사용된다-옮긴이)[4]였다. 토르사드 데 프앙트는 말 그대로 시점들이 꼬였다는 뜻이다. 프랑스식 발음이 우아하게 들리긴 해도 이 단어가 암시하는 바는 아름답기는커녕 죽음의 징조인 경우가 많다.

소녀는 회복됐지만 워드는 오히려 혼란에 빠졌다. 여러 해 뒤 기고한 글에서도 그는 이렇게 회고했다. "어떤 의학교재도 전혀 도움이 되지 않았다." 그는 전 세계 심장 전문의들에게 백방으로 연락해 조언을 구했지만 그 역시 아무 소용이 없었다. 노르웨이의 안톤 예르벨을 알게 되기 전까지는. 워드에게 예르벨은 청각장애와 돌연사 위험성이 공존하는 오슬로 가족의 사연을 소개했다. 그러고는 물었다. 워드의 환자도 그들처럼 QT 간격이 길지 않더냐고 말이다.

그 말을 듣고 워드는 바로 차트를 뒤져 소녀의 ECG 사진을 살폈다. QT 간격을 다시 쟀더니 과연 보통 사람보다 길었다. 유사 사례가 이 세상에 소녀만이 아니었던 것이다. 예르벨과 랑에-닐센의 설명 덕분에 유전병일 수도 있음을 깨달은 워드는 소녀의 가계도에 주목하고 검사를 위해 온 가족을 소환했다. 그랬더니 소녀의 엄마와 남자형제 하나도 ECG 그래프에서 긴 QT 파가 발견됐다. 반면에 아빠와 나머지 남자형제의 ECG에는 아무 이상이 없었다. 사람은 누구나 엄마, 아빠에게 유전자 한 카피씩을 받는다는 점을 떠올린 워드는 소녀의 병이 모계에서 왔고 이 병은 변이형 유전자가 한 카피에만 있어도 발현된다고 확신했다. 즉 소녀는 '우성' 유전질환을 앓고 있었다. (우성 유전은 예르벨 랑에-닐센 증후군처럼 물려받은 부모 모두의 DNA 카피에 변이형 유전자가 있어야 하는 열성 유전질환과 대립하는 개념이다.) 워드는 소녀 가족에게 청력 문제는 없다는 점에서도 소녀의 병과 예르벨 랑에-닐센 증후군은 다르다고 못박았다. 마지막으로 그는 이 유전질환의 가장 중요한 특징을 하나 강조했는데, 스트레스에 의한 아드레날린 급상승이 결정적으로 토르사드 리듬을 불러온다는 것이다.

워드는 소녀의 사례를 〈아이리시 메디컬 저널Irish Medical Journal〉에 처음 공개했다. 하지만 이 이야기가 제대로 유명세를 탄 것은 판매 부수가 훨씬 많은 다른 학술지에서 익명의 논설위원이 인용하면서다. 그날 이후 수십 년 동안 워드의 이름은 마치 한 세트처럼 늘 병명과 함께 언급됐다. 1964년판 〈랜싯〉에 실린 이 논설의 독자 중에는 카이사로 로마노Caesaro Romano라는 이탈리아의 소아과 의사도 있었다. 로마노는 앞서 한 희귀병을 처음 보고하면서 실신, 유난히 긴 QT 간격, 심실세동 이렇게 세 가지가 동시에 존재하는 것을 특징으로 제시했던 장본인이기도 했다. 그런데 알고 보니 둘이 같은 병이었고 결국 의료계는 양측의 공을 모두 인정해 로마노-워드 증후군Romano-Ward syndrome이라 명명했다.

QT 연장 증후군이라는 용어는 그로부터 한참 뒤에 정식으로 등장하지만 현재 우리는 예전부터 하나둘 발견된 같은 계통 질병들을 다 이렇게 통칭한다. 그러게 된 결정적인 계기는 병의 유전학적 원인과 전기생리학적 배경이 드러난 것이었다. QT 연장 증후군에 관여하는 유전자는 1990년대 중후반에 최초로 발견됐다. 이 유전자는 나트륨, 칼륨, 칼슘처럼 전하를 띠는 분자가 심장세포를 들락날락하는 통로인 이른바 채널이 만들어지게 한다. 채널들은 방금 전 수축했던 심장이 다음 박동을 시작하기 위한 전기적 리셋을 주관한다. 그런데 바로 이때가 QT파가 형성되는 시점이다.

가령 예르벨 랑에-닐센 증후군의 병인 유전자는 KCNQ1인데, 본래 기능은 칼륨이 세포막을 가로질러 다니게 하는 통로의 합성을 지시하는 것이다. 이 유전자의 정체가 드러난 것은 마이스너가 병을 발견한 지 꼬박 150년 만이다. 덕분에 친구들 앞에서 쓰러져 생을 마감했던 불운한 농아 소녀의 사망 원인이 마침내 밝혀졌다. 동시에 내내 수수께끼로 남았던 청각장애와 돌연사 사이의 연결고리도 베일을 벗었다. KCNQ1에 인코딩된 칼륨 채널의 유전정보는 오

게놈 오디세이

직 두 종류 세포에서만 발현된다. 바로 심장세포와 내이세포다. 그런 까닭에 *KCNQ1*의 돌연변이로 칼륨 흐름에 막대한 지장이 생기면 QT 구간이 길어져 심장이 멈출 뿐만 아니라 내이의 소리 감지 기능이 망가져 못 듣게 되는 것이다. 여기서 핵심은 부모로부터 하나씩 물려받은 두 유전자 카피 모두에 문제가 있어야만 청력을 잃는다는 것이다. 만약 부모 한 쪽의 *KCNQ1* 유전자는 멀쩡하다면 아이는 QT 연장 증후군만 앓게 된다.

다시 2014년으로 넘어와서, 아기 재즐린은 여전히 반복되는 TdP 발작 증세를 보이고 있었다. 그럴 때마다 의료진은 재즐린의 침상으로 달려와 잠시 지켜보다 심폐소생술을 시작했다. 그러면 재즐린의 심장이 다시 뛸 때까지 모두가 숨 죽였다. 그렇게 아이는 그 작은 몸으로 1분 1초 연명하고 있었다.

하지만 전기충격이나 심폐소생술을 자꾸 하면 심장이 놀라 점점 약해진다. 이에 의료진은 보다 근본적인 해결책을 쓰기로 전략을 바꿨다. 그래서 먼저 우리 병원 최고의 소아 심장 전기공인 앤 두빈이 소아 심장수술 전문 외과의사 카츠히데 마에다Katsuhide Maeda 에게 얘기를 전했다. 전 세계에서 제세동장치 이식수술을 받은 환자는 그때까지 성인, 청소년, 어린이를 통틀어 수백만 명이 넘었지만 이렇게 어린 아기의 사례는 전무후무했다. 과연 마에다가 수술을 맡아 줄지 의료진은 조마조마했다. 곧 위험 부담이 없는 건 아니지만 해 보겠다는 대답이 돌아왔다. 기술 발전으로 기계들이 계속 초소형화된다고는 해도 심장에 충격이 가도록 충분한 전력을 갖추려면 배터리 크기를 줄이는 데 한계가 있다. 아무리 축소해도 제세동기가 배터리보다 작아질 수는 없다는 소리다. 성인이리면 쇄골 아래나 왼쪽 겨드랑이 밑에 제세동장치를 이식하는 게 보통이지만 신생아의 경우는 두 곳 모두 적당한 여유 공간이 나오지 않는다. 그런 까닭에 소화관을 한쪽으로 밀고 강제로 배 속에 자리를 만드는 수밖에 없다. 다행히 소화관은 자리를 비켜 주는 데 너그럽다. 본체가 만드는 충격파를 전달할 전선은 작은 구멍을 통해 올려 심장에 연결한다. 재즐린은 태어난 바로 그날에 이 이식수술을 받았다. 우리가 아는 한 몸속에 제세동기를 품은 최연소 환자가 되었다.

하지만 의료진은 이 조치만으로는 충분하지 않다고 판단했다. 아기의 심장을 근본적으로 진정시킬 방안을 마련해야 했다. 약을 최대한 쓰고 수술실에서도 혹여 아드레날린 수치가 올라갈까 심장에 닿는 전선을 잘라냈는데도 TdP 신호는 여전히 나왔다. 상황이 위태롭고 기저 원인을 아직 모르는 QT 연장 증후군 환자에게 의사는 가진 모든 수단을 총동원하기 마련이다. 그중 몇몇 치료가 서로 부딪칠 우려가 있더라도 말이다. 더 구체적으로 설명하면, 보통 이런 환자에겐 아드레날린 급상승을 막는 약(이런 약물은 특히 칼슘 채널형 QT 연장에 효과가 좋다), 심장근육 수축을 억제하는 약(이런 약물은 나트륨 채널형 QT 연장에 잘 통한다), 뇌의 각성을 억누르는 마취제에다가 우리가 필요하다고 생각하는 기타 약들을 몽땅 더해 사용한다. 심지어 담당 의료진은 개발 단계라 아직 정부 허가도 안 받은 신약을 재즐린만을 위해 구할 수 있을까 해서 해당 제약회사에 직접 연락까지 넣었다.[5] 하지만 그 약은 혈관주사로 놓거나 액체로 마시는 제형이 없고 알약으로만 나오는 탓에 신생아에게 투약하는 것이 불가능했다.

그때 의료진이 이러저러한 유전자 이상이 근본적인 문제라는 걸 미리 알기만 했어도 아이는 제 몸에 꼭 맞게 재단된 치료를 받을 수 있었을 것이다. 하지만 그것도 검사 결과가 빨리 나와야만 가능한 일일 터. 그때가 2014년 초였는데, 당시 QT 연장을 확인하기 위한 유전자 검사는 해독할 염기가 많은 탓에 5000달러 정도의 비용을 들이고도 12주 뒤에야 결과를 받을 수 있었다. 그러나 우리에겐 그럴 여유가 없었다. 이미 의료진은 치료 계획을 수시로 번복하면서 아이의 상태를 예의 주시하는 중이었고 기다릴 수 있는 건 길어야 몇 시간이었다. 한시가 급했다.

우리는 다른 방책을 강구하기 시작했다. 그러다 최근에 일루미나가 환자 한 명의 유전체를 50시간 만에 완독하는 기술 지침서를 만들었다는 소식을 들었던 게 떠올랐다. 개발 파트너인 캔자스시티 머시 어린이병원Children's Mercy Hospital의 병리학전문의 스티븐 킹스모어Stephen Kingsmore[6]는 의사의 신속한 판단이 어디보다 더 요구되는 신생아 집중치료실에 이 기법을 도입했다고 했다. 만약 일루미나를 설득해서 우리 환자의 검체부터 분석에 들어가게 한다면? 그러고는 그동안 우리가 내부 전산시스템을 서둘러 정비할 수만 있다면 기적처럼 해결책이 짠 하고 나타날지 몰랐다. 나는 일 관계로 친분이 있는 티나 함부흐Tina Hambuch를 급히 호출했다. 티나는 일루미나의 임상연구실에서 근무하면서 시간을 단축시킨 분석기법을 직접 개발하기도 했던 전문가다. 과연 그녀가 내 부탁을 승낙했을까? 마침내 모든 아귀가 맞아떨어지고 톱니바퀴가 돌기 시작했다. 우리 사정을 봐주느라 기계 한 대를 아예 따로 빼야 했기에 일루미나는 줄줄이 잡혀 있던 다음 작업 일정을 죄다 수정해야 했다. 담당자들은 졸지에 주말에도 불려 나오게 됐지만 누구 한 명 불평하는 사람이 없었다. 이제 우리만 혈액 검체를 서둘러 그쪽으로 전달하면 되는 일이었다.

이 대목에서 스탠퍼드에서는 소아심장내과 전문의를 목표로 하는 수련의였던 제임스 프리스트James Priest가 등판한다. 마침 그때 내 연구실에 박사후 연구원으로 와 있던 인연 때문이었다. 성장기 대부분을 오리건 주에서 보내다 오하이오 주에 있는 오벌린대학교 Oberlin College & Conservatory에서 과학과 음악을 복수전공한 그는 수준급의 호른 연주 실력을 가졌다. 이후 대학원은 캘리포니아대학교 버클리 캠퍼스로 진학했는데, 로런스 버클리 연구소Lawrence Berkeley Laboratory 안에 마련된 에드워드 루빈Edward Rubin의 분자생물학 연구실에서 공부하던 중에 인간 유전체 프로젝트 중 5번 염색체 분석 작업에 참여하게 되면서 유전체학에 눈을 뜬다. 그런 다음 행보가 바로 우리 스탠퍼드 의과대학이었던 것이다. 제임스는 열일곱 살 때 막내 여동생이 백혈병으로 골수이식수술을 받고 난 뒤에 소아 심장흉부외과의사였던 조부의 뒤를 따라 의사, 그중에서도 소아과 의사가 되기로 결심했다고 한다. 음악적 재능을 겸비한 의사들이 대부분 그렇듯 일터에서 제임스는 창의성과 초인적인 집중력과 단호한 결단력이 뒤섞인 특유의 에너지를 뿜어낸다. 때마침 우리는 이 환상적 조합의 동력이 딱 필요한 상황이었다.

그러는 사이 예약했던 가족 면담일이 다가왔다. 검사하려는 범위가 유전체 전체였기 때문에 유전학 카운슬링은 필수였다. 당시는 도입 초기라 진짜 환자에게 유전체 검사를 하는 일이 드물었다. 그때껏 유전체 검사를 받아 본 환자는 전체적으로도 소수였고 그중 신생아는 더더욱 손에 꼽았다. 그렇기에 유전학 카운슬링을 하면서 보호자들에게 검사로 어떤 결과가 나올 수 있는지 모든 가능성을 분명히 이해시키는 게 무엇보다 중요했다. 그리고 이 임무에는 소아 심장질환 전문가인 유전학 카운슬러 카일라 던Kyla Dunn[7] 만한 적임자가 없었다. 일본식 온천에 푹 빠져 있는 카일라는 신경과학 전공으로 예일대를 졸업한 뒤 생명공학기업 연구소에서 잠시 근무하다가 과학저널리즘이라는 또 다른 재능을 꽃피운 재주꾼이다. 내 주변에서 피보디 상Peabody Award(미국방송협회가 언론인에게 수여하는 상-옮긴이)과 에미Emmy 상을 모두 받은 사람은 그녀밖에 없다. 에미 상은 다큐멘터리 〈프런트라인Frontline〉의 협력 프로듀서 자격으로 받았다고 했다. 연구소 근무 시절에 공저자로 이름을 올렸던 〈네이처〉의 논문 때문에 학술논문 데이터베이스인 PubMed에도 그녀의 인명자료가 있지만 영화 데이터베이스인 IMDb에서도 이름을 치면 그녀가 검색되는 건 그런 까닭이다. 이처럼 방송업계에서 나름 성공을 거둔 그녀지만 카일라의 진짜 소망은 본인의 일이기도 한 이야기를 들려주는 것이었다고 한다. 그녀가 다시 스탠퍼드 유전학 카운슬링 프로그램에 도전한 동기는 그랬다. 우리 팀에는 프로그램 이수 후 병원 최초의 소아 심혈관질환 전문 카운슬러로서 바로 합류한 것이고 말이다. 카일라는 환자의 가계도를 그려 보여 주면서 재즐린의 부모에게 우리의 계획을 차근차근 설명했다. 두 사람은 그러자며 아무 망설임 없이 동의했다. 허락이 떨어지자마자 제임스는 아이의 혈액을 채취한 다음 샌디에이고에 있는 일루미나로 보냈다.

재즐린의 유전체 분석이 끝나기를 기다리면서 제임스 역시 나름대로 분주한 하루하루를 보냈다. 이 틈에 데이터 분석 속도를 높일 방법을 찾기로 한 것이다. 당시 우리는 그 이름도 직관적인 리얼타임 지노믹스Real Time Genomics라는 회사의 소프트웨어 제품을 사서 함께 쓰고 있었다. 뉴질랜드에 본사를 둔 이 회사는 상업용 소프트웨어 설계를 잘하는 걸로 유명했다. 특히 주력하는 요소는 속도와 정확성이었는데, 우리는 둘 다 좀 떨어지는 면이 있었다. 그래서 우리는 리얼타임 지노믹스의 프로그램이 유전자 변이형들을 찾으면 이걸 우리 연구실에서 개발한 소프트웨어로 다시 분석하고 중요도에 따라 순위를 매기는 식으로 작업해 왔었다. 지금 제임스는 이 시간을 더 줄여 보려는 거였다.

며칠 뒤, 특송우편으로 물건 하나가 도착했다. 재즐린의 유전체 데이터가 담긴 하드드라이브였다. 순수하게 분석 시간만 따지면 고작 28시간 만에 검사가 완료된 셈이었는데, 당시 일루미나의 형편상 이 이상 빠른 결과는 내고 싶어도 낼 수가 없었다. 그런 까닭에 시간을 더 단축하고 싶으면 다음 단계, 그러니까 일루미나의 분석기가 염기문자 100개씩 읽는 일을 수백만 번 반복해 완성된 유전체 코드를 레퍼런스 유전체의 염기서열과 나란히 놓고 비교하면서 변이형 유전자를 찾는 작업에서 시도해야 했다. 그땐 이 작업에 보통 하루 이상 걸렸다. 킹스모어 박사가 집중치료실에서 쓰던 특수기법으로도 최소 20시간은 필요했다. 하지만 박사가 쓴 논문에서 시간을 더 단축하는 게 가능하다는 글귀를 발견한 제임스는 노력 끝에 소요시간을 절반인 10시간으로 줄이는 데 성공했다.

심중에 구체적인 병명을 염두에 두고 있는 상황에서 유전체 검사를 실시하는 것에는 큰 장점이 하나 있다. 물론 여전히 염기문자 100개짜리 수백만 세트가 전부 판독될 때까지 기다려야 하고 유전체 내 어느 유전자 자리가 레퍼런스 염기서열과 다른지도 전부 표시해 두어야 한다. 하지만 일단 이 고비만 넘기면 다음은 일사천리다. 모든 유전자를 일일이 검토하고 채점할 필요 없이 그 병의 원인으로 이미 알려진 유전자들부터 살펴볼 수 있으니 범인을 신속히 확정하기에 유리한 것이다. 같은 맥락에서 재즐린의 경우 최우선 검토 대상인 유력 용의자는 QT 연장 증후군을 일으킨다고 알려진 유전자들이었다.

제임스가 문제의 유전자를 찾는 데에는 그리 오랜 시간이 걸리지 않았다. 확인 결과, 재즐린은 *KCNH2*라는 칼륨 채널 유전자에 QT 연장 증후군을 야기하는 변이가 일어나 있었다. 이 변이형이 QT 연장의 원인으로 작용했다고 보고된 환자 사례가 예전에도 여럿 있었던 걸 보면 우리의 추리가 거의 확실히 맞는 듯했다. 흔히 HERG라고도 불리는 이 유전자의 이름에는 재미 있는 사연이 하나 있다. 한 연구실에서 이 유전자가 없는 파리에게 마취가스인 에테르를 썼다. 그러자 파리가 춤을 추듯 움직이기 시작했는데 그 모양새가 미국 로스앤젤레스에 있는 유명 나이트클럽 위스키 어 고고 Whisky à Go-Go에서 1960년대에 유행하던 고고 댄스의 동작과 흡사했다.[8] 그때부터 이 유전자의 이름은 인간 에테르 어 고고Human EtheR à Go-go, 약자로 HERG가 되었다.

재즐린의 칼륨 채널 유전자 변이가 심장 이상의 원인이라는 추리에 점점 무게가 실리는 가운데, 곧 우리는 아이 아빠도 이 유전자를 갖고 있다는 사실을 알게 됐다. 문제는 아빠에게는 QT 연장 증후군의 징후가 전혀 없다는 것이었다. 그렇다면 도중에 우리가 뭔가를 놓친 게 틀림없었다. 혹시 또 다른 변수가 있는 걸까? 두 번째 변이형 유전자가 동시에 작용해 아기 재즐린을 태어나자마자 생사의 기로에 밀어 넣은 걸까?

재즐린 유전체 전체를 이 잡듯 뒤진 제임스는 못지않게 중요한 공범으로 보이는 또 다른 변이형 유전자 한 가지를 찾았다. 하지만 RNF207이라는 이 유전자는 QT 간격에 소소한 편차를 벌리긴 했어도 지금껏 QT 연장 증후군과 얽힌 적은 한 번도 없었다. 그럼에도 이제 와서 수상쩍다는 데에는 그럴 만한 이유가 있었다. 이번에 발견된 변이형의 파급력이 크기도 했고 이 유전자가 맡은 일 중 하나가 *KCNH2* 칼륨 채널(그러니까 앞에서 말한 HERG 유전자)의 안정화였던 것이다. 이 유전자의 변이는 워낙 드물어서 기존에 보고된 사례가 전무했다. 우리는 아이 엄마에게서도 이 변이형을 발견했는데, 그녀는 QT 연장 증후군 환자가 아니었다. 그렇다면 한 가지 설명이 남는다. 재즐린이 중요한 변이형 유전자 두 가지를 엄마와 아빠에게서 하나씩 물려받았고 두 유전자의 조합이 심각한 QT 연장 증후군과 TdP를 불러왔다는 것이다.

제임스와 카일라는 우리의 최종 견해를 보호자와 집중치료실에서 재즐린을 돌보고 있는 의료진에게 전달했다. 당시 앤 두빈은 가진 모든 약을 태어난 지 열흘 된 아기에게 하나씩 써 보는 중이었다. 그중에는 특정 유형의 QT 연장에만 잘 듣는 나트륨 채널 차단제도 포함되어 있었다. 원래 이 약은 용량이 너무 높거나 낮으면 사람에게 오히려 해를 끼치기 십상이다. 그러니 어른도 아니고 신생아에게 이런 약을 쓰는 것은 보통 예민한 사안이 아니다. 하지만 유전체 검사 결과가 빨리 나온 덕분에 이제 우리는 재즐린의 나트륨 채널이 멀쩡하다는 걸 잘 알았다. 즉 지금이야말로 의료진이 맞춤의학을 실행할 최적의 시점이었다.[9] 이제부턴 나트륨 채널 차단제를 물리고, 대신에 칼륨 채널에 이상이 생겨 나타나는 QT 연장 유형에 더 효과적인 다른 약제들을 보강하면 되었다.

이후 몇 달이 지나고 몇 년이 흐르면서, 우리는 재즐린의 이상 유전자들이 정확히 어떻게 상호작용해 아이를 아프게 만들었는지 조금씩 이해할 수 있었다. 이 부분에서는 특히 우리 공동연구자 중한 명인 니파완 치암이몬왓Nipavan Chiamvimonvat의 공이 컸다. 캘리포니아 주립대학 데이비스 캠퍼스University of California at Davis에 있는 실험실에서 그는 단일 세포의 채널 하나하나를 가지고 연구하는데, 재즐린의 유전체 정보를 활용해 여러 가지 세포 모델을 새로 만들었다. 일부는 정상 칼륨 채널을 가진 세포였고 또 일부는 재즐린에게 QT 연장 증후군을 일으킨 그 변이형 KCNH2 채널을 가진 세포였다. 신중하게 설계해 진행한 일련의 실험을 통해 변형된 KCNH2 채널의 칼륨 흐름 감소를 정상 RNF207 단백질이 벌충할 수 있음을 증명하는 데 성공했다. 그런데 재즐린의 아빠가 딱 이랬다. 그에게는 변이형 *KCNH2* 유전자가 있었지만 *RNF207* 유전자는 정상이었다. 한마디로 그가 지금껏 아무 증상 없이 건강하게 살아 온 비밀이 이실험을 통해 밝혀진 것이다. 반면에 다음 실험에서 보니 재즐린처럼 두 유전자 모두에 변이가 일어난 세포에서는 변이형 *RNF207* 유전자가 줄어든 칼륨 통과량을 끌어올리지 못했고 결국 심각한 QT 연장 현상이 초래됐다. 바로 이것이 재즐린의 심장에서 벌어진 사건의 전말이다. 유전자로 하는 룰렛게임에서 재수 없게도 심장의 전기 활동을 크게 방해하는 변이형 유전자 두 가지가 다 이 어린 생명에게 몰렸던 것이다.

그로부터 정확히 1년 뒤, 이제는 아장아장 걷게 된 재즐린이 동네 공원에 놀러 나가기를 좋아한다는 소식에 우리는 기쁨을 감출수 없었다. 아이는 여전히 몸에 심은 제세동장치의 감시와 보호를 받지만, 다행히 이 장치가 긴급 작동해야 하는 상황은 지난 몇 달간 한 번도 일어나지 않았다. 아이는 태어나자마자 한동안 자신의 명줄을 이 기계장치가 쥐고 있다는 걸 전혀 모르는 눈치였다. 유전체 검사가 아이에게 장차 나아갈 길까지 정해 준 건 아니었다. 그저 몰랐던 사실을 드러내 보였을 뿐이다. 그걸 가지고 자신의 운명을 스스로 개척하도록 말이다. 앞으로 재즐린이 살아가는 동안 또 어떤 의료 혁신이 일어나 QT 연장 증후군 환자들을 어느 새로운 방향으로 인도할까? 정확히 어떤 미래가 될지는 모르겠지만 일단은 아이의 머리카락을 뒤적이는 바람의 기운을 음미하면서 찬찬히 그날을 기다려 봄직하다.

13장

당신은 몇 개의 유전체로 되어 있나요?

"오, 버스에서 할머니를 밀면 안 돼

오, 버스에서 할머니를 밀면 안 돼

오, 할머니를 밀면 안 돼

할머니는 엄마의 엄마니까

오, 버스에서 할머니를 밀면 안 돼"

– 스코틀랜드 글래스고 사람들이

미국 민요 <She'll be coming round the mountain>의 곡조로 바꿔 부르는 가사

"우리는 빛, 사랑, 역사, 별들을
마법과 음악과 언어로 조각조각 이어 붙여 만들어진
모자이크다."

- 아니타 크리잔Anita Krizzan

내 고향 스코틀랜드 글래스고에는 3번 노선 버스 때문에 모두가 장난으로 부르는 노래가 하나 있다. 정류장에서 기다리면 유독 이 버스만 영영 오지 않을 것처럼 함흥차사였다가 늘 한꺼번에 여러 대가 도착하곤 해서 생긴 노래다.[1] 꼬집어 설명할 수는 없는데, 의학에서도 어떤 희귀질환이 꼭 이 버스처럼 몰려올 때가 있다.[2] QT 연장 증후군 자체도 2000명 중 1명 꼴로 발생하는 희귀한 심장병이지만, 심장차단과 염전성 심실빈맥TdP을 동반하는 신생아의 QT 연장 증후군은 더더욱 보기 드문 질환이다. 그러니 재즐린이 다녀간 지 불과 한두 달 만에 거의 같은 사연을 가진 아기가 우리 센터를 찾아온 건 정말 뜻밖의 일이었다. 당시 배 속 아기는 심장이 너무 느리게 뛰고 있었고 스탠퍼드 병원으로 급히 이송된 산모는 아기 아스트리아를 예정일보다 일찍 제왕절개로 출산했다. 아기는 머리에 피도 마르기 전에 심정지가 몇 번이나 오고 그 작은 몸에 제세동기를 심어야 할 정도로 상태가 안 좋았다. 그래도 일루미나의 친구들이 실력 발휘를 한 덕분에 의뢰 후 며칠 안에 아기의 유전체 정보를 우리 데이터베이스에 추가한 게 그나마 다행이었다.

하지만 아스트리아에게는 이상하게 장해물이 많았다. 우리는 아기 재즐린 때와 다름없이 컴퓨터 소프트웨어를 일차로 돌려 QT 연장 증후군의 원인인 변이형 유전자들 중 하나를 용의자로 걸러 내는 작업부터 마쳤다. 처음에는 이 용의자 변이형이 재즐린 때보 다 훨씬 그럴 듯해 보였다. 구체적으로는 나트륨 채널 유전자인 *SCN5A*에서 일어난 돌연변이였는데, 발생 지점이 신생아에게 QT 연장과 염전성 심실빈맥을 동시에 일으킨다고 이미 보고된 바 있는 다른 변이 유형과 정확히 겹쳤다. 그 연구논문을 찾아보니 변형된 나트륨 채널을 지나는 전류의 세기를 정확히 측정했을 때 수치가 심하게 비정상이더라는 내용도 있었다. 그렇다면 과연 우리가 결정 적 증거를 단번에 찾은 걸까?

잠깐. 속단하기엔 아직 이르다.

컴퓨터로 유전체를 분석해 의심스런 변이형을 찾을 때 일반적으 로 우리는 전략을 조금씩 바꿔 가며 검색 소프트웨어를 여러 번 돌 린다. 충분히 신뢰할 만한 결과임을 보장하기 위해서다. 이때 보통 은 절대다수의 시도에서 같은 결론이 나오곤 한다. 그런데 이번만큼 은 달랐다. 세 번 중 한 번 꼴로만 아까 그 변이형 유전자가 유력한 용의자로 지목된 것이다. 우리는 어리둥절했다. 게다가 이토록 위 험한 중증 희귀질환 사례를 다루는데 일치율이 고작 3분의 1이라니 더더욱 미덥잖았다. 더 확실히 할 필요가 있었다. 그래서 우리는 결 과 통보를 잠시 미루기로 하고 초심으로 돌아가 생어 분석법을 써 서 원시적으로 염기서열을 분석하기 시작했다. 목표는 *SCN5A* 유전 자 변이가 진짜 거기에 존재하는지 검증하는 것이었다.

그날은 (여느 때처럼) 주말이었고 곧 소아심장내과 전문의를 딸 예정인 유전학자 제임스 프리스트가 휴일을 반납한 채 내 연구실에 틀어박혀 작업에 몰두했다. 솔직히 우리는 이 변이형이 틀림없다고 굳게 믿었던 터라 생어 분석을 통해 추측을 확신으로 끌어올리고 바로 일을 마무리할 거라고만 생각하고 있었다. 그런 까닭에 온통 머릿속엔 기쁜 소식을 중환자실에 빨리 알리고, 원인에 맞춰 나트륨 채널을 닫는 치료를 강화해서 아기가 호전되면 좋겠다는 바람뿐이었다. 하지만 우리의 소망은 완전히 물거품이 됐고 상황은 전혀 뜻밖의 방향으로 전개됐다.

검사 자체는 그럭저럭 별 문제 없이 진행됐다. 출력된 유전자 염기 지도도 A, T, G, C의 배치 순서에 따라 알록달록한 색조 변화가 이어지는 능선을 그리는 모양새로 깔끔했다. 다만 한 가지, 어디서도 변이서열을 찾을 수 없었다. 허를 찌르는 분석 결과에 말문이 턱 막혔다. 이건 불가능한 일이었다. 그래서 제임스는 생어 분석을 한 번 더 해 보기로 했다. 이번에는 아스트리아의 타액과 혈액에서 추출한 DNA를 시료로 사용했다. 하지만 결과는 같았다. 여전히 변이형 염기서열은 온 데 간 데 없었다.

이에 우리는 조사 강도를 높여서 각 유전자 위치마다 검사를 스물다섯 번씩 반복한 다음에 분석 데이터 원본을 직접 샅샅이 검토했다. 그랬더니 각 위치마다 스물다섯 번 나온 데이터 중에 스무 번은 비교 기준으로 사용한 표준 염기서열과 일치했고 다섯 번만 변이형으로 판독됐다는 걸 알 수 있었다. 그제야 우리는 컴퓨터 프로그램을 돌릴 때마다 다른 결과가 나온 까닭을 알 것 같았다. 당시는 프로그램 설계상 고려할 수 있는 가능성이 딱 두 가지뿐이었다. 첫째는 해당 위치에 동일한 염기가 있는 유전자 카피 하나씩을 양친으로부터 똑같이 물려받아서 모든 DNA 판독에서 그 위치에 같은 문자가 읽히는 것이다. 둘째는 해당 위치의 염기문자 종류기 엄마의 카피와 아빠의 카피 간에 다른 탓에 판독 결과의 절반은 엄마 쪽 염기문자로 나오고 나머지 절반은 아빠 쪽 염기문자로 나오는 것이다. 물론 아무리 무작위 확률이라도 결과가 정확히 50 대 50으로 떨어지기는 사실상 어렵다. 하지만 둘 중 한 문자가 나온 비중이 전체 시도 횟수의 20%밖에 안 된다면? 동전으로 바꿔 표현하면 여러 번 던질 때 앞과 뒤가 딱 반씩 나오기 쉽지 않다는 건 다들 이해할 테고, 어느 한 쪽이 스물다섯 번 중에 다섯 번만 나올 가능성은 얼마나 될까?[3] 실제로 계산해 보면 약 1000분의 1로 예상보다 그리 높지 않다고 한다. 뭔가 이상해도 단단히 이상했다.

일단 제일 처음에 나온 추리는 시료 판독 데이터와 표준 염기서열을 비교하려고 나란히 놓을 때 배치가 어그러져서 생긴 문제가 아닐까 하는 것이었다. 예전에 리치 퀘이크의 유전체 프로젝트에서 가짜 유전자(유전체에서 진짜처럼 생겼지만 진짜 유전자가 아닌 부분) 때문에 연구가 한 번 크게 휘청이면서 팀 전체가 '신호가 깨끗하지 않으면 매핑이 틀린 것'이라는 교훈에서 얻은 본능적인 촉으로 생각이 이렇게 흐른 것이다. 더구나 *SCN5A* 같은 이온채널의 유전자는 원래 이런 유의 오류가 나기 더 쉽다. 반복되는 구절이 많고, 대가족인 동일 유전자 계열의 일원인 데다가, 가짜 유전자가 적지 않다는 특징 때문이다. 한마디로 채널 유전자는 생겨먹기를 정확한 지도를 그리기가 어려운 부류인 셈이다. 그런 사연으로 애꿎은 제임스가 고생이 이만저만 아니었다. 컴퓨터조차 착각할 만큼 비슷하게 생긴 부분을 찾느라 유전체 전체를 붙들고 맨눈으로 수색을 마친 그는 결론을 내렸다. 정확한 위치가 제대로 분석됐고 검사 전체에 아무 문제가 없었다고 말이다.

나는 우리가 최근 세운 스타트업 퍼스날리스의 연구개발팀 총괄책임자 리치 첸Rich Chen에게 연락을 넣었다. 하필 토요일이라 리치는 딸의 축구경기에 가 있었다. 그래서 통화하는 내내 멀찌감치 아이들이 경기장을 뛰어다니면서 공을 차는 소리가 계속 들렸다. 나는 지금 상황을 들은 그대로 리치에게 전달했고 그는 퍼스날리스의 적당한 담당자를 호출해 아스트리아네 세 식구의 유전체 정밀분석을 맡기겠다고 제안했다. 유전체 전체를 해독한다면 DNA 안에서 특정 위치만 스물다섯 번씩 보는 것 이상의 정보를 얻을 수 있었다. 그러면 바라건대 여태 우리가 고작 다섯 번 다르게 나온 결과에 집착해 헛수고한 게 아니라는 게 증명될 터였다. 게다가 부모의 유전체 염기서열까지 확보되면 정체가 무엇이든 간에 문제의 유전자변이가 대물림된 건지 아니면 아스트리아에게 처음 발생한 건지도 판가름할 수 있었다.

그 주말, 퍼스날리스의 CEO 존 웨스트에게서 전화가 왔다. 그와 한참 토의하다 보니 가능성이 희박하다고 후순위로 미뤘던 가설들

쪽으로 얘기가 자연스럽게 흘렀다. 사실 이 현상은 이미 여러 유전병들에서 종종 목격되고 특히 뇌에 발병한 환자들의 경우에 상대적으로 더 흔하다. 그러나 선천성 심혈관질환에서는 지금 우리가 의심하는 상황이 실제로 목격된 사례가 전무했다.[4]

부지런한 택배사와 더불어 이 사안의 중요성을 알아본 퍼스날리스 사람들 덕에, 단 며칠 만에 세 사람의 전체 유전체 데이터가 우리 손에 들어왔다. 자료를 받자마자 변이형 유전자의 위치부터 살핀 제임스는 이번에는 프로그램을 총 210회 돌렸는데, 열일곱 번만 변이형으로 분석되고 나머지는 레퍼런스 염기서열과 일치하는 결과가 나왔다. 다시 말해, 신뢰도 높은 고급 데이터였음에도 똑같은 이탈 신호가 또 있었던 것이다. 다만 지금은 아스트리아의 *SCN5A* 유전자 두 카피 중 하나가 변이형일 확률이 전보다 더 멀어져 8%로 뚝 떨어졌다는 점이 달랐다. 곧 평범하게 무작위로 유전된 변이형일 가능성이 사실상 희박하다는 뜻이었다. 결정적으로 부모 중 어느 쪽에도 변이형이 없다는 유전체 검사 결과가 이 결론을 못박고 있었다.

모두가 동분서주하는 동안 순식간에 유력 가설 순위의 대역전극이 벌어졌다. 저 끝에서 돌연 다크호스로 급부상한 가설은 아스트리아가 가진 유전체가 하나가 아닐지도 모른다는 것이었다. 진짜 희귀한 사례인데, 혹시 이 아이가 유전자 모자이크 현상의 주인공일까? 그래서 체내 일부 세포에서만 *SCN5A* 유전자가 변이형인 유전체가 존재하는 걸까? 한 가지 더 궁금한 것은 그런 세포 극소수로도 이처럼 심각한 병에 걸리는 게 과연 가능한지였다. 우리는 새로 떠오른 궁금증들의 답을 찾는 일에 또 몇 주를 내리 매달릴 수밖에 없었다.

한 생명체의 몸속에 여러 종류의 유전체가 존재하는 것을 의학에서는 체세포 모자이크 현상somatic mosaicism(형용사 somatic은 '몸'을 뜻하는 그리스어에서 유래)이라고 부른다.[5] 모자이크 현상은 분열하는 세포에서 바삐 복사되는 DNA에 돌연변이가 계속 누적되기 때문에 발생한다. 난자와 정자가 만나 수정된 지 얼마 안 된 배아발달 초기에 어느 한 세포에서 유전자 돌연변이가 일어난다고 치자. 그러면 처음엔 홀몸이던 이 세포가 곧 새로운 구성의 유전체를 가진 어엿한 세포 무리로 불어난다. 그리고 마침내 아기가 태어나면 이런 세포가 다양한 장기조직에서 발견되는 것이다.

모자이크 현상 가운데 일부 유형은 사람의 외모로 바로 드러난다. 피부 색깔이 부분부분 다르거나 양 눈동자 색깔이 불일치하는 식이다. 또 어떤 사람들은 변이형 유전체를 가진 세포들이 통제불능으로 커지기 시작할 때에야 모자이크 현상이 가시화되기도 한다.

NIH의 레슬리 비세커Leslie Biesecker는 모자이크 현상을 집중 연구한 최고 전문가 중 한 사람이다. 그가 여러 유전체를 가진 프로테우스 증후군Proteus syndrome 환자들의 사례를 모아 2011년에 낸 보고서가 있다. 프로테우스 증후군은 여러 장기조직이 울퉁불퉁하게 비대해지는 것이 특징인 모자이크 현상의 일종으로 기형적 변화는 뼈, 결합조직, 지방조직에서 가장 흔히 일어난다. 흉측한 외모 때문에 '엘리펀트맨(즉 코끼리사나이)'으로 유명했던 조지프 메릭Joseph Merrick도 실은 이 병을 앓았을 것이다. 비세커의 보고서에는 모두를 놀라게 한 연구 결과가 실려 있었다. 이 병을 앓는 환자 29명 중 26명의 체세포에서 완전히 똑같은 *AKT1* 유전자 돌연변이가 발견됐는데, 기형 신체 부위에만 그런 체세포가 존재했던 것이다. 세포를 채취해 비교해 보니, 오직 유전자 변이가 일어난 세포에서만 성장반응 회로가 켜져 있었다. 비대증이 왜 생기며 몸이 왜 그런 모양새로 부푸는지까지 한 번에 설명되는 순간이었다.

모자이크 현상이 잘 알려진 다른 사례로는 신경섬유종증[6]을 들 수 있다. 보통 뇌, 척수, 신경, 피부에 생기는 이 병에 걸리면 양성 종양 덩어리가 신경 분포를 그대로 따라가면서 점점 커지며 흔히 피부로 만져지곤 한다. 원래 신경섬유종증은 어느 신체 부위에서든 발병할 수 있다. 그런데 드물게 모자이크 유형의 경우는 병변이 조각조각 나뉘어 발달한다. 다시 말해, 어디어디엔 종양 덩어리가 자라고 나머지 부위들은 멀쩡하게 보존된다는 소리다. 그런 곳들을 몇 군데 골라 생검을 하면 세포의 유전자 조성이 서로 다르다는 걸 확인할 수 있다.

모자이크 현상이 목격되는 것은 뇌라고 예외가 아니다. 실제로 하버드 의과대학의 신경내과전문의 크리스토퍼 월시Christopher Walsh

가 뇌의 절반만 비대증에 걸리게 한 체세포 돌연변이를 발견해 보고하기도 했다.

그뿐만 아니다. 맑은 적색 젤리처럼 생겨서 혈액세포 생산이라는 중요한 임무를 담당하는 골수는 모자이크 현상이 일어나기에 더없이 좋은 환경이다.[7] 골수의 줄기세포들은 매일 1000억 개가 넘는 혈액세포를 새로 만들어 내는데, 이처럼 고속 분열하는 성질이 돌연변이 누적의 여지를 더욱 키운다. 따라서 혈액 줄기세포에 돌연변이가 생긴 걸 보고 누군가의 건강을 걱정하는 것은 지극히 논리적 행동이다. 수천 명의 혈액 줄기세포 염기서열을 분석한 어느 연구에 의하면, 관련 유전자에서 신종 변이형이 발견된 그룹은 사망 위험이 40% 높았다고 한다. 혈액세포 돌연변이 때문에 죽는다고 하면 보통 사람들은 혈액암부터 떠올릴지 모르겠다. 하지만 실제로 이런 사례들에서 가장 빈번한 사망 원인은 심장마비와 뇌졸중이었다. 혈액세포 계열에서 모자이크 현상이 감지된 환자들을 추적관찰한 연구진은 심혈관질환과 심장마비의 발생 위험이 2~4배 높다는 분석 결과를 내놨다.

한몸에 여러 종류의 유전체를 갖는 방법이 오직 모자이크 현상뿐인 건 아니다. 모자이크 현상이 원래 내 세포에 돌연변이가 누적되면서 유전체가 변하는 것이라면, 키메라 현상chimerism은 아예 타인의 유전체가 들어 있는 세포를 내 몸에 품는 것을 말한다. 그리스 신화에서 키메라는 염소의 몸통에 사자의 머리와 뱀의 꼬리가 달린 괴물로 묘사된다. 전해지는 바로는 입으로 불을 뿜는다는 얘기도 있다. 그런데 무시무시한 소문이 무색하게 생물계의 키메라 현상은 꽤 흔한 편이다. 예를 들어, 임신했던 경험이 있는 모든 여성은 사실상 키메라다. 임신 때마다 태아의 세포 일부가 혈류를 타고 엄마 몸에 흘러 들어 정착하기 때문이다. 장기이식수술을 받은 환자도 마찬가지다. 이식 받은 장기는 다른 사람의 유전체를 가지고 있다는 점에서다. 이란성쌍둥이 역시 자궁을 공유하는 동안 혈액세포를 소량씩 교환하기에 우연찮게 키메라가 된다.

키메라 현상은 때때로 기이한 결과를 낳곤 한다. 그런 사례 하나를 과학 전문기자 칼 짐머Carl Zimmer가 소개한 기사가 있다.[8] 한 여성이 신장이식수술을 받기 전에 가장 적합한 짝을 찾으려고 가족들과 함께 혈액검사를 받았는데, 그 과정에서 자신이 배 아파 낳은 자녀 셋 중 둘의 유전학적 모친이 따로 있다는 걸 우연히 알게 됐다. 그녀 본인이 두 유전체의 소유자였기 때문인데, 알아보니 난소에 보관된 난자 일부와 혈액세포들에 한 유전체가 존재하고 나머지 난자들은 완전히 다른 유전체를 갖고 있었다. 곧 이런 유형의 키메라 현상이 어떻게 생겼는지를 두고 열띤 토론이 벌어졌다. 누군가는 발생 초기에는 둘이었던 배아가 합쳐져 한 사람으로 태어난 것이라고 주장했고, 혹자는 수정 자체가 한 난자가 서로 다른 두 정자와 만나 이뤄진 것이라는 가설을 제안했다.

베일러 의대의 유전학자 제임스 럽스키James Lupski는 숨은 유전체를 찾는 일에서 앞으로 의학의 역할이 점점 늘 것이라 예견한다. 2010년 말 자신의 유전체 전체를 해독한 결과를 학계에 공개하기도 한 그는[9] 문제의 DNA가 기원한 장기조직에 초점을 맞출 때 모자이크 현상을 훨씬 잘 찾을 거라고 지적했다. 그의 보고서에 이런 말이 있다. "결국은 암뿐만 아니라 외과적으로 절제한 모든 비정상 조직에 유전체 검사를 실시하는 것이 모자이크 현상을 확인할 목적의 유전체 분석으로서는 가장 적절한 방식일 것이다." 과학의 수많은 정설이 그랬듯 '모든 세포에 똑같은 유전체가 들어 있다'는 단순해서 아름다운 원칙이 사실은 틀렸다는 증거가 속속 드러나고 있다.

아기 아스트리아의 사례를 해결 중인 우리는 한마디로 거대한 난관에 봉착해 있었다. 아이가 모자이크라는 가설을 어떻게 증명해야 할까? 아이의 QT 연장 증후군이 일부 심장세포에만 존재하는 *SCN5A* 유전자 변이형 탓이라는 증거는 또 어떻게 찾아야 하나? 심장세포를 생검으로 직접 떼어내도 되지만 신생아에게 추천되는 검사는 아니다. 그런데 혈액세포와 심장세포는 배아 발달 단계에서 출발하는 기원 조직이 같지만, 검체로 얻기에는 혈액세포가 훨씬 용이하다. 만약 백혈구 하나하나에 유전자 검사를 돌릴 방법이 있다면 이 혈액세포들 중 일부는 다른 유전체를 갖고 있음을 확실히 증명할 수 있을지 몰랐다.

하늘이 돕는지, 마침 우리에겐 단일세포의 유전학을 조사할 기술을 가진 친구가 있었다. 마이크로채널상에서 세포를 하나하나 분리해 분석하는 방법을 스티븐 퀘이크가 일찍이 개발했던 것이다. '플루이다임Fluidigm'이 그가 이 기술을 가지고 세워 운영 중인 회사였다. 다만 이 기술은 지금껏 실험실에서 단일세포의 생물학을 알고자 하는 과학자들을 도왔을 뿐, 진짜 환자의 진단과 치료에 사용된 적은 아직 한 번도 없었다.

제임스는 스티븐의 연구실 팀원인 척 가와드Chuck Gawad에게 연락을 넣었다. 몇 가지 사소한 사항들을 조정한 뒤 두 사람은 마이크로채널 여러 줄에 소량의 시료액을 흘려 넣는 방식으로 아스트리아의 백혈구 분석 작업을 시작했다. 이때 핵심은 밸브를 열고 닫아 단일세포를 분리하는 것만이 아니라 극소량의 시료액을 써서 거기서 DNA를 추출한다는 것이었다. 그렇게 추출된 DNA를 충분히 증폭시키면 마침내 유전자 검사를 돌릴 수 있었다. 몇 주 뒤, 두 사람은 아스트리아의 혈액세포 하나하나에서 손상이 거의 없는 DNA를 뽑아내는 데 성공했다. 이제 남은 일은 이걸 해독하는 것뿐이었다.

분석 결과가 도착했을 때 우리는 세포집단이 확연히 둘로 갈린다는 걸 바로 알 수 있었다. 우리의 감이 적중했던 것이다! 분리된 혈액세포의 8%에는 아기에게 심장질환을 불러온 *SCN5A* 유전자 변이형이 존재했고 나머지 92%는 그렇지 않았다. 세포들을 몽땅 한 통에 쏟아붓고 실시한 DNA 분석으로는 도무지 알 수 없었던 사실이 단일세포 검사를 통해 비로소 확실해진 것이다. 우리는 기쁜 마음으로 최종 결과를 들고 가서 아스트리아를 돌보고 있는 집중치료실 의료진에게 전달했다. QT 연장 증후군의 원인이 고장 난 나트륨 채널임을 납득했으니 이제 의료진은 질병 기전을 정확히 겨냥하는 치료제를 쓸 수 있었다. 아기 아스트리아에게 필요한 치료제는 재즐린 때와 달리 지나치게 활동적인 나트륨 채널을 차단하는 약이었는데, 신생아에게 적절한 용량을 결정하려면 정교한 '재단'이 필요했다. 그래도 보다 나은 치료 경과와 더 적은 부작용을 기대할 수 있기에 우리는 신이 났다.

하지만 곧 찬물을 끼얹는 일이 터졌다. 새 해결책을 시도할 기회조차 없이 아스트리아의 상태가 악화된 것이었다. 위기의 순간 제세동기가 작동해 꺼질 뻔한 심장을 다잡았고 아기는 그 길로 병원에 실려와 급히 이런저런 검사를 받았다. 심장은 힘이 전보다 약하면서 크기만 커져 있었다. 이 유전자에 돌연변이가 있을 때 종종 목격되는 현상이다. 아스트리아는 심부전으로 죽어 가고 있었고 유일하게 남은 방법은 심장이식수술뿐이었다. 하지만 기증자가 나타날 때까지 버틸 수 있을지는 모두가 회의적이었다. 이제 아이는 이식수술 날까지 인공 심장보조장치에 매달려야만 겨우겨우 연명할 수 있는 처지가 됐다. 심장보조장치는 쉽게 말해 몸속에 심거나 밖에서 연결하는 펌프다. 성인이라면 장치를 체내에 이식한 다음 퇴원해서 등산을 다니고 심지어 스키 같은 것도 탈 수 있다. 그러나 아기 환자에게 주어지는 선택권은 오직 '베를린 심실보조장치'뿐이다. 흔히 병원 사람들끼리는 제조사의 이름이 제품명에 그대로 붙은 이 장치를 줄여서 '베를린 심장' 혹은 더 짧게 그냥 '베를린'이라 부른다. 성인 주먹만 한 크기의 이 외장형 펌프는 아기의 심장에서 쉼 없이 혈액을 끌어내 전신에 흘려 보내는 일을 한다. 아스트리아는 며칠 뒤인 토요일 오후에 장치연결 시술을 받기로 되어 있었다.

그날의 기억은 지금도 또렷하게 남아 있다. 나는 점심시간 즈음 병원으로 향했다. 아이의 상태를 같이 확인하고 펌프를 삽입하면서 떼어내는 소량의 심장조직을 얻기 위해서였다. 우리는 이 조직 검체를 여러 개로 나눈 뒤 DNA, RNA, 단백질이 손상되지 않도록 세심하게 처리했다. 그런 다음 작은 몸뚱이가 펌프에 잘 적응하는지 아스트리아를 조마조마하게 지켜봤다. 감사하게도 경과는 좋은 편이었다. 아이는 안정을 찾았고 곧바로 기약 없는 기다림이 시작됐다.

그러는 동안 연구실에서 우리가 아이를 위해 할 수 있는 최선은 이 병의 정확한 배경을 하루빨리 밝혀내는 것이었다. 혈액검사에서 목격됐던 모자이크 현상을 심장세포에서도 다시 확인할 수 있을까? 심장세포들도 변이형의 비율이 혈액세포와 같을까? 심장조직 검체가 생겼으니, DNA뿐만 아니라 심장 나트륨 채널의 건설을 현장 지시한 중간 RNA 메시지를 조사하는 것도 이제 가능했다. 본래 세포들은 때때로 메시지를 자체 감시하고 와전된 메시지가 발견되면 뿌리부터 차단해 버린다. RNA 분석을 병행하는 것은 그래서 중요하다. 우리는 또 한 번 퍼스날리스에 지원을 요청했고 퍼스날리스 팀은 심장조직 검체 두 개를 가지고 RNA 분석을 돌렸다. 심장세포를 하나하나 분리하는 것은 보통 어려운 작업이 아니기 때문에 이번엔 검체에 들어 있는 모든 세포를 한꺼번에 살펴보는 쪽으로 가닥이 잡혔다. RNA가 나트륨 채널 생성에 직결되는 메시지라는 점에서 우리의 관심사는 정상 유전자에서 발송된 RNA와 변이형 유전자에서 발송된 RNA의 비중이 각각 얼마나 되는지 계산하는 것이다. 그런데 두 검체 중 하나에서는 전체 RNA의 5%가 변이형이었고 다른 하나에서는 12%가 변이형이었다. 이 숫자로 미루어 우리는 세 가지 중요한 사실을 확인할 수 있었다. 첫째, 아스트리아의 심장에는 모자이크 현상이 확실히 존재했다. 둘째, 모자이크 현상의 흔적이 DNA 코드만이 아니라 RNA 메시지에도 남아 있었다. 셋째, 두 검체 모두 같은 부분에서 떼어낸 심장조직임에도 모자이크의 비중에 차이가 벌어지는 걸 보면, 두 번째 유전체를 가진 세포들이 심장 전체에 고루 분포하는 게 아닌 듯했다.

이제 마지막 의문 하나가 남았다. 몇 되지도 않는 변이형 세포가 정말로 중증 QT 연장 증후군을 불러왔을까?

이 문제를 풀기 위해서는 일단 유전자 변이 자체만 생각해 접근할 필요가 있다. 이 유전자 변이가 나트륨 이온의 흐름을 극단적으로 교란시킨다는 걸 어떻게 증명해야 할까? 우리는 같은 유전자에 생겨서 나트륨 채널의 기능을 방해하는 돌연변이가 이것 말고 또 있다는 걸 논문을 읽어 이미 알고 있었다. 하지만 콕 집어 아스트리아의 돌연변이가 나트륨 채널을 비슷하게 방해한다는 걸 확인하려면 아이 본인의 심장세포를 가지고 나트륨 전류를 직접 측정하는 수밖에 없었다. 그래서 우리는 딱 이 실험을 밥 먹듯 해 온 길리아드 바이오사이언스Gilead Biosciences의 지인들에게 연락했다. 사실은 얼마 전에 길리아드가 개발 중인 나트륨 채널 작용 신약 샘플을 지원해 달라고 손을 벌렸던 일이 있었다. 그런 까닭에 그들이 이번 부탁도 들어줄지는 솔직히 미지수였다. 하지만 희귀 유전병 아기들 때문에 도움을 요청했던 모든 친구들이 그랬듯 그들은 이번에도 주저함이 없었다. 우리는 곧장 *SCN5A* 유전자 자료를 보냈고 길리아드는 바로 실험에 착수했다. 아스트리아의 조직 검체를 가지고 나트륨 전류를 측정한 그들은 심장세포 채널에서 정상 수준을 크게 웃도는 양의 이온이 흐르더라는 분석 결과를 통보했다. 지금껏 어느 변이형 사례에서도 목격된 적 없는 최대폭의 이탈이라고 했다.

자, 해당 세포 안에서는 이 변이형이 어마어마한 위력을 발휘한다는 게 일단 확실해졌고, 다음은 심장 전체를 볼 차례였다. 심장에 이런 세포는 5~12%밖에 없는데 고작 이 머릿수로 심장 전체에 생명을 위협하는 QT 연장 증후군을 일으키는 게 과연 가능할까? 혹시 절대다수의 건강한 세포들이 잘 막아 내지는 않을까? 아무래도 이번에는 컴퓨터 모형을 쓰는 게 가장 효율적일 것 같았다.

당시 기술력으로는 SCN5A 같은 채널의 전류까지 정교하게 재현하는 단일 심장세포 모델링이 이미 가능했다. 게다가 단일세포 모형들을 종합해 심장 전체의 전기적 활동을 예측하는 연구 소식도 여기저기서 들려오고 있었다. 그럼에도 우리가 알기로, 신생아의 심장을 모델링한 사례는 여전히 전무했다. 적어도 당장 진짜 환자의 치료에 쓰려고 하는 모델링은 그랬다. 우리가 아니었다면 QT 연장을 일으키는 심장 모자이크 현상을 모델링해야겠다는 생각을 누가 떠올렸을까 싶다. 그게 어디든 우리는 미지의 영역으로 넘어가고 있었다. 그리고 이번에도 금손을 가진 친구 하나가 필요했다.

나탈리아 트라야노바Natalia Trayanova[10]는 이런 유형의 심장 모델링 분야에서 세계적으로 알아주는 권위자다. 현재 존스 홉킨스 대학교에 적을 두고 있는 그녀는 불가리아 출생으로, 어린 시절엔 로켓과 각종 추진체에 빠져 지냈다. 그러던 어느 날, 아버지가 미국 여행에서 돌아오면서 책 한 권을 사다 주셨다. 생물전기학(심장, 근육, 신경 세포의 전기 활성을 연구하는 과학)에 관한 책이었다. 이 일은 평생 그녀를 심장 연구의 길로 이끈 전환점이 됐다. 훗날 그녀는 듀크대학교에서 그 책을 쓴 주인공의 지도를 받으며 박사후 연구원으로 수련할 기회를 얻었고 심장을 더 잘 알고 싶다는 욕심은 시들기는커녕 나날이 커졌다. 존스 홉킨스 공과대학으로 와서는 여성 교수진 가운데 최초로 석좌교수 자격인 머리 B. 작스Murray B. Sachs 교수직에 임명되는 영예를 안았다. 2019년에는 심장리듬학회Heart Rhythm Society가 수여하는 올해의 과학자 상도 받았다. 철의 장막(지난 냉전시대에 존재하던 이념 국경을 상징함—옮긴이)을 뚫고 세계 과학계의 중심에 우뚝 서기까지 그녀가 걸어온 길은 한 편의 드라마나 다름없다.

나는 마지막 숙제를 질문 세 개로 쪼개 나탈리아에게 던졌다. 우선 그녀가 개발한 기존의 심장 모형을 모자이크 심장에 맞게 고칠 수 있는가? 그 모자이크 심장이 신생아의 것이라면 어떤가? 만약 그게 가능하다면, 한번 나서 줄 의향이 있는가? 나탈리아는 기대를 저버리지 않고 세 질문 모두에 고개를 끄덕여 화답했다.

패트릭 보일Patrick Boyle을 주축으로 한 나탈리아 연구팀은 먼저 모형을 수정하는 작업에 몇 달을 매달렸다. 심장 내 모자이크 세포의 비율, 세포 실험에서 확인된 나트륨 채널 전류의 변화 등 아기 아스트리아의 심장에 대해 우리가 알고 있는 모든 정보를 모형에 정확히 반영해야 했다. 연구팀은 모델링 과정에서 모자이크 세포의 분포 패턴을 다양하게 고려했는데, 세포들이 한 덩어리로 뭉쳐져 있다고 가정한 모형도 있고 소금이나 후추처럼 온 사방에 흩어져 있다고 가정한 모형도 있었다. 이처럼 컴퓨터 모델링 분석에서는 준비와 계획이 9할이고 정작 컴퓨터에게 일을 시키는 건 나머지 1할만 차지한다. 그런 까닭으로 연구팀은 수 개월의 시간을 오롯이 계획 수립에만 쏟아부은 뒤에야 본격적으로 프로그램을 돌릴 채비를 마칠 수 있었다. 그런데 허무하게도 컴퓨터가 내놓은 결과는 아무것도 없었다.

컴퓨터로 구현된 모형 심장은 완전히 멀쩡해 보였다. QT 간격이 길지도, 심장박동수가 느리지도 않았고 심장 전기신호가 막힌 부분도 없었다. 치명적인 염전성 심실빈맥TdP 역시 마찬가지였다. 우리는 다시 모여 머리를 맞댔다. 이게 정말로 변이형 세포 소수만으로는 치명적인 QT 연장이 일어나지 않는다는 뜻일까? 우리 모두 여태껏 이것보다 확실한 원인은 없다고 믿지 않았는가. 혹시 컴퓨터 모형이 아직도 불완전한 건 아닐까?

그러다 불현듯 스치는 생각이 있었다. 컴퓨터 모형에서 심장이 전부 근육세포로만 되어 있다고 가정했다는 사실이다. 하지만 진짜 심장에는 근육 말고도 심장 전체에 전기를 흐르게 하는 전선도 존재한다. 이런 전선 역할을 하는 특수세포를 정확히는 퍼킨지Purkinje 세포라 한다. 혹시 예전 모형에 이 퍼킨지 시스템을 추가하면 심장 전기활동의 속도와 패턴이 더 잘 재현되지 않을까? 만약 그렇다면 가상의 심장 모형이 마침내 아기 아스트리아의 것과 거의 같아질지 몰랐다. 연구팀은 심기일전하고 한층 숙련된 솜씨로 전선회로까지 내장한 심장 모형을 초단기간 안에 완성해 냈다. 그런 다음 프로그램에 다시 한 번 작업 명령을 내렸다. 얼마 뒤 모든 의문이 명쾌하게 풀렸다. 컴퓨터 화면 속의 심장은 QT 연장 현상은 물론이고 중간에 끊기거나 어쩌다 한 번씩 평퍼짐해지는 전기신호까지 여과 없이 보여 주고 있었다. 아스트리아가 처음으로 희귀병 진단을 받았을 때 엄마 배 속에서 심장이 뛰던 것과 정확히 같은 모양새였다. 전류 흐름에 따라 심장조직의 표면에서 무지갯빛 파도가 일렁이는 삼차원 모형의 심장박동 동영상을 시청하고 있자니 감탄이 절로 나왔다. 수학적으로도 미적으로도 완벽한 조화 그 자체였다. 나는 의대생 시절 생리학 강의시간에 몸 밖으로 꺼냈는데도 힘차게 뛰던 심장을 처음 본 순간만큼이나 정신이 아찔해졌다.

마침내 나는 아스트리아가 앓는 QT 연장 증후군의 수수께끼가 진짜로 풀렸다고 확신할 수 있었다. 전부 멋진 우리 팀원들 덕택이었다. 스탠퍼드의 의사들, 유전학 카운슬러들, 연구자들부터 시작해 일루미나, 퍼스널리스, 길리아드의 과학자들과 존스 홉킨스의 패트릭과 나탈리아, 비상한 인내심과 결단력을 발휘한 제임스까지 모두 이번 성공에 각자의 지분이 있었다. 이번 프로젝트에서 아기 아스트리아는 제세동기를 심은 세계 최연소 환자가 되었으며, 모두의 협력으로 당시 형편에 인간적으로 기대할 수 있는 최단시간에 아스트리아의 유전체 검사를 끝낼 수 있었다. 의료진이 환자의 피를 뽑아 단일세포 유전자 검사를 하고 오직 한 환자만을 위해 의료의 테두리 안에서 컴퓨터 프로그램을 이용해 심장 모형을 가상공간에 재현한 것 역시 아스트리아가 최초였다. 우리는 이 아이의 이야기를 논문으로 정리해 《미국국립과학아카데미 회보*Proceedings of the National Academy of Sciences*》에 발표했다. (이 학술잡지의 편집위원 중 한 사람이 레슬리 비세커였는데, 그의 건설적인 피드백 덕에 최종 원고가 멋지게 탈바꿈했다.)

결국 아스트리아는 몇 주 만에 베를린 심장펌프를 떼어낼 수 있었다. 대기자 명단에 오른 지 5주째에 기증자가 나타난 덕분이었다. 새 심장을 갖게 된 아스트리아는 유전체 하나만으론 심심하다는 듯 이제 모자이크이면서 키메라이기도 하다. 그 어린 나이에 최초라는 타이틀을 하나 더 얻은 셈이다. 나는 2019년 말에 아이 엄마를 다시 만났다. 아이가 막 여섯 살이 됐을 때였다. 아스트리아는 유치원에 다니면서 기계체조와 발레도 배운다고 했다. 전쟁 같던 지난날을 돌아보며 엄마는 딸아이를 "행복하게 잘 크고 있는 여자아이"라고 묘사했다.

14장

셰이크, 래틀 앤드 롤*

"내게 잘 해줘요, 살갑게 대해줘요.

마땅히 그렇게 내게 정중해주세요.

난 목각인형이 아니고

내 심장도 나무토막이 아니니까."

- 연주: 베르톨트 캠퍼트Berthold Kaempfert / 케이 투미Kay Twomey /

벤 바이스만Ben Weisman / 프레드 와이즈Fred Wise

노래: 엘비스 프레슬리

---

* 1954년에 발매된 미국 재즈 뮤지션 제시 스톤의 히트곡명. 우리말로는 대충 달랑달랑, 덜컹덜컹, 데굴데굴 정도로 번역된다-옮긴이.

"인간의 지식이 미치지 못하는 많은 것들 중에

사람 심장보다 더 난해한 것은 없다."

- 호메로스, 《오디세이》

"다들 여기 좀 와 봐요!" 다음 차례 네트워크 환자의 심초음파 영상을 띄워 잠깐 지켜보던 심장내과 동료 의사 프레더릭 듀이의 목소리였다. 일제히 우리는 하던 일을 멈추고 의자를 발로 굴려 그의 주위로 모여들었다. 곧 모두의 시선이 컴퓨터 화면에 꽂혔다. 일단 심장벽은 멀쩡해 보였다. 주머니 크기는 너무 크지도, 너무 작지도 않았다. 박동 세기 역시 양호했다. 판막이 열리고 닫히는 모양새도 괜찮았다. 그런데 심장 펌프질에서 가장 중요한 부분인 좌심실의 안쪽에 뭔가가 있었다. 우리 중 누구도 전에 본 적이 없어 뭐라 설명할 수 없는 것이었다. 마치 몸이 얼어붙은 듯, 우리 모두 오래도록한 곳에서 시선을 떼지 못했다. 심장벽에 박힌 가는 줄기 끝에서 구슬처럼 생긴 작은 근육 뭉치 두 개가 살랑거리고 있었던 것이다. 구슬들은 심장의 힘찬 율동에 맞춰 쏟아져 들어왔다가 밀려나가는 혈액의 파도에 몸을 맡긴 채 흐느적흐느적 춤을 추는 것처럼 보였다. 정체불명의 이 기이한 물체가 거기 어떻게 들어갔는지 아무리 생각해도 알 수가 없었다. 그냥 여기에는 이런 게 있어서는 안 됐다.

우리 팀은 희귀 심장질환만 전문적으로 다루며 세계적으로 손에 꼽히게 희소한 환자 사례를 보통 환자들처럼 여긴다. 그런 우리에게조차 심장 안에 생긴 종양을 목격한다는 건 몹시 특별한 사건

게놈 오디세이

이었다. 하물며 종양 덩어리가 하나도 아니고 둘이라니. 그런데 솔직히 우리는 이게 심장의 한 쪽 출구 바로 옆에서 계속 건들건들 깔짝거린다는 점이 더 신경 쓰였다. 이 문을 나서면 뇌로 곧장 이어지는 길이 나오기 때문이다. 이런 심장은 내 의사 경력을 통틀어 생전 처음이었다.

여타 신체장기와 다르게 심장은 대부분 분열 능력이 없는 세포로 이뤄져 있다. 간이나 피부 같은 곳은 상처가 나면 새 세포가 돋아나 다친 곳을 감쪽같이 복구한다. 그러나 심장은 그럴 수가 없다. 심장마비가 왔을 때 막힌 관상동맥 탓에 심장세포들에 혈액과 산소가 오래 공급되지 않으면 세포가 죽어 버리고 참혹한 결과로 이어지는 게 다 그래서다. 한 번 망가진 심장세포는 회복되지 않고, 그 자리를 대신할 새 세포가 만들어지지도 않는다. 직설적으로 표현하자면 심장세포는 '분화가 완전히 끝난' 세포인 셈이다. 분화가 완결된 세포는 분열하지 않으므로, 종양이 될 수 없다는 뜻도 된다. (종양은 분열 능력을 가진 세포가 중간에 생긴 돌연변이에 의해 통제불능으로 성장하기 시작할 때 생긴다.) 여전히 두 눈은 컴퓨터 스크린에 머문 채로 내 입이 소리를 냈다. "이게 어떻게 가능하지?" 나도 모르게 불쑥 나온 말이었다.

이번 주인공 리키는 이처럼 불가능의 사나이였다. 이 스물한 살 청년은 우리에게 진료를 받은 게 이번이 처음이고 얼마 전까지는 어린이병원 심장내과를 다녔다고 했다. 성격은 조용하고 내성적이지만 우리와 인사할 땐 환한 미소와 힘찬 악수로 반갑게 맞아 주었다. 큰 키에 머리끝부터 발끝까지 온통 검은색인 옷차림이 눈에 띄었는데, 긴 흑발은 하나로 쫑긋 묶었고 그다지 다부지지 않은 몸 여기저기에는 문신과 피어싱이 있었다. 전임 소아과 주치의는 그가 고스goth족 스타일이라고 귀띔했지만 직접 만나 보니 리키는 그의 심장만큼이나 독창적인 자신만의 분위기를 풍기고 있었다.

그렇다면 그의 심장에는 어떤 사연이 있었을까? 미리 확실히 해두는데, 리키의 심장에 자리잡은 암 덩어리는 악성惡性은 아니었다. 사람들이 암이라고 하면 보통은 악성종양인데, 이는 다른 곳으로 퍼지는, 즉 '전이되는' 성질이 있다. 악성종양이 살상력을 갖는 것은 이처럼 암이 전이되어 정상조직에 침투했을 때부터다. 반면에 리키의 종양은 '양성良性'이었다. 여기서 양성은 상대적으로 양호하다는 의미일 뿐이지만. 양성종양은 옆 동네에 침입해 정상조직을 망가뜨리지 않고 다른 곳으로 퍼지지도 않는다. 그럼에도 이 심장종양은 여전히 상당한 골칫거리가 될 여지가 있었다. 종양이 주변 심장조직을 짓누른다는 점에서다. 사실 종양을 포위해 발육을 제한하는 주변조직이 없다면 양성종양이라도 상당한 크기로 자라나곤 한다. 일례로 난소의 양성종양은 무게가 5킬로그램 가까이 되는 경우가 드물지 않으며 기록에 의하면 난소에서 약 140킬로그램짜리 종양 덩어리를 제거한 환자도 있다.[1] 다행히 대부분의 양성종양은 여유가 거의 없는 협소한 공간에 생기는 편이다. 보통 심장의 종양은 따로 구분해 '점액종'이라 부르는데, 양성종양과 악성종양 사이의 중간쯤에 해당하는 특징을 갖는다. 심장 내부를 통과하는 고압 혈

게놈 오디세이

류는 점액종을 압박해 살랑살랑 움직이기만 하게 한다. 그러나 단단한 장기조직만큼 발육을 확실하게 차단하지 못한다. 어쨌든 심장 안은 기본적으로 물속 환경이기 때문이다.

리키가 심장 때문에 동네 병원을 처음 찾은 것은 일곱 살 때였다. 리키는 몹시 피곤했고 엄마 눈에도 아들은 평소와 달랐다. "아침에 눈을 떠도 바로 다시 침대에 누웠어요. 몸에 힘이 없고 뭘 먹으려고 하지도 않고요. 그런데 애를 만져 보니 심장이 엄청 빨리 뛰는 거예요. 쿵쿵쿵쿵쿵 이렇게요." 내게 심계항진 증세를 설명하면서 그녀는 그 옛날 아들의 목덜미에 손가락을 대고 맥을 짚던 동작을 취해 보였다. 리키는 당시 느낌을 달리기 같은 것을 하고 바로 주저앉았을 때와 비슷했다고 기억하고 있었다.

언젠가 리키가 감기에 걸렸을 때 또 그런 증세가 나타나자 엄마는 아들을 동네 병원에 데려갔다. 그날은 늘 봐 주던 의사가 휴무여서 다른 의사가 리키를 진찰했다. 그녀는 리키를 처음 만났기 때문에 아이를 평소보다 꼼꼼히 살폈는데, 심장에서 예상치 못한 굉음이 나는 걸 발견하고는 깜짝 놀랐다. 이건 정상이 아니었다. 정밀검사가 필요하다는 판단을 내린 의사는 스탠퍼드 루실 패커드 어린이병원에 가 보라며 급히 추천서를 써 주었다. 이곳에서 리키는 소아 심장내과 전문의 댄 번스타인Dan Bernstein을 만나게 된다. 의사로서 댄은 턱수염이 트레이드마크인 인상 좋고 따뜻한 사람이다. 그는 뛰어난 과학자이기도 해서, 오래전부터 줄기세포 혁명과 발맞춰 스탠퍼드 소아 심장내과를 수준 높은 과학연구의 길로 선도하고 있다. 병동에서 심장이 아픈 아이들을 돌보다가도 연구실에 들어서면 심장의 기계적 원리와 소아심장이식수술에 관해 그만 한 전문가가 또 없다. 내가 리키 얘기를 꺼내니 댄은 소년을 처음 만났던 10년 전 그날을 생생하게 기억하고 있었다. 그는 소년의 미소가 시원스러웠다고 말하면서 심장 우심방 천장에 매달려 달랑거리는 종양 덩어리가 우심방에서 우심실로 흘러야 하는 혈류를 방해하던 장면을 자세히 묘사했다. 수술을 하자는 결정도 쉽지 않았다고 했다.

그래도 종양을 잘라낸 부위에 조직 재생을 도울 특수 반창고를 붙이는 과정을 제외하면 수술은 대체로 깔끔하게 진행됐다. 일곱 살 리키는 슈퍼볼 시즌에 딱 맞춰 퇴원했고 회복기를 거친 뒤 2학년 교실로 돌아갔다. 이런 일이 또 생기리라고는 가족 모두 상상조차 못 하던 때였다. 그도 그럴 게, 병원에서도 애초에 종양이 어떻게 아이의 심장에서 자라났는지 몰랐다. 그땐 그저 의사고 가족이고 다시는 암이 재발하지 않기만을 한 마음으로 소망할 뿐이었다.

하지만 모두의 기도는 헛수고가 되고 말았다. 처음 2~3년은 무탈하게 흘러갔다. 그러다 아이가 열 살이 되던 해에 한쪽 고환에 혹이 생겼다. 고환암이었다. 어떻게 이럴 수가 있을까. 어린아이가 흔치 않은 암에 두 번이나 걸리다니. 소년은 또다시 수술대에 올라야 했고 불행 중 다행으로 합병증은 없었다. 하지만 리키는 이제 막 10대를 시작하는 마당에 벌써 두 가지 암을 겪은 환자였다. 두 암은 서로 연관된 게 분명했다. 리키의 부모는 소개를 받아 암전문의인 짐 포드Jim Ford를 찾아갔다. 짐은 전국을 통틀어 거의 선두급으로 스탠퍼드에 암 전문 유전학 클리닉을 개설해 운영 중이었다. 짐 포드로 말할 것 같으면 한마디로 존재감이 남다른 인물이다. 그의 웃음소리는 통쾌하면서 전염성이 있어서 밖에서 우연히 들으면 괜스레 들어가서 대화에 끼고 싶어질 정도다. 당시 짐은 암 사례들 중에 심장과 고환 모두에 종양이 생기는 경우는 많지 않다는 걸 잘 알았다. 그런데 리키의 피부를 가까이서 관찰하니 어둑어둑한 착색 부분이 눈에 띄었다. 의료진의 의견은 아무래도 카니 복합체Carney Complex[2] 같다는 것이었다.

1980년대에 카니 복합체를 처음 발견해 보고한 사람은 아일랜드 출신 병리학 전문의 J. 에이든 카니J. Aidan Carney다.[3] 그는 더블린 의과대학에 입학해 병리학을 공부한 뒤 미국 미네소타 주로 건너가 메이오클리닉에서 박사학위를 땄다. 박사 과정 동안 그가 집중한 주제는 미오신이었는데, 심장 모터 역할을 하는 이 분자를 심장 비대증 실험 모델을 적용해 연구했다. 1960년대에 학업을 마친 뒤에는 다시 전문수련의 자격으로 메이오클리닉의 병리학과에 들어갔다. 그에게는 희귀 사례 환자들 사이에서 숨겨진 특이 패턴을 찾아내는 비상한 재주가 있었다. 그는 그런 실마리들을 집요하게 쫓아다니며 수많은 미스터리를 풀어내 경력을 쌓아 갔다. 어떤 희귀병은 정체를 밝히기까지 수십 년이나 추적하기도 했다. 1981년에 시작된 그 일도 그런 식이었다. 환자 넷이 특이한 피부침착 소견을 보인다는 사실을 알아본 게 발단이 됐다. 좀 더 파 보니 네 명 모두 코르티솔cortisol(부신에서 만들어지는 스트레스 호르몬)이 너무 많아 생기는 병을 앓고 있었는데, 호르몬 수치와 피부 소견이 정확히 어떻게 연결되는지에 대해서는 아무 단서도 찾을 수 없었다. 그럼에도 그는 이 요상한 조합에 관한 논문을 써서 일찌감치 학회지에 발표하고 원발성 색소침착 결절부신피질병PPNAD, Primary Pigmented Nodular Adrenocortical Disease이라 이름 붙였다. 하지만 여기서 끝이 아니었다. 그는 이 병이 대물림된다는 점을 추가로 알아챘다. 가령 30대에 뇌졸중이 온 남성 환자에게 형제가 한 명 있었는데 알고 보니 두 사람 다 PPNAD에 해당됐다. 그뿐만 아니라 네 살 때 요절했다는 셋째는 완전히 다른 희귀병을 앓았던 듯했다. 심장종양이었다. 카니는 몹시 이상하다고 생각했다. 이 가족의 사례는 그의 수사 본능을 깨웠고 이후 내내 흩어진 점들을 연결하는 일에 몰입하게 만들었다.

카니는 한 집안 형제들에게서 목격된 피부 변화와 부신종양과 심장종양이 반드시 한 줄기로 엮일 거라고 확신했다. (앞에서 언급했던 오컴의 면도날 원칙을 기억하는가? 서로 아무 상관 없는 것처럼 보이는 현상들을 마주했을 때는 중구난방인 설명 여럿보다는 가장 단순한 설명 하나를 택하는 게 옳다.) 그는 두 가지 특징을 모두 보이는 사례가 또 있는지 찾기 위해 병원의 환자 기록과 온갖 문헌자료를 죄다 가져와 읽었다. 요즘이야 인터넷 검색창에 몇 단어만 치면 간단히 끝날 일이지만 당시에는 모든 기록이 종이였으니 엄청나게 고된 작업이었을 것이다. 우선은 한 가지 특징에 해당되는 환자의 목록을 만들어야 하고 그걸 바탕으로 이 사람들의 차트를 하나하나 열람해 한 글자 한 글자 정독했을 것이다. 아니면 반대 순서로 했거나. 새벽에 출근해 별을 보고 퇴근하는 생활을 몇 해 반복한 끝에 마침내 적당히 추린 환자 목록이 완성됐다. 하지만 그는 기록 검색을 완전히 접기 전에 마지막으로 딱 한 번만 모험을 하기로 했다. 인터뷰에서 그가 표현했듯 이처럼 "시간 소모적이고 기가 다 빨리는" 작업을 어떻게든 완수하려고 "필사적으로 노력"하다 보니, 심장점액종으로 사망한 환자들의 부신조직 검체를 현미경 아래에서 직접 살펴봐야겠다는 아이디어가 떠오른 것이다. 진찰기록들에 특별한 이상소견 언급이 전혀 없었으므로 큰 기대는 하지 않았다. 더 솔직하자면 이미 반쯤은 체념한 것이다. 그런데 이 마지막 시도에서 그걸 발견하고 말았다. 차트 어디에도 적혀 있지 않던 그것이 현미경 렌즈 너머 세상에서 카니를 향해 고함을 지르고 있었다. 심장암으로 사망한 환자들 중 한 명이 부신종양도 앓고 있었던 것이다. "차트는 계시록이었던 겁니다. 저는 긴가민가하면서도 주체할 수 없는 흥분을 참으면서 기록을 다시 뒤졌어요." 그는 차트에서 담당 레지던트가 환자의 전신을 뒤덮은 진한 색깔의 점들에 관해 남겨 둔 내용을 발견했다. 카니가 본인의 환자들에게서 목격했던 것과 같은 현상이었다. "통계적으로 거의 불가능한 일이었습니다. 환자의 특징들이 전부 일치한다는 게요. 다 제각각처럼 보이는 증세인데 말입니다. 그러니 모두가 서로 연관된 게 분명했어요. 묶어서 하나의 증후군이 되는 거죠." 정교하게 놀린 오컴의 면도날에 카니 복합체의 실체가 드러난 순간이었다.

다만 임상적으로는 카니 복합체를 상세히 묘사할 수 있게 되었어도 분자 수준의 성질은 여전히 베일에 싸인 상태였다. 유전되는 병인 게 분명하고 연구 결과로는 의심 가는 유전체 구역도 대충 알 듯했다. 그러나 원인 유전자를 콕 짚어 내는 것은 가족 단위 연구의 경험이 많은 유전학자만이 할 수 있었다. 그리스 아테네 출신의 의사 콘스탄틴 스트라타키스Constantine Stratakis처럼 말이다. 아테네의 명문 사립고등학교를 다니던 열다섯 살 때 스트라타키스의 장래희망은 생화학자나 유전학자였다. 크레타대학교University of Crete의 설립 멤버였던 생물학 교수 삼촌의 영향으로 그가 처음 마음을 준 과목은 의학이 아닌 과학이었다. 그러다 친형제가 뇌하수체암 선고를 받은 사건을 계기로 생각이 달라졌다. 그때부터 그는 유전학과 내분비학을 공부하면 이런 종류의 암을 근본부터 해결할 수 있을 거라는 희망을 품었다. 그래서 삼촌의 응원에 힘입어 의대 진학을 본격적으로 준비했다. 결과적으로 평생의 업이 될 걸 알았는지 몰랐는지, 일단은 훗날 내분비질환의 유전학을 연구하는 것을 목표로 정했다. 그리스에서 의대를 졸업한 뒤에는 오랫동안 갈고닦은 프랑스어 실력을 앞세워 바로 프랑스로 유학을 떠났다. 그리고 나서는 마침 이민 가 워싱턴 D.C.에 정착한 외가쪽 친척도 있고 해서 조지타운대학교에 유전학 연구직을 얻고 미국으로 건너갔다. 그러다 결국 정년을 보장받고 NIH 산하조직인 NICHD가 그의 평생 직장이 됐다.

이곳에서 그는 다양한 질병의 유전학을 연구하는 데 혼신을 다했다. 안 그래도 이미 몇몇 내분비질환은 그 유전학적 배경이 슬슬 드러나는 분위기였다. 1990년대 초 무렵, 그는 유전자 해석 기술이 이만큼 발전했으니 카니 복합체의 유전학적 원인을 찾는 것도 예전만큼 힘들지 않겠다고 생각했다. 그럼에도 여전히 에이든 카니의 지도와 축복이 필요하긴 했다. 그래서 그는 1994년에 떨리는 마음으로 카니 박사에게 편지 한 통을 썼다. 이 병에 관심이 지대하며 원인 유전자를 밝혀낼 자신이 있으니 연구를 함께 진행해 보지 않겠느냐는 내용이었다. 하지만 아무리 기다려도 답장은 오지 않았다. 젊은 과학자는 크게 낙심했지만 이대로 포기할 순 없었다. 1년 뒤 그는 선배 의사의 도움을 받아 통화할 기회를 잡는 데 성공했다. 그때가 1995년 2월이었는데, 며칠 뒤 그는 메이오클리닉에서 직접 카니 박사를 만나기 위해 길을 떠났다.

2월의 미네소타는 심장 약한 사람이 지내기에 좋은 환경이 못 된다. 스트라타키스가 메이오클리닉을 방문했을 때는 최저기온이 영하 24도이고 한낮에도 영하 17도 위로 올라가지 않던 날이다. "일하기 딱 좋았죠. 1초도 밖에 나와 있고 싶지 않은 날씨였으니까요!" 그는 카니 박사가 담당했던 환자들의 기록을 꼼꼼히 살핀 다음, 가계도를 슥슥 그려 나갔다. 1990년대에는 일명 '유전자 연관 지도linkage map' 전략을 활용하지 않는 유전자 연구가 거의 없었다. 유전병을 앓는 가족 구성원의 DNA 검체를 가지고 지표 유전자들이 유전체 내 어디쯤에 흩어져 존재하는지 확인하고, 병의 원인이 되는 공통영역만 최대한 추리는 방식이다. 이 매핑 기법은 1970년대에 발견된 유전자 가위(일명 제한효소) 덕분에 탄생할 수 있었다. 이와 같은 '유전체 규모 매핑genome-wide mapping' 기법의 선구자 중에 데이비드 보트스타인David Botstein이라는 뉴욕 브롱크스 출신의 유전학자가 있다. 그의 생애는 마치 유전학 역사에서 지적으로 가장 돋보이는 최근 수십 년의 하이라이트 영상만 모아 놓은 것 같다. 보트스타인은 하버드대, MIT, 스탠퍼드대, 제넨테크 사, 프린스턴대를 두루 거쳐 현재는 구글의 조용한 지원으로 설립된 안티에이징 전문 회사 칼리코Calico에 적을 두고 있는데, 1980년에 그가 발표한 매핑 기법 해설서는 20세기 후반부에 나온 것들 중 가장 영향력 있는 유전학 논문 중 하나로 손꼽힌다.[4] 특히 같은 유전질환을 앓는 일가친척이 여럿인 대가족을 조사할 때 환자들에게 공통적으로 존재하는 병인 유전체 조각의 위치를 추적하는 데 이 유전자 지도만큼 유용한 도구가 없었다. 만약 가족의 규모가 충분히 크다면, 가계도 여기저기에 흩어져 분포하는 환자가 적지 않을 테니 유전체 내 수사 대상 구역을 유전자 몇 개만 들어갈 정도의 용량으로 크게 줄이는 게 가능했다. 그런 다음엔 생어 분석법으로 이 유전자들의 염기서열을 해독해 환자들에게 공통적으로 존재하는 돌연변이를 지목하기만 하면 됐다. 단순했고 그래서 훌륭한 전략이었다.

일단 스트라타키스는 가계도를 활용해 시뮬레이션부터 실시했다. 원인 유전자를 최종 지목하기 전에 유전체 안에서 후보지를 얼마나 좁힐 수 있는지 알아보기 위해서였다. 보통은 점수를 매겨 3점

게놈 오디세이

이나 4점 정도면 괜찮다고 본다. 그런데 카니 박사 환자들의 가계도 점수는 거의 8점이었다. 그렇다면 이제 할 일은 환자 가족들에게서 DNA를 채취하고 유전자 연관 지도를 만드는 것이었다. 이 작업을 위해 스트라타키스와 카니는 담당 지역을 나눈 다음 온 국토를 직접 운전해 순회했다. 두 사람은 혈액 검체를 모으려고 교회나 주민복지센터를 약속 장소로 잡아 연락이 닿은 환자와 가족들을 만나러 다녔다. 때가 맞으면 명절에 온 일가친척이 한 집에 모이는 날을 이용하기도 했다. NIH가 연구비를 지원하긴 했지만 검체 수집에 드는 비용은 예외였다. 그래서 전국을 운전해 돌아다니는 데 드는 기름값은 고스란히 두 연구자의 지갑에서 나갔다. 스트라타키스가 말하길 "속도위반 범칙금까지 온전히 개인부담"이었다고 한다. 수천 킬로미터를 돌아다녀 모든 DNA 검체를 확보하기까지 꼬박 1년이 걸렸다. 이제는 유전자 지도를 그릴 차례였다.

스트라타키스가 매핑을 통해 처음으로 찾은 후보지는 2번 염색체의 한 구역이었다. 하지만 추가 분석 결과 그곳에는 용의 유전자가 존재하지 않았다. 반면 17번 염색체에서 발견된 두 번째 후보지에는 그들이 찾던 유전자가 있었다. 2000년, 스트라타키스와 카니는 이 *PRKAR1A* 유전자를 카니 복합체의 원인으로 학계에 보고했다.[5] 그 뒤로 스트라타키스를 위시한 여러 과학자들의 주옥 같은 연구가 이어져 *PRKAR1A* 유전자 고장의 여파로 단백 키나제 A_Protein Kinase A_의 기능이 항진된다는 사실이 추가로 밝혀졌다. 단백 키나제 A는 종양 성장을 자극하는 핵심인자다.

리키의 병명은 카니 복합체 쪽으로 가닥이 잡히는 듯했다. 짐 포드는 진단을 확정하려고 급히 *PRKAR1A* 유전자 검사를 추진했다. 당시는 나와 있는 검사들 전부 기본적으로 생어 분석법에 뿌리를 두고 있었다. 유전자 안에서 단백질 정보가 인코딩된 부분만 증폭시켜 염기서열을 해독하고 이것을 레퍼런스 염기서열과 비교하는 식이다. 이 검사는 웬만한 대형병원의 유전자검사실에서 할 수 있었지만 당시 어느 유전자 검사나 그랬듯 리키가 가입한 건강보험은 비용을 대려 하지 않았다. 그래서 리키의 부모는 이 유전자 하나를 검사하는 데 필요한 수천 달러를 어떻게 충당할지 고민해야 했다. 결국 가족들은 아무 수확 없을지도 모른다고 예상하면서도 검사비를 모금해 왔고 연락을 받은 의료진은 신속히 리키의 혈액 검체를 검사실로 보냈다. 그런데 기다림 끝에 받은 결과 보고서에는 리키의 유전체에 별다른 이상이 없다고 적혀 있었다. 돌연변이가 하나도 없다는 것이었다. 어쩌면 이게 좀 다른 유형의 카니 복합체라서 원인 유전자가 아직 밝혀지지 않은 건 아닐까? 혹시 전부 다 뭉뚱그려 완전히 새로운 별개의 병일까? 도통 감이 잡히지 않았다.

리키는 그럭저럭 잘 지냈다. 뇌하수체에서 종양이 발견된 열세 살 때까지는 말이다. 뇌하수체는 체내 호르몬 균형을 관리하는 중앙통제센터 같은 곳이다. 완두콩 한 알만 한 뇌하수체는 시상하부라는 뇌 일부분 바로 밑에 자리를 잡고 뇌 본부가 시상하부를 거쳐

하달한 명령을 따른다. 뇌하수체에 생기는 종양은 보통 양성이다. 그런 까닭에 몇 년 전 리키의 심장에서 떼어냈던 종양처럼 발육 속도가 느리며 침범보다는 압박을 통해 문제를 일으킨다. 심장과 다른 점이 있다면 뇌에는 암 덩어리가 자랄 공간이 그리 넉넉하지 않다는 것이다. 게다가 안구에서 나오는 시신경이 하필 이 자리를 지나가는 바람에 뇌하수체 비대가 시력장애로 이어지곤 한다. 압박과 별개로 뇌하수체종양이 불러오는 골칫거리가 하나 더 있는데, 호르몬이 과잉 분비되어 해당 호르몬 계통의 작용이 폭주하기 쉽다.

천만다행으로 발견 당시 리키의 뇌하수체종양은 아직 이렇다 할 말썽을 일으키지 않았다. 그래서 담당 의사 로런스 카츠넬슨 Laurence Katznelson은 당분간 지켜보면서 기다리기로 했다. 그렇게 3년이 흐르는 동안 리키는 잡초처럼 쑥쑥 컸다. 아쉬운 점은 소년의 키와 함께 심장에서도 새 종양이 자라났다는 거다. 열여섯 살이 된 리키는 스탠퍼드 병원을 다시 찾았고 종양 제거를 위한 재수술 말고는 달리 방도가 없는 듯했다. 첫 개흉술도 고작 아홉 살에 받았는데 이제 열여섯 나이에 또 심장을 열게 된 셈이다.

수술은 아무 탈 없이 끝났고 종양을 떼어낸 리키의 심장은 있으면 안 되는 건 없는 깨끗한 상태로 돌아갔다. 그러나 평화로운 시절도 잠시뿐, 고작 2년 뒤인 열여덟 살에 심장종양이 또 재발했다. 심지어 이젠 심실빈맥까지 겹쳐 있었다. 심실빈맥은 사람이 언제 어디서 갑자기 어떻게 될지 모른다는 위험 징조였다. 역시 이번에도 방법은 수술뿐이었다.

심장을 열었다 닫는 세 번째 수술이었음에도 리키는 대체로 잘 회복해 갔다. 뇌하수체가 말썽을 부리기 시작했다는 것만 빼고 말이다. 시력도 멀쩡하고 시신경이 눌린 것도 아니었지만, 뇌하수체가 두 가지 호르몬의 활동을 지나치게 부추기는 게 문제였다. 정확히는 성장호르몬이 하나고 코르티솔이 다른 하나였는데, 뇌하수체의 명령을 받아 부신에서 분비되는 코르티솔은 일찍이 카니 박사가 카니 복합체 환자들의 공통점으로 지목했던 그 스트레스 호르몬이기도 하다. 일단 성장호르몬의 경우는 성장기인지 다 자란 어른인지에 따라 그 효과가 달라진다. 성장기인 10대에 사람의 몸은 전체적으로 적당한 신체 비율을 유지하면서 모든 체조직과 골격이 서로 박자를 맞춰 가며 성장하게 되어 있다. 그렇기에 어릴 때 성장호르몬이 과다분비되면 몸이 전체적으로 거대해지는 이른바 거인증이 나타난다.[6] 이런 환자들을 조사한 연구가 있는데, 키를 쟀더니 198센티미터를 넘는 환자가 4분의 1 정도였고 가장 큰 사람은 키가 246센티미터나 됐다. 하지만 성장기가 지나면 몸이 (적어도 위로는) 더 이상 크지 않는 게 보통이다. 그런 이유로 다 큰 어른에게는 성장호르몬 과잉의 결과가 말단비대증이라는 다른 형태로 나타나게 된다. 말단비대증은 외적인 면에서 거인증과 구분되는데, 일단 세로로 긴 뼈의 성장판이 이미 닫혀 더는 길어질 수 없는 까닭에 손과 발만 거대해진다. 이때 말단비대증 환자의 손을 만지면 연조직이 평균 이상으로 많아 유난히 말랑말랑하다는 걸 알 수 있다. 얼굴의 특징은 이마가 튀어나오고 턱이 길어지는 것이다. 또 성대의 두께와 탄성이 변해 목소리가 굵어지며, 땀샘의 호르몬이 직접적인 영향을 받아 보통 사람보다 땀을 많이 흘리기도 한다. 여기에 체중 증가(특히 뱃살), 복부의 붉은 줄무늬, 혈압 상승, 감염병에 취약해지는 성향 등 대표적인 코르티솔 항진 현상(일명 쿠싱 증후군이라 한다)까지 더해진다고 생각해 보라. 이 두 호르몬을 증가시키는 종양은 잘라내는 게 좋겠다고 모두가 적극 권하는 이유를 금세 이해할 수 있다. 그렇다면 뇌 깊숙이 들어가 시신경을 잘 피해 돌아가서 콩알만 한 뇌하수체 조직에 이르는 게 최선의 경로일까? 왠지 아닐 것 같다는 느낌이라면 바로 맞혔다. 사실 뇌하수체로 가는 지름길은 따로 있다. 바로 콧구멍이다. 더 정확히는 콧구멍으로 진입해 코뼈 아래의 접형동蝶形洞, sphenoid이라는 빈 공간을 지나가는 방법인데, 영상을 함께 보면서 진행되는 이 뇌하수체 절제수술은 상당히 높은 성공률을 자랑한다.[7] 리키 역시 이 수술을 받았고 다행히 빠르게 회복했다.

그렇게 청년이 된 소년은 이미 세 차례의 심장수술, 한 차례의 고환수술, 그리고 접형동 경유 뇌하수체 절제수술까지 마친 상황에서 내가 있는 심장내과에 성인으로서 처음 등록하게 되었다.

우리는 리키를 그가 스물한 살 때 처음 만났다. 마지막 심장수술을 받은 지 3년의 시간이 흐른 뒤였다. 리키의 초음파 영상을 보려고 팀원 전체가 한자리에 모인 그날, 우리는 심장 안에서 달랑거리는 조그만 종양 덩어리를 발견하고 네 번째 심장수술이 임박했음을 예감했다. 심장을 여는 수술은 할 때마다 다음 번이 점점 더 힘들고 위험해진다. 수술 상처가 치유되는 과정에서 조직이 유착되기 때문이다. 우리는 해마다 종양 크기를 재고 전년도 수치와 비교하는 식으로 리키의 상태를 추적관찰하기로 결정했다. 느리긴 했지만 종양은 분명히 자라고 있었다. 그걸 지켜보는 내내 우리 모두는 암 덩어리가 승모판(좌심실의 혈액이 좌심방으로 돌아가는 것을 막아 주는 판막-옮긴이)을 막을까 봐 노심초사했다. 더 위험한 종양이 지근거리에서 정체를 숨기고 있다는 사실을 까맣게 모른 채.

심장이든 다른 장기든 초음파 검사로 관찰할 땐 어느 부분은 초점이 또렷하게 잡히는 한편 너무 가깝거나 너무 먼 곳은 상대적으로 뿌옇게 보이기 쉽다. 이 특징 때문에 우리는 리키를 담당한 후 수 년이 지나서야 심장 위쪽 공간에 새 종양이 또 생겼다는 걸 알아챘다. 게다가 발육속도가 종전의 어느 종양보다도 훨씬 빨랐다. 갑작스런 소식에 우리는 당황했지만 옛날 영상들을 다시 보니 멀고 흐릿해서 눈에 띄지 않았을 뿐 한참 전부터 그 자리에 있었던 것 같았다. 더 꼼꼼히 살폈다면 아무튼 지금보다는 충분히 일찍 발견했을 터였다. 이 종양은 급속도로 자라나 오른쪽 상단 구역의 내부 공간을 점령해 갔고 곧 심방에서 심실로 흐르는 혈액을 교통정리하는 판막의 일을 방해하기 시작했다. 영상에서 이 부분에 시선을 고정하고 있노라면 심장이 박동할 때마다 종양이 추처럼 판막을 쓱싹 넘어갔다 오는 모습에 연소기관의 피스톤이 연상될 정도였다. 당장 어떤 조치든 취하지 않으면 안 됐다. 수술을 한 번 더 할 수도 있었지만 우리는 습관적으로 심장을 여는 이 악순환을 끊고 싶었다.

그래서 나는 매주 열리는 원내 워크숍에서 리키의 사례를 안건으로 올렸다. 심장내과와 외과 의료진 스물 남짓에다가 간호사, 영양학전문가, 사회복지사, 수련생 들까지 모두 참석하는 자리였다. 의제는 단순했다. 또 수술을 해야 할까 아니면 이젠 근본적인 해결책인 이식수술을 심각하게 고려할 시점인가?

이식수술의 장점은 명확했다. 새 심장은 완전히 다른 유전체를 갖고 있으니 더 이상 심장종양을 만들지 않을 터였다. 이 사실만 생각하면 결론은 이미 정해진 듯했다. 하지만 내 심장이 있던 자리에 다른 사람의 심장을 달고 사는 삶이란 번거로운 게 한두 가지가 아니다. 하루도 빠짐없이 면역억제제를 복용해야 하는 건 애교다. 하지만 그때도 이미 리키는 복용 중인 약이 있었다. 게다가 면역계를 억제하면 합병증의 위험성이 커진다는 것도 문제였다. 가장 흔한 게 감염이고 종양, 그러니까 진짜 암인 종양도 이런 합병증에 포함된다. 말하자면 리키는 이미 걸린 병 하나를 없애는 대신 새로운 병 여럿을 얻을 위험을 감수해야 했다.

리키는 불안해하면서도 설명을 더 듣고 싶어 했다. 우리는 다 합쳐 수십 번쯤 되는 채혈, 영상검사 등 종합검진과 사전교육을 몇 달에 걸쳐 여러 차례 반복한 뒤에 마침내 리키의 이름을 대기자 명단에 올렸다. 이제는 기다릴 차례였다.

교육 기간 동안 우리는 몇 가지 사항에 무게를 뒀는데, 리키가 이식을 받을 준비가 됐는지 확인하는 것도 그중 하나였다. 우리는 그가 진심으로 심장이식을 원하는지 궁금했다. 가끔 보면 그는 사는 것 자체가 허무하다고 생각하는 것 같았다. 고등학교를 무사히 졸업했고 음악에 대한 사랑도 진심이었지만 그에겐 장래의 희망이 없었다. 그런 까닭에 온종일 방에 틀어박혀 침대에서 뒹굴면서 대부분의 시간을 보냈다. 낮에는 비디오게임을 하다가 밤에 늦게 자고 다음 날 해가 중천에 걸려야 일어나는 게 일상이었다. 또래 친구도 거의 없었다. 이식수술 팀은 그와 통화할 때마다 어렵게 대기 명단에 올랐는데도 어쩌면 그가 수술을 원치 않을지 모른다는 게 목소리에서 감지된다고 말했다. 그들은 환자와 따로 한번 얘기해 보라고 내게 부탁까지 했다. 그래서 나는 날을 잡아 모자와 허심탄회한 대화를 나눴고 대기 명단에서 리키의 이름을 빼기로 합의했다.

모두에게 힘든 결정이었다. 환자 가족도 의료진도 모두 리키를 그리고 그의 앞날을 걱정했다. 무섭게 성장 중인 암 덩어리가 언젠가 심장 혈류를 막으면 어떤 일이 벌어질지 상상도 하기 싫었다. 어느 순간 갑자기 급사할까? 본인은 이런 위험성을 알기나 할까? 묻고 싶은 게 많았지만 리키는 취조 당하는 일에 진력이 난 듯했다. 그는 자신이 죽을지도 모른다는 걸 잘 알았다. 하지만 그래도 괜찮다고 했다.

지금도 생생하게 기억하는 그날, 나는 마음을 비우고 무시무시한 의사의 경고도, 진심 어린 호소도 다 때려치우기로 결심했다. 그대신 우리 둘은 편히 앉아 그가 좋아하는 것들을 얘기하면서 신나게 수다를 떨었다. 그의 평생을 지배해 온 병과 병원 관련 일들을 그 시간만큼은 모조리 잊었다. 그런 것들은 진정한 그를 설명할 수 없었다. 지금껏 리키를 버티게 한 건 음악이었고 우리는 그것에 대해 얘기했다. 그는 기타를 칠 줄 알았고 작곡도 했다. 또 그가 말하길, 언젠가는 가까운 전문대에서 음대 강의를 들어보고 싶다고 했다. 부모님도 대찬성이라면서. 하지만 그럴 짬이 안 난다고 했다. 왜 이렇게 됐을까? 죽느냐 사느냐에 집착할 시간에 절제수술이냐 이식이냐를 고민하는 대신 잠시나마 오롯이 음악에 몰두하면 안 되는 걸까? 집 안을 벗어나 학교로 나가서 기타줄을 퉁기고 곡을 쓰면서 말이다.

다음 날 저녁, 리키의 모친으로부터 전화가 왔다. 심상치 않은 목소리였다. 나는 곧장 리키에게 생각이 미쳐 그의 심장종양이 불러올 수 있는 백만 가지 재난 시나리오를 순간적으로 떠올렸다. "리키 때문이 아니고요." 그 한마디에 나는 크게 안심했지만 궁금해졌다. "아드님은 괜찮은 거죠?" 내가 물었다. "네, 완전히 멀쩡해요." 그녀가 말했다. "그럼 무슨 일이신지?" 다시 물었다. 그녀는 조카, 그러니까 리키의 사촌에게 일이 생겼다고 했다. 의식이 없는 상태로 발견돼 병원에 실려 갔는데 뇌출혈로 사망했다는 선고가 방금 내려졌다는 거였다. 조카에게는 지금껏 카니 복합체의 징조가 전혀 없었고 심장이 건강했으니 리키의 병과는 무관하다고 했다. 그녀는 여기까지 구구절절 사정을 풀어놓고서야 이 시간에 내게 급히 연락한 속내를 털어놨다. 조카가 생전에 장기기증 서약을 해 뒀는데 가족들이 이 심장을 리키가 받으면 어떻겠냐고 물었다는 거였다.

⠒⠂⠄

나는 잠시 할 말을 잃었다. 가족끼리 간이나 신장 혹은 골수를 나누는 사례는 평소에 자주 본다. 이때 건강만 잘 유지하면 기증자에게 문제가 생기는 경우는 드물다. 본디 신장은 하나만 있어도 되는 장기고, 골수에는 줄기세포가 차고 넘치며, 간은 원래 재생력이 좋기 때문이다. 그런 이유로 이식수술 분야에서는 '혈연관계인 살아 있는' 기증자가 유난히 많다. 기증자와 환자의 유전체 차이에 따라 면역계 일치율이 크게 좌우된다는 점에서 살아 있는 가족은 기증자로 특히 적합하기도 하다. 촌수가 가까울수록 더 많은 유전체를 공유하기 마련이니 말이다.

물론 생판 남이든 가족이든 살아 있는 사람의 심장을 기증받는 건 불가능하다. 게다가 심장은 원래 기증자가 대기자 수에 비해 크게 부족하기로 유명하다. 그래서인지 기증자가 누군지 알더라도 그게 가족이든 아니든 신경 안 쓰는 게 심장이식 환자에게는 드물지 않은 일이다. 그런 상황인데 심장을 나누는 가족이라니, 듣고도 믿기지 않는 얘기였다.[8]

더구나 리키는 이미 이식수술 의향을 철회하고 대기 명단에서 내려오지 않았던가. 그녀가 전화를 리키에게 바꿔 주었다. 리키도 갈등이 많은 듯했다. 하지만 결국은 사촌의 죽음을 헛되게 만들고 싫지 않다며 이식수술을 받는 쪽으로 마음을 돌렸다. 하필 리키 가족이 얼마 전에 먼저 세상을 떠난 이 집 작은조카의 장례식에서 이 조카와 만났었다고 해 더 가슴 아팠다.[9] 한 집안에 비극이 이렇게나 몰리다니 얘기를 전해 듣는 것조차 힘겨웠다. 저들에게 앞으로 기대 살아 갈 희망이 남아는 있을까.

결말을 알려 주자면, 이런저런 복잡한 사정으로 결국 리키는 사촌의 것이든 다른 사람의 것이든 어느 심장도 이식 받지 못했다. 하지만 이번 소동은 리키를 확실하게 각성시켰다. 그의 진심은 살고 싶어 했다. 종양이 꾸준히 커지고 있었기에 이제라도 깨달았다는 게 얼마나 다행인지 몰랐다. 암 덩어리가 길을 막고 심장 안의 혈류를 방해할 때 생기는 증상이 마침내 슬슬 시작되는 참이었기 때문이다.

하지만 이렇게 많은 일이 벌어지고 있는데도 우리는 병의 진짜 정체를 여전히 몰라 답답했다. 임상 증상은 카니 복합체와 잘 맞아떨어지는 것 같은데 *PRKAR1A* 유전자에는 이상이 없다고 나오니 말이다. 혹시 전체 유전체를 조사하면 답을 찾을 수 있을까?

이때가 2016년이었는데, 마침 스탠퍼드 의대 운영진이 퀘이크, 웨스트, 스나이더와 더불어 다수 외부 병의원 환자들의 유전체 데이터를 가지고 진행된 우리 팀의 연구를 보다 체계적으로 키우자는 결정을 내렸다. 그 일환으로 가장 처음 시행된 사업은 병원 중심의 임상유전체학 프로그램에 투자하는 것이었다. 유전체 염기서열을 알아야 하는 스탠퍼드 병원 환자들이 근처에서 빨리 검사를 받을 수 있도록 하는 게 프로그램의 골자였다. 우리는 그 시범 사례로 리키의 검체를 일루미나 연구소에 보내 전체 유전체 분석을 의뢰했다. 그런 다음 돌려받은 리키의 유전체 분석 결과를 가지고 스탠퍼드 병원이 보유한 방대한 변이형 유전자 데이터베이스와 꼼꼼하게 대조했다.

유전학 카운슬링 팀에서는 탬 스네던Tam Sneddon이 리키 케이스를 맡았다. 곧장 그는 실마리를 쥐고 있을지 모를 후보 유전자들을 조사하는 작업에 들어갔다. *PRKAR1A* 유전자의 염기코드가 정상이라는 기존 검사 소견에 의문을 품은 탬은 이 유전자를 다시 조사하기로 하고 검사 데이터 원본을 요청했다. 염기문자를 하나하나 검토한 결과, 대부분의 구역은 분석이 제대로 됐지만 유전자가 시작되는 곳 근처에 검사에서 누락된 부분이 있는 듯했다. 컴퓨터 프로그램에서 비정상으로 인식되지 않는데도 그는 끝까지 의혹을 거두지 못했다.

덕분에 지금부터 얘기가 재미있어진다. 만약 정말로 유전자 일부분이 비어 있었다면, 리키가 (이 유전자가 망가져 생기는) 카니 복합체의 전형적인 특징을 보임에도 유전자 검사에서는 염기서열이 완벽하게 정상이라는 결과가 나온 이유가 될지 몰랐다. 앞서 콘스탄틴 스트라타키스 역시 *PRKAR1A* 유전자의 염기 결손이 발병으로 이어진다는 걸 서던 블로팅Southern blotting(전기영동을 활용해 DNA를 분석하는 실험법. 개발자의 성을 따 이런 이름이 붙었다-옮긴이)이라는 오래된 기법을 통해 증명한 바 있었다. (참고로 생어 분석법은 유전자 내 특정 부분의 염기서열이 일치하는지만 살필 뿐 DNA 분자 몇 개에서 나온 신호인지는 전혀 따지지 않는다. 만약 유전자 카피 두 짝 중 하나만 가지고 검사를 돌렸고 그 카피의 염기서열이 레퍼런스와 일치한다면, 판독 결과가 정상으로 나온다는 소리다.) 유전체 안에 유전자 삽입이나 결손이 있는지 여부를 정확히 알아보려면 마이크로어레이microarray라는 더 최신의 기술을 쓰면 된다. 그러나 유전체 전체에 흩어져 드문드문 분포하는 DNA 분자의 양까지 측정 가능한 마이크로어레이가 불행히도 *PRKAR1A* 유전자의 이 영역만큼은 감당하지 못했다. 하는 수 없이 다른 방법을 찾아야 했다.

우리는 실리콘밸리 기반의 생명공학기업 퍼시픽 바이오사이언스Pacific Biosciences가 개발한 기술에 기대를 걸기로 했다. 줄여서 이 팩바이오PacBio의 DNA 분석 기술에는 몇 가지 확연한 장점이 있었다. 그중 으뜸은 회당 처리 가능한 DNA 분자 길이가 훨씬 길다는 것이었다. 가령 짧은 염기분석 기법의 대표주자인 일루미나의 기술은 단위 처리용량이 염기문자 75~250개 범위인 데 비해 팩바이오의 기술은 보통 염기 8000자 정도를 한 번에 해독할 수 있었다. 이것은 같은 그림을 퍼즐로 완성하는데 하나는 1000피스로 맞추고 다른 하나는 10피스로 맞추는 것과 같은 상황이다. 10피스짜리 퍼즐은 빨리 완성될뿐더러 어느 조각이든 맞는 자리에 정확히 꽂힐 확률도 훨씬 높다. 안타까운 건 이 모든 기술적 강점에도 결정적으로 일루미나의 비용절감 속도를 따라잡지 못했다. 그런 사정으로 팩바이오는 의료기술 시장에서 2인자로 밀려나야 했다(단 훨씬 소규모의 유전체를 더 비용 효율적으로 분석 가능한 박테리아 연구 분야에서는 상황이 역전됐다).

유전체의 관점에서 리키가 앓는 병의 근원으로 의심하는 유형의 염기 결손은 어떤 DNA 명령어가 염기문자 100개쯤으로만 되어 있고 DNA 한 쌍 중 엄마 쪽이나 아빠 쪽의 한 카피만 정상일 경우라면 조사가 특히 더 까다롭다. 우리를 도와줄 수 있는지 물어보기 위해 팩바이오 기술의 공동개발자 조너스 코를라흐Jonas Korlach[10]에게 연락했다. 당시 팩바이오 연구개발팀을 이끌던 독일 태생의 조너스는 생명공학에 의학까지 두루 섭렵한 생물학자이자 샌프란시스코 심포니 합창단원으로 두 시즌이나 활동한 예술가이기도 했다. 이 기술은 코넬대 시절 같은 대학원생이던 물리학자 스티븐 터너Stephen Turner와의 합작품이었는데, 조너스는 우리 일에 큰 관심을 보이고 기꺼이 손을 보태겠다고 했다. 시기도 딱 좋았던 게, 최근 비용이 많이 떨어진 터라 팩바이오는 의료영역 진출을 본격적으로 꾀하고 있었다. 게다가 그때 팩바이오는 미국 국립표준·기술연구소National Institute for Standards and Technology가 주도하는 '병에 든 유전체Genome in a Bottle' 컨소시엄의 일환으로 자사의 가장 최신 기술을 활용해 인간 유전체 전체의 해독을 막 마친 차였다. 다만 이 프로젝트의 주안점은 분석 기술의 품질이지 실용 진단검사로서 염기분석의 값어치는 아니었다. 그렇기에 이 최초의 '롱리드long-read' 유전체 검사를 의료계가 받아들일 준비가 됐는지는 이제부터 우리가 직접 판단해야 했다.

기술이 많이 세련돼졌고 적어도 희귀질환에 관한 한 의료계에서 유전체 검사가 보편화되었지만, 근본적으로는 스티븐 퀘이크의 유전체를 분석할 때처럼 전문가의 육감에 크게 의존하는 초창기 방식의 연장선에 머무는 실정이었다. 그러니 DNA 뭉텅이에서 유전자 결손이나 삽입 부위를 찾는 롱리드 염기서열분석에 쓸 만한 표준 생물정보학 도구가 있을 리 없었다. 그래서 직접 개발하고자 시애틀대학교의 에반 아이흘러Evan Eichler와 존스 홉킨스 대학교의 마이크 샤츠Mike Schatz가 이끄는 협동연구단이 팩바이오와 손을 잡았다. 그동안 스탠퍼드의 제이슨 머커Jason Merker와 팩바이오의 애런 벵거Aaron Wenger는 임상 용도의 데이터 파이프라인 '버전 1'을 구축하고 시험가동하면서 오류를 수정해 갔다.

그 결과, 롱리드 분석을 거쳐 리키의 유전체에서 발견된 유전자 삽입과 결손 유형은 6000종이 넘었다(지금이니까 하는 말인데 같은 검사를 했을 때 보통 사람도 평균적으로 이 정도 숫자는 나온다). 일단 우리는 발병과 무관하다고 이미 알려진 변이형들을 제외시켰다. 그러자 숫자가 절반으로 뚝 떨어졌다. 그중에서 유전자의 단백질 인코딩 부분에 영향을 미치는 변이형을 추리고 우선순위에 따라 차례대로 나열했다. 그러자 목록이 결손 39종과 삽입 16종으로 확 줄었다. 하지만 여기서 끝이 아니었다. 마지막으로 우리는 사람에게 병을 일으키는 유전자만 또 골라냈다. 그러자 삽입 3종과 결손 3종으로 수색 범위를 좁힐 수 있었다. 최종 명단을 찬찬히 훑어보던 중, 우리의 눈에 익숙한 유전자 이름 하나가 확 들어왔다. 바로 카니 복합체의 원인 유전자 *PRKAR1A*였다! 이건 빼도 박도 못하는 확실한 증거였다. 리키의 두 *PRKAR1A* 유전자 중 한 카피에서 무려 염기 2000자가 넘는 긴 조각이 원래 있어야 할 자리에 있지 않고 통째로 날아가 있었다. 롱리드 분석의 장점은 분명해 보였다. 이 기술은 온전한 유전자 카피에서 온 조각과 유전자 변이가 생겨 염기문자 2000개가 빠진 카피에서 온 조각을 정확히 구분해 해독해 낸다. (이로써 생어 분석법으로는 결과가 정상으로만 나왔던 이유도 설명된다.) 애써 퍼즐조각을 끼워 맞출 필요도 없다. 정답이 코앞에 있었다.[11] 더없이 벅찬 순간이었다.

나는 마침내 결과가 나왔고 성과가 있었다는 얘기를 해 주려고 리키에게 직접 전화를 걸었다. 리키의 부모가 쌈짓돈까지 탈탈 털었는데도 빈 손으로 돌아간 지 무려 10여 년 만의 진척이었다. 리키는 진심으로 기뻐했다. 모친은 본인보다 더 감격한 목소리였다. 그러나 기쁜 소식을 접하고도 카니 복합체의 완치법이 없다는 현실은 그대로였다. 곧 리키의 심장에 특단의 조치가 필요해질 거라는 사실만 점점 분명해졌다.

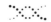

슬슬 리키가 가슴 통증과 어지럼증을 호소하기 시작했다. 우려했던 대로 종양이 심장 혈류를 방해하는 게 틀림없었다. 시급히 해결책을 마련하기 위해 우리는 원내 워크숍에서 리키의 사례를 한 번 더 발표하기로 했다. 다들 이식수술 대기자 심사를 할 때 리키의 사연을 들었었고 중간에 동의를 철회했던 내력까지 알고 있었다.

금요일 아침 7시. 의료진 순환기내과 건물의 회의실이 외과, 심장내과, 면역내과의 의료진에 사회복지사와 영양학전문가 등으로 만원이 되었다. 이날 나는 리키가 처음 심장병으로 진단돼 수술을 받은 일곱 살 때부터 시작해 그동안의 진행 상황을 모두의 앞에서 보고했다. 그가 받은 수술의 내용을 하나하나 자세히 설명하고 요절한 사촌과의 사연도 빼놓지 않았다. 그런 다음에는 최근에 우리가 도입한 분자학적 진단 기법을 소개하고 롱리드 분석을 통해 어떻게 진단을 확정했는지 설명했다. 그러고는 앞으로 어떻게 하면 좋겠느냐고 모두의 의견을 물었다.

이젠 뭐라도 하지 않으면 큰일 난다는 건 리키도 잘 알고 있었다. 하지만 그는 여전히 갈등 중이었고 전 과정을 무사히 버텨 낼 수 있을지 자신 없어 했다. 설혹 수술 말고 다른 수가 없었대도 아마 그는 병원의 제안을 덥석 수락하지 못했을 터였다. 그런 까닭에 지금 내가 이 일을 모두와 상의하려는 것이었다. 이 스물다섯 청년에게는 불가피하게 남의 심장을 받기 전에 내 심장으로 5~10년을 더 사는 것이 무엇보다 중요한 일이었다. 10년이면 그가 지금껏 살아온 세월의 거의 절반이나 되고 성인으로서 세상을 경험한 기간만 따지면 두 배나 되는 시간이었다. 내 생각에 10년 뒤면 리키는 완전히 다른 사람이 되어 있을 것 같았다. 지난 몇 달 만에도 운명을 비관하며 생의 의지를 포기했다가 가까스로 다시 부여잡지 않았던가. 최근에는 소일거리로 어린 조카를 돌봐 주기 시작했다는데 조카 얘기를 할 때면 눈동자가 반짝이는 걸 나는 느꼈다. 조카와 지내면서 세상이 살아 볼 만하다는 걸 깨달았으리라. 아장아장 걷는 아기의 맑고 발랄한 생명력에서 잃어버린 무언가를 발견했을 것이다. 그것은 순수한 삶의 욕구였을 수 있고 자신만의 가정을 꾸리는 미래였을지도 모른다. 언젠가는 결국 이식수술을 받아야 한다는 사실에는 변함이 없었지만, 그는 몇 년에 걸쳐 천천히 마음의 준비를 해도 괜찮을 것 같다고 생각하게 됐다. 하지만 그렇더라도 리키는 서둘러 무슨 조치를 취하지 않는다면 당장 내일도 장담할 수 없는 상태였다. 이식수술은 당분간 물 건너갔으니 지금 관건은 위험을 무릅쓰고 종양제거수술을 또 하느냐 아니면 가서 슬슬 주변정리를 하게 두느냐였다.

의료진 사이에서는 수술을 또 한다면 종양은 제거되더라도 멀쩡한 심장조직이 얼마 남지 않아 합성재료를 가지고 복원하는 추가 절차가 필요할 거라는 의견이 지배적이었다. 이미 첫 번째 수술을 받을 때 찢어진 심방 하나에 보완재를 덧대 복구한 적이 있지만, 밑의 두 심실을 깁는 건 기술적으로 차원이 다른 사안이었다. 이번 수술을 너무 위험하다고 보는 이유이기도 했다. 게다가 수술 후에는 어쩔 것인가? 이 수술의 목적이 정확히 뭔가? 심장이식을 고작 몇 년 미루는 것? 어차피 할 거 왜 지금 하지 않는가? 종양과 함께 그 요람이 되는 심장도 함께 일찍 꺼내면 그게 더 안전하고 효율적이지 않나? 그런데 심장이식의 표준 기법을 구체적으로 알면 그게 또 아니다. 흉부외과에서는 심장이식수술을 할 때 항상 옛날 심장의 정수리 쪽 조직 일부를 남겨 둔다. 새 심장을 꿰매 붙일 지지판으로 쓰기 위해서다. 문제는 리키의 경우 그곳이 심장 안의 온 구역을 통틀어 종양이 가장 무서운 속도로 자라는 지점이라는 것이었다. 만약 심장이식 후에도 종양이 재발한다면 어떻게 해야 하는가? 이날 논의 중에는 심지어 자가심장이식이라는 급진적인 기법에 대한 얘기까지 나왔다. 쉽게 설명하면 리키의 본래 심장 전체를 들어내 종양만 잘라낸 뒤 다시 제자리에 갖다 붙이는 것이다. 흔치 않은 악성 심장종양인 육종을 치료할 때 실제로 이 방법이 쓰이기도 한다. 얘기는 자꾸 겉돌고 우리는 전혀 방향을 잡지 못하고 있었다. 현대 심장이식 발전사의 산 증인들이 다 모인 자리였음에도 이번 케이스는 보통 어려운 게 아니었다.

이날 참석자 가운데는 흉부외과 과장 조지프 우Joseph Woo도 있었다. 조지프는 심장이식수술의 아버지 노먼 셤웨이Norman Shumway 교수의 정식 후계자로 인정 받는 인물이다. 사람들이 흉부외과의사 하면 딱 떠올리는 이미지를 가진 그는 큰 키에 손놀림은 빠르면서도 정교하다. 똑똑한 건 물론이고 자신감 넘치면서도 신중하고 필요할 땐 신속하게 결단을 내릴 줄 안다. 외과의사들이 대개 그러듯 그의 옷차림은 늘 정장과 수술복 둘 중 하나다. 그 중간은 볼 기회가 거의 없다. 수술실에서 수술복에 핏방울을 예사롭게 묻히고 수술을 하지 않을 땐 주름 하나 없이 다림질 된 (아마도 명품일) 정장 차림으로 다른 데서 일을 보고 있을 확률이 높다. 스탠퍼드로 오기 전 펜실베이니아대학교 시절엔 어떤 어려운 케이스도 주저 없이 맡는 능력자로 명망이 자자했다고 한다. 그는 열심히 일했고 손이 빨랐으며 스스로를 단련하는 만큼 외과팀 전체를 독려했다. 그의 주특기 중 하나는 심장판막 복원인데, 판막은 혈액이 심장의 네 주머니 사각을 올바른 방향으로 들고 나도록 돕는 얇은 구조물을 말한다. 대부분의 흉부외과에서는 판막이 손상되면 인공 판막으로 교체하는 게 보통이다. 하지만 조지프는 본연의 판막을 복구해 살려낸다.

그렇다면 다른 의사들이 기피하는 케이스마다 척척 해결한 세계 최고의 우리 흉부외과 과장은 리키의 사례를 어떻게 판단하고 있었을까? 조지프는 예전에 우리 팀이 그랬듯 정면의 심초음파 영상 속에서 달랑거리는 리키의 종양 덩어리를 유심히 관찰하고, 이전의 유사 개흉수술 사례 세 건에 관한 누군가의 발표를 들었다. 또 리키가 이식 대기자 명단에 올랐다가 빠졌던 일이나 사촌의 사망 소식을 듣고 마음을 돌렸던 일화까지 중간중간 놀라움의 표현으로 고개를 저어 가며 묵묵히 경청했다. 그의 이름이 호명되자 모두의 시선이 그에게 쏠렸고 일순간 정적이 흘렀다.

조지프는 시선을 아래로 떨어뜨린 채 넥타이를 고쳐 매면서 심호흡을 했다. 그러다 깊은 고민을 끝낸 듯 입을 열어 침묵을 깼다. "그럼 하기로 하죠. 한번 해 봅시다." 위험천만한 이 종양제거수술의 집도의가 되겠다는 뜻이었다.

"리키에게 언제 병원에 들어오라고 말할까요?" 내가 물었다.

"월요일이요. 빨리 하는 게 좋겠죠."

그날 오후, 나는 수술 전에 하는 의례적 검사들을 위해 내원한 리키를 잠깐 만났다. 조지프가 네 번째 개흉수술을 맡았다는 소식을 전했더니 그도 기뻐하는 눈치였다.

조지프는 자신이 어떤 숙제를 떠안았는지 정확히 인지했다. 재수술이 벌써 세 번째라면 심장과 혈관을 찾아 위치를 잡는 것부터 만만치 않을 게 분명했다. 가슴을 여는 모든 수술은 백이면 백 염증으로 인한 조직 유착으로 이어진다. 그런 까닭에 개흉수술은 이미 두 번째에 난이도가 훌쩍 올라간다. 하물며 세 번째 재수술은 어떨까. 게다가 어찌어찌 가슴을 열고 심장을 확보하더라도 진땀 나는 난관은 그때부터 진짜 시작이다.

가장 처음 부딪친 시험은 심폐 우회장치의 튜브를 어디다 꽂을 것인가였다. 심폐 우회장치는 전신을 순환하고 돌아오는 피를 받아 산소를 보충한 뒤 다시 몸으로 돌려보내는 일을 한다. 말 그대로 심장과 폐의 기능을 잠시 대신하는 것이다. 보통은 원래 심장 우측 상단에 있는 심방으로 들어갈 정맥혈이 이 장치로 흐르도록 연결한다. 하지만 리키의 경우는 하필 그곳에 암 덩어리가 떡 버티고 있어 그럴 수 없었다. 그래서 부득이하게 대정맥 더 위쪽에 튜브를 연결해야 했다. 특히 이번엔 심장이 뛰는 동안 최대한 많은 작업을 해놓기로 한 것도 상당한 압박이 됐다. 환자가 심폐 우회장치에 연결되고 나면 심장 박동을 한동안 멈추는 게 일반적이지만, 박동을 유지시키면 수술의 위험성이 다소 줄기에 내려진 결정이었다. 이번

수술은 정말 어느 하나 예사로운 구석이 없었다. 게다가 종양 덩어리가 여러 개인 까닭에 특수 기술이 추가로 필요했다. 일명 '노터치' 기법인데, 손이나 수술도구로 심장조직을 건드리는 일을 최소화한다는 뜻이다. 심장은 이물이 닿는 것에 몹시 예민하므로 이 방법을 사용하면 수술 합병증을 줄일 수 있다. 그렇게 우회장치 연결은 무사히 마쳤고, 다음은 우심방을 열 차례였다. 심장 종양 가운데서도 가장 악질인 덩어리부터 살펴보기 위해서였다. 암의 특징을 파악한 의료진은 새로운 장해물을 두고 고민에 빠졌다. 아무래도 대정맥(온몸을 한 바퀴 돈 피가 다시 심장으로 모이는 중앙혈관)을 건드리지 않고는 종양을 제거할 방법이 없는 듯했다. 종양은 대정맥 내벽에 단단히 뿌리박고 있었다. 한편 심장 안에도 종양이 더 있었으므로 우심방 복원술 역시 불가피해 보였다. 대정맥 일부만 잘라낸 뒤 재건하는 게 아니라 우심방의 상당 부분을 갈아엎어야 한다는 뜻이었다.

조지프와 외과팀은 서둘러 구체적인 복원 계획을 세웠다. 교체가 필요한 정맥은 심장 바로 오른쪽에 있었다. 그들은 소의 심장 겉면(즉 심장막)을 가지고 대정맥과 흡사한 조직 조각을 제작했다. 재료가 준비되자 바로 종양 제거 작업에 들어갔다. 먼저 혈관을 세로로 절개하고 내벽에 암 덩어리가 착 달라붙은 부분을 조심스럽게 잘라냈다. 종양은 크기가 작지 않았지만 다행히 혈관만 붙들고 있었기 때문에 대정맥 절개만으로 단숨에 제거할 수 있었다. 의료진은 대정맥과 심장의 이음새에 빈틈이 생기지 않도록 재건한 정맥과 심방을 위치에 맞춰 꼼꼼히 봉합했다.

이제는 나머지 종양들을 처리해야 했다. 그런데 종양의 위치상 불가피하게 심장을 멈출 수밖에 없었다. 외과팀은 인체에서 가장 큰 동맥혈관인 대동맥을 열고 판막 틈새로 엿보이는 좌심실 내부를 유심히 살폈다. 과연 그곳에 정면으로 우리가 찾던 종양이 있었다. 이런 경우에 절개를 최소화하는 최선의 방법은 암 덩어리를 동맥 판막 틈으로 꺼내는 것이다. (문밖에서 우편함 구멍에 손을 넣어 거실 옷걸이에 걸려 있는 재킷을 끄집어 낸다고 상상하면 된다.) 자칫하면 우리가 내내 피하고 싶던 최악의 결과, 그러니까 종양이 심장을 벗어나 혈관을 타고 몸으로 이동하는 사태가 벌어지기 딱 좋은 상황이었다. 하지만 지금 리키는 심폐 우회장치를 달고 있었기에 천만다행으로 그럴 일은 없었다. 외과팀은 심장 출구인 대동맥 초입에 대롱대롱 매달려 있는 종양부터 꺼내기로 했다. 이건 쉬운 편이었다. 대동맥판을 벌리면 바로 펼쳐지는 시야에 자리하고 있었기 때문이다. 쓱 잘라 툭 받아내니 끝이었다. 반면에 나머지 하나는 골치가 아팠다. 하필이면 심실 저 안쪽에 있는 다른 판막인 승모판과 얽혀 있었다. 승모판을 잘못 건드려 상처라도 나면 다른 문제가 생길 게 뻔했다. 심지어 이 종양은 직선 경로에 있지도 않았다. 바늘구멍만 한 틈을 통해 이런 유의 종양을 처리해야 할 때 흔히 외과의사들은 비장의 카드인 자가심장이식을 해 버리자는 강한 유혹을 느낀다. 심장 전체를 들어내서 연 다음에 직접 눈으로 들여다보면서 암 덩어리를 제거하는 게 차라리 쉽기 때문이다.

하지만 우리 외과팀은 섬세하고 신중한 손놀림으로 승모판을 망가뜨리지 않고 암 덩어리만 깔끔하게 빼내는 데 성공했다. 종양이 전부 청소된 리키의 심장은 더없이 깨끗했다. 이제 혈관 연결을 원상복구하고 심장이 다시 뛰도록 마무리만 하면 됐다. 심폐 우회 장치를 떼어 낼 때가 된 것이다.

심장을 다시 깨우는 데에는 평소처럼 전기충격이 사용됐다. 일단은 아무 이상 없는 듯했다. 심장 리듬도, 혈액 흐름도 괜찮아 보였다. 그러나 돌연 리키가 심실빈맥 증세를 보이면서 혈압이 떨어지기 시작했다. 뭐가 문제일까? 모두가 가슴 졸이고 있을 때 당시 마취를 담당했던 찰스 힐Charles Hill은 신속하게 초음파 검사용 센서를 리키의 식도 안으로 깊숙이 밀어 넣었다. 전원을 켜자 컴퓨터 스크린을 통해 심장의 움직임이 실시간으로 중계되었다. 가까스로 정상 리듬을 되찾은 심장은 그럭저럭 잘 뛰는 모습이었다. 그런데 심장 오른쪽에 있는 삼첨판(우심실의 혈액이 우심방으로 역류하는 것을 막기 위해 존재하는 판막-옮긴이)을 보니 피가 줄줄 새고 있었다. 큼지막한 암 덩어리가 심장이 뛰는 박자에 맞춰 피스톤처럼 왕복운동을 하던 그곳이었다. 암이 삼첨판 입구까지 퍼졌던 게 분명했다. 그걸 몽땅 도려냈으니 빈 자리가 구멍으로 남을 수밖에. 혈압이 계속 떨어지고 있었고 의료진의 결단이 시급했다. 지금 이 심장은 온몸의 장기에 충분량의 혈액을 공급하지 못하고 있었다. 찰스가 심장 리듬을 정상으로 유지시키는 약을 주입했지만 삼첨판의 물리적인 결함은 약으로 고쳐질 문제가 아니었다. 해결책은 판막복원술뿐이었다. 그것도 지금 당장. 어쩔 수 없이 외과팀은 리키를 다시 우회장치에 연결하고 판막을 수리하기 시작했다.

심폐 우회장치를 다시 떼낸 뒤엔 모두가 한 마음으로 숨 죽여 초음파 영상을 주시했다. 잠시 후 여기저기서 안도의 숨소리가 나왔다. 이제는 더 이상 새는 곳이 없었다. 혈압도 안정적이고 전체적으로 리키의 상태가 괜찮은 것 같았다. 정확히는 그냥 괜찮은 정도가 아니라 회복이 무척 빨라서 수술실을 나오기도 전에 호흡튜브를 뺄 정도였다.

나는 금요일에 수술 전 검사를 할 때 리키를 잠깐 봤을 뿐, 수술 당일에는 일이 있어 스탠퍼드를 벗어나 있었다. 그래서 이 기쁜 소식을 수술실에서 전화해 준 조지프를 통해 알게 됐다. 나는 날아갈 듯 기뻤다. 의료진 모두 내심 리키가 이번 수술을 견디지 못할 수도 있다고 짐작했기 때문이다. 그런데 벌써 튜브를 빼고 스스로 호흡하면서 회복실에서 쉬고 있다니. 게다가 다음 날엔 수액선까지 죄다 뽑고 일반병동으로 옮겼다고 했다.

이틀 뒤, 나는 출근하자마자 리키의 병실부터 들렀다. 그런데 침대는 비어 있고 이디서도 사람을 찾을 수 없었다. 명치부터 서늘한 기운이 올라오면서 안절부절못하고 있는데 마침 리키의 담당 간호사가 지나갔다. 나는 최악의 상황이 아니길 바라는 마음으로 말까지 더듬으며 물었다. "무, 무슨 일 있었습니까? 리키는 어디 갔어요?" 그런 내게 간호사가 환하게 웃으며 대답했다. "아, 지금 산책한다고 근처를 돌아다니는 중이에요." 이 한마디에 나는 그녀를 거의 껴안을 뻔했다. 그땐 정말 십년감수했다. 그리고 다음 순간, 나는 만면에 미소를 띤 채 이리로 걸어오는 리키를 발견했다. 그렇게 밝은 얼굴이라니, 절대로 며칠 전에 심장수술을 받은 환자의 표정이 아니었다. 심지어 리키는 심장수술 따위 별일 아니라는 듯 엿새 만에 퇴원해 버렸다.

일주일 뒤, 외래에서 다시 만났을 때 리키는 더 생기가 돌았다. 회복은 순조로웠고 가슴 통증과 두근거림 증세도 흔적 없이 사라진 뒤였다. 발목이 부어 매일같이 잠 못 드는 일도 더 이상 없다고 했다. 완치는 여전히 불가능했지만 분자 수준의 진단 덕에 우리는 리키가 짊어진 병에 대해 더 정확히 인지하게 됐다. 그런 맥락에서 언젠가 완치법이 나오리라는 것도 충분히 가능성 있는 얘기였다.

이런저런 얘기를 나누던 우리는 심초음파 결과를 아직 확인 안했다는 게 뒤늦게 생각났다. 내가 서둘러 영상을 띄우자, 모두가 스크린 주위로 옹기종기 모였다. 5년 전 심장 안에서 알짱거리면서 우리 팀원 모두를 매료시켰던 작은 종양 덩어리가 있던 자리에는 이제 아무것도 남아 있지 않았다. 깜깜하게 텅 빈 공간뿐이었다. 리키의 심장에서는 혈액이 막히는 지점 하나 없이 힘차게 흘렀다. 넷으로 정확히 구획된 심장 주머니가 아름다운 사중창을 노래하고 있었다. 정상적인 심장박동이란 모름지기 이런 것이라고 선포하는 듯했다. 거슬리는 것 하나 없이 너무나 자연스러웠다.

15장

소나무숲지에 흐르는 강

작은 심장으로는 큰 사람이 될 수 없다.

- T. D. 제이크스T. D. Jakes

"내가 내가 조랑말이라면

얼룩덜룩 점박이 조랑말이라면

날쌔게 내달리는 조랑말이라면

학교에서 도망칠 테야.

초원에서 뛰놀고

풀을 뜯어 먹고

풀밭에서 잠을 자면서

학교 생각은 절대 안 할 거야."

싱어와 허슈펠더의 라이징 보이시즈Singer and Hirschfelder Rising Voices:

미국 인디언 청소년들이 쓴 시와 수필 모음집 (1992년)

"그런 소리였어요. 꼭…… 짐승이 끙끙대는 것 같은 소리요. 제가
계속 말을 걸었지만 딸애는 한 마디도 제대로 대답하지 못했죠."

파리한 안색으로 토사물 범벅이 된 채 의식 없이 쓰러져 있는 딸
을 발견했을 때 엄마의 심경이 어땠을지는 당사자 외엔 누구도 모
를 것이다. 활달하고 유쾌한 성격까지 엄마 아빠를 쏙 빼닮은 수전
의 딸 릴라니 그레이엄은 평범한 여느 열세 살 소녀였다.[1] 남편 크
리스는 각종 개인용 전자제품이 생활을 점령하고 몸을 쓰는 운동은
하지 않는 요즘 아이들의 실태를 크게 걱정하는 사람이었다.[2] 그래
서 부부는 아마추어 축구팀과 야구팀의 감독과 심판으로 활약하는
등 평소에 실천으로 본보기가 되려고 노력했다. 더불어 자식들에게
는 특별한 작전도 썼다. 일례로 그레이엄 집안에는 규칙이 하나 있
는데, TV를 보고 싶으면 반드시 달리기를 함께 해야 했다. 훗날 릴
라니는 손바닥만 한 TV가 달린 러닝머신에서 월요일 밤마다 뛰었
던 걸 기억한다고 말했다. "어릴 땐 제가 엄청난 게으름뱅이여서 항
상 아빠가 들어와 속도를 몇 단계씩 올리고 가곤 했었요."

그날도 릴라니는 평소처럼 차고에서 러닝머신 위를 달리던 중
이었다. 크리스는 회의가 있다며 외출하고 없었다. 원래는 수전 역
시 나갈 계획이 있었지만 생각을 바꿔 집에 있기로 했다. 차고 벽을

　　　　　　　게놈 오디세이

사이에 두고 그녀는 소파에 앉아 기계가 웅웅거리는 소리를 내내 들었다. 그러던 어느 순간 이상한 소리가 기계음에 섞여 들렸다. 그녀의 표현으로는 전혀 사람에게서 나올 것 같지 않은 소리였다. 하지만 소리의 출처가 무엇이든 한 가지는 확실했다. 뭔가 안 좋은 일이 일어난 게 틀림없었다. 수전은 번개처럼 달려가 차고 문을 열었고 의식을 잃고 쓰러져 있는 딸을 발견했다. 기괴한 신음소리는 느린 속도로 발작하는 딸아이의 입에서 나오는 것이었다. 수전은 러닝머신 전원을 끈 뒤 바로 911에 연락했다. 릴라니는 숨은 쉬었지만 정신을 차릴 기미는 보이지 않았다. 구급대원이 도착했을 때도 여전히 의식불명 상태였다. 약을 잘못 먹었을까? 발작이 난 걸까? 갑자기 아이가 쓰러진 이유를 도무지 짐작할 수 없었다.

궁금증은 병원에 도착하자 바로 풀렸다. 심장 초음파를 찍으니 심장이 비정상적으로 두꺼워져 있었다. 릴라니는 비대심근병증이라는 심각한 유전질환을 앓고 있었던 것이다. 쓰러진 건 발작이 아니라 심정지 때문이었다.

비대심근병증hypertrophic cardiomyopathy은 심장근육이 과다증식하고 딱딱해지며 과민해지는 게 특징인 병이다. 병명은 최초 발견자의 눈에 처음 띈 특징들을 조합해 만들어졌는데, 'hyper'는 과잉, '-trophic'은 성장, 'cardio'는 심장, '-myo'는 근육, '-pathy'는 병이라는 뜻이다(한마디로 심장근육이 과잉 성장해 생기는 병이라는 소리다). 발생률은 500명당 1명 이상으로, 아주 드문 편은 아니다. 역사적으로 비대심근병증에 처음 주목한 선구 집단은 시신 해부를 학문의 경지로 올린 1700년대 해부병리학자들이었다.[3] 최초의 기록은 1679년에 나온 걸로 추정되는데, 당시 스위스 내과의사 테오필 보넷Théophile Bonet은 마차에서 돌연사한 마부가 "수송아지의 것보다 큰" 심장을 가지고 있었다고 묘사했다.[4]

18세기로 오면 이탈리아의 병리학자 조반니 바티스타 모르가니Giovanni Battista Morgagni가 비대심근병증의 세부 특징들을 상세한 기록으로 남겼다. 예를 들어, 모양새가 흉터와 비슷한 결합조직이 곳곳에 돋아나 심장세포들을 밀어내는 현상은 '얼멍덜멍한 섬유증'으로 정의되어 있다. 더불어 모르가니는 심장 내의 두 심실을 구분 짓는 중간벽이 비정상적으로 두꺼워졌을 때 심장에서 나오는 혈류가 원활하지 않다는 사실도 언급했다. 유전학의 '유' 자도 나오지 않았을 시절이었음에도, 비슷한 시기에 교황의 주치의 조반니 란치시Giovanni Lancisi는 네 세대가 내리 심장비대증을 앓은 한 가족의 사례를 보고하기도 했다. 계기는 로마에서 연쇄적으로 발생한 의문의 돌연사 사건을 조사해 달라는 의뢰였는데 그가 작성한 부검 보고서에서 가장 자주 언급된 단어가 비대심근병증이었다.

비대심근병증은 뒤이은 200년의 세월 내내 병리학자들의 전문 분야로 자리매김하는 듯했다. 자연스럽게 역시나 병리학과 의사인 도널드 티어Donald Teare가 1950년대에 비대심근병증을 현대적 시

게놈 오디세이

각으로 재조명한 해석을 내놨다.[5] 이때 티어가 쓴 논문들은 경이적인 연구 규모에 비하면 몹시도 소박하게 '부검 사례 2만 5000건을 반추함' 따위의 제목을 달고 있었다. (잠깐 첨언하면 1년에 300일을 근무하고 하루에 부검을 세 건씩 한다고 가정할 때, 2만 5000건은 거의 30년에 해당하는 작업량이다.) 그중 1958년에 발표한 논문 〈청년의 비대칭 심장비대증 Asymmetrical hypertrophy of the heart in young adults〉이 특히 참고할 만하다. 비대심근병증에 관한 설명이 그때껏 나온 어느 정의보다 명료하기 때문이다. 티어는 특유의 병리학적 변화들도 상세히 해설해 놨다. 예를 들어, 논문을 보면 원래 심장근육다발은 대칭을 이루면서 차곡차곡 쌓여 매끈하게 이어지는 게 정상인데 비대심근병증 심장에서는 이게 사방팔방으로 뭉뚱그려진 모양새에다 중간중간 솟은 결합조직에 의해 끊긴다고 되어 있다(의학용어로는 심근배열 이상이라고 한다. 심장 리듬과 함께 환자의 삶 전체를 정상 궤도에서 이탈시킨다는 점에서 꽤 적절한 이름인 것 같다). 또한 티어는 시신에서 발견한 병리학적 특징들을 살아 있는 환자들의 검사 소견과 최초로 연결 지음으로써, 비대심근병증 임상진단의 발판을 마련했다. 돌연사한 두 형제가 똑같이 심장비대라는 공통점을 갖고 있었다는 사실을 부검으로 알아내 혈연적 소인을 새롭게 부각시킨 것 역시 그였다.

　살아 있는 사람이 비대심근병증 환자임을 알아볼 단서를 추릴 때 티어가 일차적 근거로 삼은 것은 부검 자료였지만 더 근본적인 토대는 폴 우드Paul Wood가 작성한 비대심근병증 신체검사 목록이었다. 단신의 우드는 창백한 낯빛과 서늘한 푸른 눈동자에 잘 어울리는 냉소적인 성격의 소유자였다.[6] 인도 지방관리의 아들로 출생한 그는 호주와 뉴질랜드에서 의대를 졸업하고 런던에서 본격적으로 이름을 알리기 시작했다. 당대에 그는 명실상부한 세계 최고 심장내과의사였다. 까칠하고 매사 엄격한 그를 누군가는 독선적이고 오만하다고 했고 또 누군가는 멋지다고 평했다. 의학교재의 고전으로 자리매김한 그의 저서가 집필 과정 전체를 두 번 반복해 나온 것이라는 일화는 여전히 전설이다. 초고를 잃어버리는 바람에 오로지 기억에 의지해 전체 내용을 다시 썼다고 한다. 환자를 검진하는 그의 솜씨는 정평이 나 있었다. 특유의 박동리듬, 흉벽이 두 번 흔들리는 듯한 충격음, 청진기로 들으면 묵직하게 쉭 하는 괴기한 소리(혈류가 막힐 때 이런 소리가 난다) 등 비대심근병증의 특징을 귀신같이 포착했다. 우드의 마지막은 그의 생전 경력만큼이나 극적이었다. 그는 이상하게 명치께가 아픈 걸 소화가 안 될 뿐이라고 무시하고 있었다. 그렇게 두 주나 버티고서야 심장 문제라는 사실을 인정한 그는 비서의 손을 빌려 스스로 심전도 검사를 했고 그래프를 보고 스스로에게 내린 진단은 심장마비였다. 그 길로 그는 병원에 입원해 피를 묽게 하는 헤파린을 투여했지만 끝내 세상을 떠났다. 진단학계의 대부가 본인의 죽을 병을 너무 늦게 알아챈 것이다.

그러는 동안 바다 건너에서는 비대심근병증 때문에 심장에서 나가는 혈류가 막힌 환자를 수술로 치료한 최초의 성공 사례가 나왔다.[7] 1960년 1월, 미국 메릴랜드 주에 있는 국립 베데스다 심장병원National Heart Hospital in Bethesda에서 일어난 일이었다.[8] 훗날 세계 심장내과학계를 주름잡게 되지만 아직은 젊은 내과의사였던 유진 브라운발트Eugene Braunwald가 대동맥판 쪽 혈류가 막혀 입원한 열 살 소년의 수술을 외과의사 앤드루 글렌 모로Andrew Glenn Morrow에게 부탁했다. 그런데 수술실에 들어간 지 얼마 지나지 않았을 때 모로가 브라운발트를 호출했다. 모로가 묻길, 환자의 대동맥판이 완벽하게 정상인데 이걸 어떻게 설명하겠느냐는 거였다. 두 사람은 당장 심장 압력을 측정해 보기로 했고 심장 내부의 지점마다 압력이 다르다는 걸 발견했다. 두꺼워진 심장이 문제였다는 결론을 내린 모로는 좌심실벽 일부를 저며 내기로 결정했다. 그 결과, 압력 차이를 절반으로 줄일 수 있었다.

재미있는 사실은 모로 본인도 나중에 비대심근병증 진단을 받았다는 것이다.[9] 마흔 살 때였는데, 운동을 하면 자꾸 기절할 것처럼 숨이 가빠오기에 친구이자 동료 의사인 브라운발트에게 봐 달라고 부탁했다. 이때쯤 브라운발트는 미국 NIH의 심장내과 과장이 되어 수 년째 비대심근병증 연구에 매진하고 있었다. 특유의 심장 잡음을 들은 브라운발트는 친구의 추측에 동의를 표할 수밖에 없었다. 모로는 비대심근병증이었다. 브라운발트가 내게 했던 말이 있다. "똑같은 사례를 드라마나 영화로 봤다면 말도 안 된다고 비웃었을 겁니다. 현실적으로 일어날 수 없는 일이라고요. 두 의사가 절친 사이인데 두 사람이 매일같이 다루는 병에 한 친구가 걸리고 다른 친구가 그걸 진단해 주다니요. 지나치게 공교롭지 않습니까?" 모로는 의사로서는 앞 세대 선배인 폴 우드에 버금가게 똑똑했지만 환자로서는 최악이었다. 브라운발트가 도입한 약물요법(베타 수용체를 차단해 아드레날린의 활동을 억누르는 약물)도, 본인이 창안해 이름까지 '모로' 근육절제술이라 붙인 수술도 고집스레 거부했다. 수차례의 위기를 넘긴 후, 결국 모로는 환갑의 어느 날 갑자기 세상을 떠났다. 부검 소견은 비대칭적인 심실 사이막 비내, 심근배열 이상, 섬유증 등 비대심근병증의 전형적인 특징을 모두 보였다.

이처럼 1960년대에 추가된 비대심근병증 관련 지식은 심장 내부의 압력을 측정하거나 수술실 혹은 부검실에서 심장을 관찰해 얻은 것이 대부분이었다. 그런데 얼마 뒤 산 사람의 펄떡거리는 심장을 생생하게 보여 주고 의료의 질을 크게 높일 혁신적인 신기술이 등장한다. 바로 초음파다. 심장 초음파는 사후에나 확인되던 비대 소견을 사람이 살아 있을 때 일찌감치 발견할 수 있게 만들었다. 초음파 검사를 해마다 받으면 심실비대 진행 정도를 양적으로도 비교할 수 있었다. 또 두꺼워진 심장근육의 생김새와 정도를 보면 높은 혈압 때문인지 아니면 고강도 운동 탓인지 구분이 가능했다.

새로운 영상기술의 등장이 복잡한 통계분석을 담당할 컴퓨터의 발달과 시기적으로 맞물린 덕에, 비대심근병증의 임상지식이 폭발적으로 쌓여 갔다. 그 중심에 선 두 인물은 대서양을 사이에 두고 각각 양쪽 대륙을 대표하는 미국의 배리 마론Barry Maron과 영국의 윌리엄 매케나William McKenna였다.[10] 두 사람은 20세기 후반에 발표한 수백 건의 논문을 통해 비대해진 심장의 전기적 특징과 해부학적 특징을 유례없이 상세히 기술했다. 그 가운데에는 심장이 수축하는

게놈 오디세이

동안 승모판이 앞으로 나왔다가 들어가는 이상 동작도 있었다. 오직 비대심근병증에서만 목격되는 이 고유 현상의 정식 의학용어는 '수축기 전방 운동systolic anterior motion'으로, 줄여서 SAM이라고 부른다.[11] (어느 날엔 저명한 과학자인 또 다른 샘Samuel 앞에서 발표하면서 말끝마다 이 단어를 내뱉어야 했다.) 마론과 매케나는 실제 환자들을 대상으로 베타 차단제나 칼슘 채널 차단제처럼 심장 활동을 늦추어 근육 이완에 도움을 주는 치료제들의 가능성을 시험하기도 했다. 그들은 젊은 돌연사 환자들의 초창기 사례 보고서 여러 건에서 비대심근병증을 사망 원인으로 지목했고, 위험성이 가장 높을 환자를 미리 예측할 방법도 여럿 창안했다. 한마디로 비대심근병증이 '어떤' 병인지를 오늘날 우리가 정확히 아는 것은 전부 두 사람을 비롯한 다수 연구자들의 공이다. 문제는 이 병이 '왜' 생기는지가 여전히 수수께끼라는 것이었다.

베타 차단제도 칼슘 채널 차단제도 결국 릴라니 그레이엄에게는 아무 소용 없었다. 의식이 없는 채 병원에 실려와 심초음파 검사 후 진단을 받은 릴라니는 제세동기 이식을 위해 곧장 수술실로 옮겨졌다. 방금 전에 심정지를 겪은 열세 살 소녀에게는 앞으로 심장을 모니터링하면서 심각한 부정맥이 일어날 때마다 심장에 전기충격을 주어 목숨을 살릴 이 기계장치가 꼭 필요했다. 수술은 앞서 소개한 적 있는 소아심장전문의 앤 두빈이 맡았다. 크리스는 딸의 집 도의가 했던 말을 또렷하게 기억하고 있었다. "따님은 괜찮을 겁니다. 하지만 이번엔 정말 운이 좋았어요. 이런 사례의 90%는 문제가 뭐였는지 부검실에 가서야 밝혀지거든요." 그는 불과 몇 주 전에 딸이 학교에서 가는 단체 현장학습으로 멕시코에 있는 화산 정상에도 올랐었다며 말을 이었다. "만약 거기서 이런 일이 벌어졌다면 어땠을는지 아주 아찔하더군요."

심장이 더러운 피를 받아 거른 뒤 깨끗해진 피를 다시 공급하는 작업을 멈추면 그 순간부터 뇌가 손상되기 시작한다. 뇌는 이런 유의 환경 변화에 몹시 취약하다. 심장과 마찬가지로 에너지 소비량이 엄청나기 때문이다. 무게로는 체중의 2%밖에 안 되는 뇌는 체내에서 소비되는 산소의 거의 20%를 혼자 사용한다. 그중에서도 산소 농도에 예민하기로는 해마海馬, hippocampus라는 부위가 최강이다. 해마가 새 기억 형성을 돕는 곳인 까닭에, 심정지 후 신속한 심폐소생술로 회생한 사람은 흔히 단기기억소실 증세를 보이곤 한다.[12] 산소 공급이 단 1분만 끊겨도 해마는 크게 놀라 모든 작업을 전면 중단해 버린다. 그 상태가 몇 분 더 이어지면 충격은 손상이 되고 급기야 영구적인 상흔으로 남는다. 그뿐이 아니다. 활성산소라는 유독한 대사 부산물이 쌓이면 초산화물이나 과산화수소[13] 같은 것들이 뇌세포막을 속부터 망가뜨린다. 심폐소생술을 3분 넘게 지나 시작할 경우, 심정지 환자의 생존 확률은 절반으로 뚝 떨어진다. 5분을 넘겼다면 정신을 온전히 차릴 가망이 희박하다고 봐야 한다. 만약 8분 넘게 심장이 정지했다면, 매우 특수한 상황이 아닌 한 사람이 살아 돌아오는 건 불가능하다.

이후 며칠간 그레이엄 일가에서는 대화가 헛도는 상황이 수도 없이 연출됐다. 금방 의식을 찾은 릴라니는 다들 그렇듯 무슨 일이 일어난 건지부터 물었다. 부부가 자초지종을 설명하자 릴라니는 바로 다시 잠에 빠졌다고 한다. 그런데 한참 자고 일어난 딸아이가 그러더란다. "무슨 일이에요? 저 괜찮은 거예요?" 그런 장면이 여러 차례 반복됐지만 부부는 당황하지 않고 모든 사실을 차근차근 설명해 주려고 노력했다.

심정지 후 찾아오는 단기 기억소실은 가족을 비롯해 지켜보는 이들을 심란하게 만들기 일쑤다. 친한 친구가, 사랑하는 가족이 면전에서는 멀쩡하게 얘기를 주고받고 대화 내용을 완벽하게 이해하지만 얼마 전에 있었던 일들을 하나도 기억하지 못하는 것이다. 이런 기억소실은 예민하기로 명성이 자자한 해마가 망가진 결과로 일어나며, '전향기억상실증'이라는 공식용어가 함의하듯 새로 겪는 일들만 기억하지 못하는 게 특징이다. 쉽게 말해 이미 입력된 기억을 불러오는 건 가능하지만 새 기억을 새기지는 못한다는 소리다. 하지만 다행이다. 해마에는 회복 능력이 있다. 같은 이유로 릴라니도 장기 기억소실까지는 가지 않았다.

그럼에도 릴라니는 예전의 생활로 돌아가지 못했다. 이제는 혹시라도 심장이 또 멈출 때를 대비한 제세동장치를 달고 다녀야 했다. 물론 의료진도 같은 사건이 다시는 재현되지 않기를 바라기에

취한 조치였다. 비대심근병증 같은 선천성 심장질환의 경우, 심장에 무리한 스트레스를 주지 않는 것을 일차 방어선으로 삼는다. 그런 맥락에서 우리는 환자에게 승부를 다투는 스포츠 경기는 멀리하라고 권한다. 대부분은 이 주의사항을 지키든 무시하든 생활에 별다른 영향이 없다. 그러나 대학교 장학금이 필요한 고등학생이나 경쟁적 스포츠가 인생의 큰 낙인 사람은 사정이 다르다. 부친이 진술하길, 릴라니는 "마음을 쉽게 접지 못하고 힘들어 했다"고 한다. "스포츠는 딸애의 자아이고, 인생관이고, 그 애가 사는 세상이었거든요. 아주 뛰어난 선수까지는 못 되지만, 아시듯 팀원들 사이의 끈끈한 동지애를 좋아했어요. 팀의 일원이라는 사실 자체가 좋았던 거죠."

하지만 이 짜증 나는 새 규칙도 두 번째 사고를 막는 데에는 역부족이었다. 릴라니가 제세동장치를 이식한 지 얼마 안 되어 새로 온 체육교사가 발단이 됐다. 하필 이 병의 심각성을 전혀 이해하지 못하는 사람이었던지라, 절대 그래서는 안 됐음에도 체육교사는 릴라니 역시 수업에 참가해 학급 친구들과 함께 이어달리기 주자로 뛰어야 한다고 고집했다. 릴라니가 기억하는 당시 상황은 이랬다. "제 생각에 4분의 3쯤 달려 주차장 근처에 다다랐을 때였던 것 같아요. 갑자기 시야가 좁아지고 숨이 막혀 오면서 다리가 무거워 발을 떼기가 힘들었어요. 아, 뭔가 잘못됐구나 하는 찰나에 그대로 정면으로 고꾸라졌고요."

두 번째 심정지였다. 다만 이번엔 바로 제세동장치가 작동했다.

체육교사는 대형 소방차 두 대와 앰뷸런스 한 대가 사이렌을 울리며 운동장 한복판까지 들어와 10대 소녀를 서둘러 싣고 가는 모습을 황망히 바라만 봤다. 그제야 그는 이게 운동장 한 바퀴는 고사하고 조금이라도 무리하면 안 되는 심장병임을 깨달았다. 그때 현장에서는 릴라니의 반 친구들도 함께해 처음부터 끝까지 지켜보고 있었다. 릴라니는 큰 충격을 받은 친구들에게 며칠 뒤 사정을 설명했던 게 지금도 기억난다고 한다. 시간이 흐르면서 아이들은 친구의 몸속에 들어 있는 기계장치에 금세 적응했다. 다 같이 놀려고 모이면 릴라니가 양 어깨를 뒤로 젖혀 장치가 볼록 나오게 하는 묘기를 보여 줄 정도였다.

세 번째 심정지는 그로부터 3년 뒤에 찾아왔다. 이제 열여섯 살이 된 릴라니가 친구들과 여름철 캘리포니아의 상징인 끈 슬리퍼에 반바지 차림으로 동네를 돌아다니던 중이었다. 아이들은 길을 막고 있는 커다란 흙더미를 만났고 순발력 있게 움직이기에 복장이 적절하지 않더라도 그냥 밟고 지나가기로 했다. 그러나 이 작은 모험은 시작도 전에 실패로 돌아갔다. 릴라니가 친구에게 당장 기절할 것 같으니 911을 불러달라는 말을 남기고 바로 쓰러졌던 것이다. 소녀는 친구들에겐 영원 같았을 15초가량의 시간이 흐른 뒤에 다시 눈을 떴다. 친구들은 3년 만에 또 가슴이 철렁 내려앉는 기분을 느껴야 했다. 그런데 정작 릴라니는 다른 게 더 신경 쓰였다고 한다. "한창 좋아하던 남자친구가 그때 같이 있었는데요. 제가 기절하면서 온몸이 완전 흙투성이가 됐더라고요. 그래서 정신을 차리고 나서 옆에 있던 다른 친구에게 제 옷에 묻은 흙을 좀 털어 달라고 부탁했던 게 기억나요."

릴라니를 여러 차례 살린 제세동장치는 멈춘 심장을 다시 뛰게 한다는 일념으로 오랜 세월 이어진 많은 이의 노력이 집약된 결과물이다. 처음 발상은 1740년에 덴마크 코펜하겐에서 출생한 페테르 크리스티안 아빌드고르Peter Christian Abildgaard의 머릿속에서 나왔다.[14] 어린 시절 아빌드고르는 예술가인 아버지와 달리 과학에 더 큰 관심을 보였고 화학과 의학을 정식으로 공부하기 시작했다. 하지만 언젠가 심장 전기생리학의 대가가 되겠다는 위대한 포부 같은 건 딱히 없었다. 재능이 특출하긴 했다. 가축 전염병 전문가를 육성할 목적으로 덴마크 정부가 딱 세 명만 뽑아 프랑스 리옹으로 보내 주는 수의학 국가장학생으로 선발될 정도였으니. 1766년에 코펜하겐으로 돌아온 그는 왕궁 마구간을 전담하는 수의학 학교를 세웠다. 그런데 이 업무가 너무 많아서 사람 환자를 상대하는 의사일은 사실상 손을 놓을 수밖에 없었다.

그렇지만 진정한 박식가였던 아빌드고르는 짬짬이 물리학 공부와 발명에 계속 힘을 쏟았다. 그는 사람이 번개를 맞거나 동물이 감전사하면 사망 원인을 암시하는 단서가 몸에 전혀 남지 않는다는 사실에 흥미를 느꼈다. 그래서 그 이유를 알아내려고 몇 가지 실험을 계획했다. 마침 절묘한 시기에 이웃나라 네덜란드의 라이덴에서 피터르 판무스첸브룩Pieter van Musschenbroek이 세계 최초의 축전기인 라이덴 병을 세상에 내놓은 것도 큰 원동력이 됐다. 유리로 된 라이덴 병에 은박을 댄 금속막대를 넣고 물을 부으면 초고압 정전기를 저장할 수 있었다. 벤저민 프랭클린Benjamin Franklin[15]을 비롯해 수많은 과학자가 이 유리병을 극찬하면서 과학계는 너도나도 연구에 활용하는 분위기였다. 자연스럽게 기류에 편승한 아빌드고르는 직접 제작한 라이덴 병을 써서 충격적인 내용의 실험을 실시했다.[16] 요즘 같으면 틀림없이 윤리위원회 심사에서 당장 반려되었을 것이다. 머리에 전기충격을 주어 말을 감전사시키는 실험이었으니까.

그런데 말은 전류값을 아무리 올려도 죽지 않았다. 한 마리가 기절하긴 했지만 곧바로 깨어나는 바람에 실망이 이만저만 아니었다. 결국 그는 보고서에 적힌 것처럼 "아무리 노력해도 이 괴력의 짐승을 죽일 수 없었"기에 "하는 수 없이" 실험 대상을 암탉으로 바꿨다. 아빌드고르는 유리병에 모아둔 전기로 이 조류의 머리에 얼마 전 말을 기절시켰던 것과 똑같은 충격을 가했다. 그 결과, 닭이 고꾸라지더니 모든 생명징후를 잃은 채 일어나지 못했다. 새로운 과학적 '성과'에 한껏 고양된 그는 녀석의 부활을 고대하면서 닭의 관자놀이에 다시 전기충격을 가했다. 하지만 반응은 없었다. 보고서 기록에 의하면 "이후로도 여러 차례 머리에 고압전기를 흘렸지만 여전히 깨어나지 못했다"고 한다. 불사不死의 열쇠를 찾겠다는 꿈이 멀어지면서 좌절하기 직전, 그는 마지막으로 딱 한 번 더 전기충격을 시도하기로 결심했다. 단 이번엔 머리가 아니라 명치였다. 그런데 이럴 수가. 닭이 바로 눈을 뜨고 두 발로 일어서더니 평온하게 걸어가는 게 아닌가.

보고도 믿기 힘든 광경이 눈앞에서 펼쳐질 때, 심장을 연구하기에 앞서 기본 중 기본인 과학 원칙 하나가 아빌드고르의 뇌리를 스쳤다. 개념 있는 과학자라면 누구나 그러듯, 같은 실험을 재현해 결과를 검증할 필요성을 느낀 것이다. 그래서 그는 살아난 암탉의 머리를 한 번 더 감전시켰다. 닭은 이번에도 즉시 나가떨어졌고 명치에 네 번째 전기충격을 받고는 또 벌떡 일어났다. 연달아 두 번 소생에 성공한 셈이었다. 가히 신과도 겨룰 만한 성과였다. 그는 이 유명한 닭 소생 실험을 글로 정리해 1775년에 공개했다. 논문에는 "자극 횟수가 어느 정도 쌓이니 닭이 기절했다가 깨어났을 때 걸음이 온전치 못했고 하루 밤낮을 아무것도 먹지 않았다"고 적혀 있다. 하지만 신기하게도 그날 이후에는 다시 쌩쌩해져서 알까지 낳았다고 한다.

전기를 이용한 심폐소생은 1770년대 후반에 이르러 닭을 넘어 사람에게도 위력을 발휘했다. 증거는 "겉보기에" 확실히 숨이 끊어진 사람에게 전기충격을 가했더니 기적처럼 살아났다는 사례 보고들이었다. 최초 기록은 영국 왕립인명구조협회Royal Humane Society에 접수된 사고 피해자의 사례였는데, 물에 빠져 거의 죽었던 어떤 사람이 전기충격으로 의식을 찾았다는 내용이었다. 한편 런던왕립학회에도 비슷한 소식이 들어왔다. 소피 그린힐[17]이라는 3세 여아가 높은 곳에서 떨어지는 사고가 있었고 아이는 아무래도 즉사한 듯했다. 그러나 절차상 호출된 약사가 전기충격요법을 써 보기로 마음먹는다. 사실상 사망 선고가 내려진 지 벌써 20분이나 지난 뒤였지만 그는 아이의 몸 여기저기를 전기로 자극했다. 아무 변화가 없자 이번엔 심장 근처에 전기를 흘렸고 마침내 약한 맥박이 잡혔다. 놀랍게도 몇 분 뒤 아이는 스스로 호흡하기 시작했고 다시 10분 뒤에는 일어나 앉더니 속을 게워 냈다. 아빌드고르의 암탉과 흡사하게 소녀는 한동안 손발을 떨거나 방향을 헷갈려 했지만, 여러 주가 흐른 뒤엔 완전히 회복되었다.

이와 같은 기적적인 실화들은 대중과 의료계 모두의 상상력을 자극했다. 영국 물리학자 제임스 커리James Curry[18]는 유사 사례들을 모아 책으로 엮었는데, 1790년에 출간된《익사, 질식사 등으로 보인 사례 관찰기Observations on apparent death from drowning, suffocation etc》는 전기를 이용한 심폐소생술의 지침서로 금세 자리매김했다. 이 안에는 절대 기준이라 해도 과언이 아닐 알짜 치료 정보가 가득 담겨 있었다. 예를 들면 이렇다.

"상술된 권장 조치들을 한 시간가량에 걸쳐 차근차근 사용해도 아무 회복 조짐이 없을 때는 전기충격을 시도해야 한다. 가장 효과적인 자극 크기가 얼마인지는 아직 알아내지 못했지만, 경험에 의하면 충격을 주고 효과가 없으면 강도를 바꾸는 식으로 심장을 '흥분'시켜 심장 수축과 더불어 다른 신체부위 근육들의 수축을 유도할 수 있었다. 최종적으로는 중간 강도의 충격이 가장 적절한 결과를 냈으므로, 심장을 깨우려면 중간 세기의 전기가 여러 방향에서 흉부에 넓게 흐르도록 자극을 적당한 시간 간격으로 가해야 한다.”

역사가의 시선에서 제임스 커리는 시대를 200년쯤 앞선 인물로 평가될 만하다. 심장의 전기적 ‘흥분’이라는 표현이며, 전류가 여러 방향에서 흉부에 넓게 흐르게 해야 한다는 내용은 그에게 초인적인 선구안이 있었다는 것으로밖에 설명되지 않는다. 더불어 커리의 조언이 오늘날 지구촌 곳곳에서 실천될 수 있었던 데에는 누구보다 찰스 카이트Charles Kite[19]의 공이 컸다. 커리와 동시대인이었던 카이트가 ‘거의’ 휴대 가능한 제세동기를 발명했기 때문이다. 1788년에는 라이덴 병으로 생성한 정전기로 제세동기를 작동시키는 방법을 상세히 설명한 안내서 《사망에 근접했던 사람들의 회복에 관한 에세이Essay on the recovery of the apparently dead》도 발간했다. 전기를 이용한 소생 기술은 곧 제세동법defibrillation이라는 새 이름으로 불리게 됐는데, 에듬 불피앙Edmé Vulpian이 프랑스어로 쓴 논문에 작은 섬유(즉 심장근육섬유를 가리킴)를 뜻하는 라틴어 fibrilla에서 착안한 이 용어를 처음 언급하면서부터였다. 정작 현장 최전방의 의료계는 깨달음이 느렸지만, 사회 전반은 제세동 기술의 중요성을 일찌감치 인지하고 있었다. 메리 셸리Mary Shelley의 1818년 소설 《프랑켄슈타인》이 그런 흐름 속에서 탄생한 작품이다. 이 소설에서는 젊은 과학자인 빅터 프랑켄슈타인이 주인공으로 나온다(흔히들 잘못 알고 있는데, 괴물 프랑켄슈타인은 창조자의 이름을 물려받았을 뿐 주인공이 아니다). 생명의 비밀에 매료된 그는 새 생명을 창조할 수 있다는 믿음으로 여기저기서 모은 신체 부위를 이어 붙였다. 그런 다음 생명의 불씨를 켜는 점화장치로 전기를 사용한다.

"마침내 나는 생명의 기원을 발견하는 데 성공했다. 아니, 더 정확히 말하면 나는 무생물에 생명을 불어넣는 능력을 갖게 됐다."

진정한 휴대용 제세동기는 1800년대로 넘어와서야 비로소 등장했다. 하지만 대중은 마법사의 작품 같은 이 물건을 아직 완전히 신뢰하지 못했다. 시민들은 무모한 전기 예찬자들의 실험 대상이 될까 두려워 자신이 의식을 잃은 채 발견되더라도 제세동 소생술을 하지 말고 내버려 두라는 표식을 겉옷에 수놓기까지 했다. 현대에도 의료 차트에 첨부되는 사전의사결정서를 유심히 보면 심장이 멈출 때를 대비해 심폐소생술 거부 의향을 미리 밝혀 두는 표시란이 있다. 불과 얼마 전에 그런 실제 사례가 〈뉴잉글랜드 저널 오브 메디슨〉에 보고되기도 했다. 미국 마이애미의 한 병원 응급실에 70세 남성이 의식 없이 실려 왔다. 그런데 제세동기 패드를 대는 바로 그 지점에 심폐소생술을 거부한다는 내용의 문신이 새겨진 걸 의료진이 발견했다.[20] 결국 병원은 윤리위원회와 상의 후 환자의 뜻대로 조치했다고 한다.

심장의 전기적 활동을 조작하는 현대의학 기술이 또 한 단계 도약하는 사건은 거의 반세기나 길게 이어진 침묵을 깨고 1947년에 이르러 일어났다. 개흉심장수술 중에 환자의 심장에 직접 시행한 체내 제세동의 최초 성공 사례가 나온 것이다.[21] 수술을 받던 14세 소년 환자에게 심장 제세동 조치가 필요해졌을 때, 집도의는 원칙에 따라 일단 심장 마사지부터 시도해야 했다. 얌전한 명칭과 전혀 안 어울리게 동작은 상당히 원시적이어서, 손바닥으로 심장을 감싼 다음 꽉 쥐어서 피를 짜낸다. 의사는 더 나은 처치 계획이 나올 때까지 이 과정을 무한 반복해야 한다. 그러나 소년의 심장을 직접 주물러 피가 통하게 하는 것은 임시방편일 뿐 근본적 해결책은 아니었다. 심장의 잔떨림은 여전히 지속되고 있었다. 결국 집도의는 최후의 수단으로 전기 제세동기를 쓰기로 결정했다. 전기충격을 받은 심장은 일순간 완전히 멈췄다가 곧 다시 정상 박자로 뛰기 시작했다. 그렇게 수술은 무사히 끝났고 소년도 무탈하게 회복했다.

한편 흉부 피부에 패드를 대고 전기 에너지를 가하는 체외 제세동법이 가치를 인정받는 데에는 좀 더 오랜 시간이 걸렸다. 이 분야의 최대 공로자는 윌리엄 B. 카우엔호번William B. Kouwenhoven이라는 이름의 뉴욕 출신 전기공학자이다. 훗날 그는 존스 홉킨스 공과대학의 학장 자리에 오른다. 혹시 방금 속으로 뭐 이렇게 발음하기 어려운 성이 있냐는 생각을 했다면 걱정할 것 없다. 그의 친구들이 그랬듯 지금부터는 그의 별명인 와일드 빌Wild Bill로 부를 거니까. 체외 제세동기는 와일드 빌이 10년을 통째로 쏟아부은 연구의 성과물이다. 그는 이 발명품을 평소 꼭 잠가 두는 존스 홉킨스 병원 11층의 실험실에 보관하고 있었다. 하루는 고틀리프 프리징거Gottlieb Friesinger라는 레지던트가 1층 응급실에서 한 환자에게 심정지가 오는 것을 목격했다. 바로 와일드 빌의 발명품을 떠올린 그는 11층까지 달려 올라가 경비를 설득해 실험실 문을 열고 들어갔다. 그런 다음엔 제세동기를 품에 안고 돌아와 환자에게 사용했다. 심정지 환자를 체외 제세동으로 살린 첫 임상 사례였다.

그때 와일드 빌은 심폐소생술Cardiopulmonary Resuscitation을 개발한 존스 홉킨스 대학교 사업단의 일원이기도 했다. 사업단이 확정해 발표한 심폐소생술, 일명 CPR은 한마디로 흉부압박과 인공호흡(즉 호흡이 멈춰 쪼그라든 폐에 공기를 불어넣는 것)이 결합한 형태의 응급처치법이었다. 이 인공호흡법은 수십 년간 기록에 나오고 실제 역사는 아마 수백 년쯤 됐을 터지만, 의료계가 입과 입을 맞대는 인공호흡과 흉부압박을 엮어 하나의 처치술로서 공식 선언한 것은 1960년대가 처음이다.

심장이 제 힘으로 피를 뿜어내지 못할 때 CPR만 제대로 해도 몇 시간은 무사히 버틸 수 있다. 병원 밖에서는 CPR이 제대로(빠르고 강하게 흉부를 압박해야 한다)[22]—무엇보다 신속하게—시행되는 일이 드물다는 게 문제지만 말이다. 그런 까닭에 하필 혼자 밖에 나가 있는 동안 심장이 말썽을 부릴 경우 가장 확실한 해결책은 심장을 전기로 자극하는 것이다. 오늘날 공항, 체육시설, 병원 등에 자동형 체외제세동기AED, Automatic External Defibrillator 비치가 의무인 것도 그래서다. 어쩔 수 없이 병원 밖에서 심정지를 겪게 된다면 이런 곳들보다 안전한 장소는 찾기 힘들다. 그리고 대부분 예상치 못하는 안전지대가 한 군데 더 있다. 고객의 생존이 최대 관심사고 그래서 매장을 찾는 손님들을 24시간 예의주시하는 업종이 과연 무엇일까? 정답은, 누군가에게 심정지가 온다면 십중팔구는 대박이 터졌기 때문일 그곳, 바로 카지노다.[23] 가령 〈뉴잉글랜드 저널 오브 메디슨〉에 실린 유명한 연구가 있다. 카지노 업장마다 AED를 비치하게 하고 직원들에게 사용법을 교육했더니 실질적인 구명 효과가 상당했다는 내용이다. 확실히 스피드가 생명이다.

오늘날 다중이용시설과 카지노가 갖추고 있는 이런 휴대용 제세동기들이 세상 빛을 보게 된 건 누구보다 폴 모리스 졸Paul Maurice Zoll 덕택이다. 리투아니아와 벨라루스 출신 이민자 부부의 아들로 태어난 그는 1970년대까지 사람들이 심부정맥으로 갑자기 사망하는 일을 막을 구급장치를 개발하는 일에 온 힘을 쏟았다. 하버드 의대 졸업반이었을 때 담당 환자의 죽음을 목격한 뒤 깊은 실의에 빠져 있던 시기에 일찌감치 그를 찾아온 사명이었다. 흔히 심정지는 전기적 활동이 엇박자가 나 규칙적이고 힘차던 근육 펌프질이 실속 없는 잔떨림으로 변하면서 일어난다. 그런데 가끔은 전기적 기제 자체의 고장이 심정지의 원인이 되기도 한다. 쉽게 말해 심전도 그래프가 요철 하나 없이 곧게 가로누운 일직선만 그리는 상태에 빠지는 것이다. 이런 상황에서 단발성 전기자극만 가지고는 효과를 기대하기가 어렵다. 이땐 저강도 전기충격을 율동적으로 주어 심장이 정상적인 박동을 다시 시작하게 해야 한다. 쉽게 설명하자면 원래는 심장 정수리에 특별한 기능의 세포들이 모여 있는 지점에서 전기 신호가 시작되어 심장 내부에 깔린 회로를 통해 퍼져 내려갈 때 심장 수축이 유도되는 게 정상인데, 심장이 스스로 못 하니 전기충격을 활용해 이 '율동 조절pacing' 작업을 대신 해 주는 것이다.

1970년대면 그래도 이식형 심박조율기가 어느 정도 자리 잡은 시기였다. 그렇기에 이미 심박조율기를 가슴에 품고 사는 환자는 위급한 상황에서 이 율동 조절의 덕을 보는 게 가능했다. 그러나 졸이 온 정신을 사로잡힌 문제는 따로 있었다. 아직 심박조율기를 심지 않은 환자에게 심박율동 조절만이 답인 심정지가 온다면 어떻게 해야 할까? 고민 끝에 그는 제세동기로 강한 충격을 한 번 가해 세동을 없앤 다음에 그 기계 그대로 전압값 설정만 낮춘 저강도 자극을 주어 심박율동을 조절하면 된다는 걸 깨달았다. 실제로 이 기법은 오늘날에도 널리 쓰이면서 생과 사가 오가는 긴박한 현장에서 수많은 목숨을 살리고 있다. 심실세동의 경우와 다르게 대개 의식이 있는 이런 유형의 환자 입장에서는 괴롭기 짝이 없는 경험이겠지만 말이다. 오늘날 심혈관 문제를 다루는 의사들에게 졸의 이름은 낮설지 않다. 전 세계가 애용 중인 휴대용 제세동기와 심박조율기 대부분이 졸 메디컬Zoll Medical Co.이라는 의료기기 회사의 작품이기 때문이다. 인터넷 검색엔진 하면 구글, 복사기 하면 제록스가 떠오르듯 심폐소생 전문 의료기기로는 역시 '졸'이 최고다.

방문객들을 유심히 관찰하고 제세동기를 곳곳에 상비하는 건 중요하다. 하지만 그렇더라도 뇌 혈액 공급에 공백이 생기는 것을 완벽하게 막지는 못한다. 더 빨리 동원할 수 있는 방법은 과연 없을까?

이걸 가히 집착에 가까운 평생의 사명으로 삼은 인물이 있었으니 폴란드 국적의 유태인 모리드하이 프리드먼Mordechai Frydman이다.[24] 아마도 어릴 때 어머니를 심부전으로 일찍 여읜 영향이 컸을 것이다. 열다섯 살 때 나치를 피해 고향 바르샤바에서 도망친 그는 결과적으로 이 사건 때문에 종전 후 가족 중 유일한 생존자가 되었다. 나치 지배하 폴란드에서 미에치스와프 미로프스키Mieczysław Mirowski로 개명해야 했던 그는 미련할 정도로 성실한 성격이었고 그 시대에 목숨을 보전한 많은 이가 그랬듯 대책 없는 낙관주의자이기도 했다. 훗날 고백하길, 그는 고국을 탈출한 직후 그 어지러운 시국에도 어떤 난관이든 이겨낼 수 있다는 자신이 있었다고 한다. "지금 생각해도 그땐 참 무모했었죠. 십대의 치기로 아버지도 고향도 다 내팽개치다니 완전히 미친 짓이었어요." 프랑스와 이스라엘에서 의학을 공부하고 의사가 된 그는 미국으로 들어와 존스 홉킨스 의대 관상동맥질환 클리닉을 평생의 일터로 삼아 정착했다. 이곳에서 그는 심정지 전문가로서 소양을 쌓게 된다. 그중에서도 평생 그의 마음을 사로잡은 특별한 심정지 유형이 한 가지 있었다. 이 사연은 존 카스토르John Kastor가 1989년에 〈미국심장학회지American Journal of Cardiology〉에 기고한 글에 자세히 나오는데, 일부 인용하면 이렇다. "1966년쯤 제 옛 상사인 해리 헬러Harry Heller 교수에게 심실빈맥 발작이 시작됐습니다. 이후 그는 입원을 반복하면서 퀴니딘quinidine과 프로카인아마이드procainamide라는 약을 썼죠. 한번은 다른 사람 일에 왜 그렇게 신경 쓰느냐고 아내가 묻더군요. 그래서 제가 그랬어요.

'이 병으로 돌아가실 것 같아서 그래'라고요." 그리고 2주 뒤 실제로 그 일이 벌어졌다. 온 가족이 모여 저녁식사를 하던 자리에서였다.

전기공학 배경지식이 전무한 그였지만 미로프스키는 사람 몸 안에 심으려면 제세동기 크기를 최대한 줄여야 한다는 사실을 일찌감치 깨닫고 온통 이 궁리에만 몰두했다. 그러나 예산은 턱없이 부족하고 부정적인 시각 일색에 모두가 사기를 꺾는 평만 늘어놓을 뿐이었다. 예를 들어, 당대 심장 돌연사의 권위자로 손꼽히던 버나드 로운Bernard Lown은 "이식형 제세동장치는 타당하고 실용적인 해결책을 찾는 과정에서 나온 불량품이나 마찬가지"라고 일축했다. 그러나 쉽게 포기하는 자는 역사를 만들지 못하는 법. 웬만한 패기가 아니었다면 고작 십대 소년이 어떻게 나치가 점령한 폴란드를 혈혈단신 탈출할 수 있었을까. 미로프스키는 개 실험을 통해 자신의 가설이 기본적으로 옳음을 입증한 뒤 밥그릇 지키기에 급급해 소심하게 구는 의료기기업계와 보수적인 의료계를 공격적으로 압박했다. 오직 하나의 목표만 바라보고 우직하게 직진한 미로프스키는 정수리가 벗겨지고 안경 없이는 글씨가 잘 안 읽히는 나이가 되자 어느덧 선두에 서 있었다. 그리고 1972년, 그는 중소기업 메드라드Medrad의 대표 스티븐 하일먼Stephen Heilman을 붙잡고 회사의 기술과 자원으로 개에게 이식할 초소형 시제품을 제작하자고 설득하는 데 성공한다. 그로부터 3년 뒤, 마침내 하일먼은 약속한 물건을 만들어 냈고 두 사람은 이 장치가 완벽하게 작동하는 모습을 녹화해 기록으로 남겼다. 공개 자료가 아니라서 직접 보지는 못했지만, 대신 나는 시청

기회가 있었던 우리 병원의 동료의사 폴 왕Paul Wang으로부터 내용을 전해 들었다. 일단 영상은 개 한 마리가 꼬리를 살랑거리며 신나게 왔다 갔다 하다가 간식을 먹는 모습으로 시작한다. 영상에서는 심정지 상태를 유도하기 위해 녀석에게 직접 전기충격기를 사용한다. 개는 심장이 멈추자마자 픽 쓰러져 버린다. 개의 몸속에는 평소엔 아무 소리도 안 나고 겉으로 보이지도 않아서 있는지도 모르는 제세동장치가 심겨져 있다. 곧 이 기계장치가 심상치 않은 심장리듬 이상을 감지해 세동이라 판단하고는 급히 배터리에서 전원을 끌어와 심장을 자극한다. 그러자 심장의 미세진동이 뚝 끊긴다. 다음 순간, 개가 서서히 두 눈을 뜨더니 몸을 일으켜 쌩쌩하게 돌아다닌다. 인간의 개입은 끝까지 단 한 번도 없었다. 기술적으로 분명 죽었던 동물이 사람 손길 한 번 닿지 않고 멀쩡하게 되살아나는 이 영상은 글자만 빽빽한 보고서에서는 얻을 수 없는 벅찬 희열감을 의료계에 선사했다.[25] 거의 하루아침에 새 바람이 분 건 당연한 결과였다. 그래도 미로프스키는 미흡한 부분들을 몇 년에 걸쳐 보완하고 나서야 완성작을 정식으로 선보였다. 그리고 1980년, 무게가 280그램밖에 안 나가는 제세동장치가 세계 최초로 인간 환자에게 이식된다. 복부에 넣은 본체와 심장에 붙인 패치가 전선으로 이어진 구조였다. 미국 정부는 1985년에 이 이식형 제세동기ICD, implantable defibrillator를 최종 허가했다.

개 실험 영상의 영향력이 이 정도면 사람이 제세동장치 덕분에 소생하는 장면은 얼마나 인상적일까. 실제로 유튜브에 그런 자료가 있다. 선천성 심장병을 앓고 있는 프로 축구선수 앤서니 반 루Anthony Van Loo[26]에게 경기 중 심정지가 온 순간을 마침 카메라가 포착한 건데, 검색하면 쉽게 찾을 수 있다. 영상이 시작되고 곧 선수가 무슨 봉제인형처럼 맥없이 쓰러진다. 그의 몸이 경기장에 깔린 잔디에 닿는 순간 그는 문자 그대로 사망한 셈이었다. 세동 상태라 심장이 부르르 떨기만 할 뿐 전신에 피를 순환시키지 못하고 있었다. 게다가 실제로 들리는 소리는 아니지만, 영구적 손상까지 남은 시간을 재는 시계는 몇 분만 남기고 째깍대고 있었다. 그런데 불과 몇 초 뒤 그의 온몸이 짧게 경련한다. 누군가 CPR을 하러 달려오거나 심판과 선수들이 그가 쓰러졌다는 걸 알아채기도 전에, 체내에 이식된 제세동장치가 작동한 것이다. 제세동장치는 심장 리듬이 심각하게 이상하다는 걸 100분의 1초 이내에 감지하고는 수 초 이내에 필요한 전력을 모은 뒤 심장에 쏟아냈다. 그렇게 반 루는 의식을 찾고 스스로 몸을 일으켰다. 아빌드고르의 암탉이 그랬듯, 미로프스키의 개가 그랬듯. 영상을 계속 보면 들것을 들고 뛰기 시작한 구단 의료팀이 근처에 도착하기도 전에 그가 경기를 이어가겠다는 수신호를 하는 모습을 확인할 수 있다. 이식형 제세동장치가 심장 리듬을 신속하게 복구한 덕에 방금 전에 큰일이 있었다는 걸 자신의 뇌가 까맣게 모르는 환자들에게서 자주 목격되는 행동이다. 고작 몇 초지만 당사자는 의식이 전혀 없어 전기충격을 전혀 느끼지 못한다. 그러다 정신이 들면 잠시 혼란스러워하는데, 쓰러졌다는 사실 자체를 기억하지 못하기에 보통은 본인이 바닥에 누워 있는 이유부터 묻곤 한다. 이 선수가 방금 수천만 관중이 지켜보는 앞에서 죽었다가 살아났으면서 계속 뛰겠다고 우기는 것도 그래서다. 하지만 반 루의 집요한 요청을 더 고집스런 의료진이 끝까지 거절했고 그를 정중하게 호위해 병원으로 호송했다.

·:·:·

릴라니의 경우는 제세동장치 덕분에 살아난 일이 여태껏 두 번 있었다. 그때마다 일시적으로 혼란 상태에 빠졌는데 그 순간의 기분이 기억에서 지워지지 않는다고 했다. 위험천만한 고비를 두 번이나 겪고도 그녀는 여전히 씩씩하게 지내고 있었다. 어릴 땐 단체운동경기라면 종목을 가리지 않고 참여했지만 지금은 음악과 연극에 새로운 재미를 붙였다는 게 변화라면 변화였다. 고등학생이 되고서는 자연스럽게 스포츠 클럽 대신 합창단에 들어갔다. 그리고 졸업할 즈음에는 뉴욕대학교의 연기 전공과 뮤지컬 전공에 복수 합격해 최종적으로 뮤지컬을 선택했다.

내가 그녀를 처음 만난 게 이 무렵이다. 마침내 어린이병원을 졸업하고 일반 병원 외래로 넘어올 때가 됐기 때문이다. 이제는 알록달록 색칠된 병원 복도며 도널드 덕 나비넥타이를 단 의사들과 영원히 작별하고 사방이 베이지색 벽으로 둘러싸인 어른들의 세계에 슬슬 익숙해져야 할 시간이었다. 얼마 뒤 처음으로 어른 병원에 왔던 날 그녀는 "천장에 매달린 물고기가 별로 없어서 실망"이라고 말

게놈 오디세이

하기도 했다. 이 적응 과정을 돕기 위해 종종 나는 우리 팀 간호사 하이디와 함께 환자의 홈그라운드인 어린이병원에 원정을 다녀온다. 그런 면담 자리에서는 환자가 예상을 빗나가는 반응을 보여 주는 일이 다반사다. 그런데 소녀의 겉모습을 하고 누구보다 뚜렷한 자기주장을 가진 릴라니는 그중에서도 보통내기가 아니었다. 하이디가 "대화 내내 아이에게 끌려 다녔다"고 표현할 정도였다. 당시엔 짐작조차 못했었지만, 이 심지 곧은 천생 웅변가인 소녀가 곧 수많은 이에게 영향력을 미치는 인물이 될 것은 이미 예견된 미래가 아니었을까 싶다.

그날 첫 만남에서 우리는 지금까지의 심정지 경험을 주로 얘기하되 유전자 검사에 대해서도 상의했다. 당시는 비대심근병증에 유전자 검사를 하는 게 매우 참신한 접근방식이었고 검사가 가능한 병원 역시 전국을 통틀어 얼마 없었다. 우리는 릴라니에게 이 병의 원인으로 알려져 있는 유전자 12개 정도를 검사로 확인하면 좋겠다고 제안했다. 마침 대학학점인정 선행 과목으로 생물학 수업을 듣고 있던 그녀는 뭔가 잔뜩 적힌 메모 한 뭉치와 질문거리들을 미리 준비해 올 정도로 관심을 보였다. 릴라니는 한참 동안 검사의 내용과 결과 시나리오들을 꼼꼼히 따져 묻더니 검사를 받겠다고 말했다.

선천성 비대심근병증은 유전자 두 카피 중 한 쪽에만 문제가 생겨도 발현된다. 돌연변이가 생긴 유전자 카피가 정상 카피보다 발현 면에서 우세하다는 뜻에서 이런 유전질환을 통틀어 '우성' 유전병이라고 한다. 대개는 병인 유전자를 부모 중 한 명에게서 물려받는다. 그 말은 곧 엄마나 아빠 역시 이 병이 있거나 곧 나타날 공산이 크다는 뜻이기도 하다. 한편 형제자매도 환자처럼 병인 유전자를 물려받았을 확률은 반반이다. 그래서 이런 유전병은 가족 전체가 검사를 받는 게 중요하다. 알고 보니 환자의 엄마나 아빠 혹은 형제자매 중 누군가가 이미 저도 모르게 같은 병을 앓고 있더라는 사례가 실제로도 드물지 않다. 그렇기에 릴라니뿐만 아니라 부모님과 여동생 카이 역시 검사를 받을 필요가 있었다. 우리는 나머지 세 식구에게 유전자 검사와 더불어 심전도와 심초음파까지 포함한 정밀검진을 실시했다. 또 나이 들어 뒤늦게 병이 표출될 경우를 대비해 앞으로의 점검 계획도 마련해 두었다.

초음파상으로 동생의 심장은 건강해 보였다. 일단 한 시름 덜어 주는 좋은 소식이긴 한데, 그래도 방심은 금물이었다. 가족끼리 유전되는 위험 소인이 사라진 게 아닐뿐더러 나중에라도 비대심근병증 징후가 나타날지 모를 일이었다. 이런 유의 경과 편차는 아무리 한 가족이라도 드물지 않은 현상이다. 한편 부부의 검사 결과에서는 두 사람 모두 비대심근병증의 뚜렷한 징조가 없는 걸로 확인됐다. 딸의 상태로 미루어 짐작할 때 분명 한 사람은 병인 유전자를 갖고 있을 텐데, 이건 좀 의외였다. 만약 우리가 아버지인 크리스의 초음파 영상을 더 꼼꼼히 살폈다면 몹시 미묘한 힌트를 알아챌 수 있었을까? 기억하기로는 당시 나는 그의 심장이 수축할 때 힘이 더 들어가는 것처럼 좀 뻑뻑하다는 느낌을 받았지만 확신이 없어서 입밖으로 꺼내지는 않았다. 그런 의미에서 더더욱 유전자 검사가 큰 도움이 될 수 있었다. 만약 릴라니의 유전자에서 이 병을 일으키는 변이형 염기서열이 발견된다면 그걸 기준 삼아 나머지 가족들에게도 유전자 검사를 실시해 발병 위험 유무를 확실하게 알려줄 수 있을 터였다. 우리는 검사실에서 연락이 오는 날만을 손꼽아 기다렸다.

당시 2009년까지도 유전자 검사는 여전히 비싸고 시간을 많이 잡아먹는 작업이었다. 유전자 하나를 해독하려면, 우선 각 단백질 인코딩 구역(혹은 보통 염기문자 수백 개 정도로 이뤄진 엑손exon[유전자 안에서 최종 단백질 산물 합성과 직접적으로 이어지는 부분-옮긴이])마다 특수 처리를 해 수량을 증폭시킨 다음에야 맨 처음 장에서 설명했던 생어 분석법으로 DNA 염기서열을 풀 수 있었다. 그러고 나면 각 구절마다 레퍼런스 염기서열의 해당 위치와 비교해 전체 유전자가 레퍼런스 유전자와 어떻게 다른지 확인하는 것이다. 아직 자동화되기 전이었던 탓에 작업량은 상상을 초월했다. 우리는 레퍼런스 염기서열에는 없고 릴라니의 DNA에서만 발견된 변이 염기서열을 익명의 기증자 100여 명에게서 얻은 대조 혈액 검체 데이터와 대조할 계획이었다. 만약 대체로 건강한 듯한 이 대조 집단에서 또 다른 변이형이 하나도 발견되지 않는다면, 릴라니의 변이형이 병을 일으킨 가장 유력한 진범으로 확정될 거라고 우리는 내다보고 있었다.

기록에 의하면, 비대심근병증 원인 유전자의 정체를 둘러싼 최초의 힌트는 뜻밖의 장소에서 나온 걸로 전해진다. 캐나다 퀘벡 주는 미국과 불과 수 킬로미터 간격을 두고 국경을 맞댄 곳이다. 인근에서 나름 가장 규모 있는 도시인 셔브룩에서 약 30킬로미터쯤 남하해 가면, 퀘벡 남동부의 초록이 무성한 로랑스 공원Parc Laurence 바로 옆으로 코아티쿡이라는 마을이 나온다. 코아티쿡이라는 이름은 원주민 아베나키 족의 언어에서 왔는데, '소나무숲지에 흐르는 강'이라는 뜻이라고 한다. 수려한 자연환경 덕에 이곳은 펄 데 캉통 드 레스트Perle des Cantons de l'Est(프랑스어로 동부 지방의 진주라는 의미-옮긴이)라고도 불리지만, 매번 좋은 일로만 이름이 알려진 건 아니다. 젊은 주민 다수가 뇌졸중과 돌연사의 표적이 된 '코아티쿡의 저주' 사건 때문이다. 1957년 가을, 나이가 각 39세와 41세인 코아티쿡 출신의 두 형제가 뇌졸중으로 몬트리올의 종합병원에 나란히 입원한 뒤 둘 다 검사에서 심장비대 소견이 나왔다. 형제의 주치의를 맡은 의사는 190센티미터가 넘는 키에 상냥하고 익살스런 성격의 호흡기 전문의 피터 파레Peter Paré였다. 파레는 두 사람 모두 뇌졸중과 심장비대 특징을 보인다는 우연의 일치가 예사롭지 않다고 느꼈다. 반드시 유전학적 비밀이 감춰져 있을 거라고 확신한 그는 그때부터 수 년간 이 유전병의 원인을 밝히기 위한 연구에 매달렸다.[27] 알고 보니 집안에서 이런 식으로 아픈 가족은 형제만이 아니었다. 연락이 닿아 내원해 검사를 받도록 그가 권한 사람만 77명이나 됐다. 파레는 그중 이미 사망한 10명의 자료와 더불어 생존자 20명의 사례를 집중 분석했고 1650년으로 거슬러 올라가 퀘벡에 터를 잡은 이주 후 첫 조상의 기록까지 추적했다. 이 결과는 '가족성 심근병증의 일종인 선천성 심혈관이형성증Hereditary Cardiovascular Dysplasia—a form of familial cardiomyopathy'이라는 제목의 1961년 7월자 논문으로 집약됐다. 그가 조사에 착수해 논문이 나오기까지 4년의 세월 동안 집안에서는 갑자기 세상을 떠나는 사람이 다섯 명이나 더 나왔다. 만약 유전병의 원인을 찾아 줄 유전자 분석 기술을 누구보다 목 빠지게 기다리는 사람들이 있다면 바로 이 가문일 것 같았다.

애석하게도 유전체 규모 분석은 당시의 이들에게는 너무 먼 미래였다. 인간 유전체 프로젝트가 시작되려면 수십 년을 더 기다려야 했다. 그래도 유전자 연관 지도를 만드는 매핑 기술은 더 이른 1980년대에 개발되어 나오니 기대해 볼 만도 했다. 이 기술이 있으면 코아티쿡 형제와 같은 가족에게서 대대손손 내려오는 수수께끼를 풀 수 있었다. 결국 비대심근병증의 유전학적 배경을 설명한다는 임무는 부부인 하버드 의대의 크리스틴 사이드먼Christine Seidman 과 조너선 사이드먼Jonathan Seidman 팀에 의해 완수된다. 윌리엄 매케나의 지원사격을 받은 하버드 팀은 파레의 연구로 처음 세상에 알려졌던 형제의 후손들을 주말 행사에 초대했다. 모두 모인 자리에서 연구를 소개하고 참여 동의를 구하기 위해서였다. 이날 유전학 역사에 길이 남을 발견의 증인이 되고자 동의서에 서명한 참가자는 100명이 넘었다. 연관 지도 매핑은 작업자에게는 극한 노동이지만 결과물만큼은 확실했다. 따져 보니 최종적으로 좁힌 사정거리 구역

안에 용의 유전자가 존재할 확률과 그러지 않을 확률의 비가 무려 20억 대 1로 계산됐다. 위치를 정확하게 겨냥했다고 확신한 연구팀은 다음 단계로 이 유전체 구역에 존재하는 중요 유전자들의 염기 서열을 해독하는 정밀 매핑에 들어갔다. 그 결과, 심장 모터 분자인 미오신의 중쇄heavy chain 유전자 하나(*MYH7*)가 유력 용의자로 지목됐다. 병을 앓는 모든 가족 구성원에게서 공통적으로 발견된 이 변이형 유전자에서는 403번 아미노산 아르기닌arginine이 글루타민glutamine으로 바뀌어 있었다. 코아티쿡의 저주는 유전체에서 원래는 G여야 하는 알파벳 딱 하나가 A로 잘못 들어가면서 벌어진 결과였다. 이제 이 가족은 더 이상 두려움에 떨 필요가 없었다. 드디어 원인이 드러났으니 모든 가족이 유전자 검사를 받은 다음에 필요한 사람만 마침 요즘 잘 나오는 제세동장치를 사용하면 되었다.

1990년, 처음 공개된 연구 결과는 온 세상의 이목을 학계에 집중시켰다.[28] 이 연구는 비대심근병증을 원인이 뚜렷하게 밝혀진 최초의 유전질환으로 각인시키는 계기가 됐다. 나아가 마치 신대륙에서 유전油田이 처음 발견됐을 때처럼, 유전병의 원인 유전자를 최초로 콕 집은 이 연구는 머뭇거리던 과학자들에게 비슷한 병인 유전자를 찾으려면 어느 방향으로 연구를 진행해야 하는지 알려주는 나침반이 되었다. 곧 *MYH7* 유전자 변이의 추가 사례들이 속속 뒤따라 발견됐다(일찍이 1950년대에 도널드 티어가 보고한 가족의 사례 역시 실은 이 유전자 때문이다).[29] 그뿐만 아니라 이 병을 일으키는 다른 종류의 유전자 변이형이 더 있다는 것도 밝혀졌다. 무엇보다 중요한 사실은 비대심근병증이 의학용어사전에 정식으로 오른 지 수백 년이 흐른 지금에 병의 진짜 원인이 마침내 베일을 벗기 시작했다는 것이다.

꠰꠰꠰꠰

두 달 뒤 나온 릴라니의 유전자 검사 결과는 우리가 예상했던 것과 사뭇 달랐다. 보고서에는 비대심근병증 유전자 중 하나인 *MYBPC3*(내가 스티븐 퀘이크를 처음 만난 날 그가 컴퓨터 화면에 띄워 보여 줬던 그 유전자이기도 하다)에 중요한 변이서열 두 가지가 존재한다고 적혀 있었다. 이 유전자의 명령으로 합성되는 단백질인 미오신 결합 단백 C는 심장 모터 분자의 핵심 부품으로, *MYH7* 유전자의 단백질 산물인 미오신 중쇄에 결합한다. 참고로 *MYH7* 유전자는 사이드먼 팀이 처음으로 찾은 바로 그 비대심근병증 원인 유전자다. 그런데 릴라니의 두 가지 *MYBPC3* 변이서열은 각각 따로따로 병을 일으킬 수 있는 것 같았다. 이건 여러 가지 면에서 중요한 정보였다. 첫째, 릴라니가 아픈 진정한 원인을 확정하는 데 큰 단서가 됐다. 일반적으로 심장근육이 두꺼워지는 현상과 부정맥에는 수많은 원인이 존재한다. 릴라니의 경우, 심장 모양으로 보아 비대심근병증이 강력하게 의심되긴 해도 유전자 검사 결과가 나오기 전엔 섣불리 장담할 수 없었던 것이다. 둘째, 우리는 유전자 검사 결과를 받아 들고서야 릴라니의 증세가 유독 심한 까닭을 납득할 수 있었다. 원인 변이서열이 하나가 아닌 둘이라는 특징은 어릴 때부터 두드러진 증세를 충분히 설명했다. 이제 남은 수수께끼는 하나, 어째서 두 부모는 멀쩡한가였다. 두 변이서열이 그렇게 악질이라면 어떻게 두 사람 모두 가벼운 병증 징후 하나 없을 수 있을까? 혹시 이게 완전히 신종 돌연변이라서 부모로부터 넘어온 게 아니라 릴라니의 유전자에서 최초로 출현한 걸까? 그러나 비대심근병증을 일으키는 신생新生 유진자 변이형은 매우 희소하다. 게다가 5장에서 언급한 것처럼, 일반적으로 우연히 새로 생기는 변이서열의 빈도도 한 사람의 유전체 전체에서 기껏해야 50여 개 정도에 그친다. 그렇기에 신생 변이가 정답일 가능성은 없다고 봐야 했다. 그보다는 부모에게는 변이서열이 하나뿐이라 둘 다 가진 첫째 딸과 달리 병이 표출되기에 힘이 달렸다는 설명이 훨씬 설득력 있었다. 우리는 이 가설을 검증하기 위해 곧장 두 가지 특정 변이서열을 찾는 유전자 검사를 부모에게 실시했다.

결국 릴라니가 엄마의 변이 유전자와 아빠의 변이 유전자를 모두 물려받았을 거라는 우리의 추측은 옳았다. 두 사람 중에서는 아빠 쪽 변이서열의 기여도가 더 큰 듯했다. 예전엔 크리스의 심전도가 스리슬쩍 드러냈던 이상 소견을 우리가 미처 포착하지 못했었지만 말이다. 이제 부부는 평생 비대심근병증의 위험에서 자유롭지 못하며 꼬박꼬박 정기검진을 다녀야 한다는 선고를 받은 셈이었다. 그렇다면 마지막으로 여동생은 어땠을까? 최근 찍은 심장 초음파와 심전도 소견은 정상이었지만, 그게 꼭 카이가 앞으로도 계속 괜찮을 거라는 증거는 아니었다. 그녀 역시 변이서열 하나 혹은 둘을 물려받았을지 모르고 나중에 발병할 가능성이 충분히 남아 있었다. 만약 지금 유전자 검사를 하지 않겠다면, 앞으로 카이는 해마다 병원에 와서 이런저런 심장 검사를 받아야 했다. 그러는 내내 심장이 건강하다면 다행이지만 스무 살이 되는 해부터는 성인 병원으로 옮겨 5년마다 같은 짓을 반복해야 하는 건 마찬가지다. 아니면 지금 유전자 검사를 하는 방법도 있었다. 그러면 이 모든 수선스러움이 그녀에게 진정으로 필요한 조치인지 여부를 당장 확인할 수 있었다. 모든 건 진실을 알고 싶은지 아닌지 카이의 진심에 달려 있었다.

평생 옆에서 언니를 지켜보며 자란 카이는 검사를 받겠다고 말했다. 소녀는 본인도 같은 병일 가능성이 75%라는 현실을 정확히 이해하고 있었다. 더 구체적으로 설명하면, 어느 한 부모로부터 변이서열 하나만 물려받았을 확률이 50%이고 엄마와 아빠에게서 하나씩 둘 다 받았을 확률이 25%, 그리고 아무 위험요소도 없이 유전자가 깨끗할 확률이 25%였다.

이후 절차 진행은 일사천리였다. 검체를 보내고 한 달 여의 시간을 기다려 들은 소식은 카이가 4면 주사위를 던져 위험도 제로 패를 얻은 행운아라는 것이었다. 그녀의 유전자에는 두 변이서열 중 어느 것도 존재하지 않았다. 그 말은 곧 그녀가 비대심근병증에 걸릴 위험도가 아무나 골라 잡은 길거리 행인의 발병 위험과 엇비슷하다는 뜻이었다. 심지어 그녀는 본인이 위험 유전자를 갖고 있지 않으므로 집안의 유전병을 자식들에게 물려줄 일도 없었다.

유전적 위험인자를 공유하는 한 가족 안에서 운명의 장난으로 불운이 불공평하게 한쪽에 쏠렸을 때 식구들은 저마다 감정의 소용돌이에 휩싸인다. 그레이엄 자매의 경우, 언니는 어린 시절부터 심한 비대심근병증으로 고생하는데 동생 혼자 모든 지뢰를 피해 온 격이었다. 보통은 이런 상황에서 아픈 형제가 억울함을 느낄 때 건강한 형제는 생존자의 죄책감으로 마음이 무겁다. 부모 역시 아이에게 병을 물려줬다는 자책에 괴롭기는 마찬가지다. 특히 정작 부모에겐 병의 증세가 없다면 가슴속 응어리가 한층 심하게 곪는다. 하지만 유전병이 있는 집안이든 아니든 부모가 자식에게 '좋은 유전자'와 '나쁜 유전자'를 모두 남기는 것은 지극히 마땅한 자연의 섭리다. 물론 유전자는 중요하다. 그러나 더하면 더했지 그에 못지않게 가치 있는 게 따로 있다. 한 사람을 정의하는 것은 그 사람이 상대방을 대하는 말과 행동, 그가 자라온 환경, 역경을 만날 때 발휘하는 정신력임을 절대 잊어서는 안 된다.

남다른 정신력으로 무장한 릴라니였음에도, 이듬해 가을 뉴욕에서 대학 새내기 생활을 시작하자마자 일생일대의 고비가 닥쳤다. 어느 부모에게나 애지중지 키운 자식이 대학생이 되어 타지로 떠나는 건 더없이 뿌듯하면서도 착잡한 일이다. 하물며 심장이 세 번이나 멈췄던 딸을 국토 반대쪽 끝에 있는 뉴욕에 혼자 떼어 놓고 올 때 부부는 얼마나 속이 아팠을까. "태어나서 지금껏 아빠가 우는 모

게놈 오디세이

습을 본 게 딱 세 번인데요. 그날 아빠가 우시더라고요."

대학생활은 개강과 동시에 좌충우돌의 연속이었다. 뉴욕대학교는 지각에 특히 엄격했다. 심장 탓에 뛰기는커녕 종종걸음도 못 하는 릴라니는 바로 다음 강의실이 멀면 안 되는 이유를 행정실에 납득시키느라 애를 먹었다. 심장의 내부적인 고장은 휠체어나 보행보조기 때문에 눈에 확 띄는 뇌질환이나 척추질환과 완전히 다른 취급을 받는다는 걸 그때 절실히 깨달았다. 그래도 바삭거리고 볕 좋은 날들만 이어지는 가을 한 철은 그럭저럭 버텨냈다.

하지만 곧 눈이 내리기 시작했다. 뉴욕의 겨울은 끔찍했다.

어느 오후, 릴라니는 그리니치 빌리지에서 그리 멀지 않은 곳에서 발성 레슨을 마치고 나오는 길이었다. 그날따라 한기가 느껴지고 숨이 차다는 생각이 들었다. 평소 같으면 엘리베이터를 탔을 것이다. 하지만 위쪽 층계참에서 자신을 부르는 선생님의 목소리가 들려 계단을 걸어 올라갔다. 할 얘기를 다 하고 건물을 나선 지 얼마 되지 않았을 때였다. 릴라니는 행인으로 북적이는 인도에서 의식을 잃고 쓰러졌다.

네 번째 심정지였다. 그리고 다시 한 번 제세동장치가 그녀를 살렸다. "정신이 들었을 때 꿈에서 막 깬 듯한 기분을 기억해요. 눈을 떴는데 하늘과 나무가 보이고 해가 저물고 있었거든요." 쓰러진 그녀를 군중이 에워쌌고 누군가가 무릎을 꿇고 앉아 곁에서 살폈다. 주위로 사람들이 바쁘게 걷고 있었다. 몇 분 뒤 완전히 정신이 든 릴라니는 상황을 파악했다. 심정지가 오든 말든 경기를 계속 뛰려

했던 축구선수 앤서니 반 루와 정반대로, 그녀는 이 소동을 최대한 조용히 마무리하고 싶을 뿐이었다. "구급대원이 제 나이 또래로 보였어요. 제가 내려서 택시를 타고 가겠다고 했더니 안 된다고 하더군요. 하는 수 없이 앰뷸런스 안에서 부모님에게 지금 구급차 안이니까 걱정하지 마시라는 문자를 보냈죠."

다음 날 그녀는 비행기를 타고 고향집으로 날아갔다. 부모님은 기말고사까지 남은 3주를 채우려고 뉴욕으로 돌아갈 것 없이 그냥 여기 있는 게 낫지 않겠냐는 뜻을 넌지시 내비쳤다. 하지만 딸은 단호했다. "절대 안 돼요. 꼭 돌아갈 거예요. 내가 지금껏 어떻게 목숨 걸고 버텼는데." 여느 사람들이 하는 것처럼 빈말이 절대 아니었다. 지금 그녀는 어느 때보다 진지했다.

　　　　　　　게놈 오디세이

16장

인생의 열쇠를 노래하다

"그러면 곧 심장이 보통 아픈 게 아님을 깨달아."

- 스티비 원더Stevie Wonder

'Ordinary Pain', 앨범 〈Songs in the Key of Life〉 수록곡

"개똥같은 일인 건 분명했지만 지금은 그냥 즐기기로 했다."

- 릴라니 그레이엄

'계산된 위험A Calculated Risk' (블로그 게시글)

뉴욕 도심 한복판에서 심정지로 쓰러진 후 릴라니는 기어코 학교로 돌아가 결심했던 대로 학기를 마쳤고 그런 다음에야 서던캘리포니

아대학교로 편입했다. 남은 학창시절 동안 그녀에게 더 이상의 눈 쌓인 겨울은 없었다. 새로운 기후와 느긋한 생활방식은 그녀에게 너무나 잘 맞았다. 게다가 급할 때 본가로 가기도 훨씬 편했다.

하지만 릴라니는 시간이 지날수록 전에 없던 증상이 하나둘 느는 것을 알아챘다. 집에 있는 혈압계로 잰 혈압은 점점 낮게 나왔고 눈앞이 핑 도는 일이 잦아졌으며 계단을 혼자 오르기가 갈수록 벅찼다. 비대심근병증이 있는 사람 대부분은 과격한 운동을 피하고 약으로 증상을 억제하기만 하면 그래도 꽤 정상적인 생활을 하는 편이다. 반면에 상태가 심한 일부는 제세동장치가 없으면 안 되거나 두꺼워진 근육을 도려내는 수술을 받아야 좀 살 만해진다. 이렇게까지 했는데도 심장리듬이 위험하게 불규칙하거나 뻣뻣한 심장이 쇠약해지다 못해 부전까지 가는 극소수에게는 심장이식만이 희망이다. 릴라니 역시 이렇게 될 가능성이 농후했지만 그게 언제쯤일지는 아무도 정확히 몰랐다. 오늘을 버티는 것도 빠듯한 형편에 한 치 앞도 모르는 앞날 걱정으로 전전긍긍하다니 이런 시간낭비가 또 없는 것 같았다. 병원에서 이식수술 얘기가 처음 오간 뒤 학교로 돌아가는 차 안에서도 릴라니는 여전히 모든 게 비현실적으로 느껴졌다. 지금 그녀는 그저 컨디션이 안 좋을 뿐이었다. 아마도 운동 프로그램을 조정하고 PT를 받거나 식단만 더 신경 쓰면 해결될 것 같았다. 그러면 곧 한두 해 전의 건강한 모습으로 돌아가겠지. 심장이 나빠졌다니 말도 안 되는 얘기다. 졸업이 코앞인데 이식수술이 웬 말인가.

그러나 의사의 시각에서는 시기적으로도 방법 면에서도 이게 옳았다. 모든 검사가 릴라니의 심장이 딱딱하게 굳어서 혈액을 순환시키는 중앙펌프 기능을 제대로 못 할 만큼 약해졌다고 말하고 있었다. 그러니 지금이 이식수술을 결정할 적기였다. 릴라니는 다른 의사들의 의견도 알고 싶다고 했다. 그래서 우리는 그녀가 어린이병원에 다니던 시절에 자주 진료 받았던 데이비드 로즌솔David Rosenthal을 추천했다. 그는 아내인 앤 두빈과 함께 스탠퍼드 소아 심장내과의 행동파 커플로 유명하다. 릴라니가 처음 입원했을 때 앤이 제세동장치 삽입 때문에 소녀를 잠깐 맡았다면 비대심근병증 전문가인 데이비드는 소녀가 어른 병원으로 옮길 때까지 정기적으로 살피던 주치의였다(우리 심장전문의들은 스스로를 전기공, 배관공, 정비공으로 나누는데 데이비드는 나처럼 심장근육 자체를 다루는 심장 정비공이다). 당시 졸업 후 릴라니가 다니기 시작한 구글은 복지 차원에서 직원들에게 전문가 의료 소견 서비스를 제공하는 회사였다. 덕분에 그녀는 심장전문의 네 명에게 조언을 듣고 마음을 정할 수 있었다.

2015년 10월의 어느 금요일 아침, 우리는 이식수술 전문가 40여 명이 소집된 자리에서 릴라니에 대한 얘기를 꺼냈다. 릴라니는 그날 아무 이의 없이 심사를 통과했고 그날부터 심장이식 대기자가 되었다.

장기이식은 많은 환자에게 다시 없을 선물이 되곤 한다. 한 사람의 심장을 가지고 또 한 사람을 살리는 것은 꺼져 가던 한 생명에 숨을 불어넣는 동시에 기증자의 죽음을 삶의 연장으로 승화시키는 기적 같은 일이다. 그런 만큼 수술 소식을 기다리는 동안의 고통은 거의 고문 수준이다. 환자는 내 이름이 명단에 올랐다는 것만 알 뿐, 대기자가 전부 몇이나 되는지는 모른다. 내 앞에 몇 명이나 더 있는지, 다른 대기자들은 어떤 사람인지 역시 아무도 말해 주지 않는다. 매일 잘 먹고 잘 자면서 평온한 일상을 살아가는 것처럼 보일지라도 환자의 속은 그렇지 않다. 언제든 병원에서 연락이 오면 외과의사가 내 갈비뼈를 두 동강 내고 그 안에 든 것을 꺼낼 수 있도록 열 일 제치고 병원으로 달려가야 하니 1분 1초가 가시방석이다. 그런 기다림이 오래되면 몸도 마음도 점점 지쳐 간다. 생각만 많아져 자꾸 심란하다. 누군가가 목숨을 희생해야 내가 산다는 희망의 양면성 때문이다. "근무시간에도 머릿속엔 수술 생각이 75%, 일 생각이 25%였어요. 그러니까 끊임없이 그 생각을 했던 셈이죠. 궁금해 미치겠다가 또 그렇게 속속들이 알아서 뭐 하나 싶기도 하고 그랬어요. 마음의 준비가 다 되기도 전에 슬슬 지쳐 가고 있었거든요. 그냥 제 인생이 영원히 제자리걸음하는 기분이었어요. 무엇보다 그게 제일 힘들었던 것 같아요."

4개월 뒤, 릴라니는 캘리포니아의 어느 옛 금광촌 마을에 있는 가족 소유 오두막집에서 아침을 맞았다. 창문 너머 보이는 집 앞 산기슭에서는 아빠가 짚더미를 모아 불을 붙이고 있었다. 그때 그녀의 휴대전화가 울렸다. "전화 건 사람이 자기소개를 엄청 길게 했던 걸로 기억해요. '안녕하세요, 스탠퍼드 병원 심장흉부외과입니다…….' 뭐 이런 식이었는데요. 자기소개만 하다가 통화가 끝날 것 같아서 '아 제발, 용건만 얘기하세요!'라고 소리치고 싶은 심정이었죠. 선 채로 전화를 받다가 눈앞이 핑핑 돌기 시작하고 아드레날린이 솟구치는 느낌이 들어서 바로 앉아야 했어요." 온 가족이 고대하던 바로 그 연락이었다.

"계단에 털썩 주저앉아서 30초 정도 엉엉 울다가 뚝 그쳤나 그랬던 것 같아요. 절 보고 엄마가 큰 소리로 아빠를 불렀고 아빠는 막 불씨를 살린 모닥불을 급하게 *끄기* 시작했어요. 그때부터 식구들이 짐을 싸서 차에 오르기까지 5분쯤 걸렸나 몰라요."

일단 수술이 확정되면 기증자 쪽 의료진과 긴밀하게 공조하는 심장수송 작전이 긴박하게 펼쳐진다. 그래서 보통 의사는 대기 환자들에게 병원에서 너무 먼 곳에 나가 있지 말라고 당부하곤 한다. 이식할 심장이 우리 손에 들어와 두 눈으로 직접 확인하기 전에는 대기 환자를 수술실에 들이지 않는 게 원칙이긴 해도, 절차가 물 흐르듯 이어지게 하려면 환자가 병원에는 최대한 일찍 와 있는 게 유리하기 때문이다.

가족들이 차를 타고 정신없이 달렸고 릴라니는 병원에 도착했다.

"안녕하세요, 저, 접수하려고 하는데요."

"네, 어디가 아파서 오셨죠?"

"심장이식 때문예요."

힘든 시기에는 친구, 가족, 성실한 의료진 모두 환자에게 큰 힘이 되는 게 사실이다. 하지만 같은 병을 앓는 환자들끼리 같은 경험을 공유함으로써 형성되는 유대감의 위력은 비교가 불가능하다. 오랜 시간 동안 릴라니가 버틸 힘을 얻은 곳 역시 그런 단체 중 하나인 비대심근병증협회HCMA, Hypertrophic Cardiomyopathy Association였다. HCMA에는 현재 1만 2000명이 넘는 비대심근병증 환우와 그 가족이 가입되어 있다. 본인 역시 비대심근병증 환자인 리사 샐버그Lisa Salberg가 협회를 이끌고 있다. 불꽃 같은 빨간 머리에 아일랜드 혈통다운 체력과 호방함을 지닌 그녀는 존재만으로도 분위기를 띄우는 사람이다. 리사가 비대심근병증 진단을 받은 건 열두 살 때였다고 한다. 하지만 그녀가 집안에서 처음은 아니었다. 할아버지와 삼촌이 모두 40대에 심장마비로 돌연사한 과거가 있고, 고모할머니를 돌아가시게 만든 뇌졸중도 실은 비대심근병증 탓으로 의심하고 있다. 더 가까운 가족으로는 당시 나이 서른여섯이던 친자매 로리를 비대심근병증으로 너무 일찍 떠나 보내야 했다. 리사에게 이 병은 장난도 일거리도 아니었다. 인생 자체였다. 그래서 비대심근병증 환우에게 지원과 교육을 제공하고 그들의 목소리를 대변하기 위해 1996년에 HCMA를 세웠다. 뇌졸중이 와 입원도 하고, 심장에 제세동장치를 달고, 심부전까지 갔다가 이식수술을 받고 기사회생한 전적이 있는 그녀는 릴라니 같은 환자들이 서로 소통할 창구를 만들고 싶었다.

지금은 새 심장이 제 역할을 하고 있어 못 할 일이 없지만 약품 처리한 옛 심장을 아직 보관하고 있다고 한다. 투병하던 과거가 지금의 자신을 만들었지만 자신이 어떤 사람인가를 이 병이 규정하지 못한다는 걸 기억하기 위해서다. 직접 만나면 그녀만큼 외향적이고 배꼽 잡게 웃기는 말재주를 지닌 사람을 찾기가 힘들다. 종종 그녀는 예전 심장을 넣어 둔 금속 재질의 도시락통을 과장된 동작으로 열어 보여 보는 사람의 말문을 막히게 한다. 그녀의 심장을 양손으로 직접 들어보면 성능이 한참 떨어지는 생체엔진을 가지고 살아가는 환자들이 정신적으로 얼마나 강인한지 절로 깨닫게 된다. 흡사 모형 같은 심장을 가만히 바라보고 있으면 누구든 새 심장과 새로운 시작이라는 표현을 자연스럽게 떠올릴 수밖에 없다.

수속 후 몇 시간 뒤, 유능한 흉부외과의사 필 오이어Phil Oyer가 릴라니의 시들어 가는 심장을 조심스럽게 들어내고 부드럽고 탄력 있는 새 심장을 넣은 다음 봉합을 시작했다. 기존 심장은 병원 관례대로 연구실로 보내졌다. 그곳의 우리 연구원들이 RNA와 단백질을 추출할 조직 검체를 소량 떼어낸 뒤 병리학 검사실에 넘길 예정이었다.

노래와 연기가 직업인 그녀는 수술에 들어가기 전 마취를 위해 삽관할 때 성대를 특히 조심해 달라고 만나는 의료진마다 신신당부했다. 몇 시간 뒤 튜브를 제거하는 손길 역시 조심스러웠다. 수술이 잘 끝나서 빨리 깨어난 환자, 가령 이식수술 받을 병원에 제 발로 걸어 들어와 입원할 정도로 쌩쌩한 젊은 환자의 회복 과정은 집중치료실에서 침상째 들려 수술실로 간 중환자와 사뭇 다르다. 이들은 센 면역억제제가 약효를 본격적으로 발휘하기 전에 폭풍전야 같은 기간을 꼭 거친다. 집중치료실에서 마취가 다 깨 정신이 또렷하게 돌아왔고 새 심장은 정상적으로 잘 뛰고 있으며 그 밖에 별다른 이상도 없는 것 같다. 그저 하루아침에 온몸의 혈관에 피가 훨씬 힘차게 흐를 뿐이다.

내가 상태를 보러 갔을 때 릴라니 역시 이미 침대에 일어나 앉아서 태평하게 책을 읽고 있을 정도였다. 처음 심정지를 겪은 열세 살부터 늘 함께였던 제세동장치 없이 지내는 게 얼마만인지 몰랐다. 그녀는 이날의 평온함을 절대 잊지 못한다고 했다. "그게 완벽한 평화의 마지막 기억이 될 줄 누가 알았을까요."

분위기가 반전된 것은 그날 오후였다. 릴라니의 심장 박동음이 중간중간 빈다는 소식을 들었다. 게다가 어쩌다 한 번씩은 심장이 순간적으로 아예 멈춘다고 했다. 심장을 갓 이식한 후엔 드물지 않은 현상이므로 초반에 한 차례 이러는 건 심각한 문제가 아니었다. 어쨌든 생판 모르는 남의 심장을 새 몸에 장착한 것이니까. 그러나 같은 현상이 또 일어나자 우리는 슬슬 걱정되었다. 그래서 새 심장이 잘 뛰나 보려고 초음파를 찍는데, 도중에 심장이 또 한 박자 쉬고 뛰는 거였다. 심지어 이번 휴식은 아까보다 훨씬 길었다. 결국 코드블루가 발동됐고 순식간에 현장의 모든 의료진이 모여들었다. 릴라니가 의식이 없는 상태였기에 우리는 만약을 대비해 급히 삽관부터 하고 모니터를 계속 주시했다. 일단 그래프상으로 심장리듬은 괜찮은 편이었다. 좀 느려도 전체적으로는 정상이었다. 혈압과 산소포화도 역시 정상 범위 안에 들었다. 혈액 검사 결과를 봐도 별다른 이상이 없었다. 문제는 딱 하나, 새 심장이 잠깐씩 쉬었다가 다시 뛰는 현상뿐이었다. 수술한 집도의, 마취과의사, 간호사 여럿, 그리고 나까지 모두 그늘진 눈빛을 모니터에 고정한 채 한참을 가만히 서 있었다. 다들 걱정이 큰 데다 답답한 마음에 입이 바싹바싹 말랐다. 도대체 어디가 잘못돼서 이러는 걸까?

우리는 그 자리에서 머리를 맞대고 모든 가능성을 재빨리 검토했다. 기증자 몸속에 있을 때 이 심장은 완벽히 정상이었다. 집도의의 말로는 인계 받은 직후의 상태도 매우 훌륭했다고 했다. 그렇다고 수술에 허점이 있었던 것도 아니다. 이식한 새 심장을 다시 깨우느라 전기충격을 주는 절차는 아무 잡음 없이 매끄럽게 마무리됐다. 지금 심장 우측의 짜는 힘이 약하긴 하지만 새 몸에 적응하기 전에는 충분히 그럴 수 있다. 심장 왼쪽의 펌프 기능은 이미 완벽했다. 면역계 거부반응의 징조는 보이지 않았고 관상동맥이 막혔다는 증거도, 판막이 새는 곳도 없었다. 그렇다면 오직 심장의 전기적 활동성에 국한된 문제라는 얘기였다. 어딘가 감염이 생겨 흥분전도계가 흔들렸을까? 기증자에게 우리가 미처 파악하지 못한 중대한 병력이 있었던 걸까?

심전도 그래프가 회복세를 보이는 듯했기에 일단 상황을 지켜보자는 의견이 속속 나왔다. 바로 그때, 그 일이 또 벌어졌다. 의료진의 눈앞에서 환자의 심장이 멈춘 것이다. 일정하게 반복되던 기하학 무늬는 온 데 간 데 없고 모니터에서는 가로로 누운 일직선만 이어지고 있었다. 더 이상 가만히 있을 수 없었다. 어떻게든 릴라니를 살려야 했다. 결국 우리는 일명 ECMO(에크모)라는 특수 심폐우회장치를 사용하기로 했다. 공식 명칭은 체외막산소공급기extra-corporeal membrane oxygenation로, ECMO는 문자 그대로 외부에서 체내 혈액에 산소를 공급하는 일을 한다. 다만 우리가 이걸 사용하는 건 산소 때문이 아니었다. 릴라니의 폐에는 아무 이상이 없었다. 그저 ECMO 펌프가 심장의 혈액순환 기능을 대신 맡을 수 있는 데다가 지금 상황에서는 관을 혈관에 삽입하는 게 가능했기 때문이었다. 그 자리에서 바로 ECMO 연결 작업을 해도 상관없었지만 수술실까지 거리는 10미터도 안 됐다. 그래서 우리는 집도의가 수술복으로 갈아입는 동안 릴라니를 침상째 수술실로 데리고 들어갔다.

모든 게 순식간에 벌어졌다. 고작 30분이 지났을 뿐인데 커피를 사러 나갔다가 돌아온 릴라니의 부모를 맞이한 건 아까처럼 멀쩡하던 딸이 아니라 온 복도에 울리는 코드블루 경고음이었다. "젠장, 우리 딸인 것 같아." 크리스는 좋지 않은 예감이 들었다.

이런 긴급상황이 생길 때면 현장의 의료진은 아드레날린이 솟구치면서 숙련된 특수요원으로 돌변한다. 그 순간 이들에게 감정은 사치요 오직 빠른 판단과 신속한 행동만 있을 뿐이다. 눈과 귀로는 정보를 모으면서 머리로는 가능한 시나리오들을 검토하고 동시에 입으로는 동료 의료진과 의견을 나누거나 치료 계획을 논의한다. 그러다 모두가 동의하는 계획 하나가 나오면 즉시 실행으로 옮긴다. 이처럼 분초를 다툴 때는 감정이 끼어들 틈이 없다. 반면에 환자 가족은 아드레날린이 다른 부분에 집중되는 탓에 불안감이 극에 달한다. 그들이 할 수 있는 일은 오직 기다리는 것뿐이다. 기다림은 토 나오게 고통스럽고 영원히 지속될 것만 같다. 그레이엄 부부는 딸의 얼굴을 보지 못한 채 복도 구석에 마련된 작은 가족 대기실로 안내됐다. 중간에 간호사가 확인차 들렀을 때, 크리스가 떨리는 목소리로 물었다. "혹시 우리 딸이 잘못됐다는 소식을 전하려고 오신 건가요?" 간호사는 본인도 자세한 사정은 모르고 릴라니가 아직 살아 있다고만 대답했다. 나중에 직접 들은 얘긴데, 그때 크리스는 아이를 잃었다고 생각했다고 한다. 딸이 세상을 떠난 게 분명하다는 감이 왔다는 것이다.

대기가 오래도록 이어지다 어느덧 저녁때가 됐다. 나는 얘기가 얼마나 전달됐는지 전혀 모르는 상태에서 보호자를 찾아 나섰다. 해가 진 뒤의 병원은 참 사람 기운 빠지게 만드는 장소다. 들어온 사람 열 중 한둘이 관에 실려 나가는 집중치료실 근처는 특히 더 그렇다.[1] 무거운 공기와 지쳐 보이는 정기 면회객들 그리고 구슬픈 울음소리가 끊이지 않는다. 내가 크리스와 수전을 발견한 곳은 심장 초음파 검사실 근처의 한적한 공간이었다. 원래는 창문 밖으로 스탠퍼드 캠퍼스가 내려다보이지만 시간 때문에 지금은 어둠이 내려

앉아 으스스한 불안감만 더했다. 나는 가벼운 포옹으로 인사를 대신하고는 무슨 일이 있었고 우리가 어떤 이유로 무슨 조치를 취했는지 차근차근 설명했다. 특히 부정적인 표현이 나오지 않도록 더 조심했다. 그럼에도 가장 중요한 얘기를 아무렇지 않게 하기는 쉽지 않았다. "따님의 새 심장에 문제가 있을지 몰라서 일단 정확한 상황을 파악할 때까지 심폐보조장치를 다시 사용하기로 했습니다." 겨우 말을 마친 나는 어디 가서 눈 좀 붙이시라고 두 사람을 설득했다. 하지만 그날 밤에는 어느 누구도 자리를 뜨지 않을 것을 모두가 알았다.

⋰⋰

일반적으로 심장이식은 병증을 덜기 위한 온갖 치료를 전부 시도한 뒤에 최후의 수단으로만 고려하는 방법이다. 그런데 어느 하나 병의 원인을 제대로 이해하고 개발된 치료법은 하나도 없다는 사실을 아는 이는 드물다. 1990년대 초 심장비대증의 유전학적 비밀이 상당히 드러났음에도, 그런 유전자 변이형들이 이 병을 일으키는 구체적인 기전은 여전히 베일에 싸여 있다. 심장비대증은 근본적으로 어떻게 생기는 걸까? 비대해진 심장에 남는 상처는 정확히 어떻게 생기며 비대증 심장이 남들보다 더 애쓰는데도 피를 제대로 짜내지 못하는 배경은 뭘까? 무엇보다 그럴 때 심장리듬이 위험천만하게 요동치는 건 어째서일까?

그 답을 들으려면 제임스 스푸디치James Spudich의 스탠퍼드대학교 연구실로 가야 한다. 흔히 노벨상의 예고편이라 여겨지는 라스커Lasker 상을 수상한 이력이 증명하듯 제임스만큼 심장모터 분자 연구를 완성도 있게 발전시킨 전문가가 없기 때문이다. 본인에게 뜻이 있기도 했지만 지난날 우리는 그에게 사람의 비대심근병증과 연관된 심장 모터 분자를 연구해 달라는 제안을 반복해 청했었다. 그가 발명한 특수 분자학 기술을 활용하기 위해서는 사람의 단백질 검체가 다량 필요하다는 점이 발목을 잡긴 했다. 그래도 1980년대부터 그의 동료들이 개선 방안을 찾아 간 덕에 이 문제는 곧 해결될 전망이었다.

최대 공로자는 단연코 레슬리 라인반트Leslie Leinwand였다. 여러 세대의 많은 연구자들이 스승으로 여기는 라인반트는 비대심근병증을 오랜 세월 연구하면서 심장비대증 발현 면에서 음식, 호르몬, 운동, 대사인자의 중요성을 남녀 간 비교한 분석을 비롯해 흥미로운 연구 결과를 다수 발표했다.[2] 얼마 전에는 비단뱀을 연구에 이용하는 참신한 행보를 보이기도 했다.[3] (이 연구에 의하면, 평소에는 거의 굶다가 한 번씩 폭식하는 습성을 가진 비단뱀이 거하게 식사하고 나면 심장이 이틀 만에 50%나 커진다고 한다.) 동시에 그녀는 실험에 쓰려고 심장근육 모터 분자인 미오신을 다량 합성하는 방법을 개발 중이었다. 성공한다면 제임스 스푸디치가 원하는 양을 거뜬히 공급할 만한 기술이었다. 그동안 현실은 녹록치 않았다. 처음에는 이 단백질의 변이 때문에 병이 생긴 환자의 심장조직에서 직접 미오신 단백질을 정제하는 직관적인 방법을 생각했었지만, 그런 심장조직이 몹시 희귀해서 이 아이디어는 현실성이 없었다. 다음으로 떠올린 방안은 박테리아처럼 키우기 쉬운 하등 미생물 혹은 세포를 이용해 단백질을 대량 합성하는 것이었다. 다만 이 전략에 이미 수 년째 매달려 온 어느 과학자도 멀쩡한 단백질을 만들지 못하고 있는 실정이었다. 알고 보니 그럴 만했다. 미오신이 제대로 작동하려면 근육과 흡사한 환경이 필요하며 미오신이 근육세포에서 만들어지게 해야 한다는 점을 모두가 놓친 것이다. 이 실수를 라인반트가 바로잡았고 그녀는 미오신 풍년을 맞았다. 이 성과는 라인반트 본인은 물론이고 제임스 스푸디치에게도 중요한 전환점이었다. 여러 미오신 중에서도 가장 중요한 종류, 즉 사람 심장 중심부에 존재하는 미오신 분자를 속속들이 이해하겠다는 평생의 숙원을 마침내 이룰 수 있게 되었다.

제임스는 그가 과학계의 거물임을 잊게 할 만큼 온화한 인상의 소유자다. 그가 미소를 지을 땐 턱수염 모양도 그에 따라 바뀐다. 이만큼 자상하고 너그러운 인간을 만나기도 어려운데, 평생을 한결같이 다작 중이면서도 과학을 향한 열정이 여전히 뜨겁다는 걸 알면 경이로울 따름이다. 그는 연구를 위해 분자기술 여럿을 손수 고안했다. 미오신 분자를 유리 슬라이드 표면에 고정시키고 그 끝에 일종의 '형광전구'가 달린 액틴 필라멘트를 덧붙이는 것도 그중 하나다. 액틴 필라멘트는 상하 운동을 하는 기차의 선로 같은 역할을 하는 물질이다. 연료가 공급되면 미오신 모터는 액틴 필라멘트를 붙잡아 당긴다. 그러면 액틴이 슬라이드 위에서 사방팔방으로 꿈틀

　　　　　　게놈 오디세이

댄다. 이 모습을 현미경으로 관찰하면 흐리게 빛나는 벌레들이 기어 다니는 것처럼 보인다. 꽤 근사한 장면이다. 제임스의 또 다른 발명품은 레이저 트랩이다. 이 기술은 두 레이저 광선으로 액틴 필라멘트를 팽팽하게 당기는 게 핵심인데, 그러면 미오신 분자 하나가 다가와 필라멘트를 붙잡는다. 이때 레이저가 액틴 필라멘트를 제자리에 붙들어 놓는 데 필요한 에너지의 양을 기준으로 미오신 분자 하나가 액틴을 잡아당기는 힘을 유추해 계산하는 것이다.

이런 특수 도구들을 활용해 제임스는 비대심근병증의 원인 유전자를 둘러싼 의문들을 하나하나 풀어 갔다. 처음엔 어려울 게 없어 보였다. 비대심근병증은 심장이 수축할 때 많은 힘이 들어가게 하는 병이다. 그러니 비대심근병증 환자의 것과 같은 미오신 분자를 만들고 그 수축력을 측정한다면 이 모터 분자가 더 바쁘게 일한다는 결과가 나와야 마땅하다. 그렇지 않은가? 그런데 그렇지가 않았다. 변이형 미오신을 환자의 것과 똑같이 만들어 실험하고 또 실험했지만, 그는 기대했던 결과를 한 번도 얻을 수 없었다. 가령 소아 환자의 경우, 일부 변이형 분자는 수축력이 정말 더 세고, 일부는 같고, 나머지는 오히려 더 약한 식으로 뒤죽박죽이었다. 이게 어찌 된 일일까?

때로 돌파구는 예상치 못한 곳에서 발견되는 법. 제임스가 미오신을 연구한 건 한두 해가 아니었다. 가족들은 그가 이 모터 분자에 얼마나 집착하는지 너무나 잘 알고 있었다. 이해는 했지만 이쯤에서 그만두길 바라는 마음도 굴뚝같았다. 2014년 12월의 어느 밤에도 그런 심경이었다. 그날 아내 애나가 측정값이 왜 오르지 않는지 걱정하는 건 좀 쉬라고 말했다. 소설책이라도 읽으라며 한 권을 직접 골라 남편 손에 쥐어 주기까지 했다. 루이스 라무르Louis L'Amour가 쓴《귀신 들린 벼랑Haunted Mesa》이라는 SF였다. 아내 딴에는 신경써서 엄선한 책이었다. 비행은 제임스의 오랜 취미이고 경비행기로 미국 서부, 특히 남서부 메사mesa 지대(그릇을 엎어 놓은 것처럼 꼭대기는 평평하고 등성이는 급경사인 지형-옮긴이)를 몇 시간이고 누비는 걸 좋아했다. 하지만 날면서 감상하는 것과 글자로 읽는 것은 별개였다. 책을 스무 장쯤 넘겼을 때 그는 스르르 잠이 들었다.

　새벽 5시, 메사와 미오신이 뒤얽힌 꿈을 꾸다 눈을 떴다. 꿈에서 미오신은 메사의 모양새를 하고 있었다. 꿈속이었음에도 그는 가파른 경사면 끝에 펼쳐진 편평한 정상부가 미오신의 기능에 매우 중요한 부분이라는 걸 어쩐지 알 것 같았다. 그는 이부자리를 박차고 나와 컴퓨터 스크린에 미오신 분자구조를 띄웠다. 아니나 다를까. 바로 거기에 진짜 메사가 있었다. 수십 가지 미오신에 공통적으로 존재하는 평평한 꼭대기 구조는 생김새도 거의 같았다. 이어서 그는 비대심근병증의 원인으로 이미 밝혀져 있는 변이형 미오신들의 구조를 삼차원 미오신 모형에 덮어씌웠다. 그러자 변형 부분 대다수가 이 메사 지점에 정확하게 맞아떨어졌다. 게다가 단백질 변형을 불러온 유전자 변이들의 성격으로 미루어 짐작건대 아무래도 이 영역이 다른 단백질이 결합하는 곳인 것 같았다. 생각이 여기까지 미쳤을 때 시계는 오전 6시를 가리켰다. 고요한 세상과 정반대로 요동치는 그의 심장은 터질 것만 같았다. 그렇다면 여기에 과연 어떤 단백질이 결합할까? 당장 떠오르는 건 미오신 결합 단백 C였다. 미오신 결합 단백 C의 유전자는 스티븐 퀘이크가 다짜고짜 들이민 유전체 데이터에서 내가 처음 알아봤던 그 유전자다. 또 두 번이서열이 릴라니에게 중증 비대심근병증을 일으킨 진원지 유전자이기도 하다. 동시에 제임스는 다른 가능성도 생각했다. 다른 위치, 그러니까 미오신 분자가 스스로 구부러지는 지점이 문제일 수도 있었다.

　흥분이 식지 않은 목소리로 그가 내게 전화한 때는 밖이 조금 더 환해진 뒤였다. 급히 상의할 게 있다며 같이 커피 한잔하자는 말에 나는 스케줄러를 열었다. 오전 일정이 이미 빽빽했지만 나는 망설이지 않았다. 그런 핑계로 거절할 계제가 아니라는 걸 직감으로 알았다. 오전 회의 몇 건을 취소한 나는 아주 특별한 과학적 진실과 그걸 발굴해 낸 위인을 지근거리에서 독점하는 영광을 누릴 수 있었다. 우리가 만나기로 한 곳은 스탠퍼드 의대 리카싱 관(스탠퍼드의 오랜 고액 기부자인 홍콩 기업인 리카싱李嘉誠의 이름을 딴 신축 연구교육동―옮긴이)에 있는 카페였다. 바닥부터 천장까지 이어지는 통유리를 통해 쏟아져 들어오는 환한 아침햇살을 온몸으로 흡수하면서 제임스가 그날 새벽에 갓 구상해 아직 따끈따끈한 가설을 신나게 펼쳐냈다. 요점만 요약하면 이랬다. 미오신의 기능은 미오신 메사에 결합하는 다른 단백질들에 의해 조절된다. 가령 미오신 결합 단백 C 같은 것 말이다. 그런데 두 단백질이 결합하면 어떤 경위를 거쳐 미오신의 '당기는' 행위가 변한다는 것이다. 얘기를 듣는 내내 나는 벌어진

입을 다물지 못했다. 내가 매무새를 추스르고 겨우 내뱉은 한마디는 우리가 어떻게 도와주면 좋겠냐는 것이었다. 우선 이 미오신 메사가 진짜로 발병 돌연변이들이 몰린 지뢰밭임을 내 연구실에서 증명하는 것도 괜찮은 출발이 될 것 같았다. 제임스는 내 제안을 크게 반기며 동의했고 우리는 바로 구체적인 계획을 짜기 시작했다.

발병 돌연변이들이 메사에 집중되어 있음을 증명하기 위해서는 두 가지가 필요했다. 하나는 대규모 비대심근병증 환자 집단의 유전자 자료였고 나머지 하나는 비대심근병증을 앓지 않는 대조 집단의 유전자 자료였다. 다행히도 마침 최근에 스탠퍼드 의대 팀이 하버드대 캐럴린 호Carolyn Ho 교수와 함께 미국과 유럽의 대형 의료기관 다수가 참여하는 환자 레지스트리 구축 사업을 시작한 참이었다. 한편 우리는 또 다른 동료 연구자 대니얼 맥아더Daniel MacArthur를 이번 프로젝트에 끌어들이기로 했다. 맥아더는 비대심근병증을 앓지 않는 수만 명의 유전정보를 데이터베이스화하고 검색 기능까지 넣은 능력자였기 때문이다. 여기에 우리가 마지막으로 낙점한 인물은 지금은 리제너론 유전학 연구소로 갔지만 그땐 우리 팀 연구원이었던 프레더릭 듀이였다. 프레더릭에겐 펜실베이니아 가이징어 보건센터Geisinger Health in Pennsylvania가 보유한 또 다른 대규모 데이터베이스에서 대조 집단의 유전자 데이터를 수색하는 임무를 맡길 작정이었다. 그러니까 다 합치면 10만 명 넘는 사람들의 미오신 유전자 변이 데이터를 확보하게 되는 셈이었다. 제임스의 꿈에서 비롯된 이 '메사 가설' 검증 작전에는 내 연구실 대학원생 줄리언 홈버거

Julian Homburger가 특히 열성이었다. 우리는 스스로에게 자문했다. 미오신 분자에서 건강한 사람보다 환자에게 구조변형이 유난히 잘 생기는 부분이 있을까?

줄리언은 컴퓨터 프로그램을 돌려 그런 부분 두 곳을 찾았다. 하나는 예전부터 거론만 되고 아직 증명되지 않은 미오신 경첩부로, 에너지를 운동으로 변환시킨다고 해서 '변환기converter'라고도 부르는 곳이다. 그럼 다른 하나는? 다른 하나는 단백질 분자의 정상에서 발견됐는데, 정확히 말하면 급경사 끝에 갑자기 평지가 등장하는 부분이다. 즉 컴퓨터 모델이 미오신 메사를 찾아낸 것이다! 이는 제임스의 추측이 옳았음을 공식적으로 인정하는 증거이자 동료가 꿈에서 얻은 아이디어를 내가 과학 실험으로 완성시킨 최초의 성공작이었다.[4]

그러는 동안 제임스 쪽에서는 비대심근병증의 대표 증상인 심장근육 수축력 과부하를 메사 표면의 돌연변이가 정확히 어떤 경위로 일으키는지 알아내기 위해 모두가 머리를 쥐어짜고 있었다. 어느 한 시점에 일정량의 미오신 모터가 액틴을 바짝 끌어당겨 전체적으로 심장을 수축시키는 힘을 내는 동안, 미오신 일부는 꼬리 쪽으로 몸을 웅크려 액틴과 멀찌감치 거리를 둔다. 그런데 바로 이게 미오신 결합 단백 C에 의해 조절된다는 게 제임스의 추측이었다. 환자들에게 이 원리를 설명할 때 우리는 종종 노를 저어 가는 배의 비유를 쓴다. 여기서 미오신 분자는 노 하나하나에 해당한다. 이때 물살을 가르는 노가 많으면 많을수록 배를 밀어내는 힘은 강해진다. 사실 이 표현의 원작자는 내가 학부생이던 시절 학생 250명 앞에서 책상 위로 올라가 "미오신이 액틴의 바다를 노 저어 가는" 동작을 직접 시연해 보이셨던 닐 스퍼웨이Neil Spurway 교수님이다. 그 생리학 강의가 맘에 쏙 들어 지금까지 나도 애용한다. 제임스의 모델에서는 일부 노가 일하는 동안 나머지 노는 근육수축 작업에 동원되지 않고 배 바닥에서 쉰다. 그리고 이 노를 물 밖에 꺼내놓을지 말지를 결정하는 여러 변수 중 하나가 미오신과 미오신 결합 단백 C의 결합이다. 그렇다면 혹시 메사의 돌연변이들이 미오신 결합 단백 C의 결합력을 약화시켜 이 조절을 방해하는 걸까? 다시 말해, 메사에 병을 일으키는 유전자 변이가 생기면 필요 이상으로 많은 노가 노젓기에 투입되는 걸까? 제임스의 최근 연구 데이터는 정확히 그렇다고 외치고 있었다. 더불어 메사추세츠 주립대학 의대와 하버드대의 사이드먼 연구실에서 미오신을 연구하는 라울 파드론Raúl Padrón이 내놓은 관찰 결과 역시 비슷했다. 즉 비대심근병증의 심장 수축 과부하 현상은 액틴을 견인하는 미오신과 물러나 방관하는 미오신의 머릿수 균형이 깨진 탓이라는 게 갈수록 확실해 보였다. 이 기전이 비대심근병증의 기타 모든 특징과 어떻게 연결되는지 완전히 밝히려면 아직 갈 길이 멀다. 그러나 지금 우리 손엔 거의 30년 전에 최초로 지목된 유전자 변이가 실질적으로 이 병을 어떻게 일으키는지 알아낼 실마리가 있다.

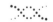

릴라니는 릴라니 나름대로 잘 버텨 주었다. 새 심장은 자리를 잡아가는 듯했고 펌프 기능도 살아나기 시작했다. 우측 판막 누출은 잠잠해졌고 심장리듬은 정상이었다. 그때 뭐가 문제였었는지는 여전히 알 길 없었지만 릴라니는 하루하루 좋아지고 있었다. 우리는 돌아가면서 거의 매일 병실에 들러 경과를 확인하려고 애썼다. 당번이 나일 때도 있었고, 수간호사 하이디인 날도, 우리 심장내과 펠로우 선생 빅토리아 파리흐Victoria Parikh인 날도 있었다. 새 합병증이 생겨 다시 수술실에 들어가야 했을 때는 릴라니의 기운을 북돋우려고 하이디, 빅토리아, 환자 보호자, 집중치료실 당직 의사, 마취팀 등 관계자 대부분이 그 좁은 병실에 꾸역꾸역 총집합했다. 의료진이 없을 땐 가족들이 항상 그녀와 함께였다. 느리긴 해도 릴라니는 기계장치와 배액관들을 하나씩 떼 가며 회복했다. 그러던 어느 날 마침내 집중치료실에서 나와 일반 병동으로 옮겼다. 완전히 퇴원해 집으로 돌아갈 날이 성큼성큼 다가오고 있었다.

안타까운 현실은 첫째 딸의 지병이 그레이엄 가족을 시험하는 유일한 시련이 아니었다는 것이다. 실은 몇 주 전 크리스가 조용히 우리를 따로 찾아왔었다. 가끔 이유 없이 심장이 두근두근 한다기에 우리는 심초음파를 찍기로 했다. 이미 얘기했지만, 릴라니가 가진 변이형 유전자 두 가지 중 더 안 좋은 쪽이 아빠에게서 물려받은 것이었는데 그럼에도 몇 해 전 찍은 초음파상으로 크리스의 심장은 아무 이상 없었다. 게다가 그땐 별다른 증상 하나 없다고도 했었다. 하지만 극심한 스트레스를 이길 장사는 없고 아드레날린 폭발로 손상된 심장에 부정맥이 생기는 건 당연지사다. 릴라니에게 새 심장이 생겼으니 당장 병원으로 오라는 연락을 받던 날, 크리스는 키우던 불씨를 부리나케 끄고 오두막을 대강 정리한 뒤 고속도로를 달려 세 시간 만에 병원에 도착했다. 그런 다음엔 영원 같은 기다림이 이어졌다. 수술실을 나오는 아이를 보던 순간 밀려온 안도의 기쁨도 잠시, 심장이 멈췄다는 청천벽력 같은 소식엔 그대로 딸애를 잃는 줄만 알았다. 본인의 심장박동 분석 결과가 나온 건 하필 딸자식이 집중치료실에 누워 있을 때였다. 보아하니 크리스도 제세동장치 이식을 서두르는 게 좋을 듯했다. 말을 꺼내기 편한 분위기는 아니었지만 그렇다고 미룰 수 있는 얘기도 아니었다.

크리스의 심장 모니터링 기록은 심실빈맥의 특징적 파형을 그려 보였다. 구조만 보면 그의 심장은 내벽이 그리 두껍지 않은 정상에 속했지만 심장내과 전문의로서 우리는 이 성마른 이상박동파의 의미를 무시할 수 없었다. 우리는 이미 그의 유전자 정보를 갖고 있었다. 가족력도 잘 알았다. 무엇보다 심장이 수차례 멈췄던 친딸의 담당 의료진이 바로 우리였다. 그렇기에 이 이상리듬은 확실히 중요한 신호일 뿐만 아니라 우리가 충분히 조치를 취할 수 있는 문제였다. 물론 딸에 비하면 그가 별로 위험하지 않은 상황이긴 했다. 릴라니는 위험 유전자가 둘이나 겹쳐 심장병이 심하게, 그것도 일찌감치 발병한 경우다. 그렇더라도 크리스에게 심실빈맥의 확실한 증거가 목격된 이상, 시기가 좋건 나쁘건 더는 상담을 지체해서는 안 됐다. 릴라니가 안에 누워 있는 동안 집중치료실 밖에서 크리스

게놈 오디세이

에게 말을 꺼냈고 며칠 뒤 크리스는 매튜 휠러에게 정식으로 진료를 받았다. 이하는 본인에게 직접 전해 들은 그날의 얘기다. "자칫하면 돌연사할 수도 있다는 휠러 선생님 말씀엔 그냥 '아, 돌연사 위험이 있군' 정도로 생각이 들었죠. 마지막에 더 궁금한 점 없느냐고 물으셨을 땐 좀 웃음이 나더라고요." 딸아이를 평생 곁에서 지켜본 그는 짧게 답했다.

"아뇨, 딱히요."

수술 직후 상태가 급격히 나빠진 정확한 원인은 이후로도 몇 달이나 미궁에 빠져 있었다. 다만 더 이상 심장이 말썽을 부리지 않았고 이식 거부반응 신호가 없기에, 우리는 수술 때문에 스트레스를 엄청 받은 인체의 유난스런 반항쯤으로 여기고 지난 일을 서서히 잊어 갔다. 그러는 내내 릴라니는 완전히 다른 생각을 품고 있었지만. 결정적인 계기는 스테로이드 부작용이었던 것 같다. 이식수술 후 면역억제제로 투여한 고용량 스테로이드 때문에 무릎뼈에 영구적 손상이 남아 평생 뜀박질을 못 하는 몸이 된 것이다. 어린시절 이후 처음으로 튼튼한 심장을 가지게 되어 좋아하는 등산을 질리도록 다닐 꿈에 부풀어 있던 차였기에 특히 상심이 컸다. 그녀는 북받치는 감정을 글로 모조리 쏟아냈다. 그러면서 자신의 사연을 사람들과 공유하는 온라인 환우 커뮤니티 활동에 점점 더 집중했다.

그 와중에도 불안한 징조는 여전해서, 가슴이 두근거리거나 순간 어질어질한 때가 가끔 있었다. 처음엔 우리도 혈압이 문제이거나 약 때문이라고 여겼다. 그러다 곧 검사의 필요성을 깨달은 나는 선천성 심장병을 잘 아는 우리 심장내과 '전기공' 마르코 페레스 Marco Perez와 함께 종이클립만 한 추적장치를 릴라니의 피부 아래에 심어 심장박동을 기록하기 시작했다. 구체적으로 어떤 결과를 예상한 건 아니었다. 그럼에도 뜻밖의 데이터에 우리는 당황할 수밖에 없었다. 박동 기록은 심장차단 증거가 뚜렷한 데다가 간간히 짧게 심실빈맥 소견도 보였다. 특히 심실빈맥은 자칫 생사가 왔다 갔다 하는 위험신호였다. 이게 어떻게 가능할까? 혹시 이게 수술 직후 심장이 부전 상태에 빠졌던 일과 관련 있을까? 원인이 뭐가 됐든 이제 앞으로 뭘 해야 하는지는 분명했다. 심박조율기나 제세동장치를 다는 것이었다. 예전에 제세동장치를 넣었던 자리에 심박조율기를 새로 심는 시술은 마르코가 맡았다. 릴라니는 절망에 빠졌다.

한편 우리는 우리 나름대로 골머리를 앓는 중이었다. 거부반응도 없고 멀쩡하게 잘만 뛰던 심장과 수술 후 가끔씩 이상한 전기신호를 그리는 심장이 같은 심장이라는 걸 납득할 방법이 없었다. 들은 바로, 기증자는 여태 심장에 아무 문제가 없던 사람이라고 했다. 하지만 우리가 매번 기증자의 병력을 완벽히 사전조사하는 건 아니다. 그렇다면 혹시 이럴 수도 있을까? 실은 새 심장 역시 선천적으로 전기적 활동에 문제가 있던 심장이었을 수도. 나는 심박조율기를 심는 날 대기실에서 기다리는 릴라니에게 전화를 걸어 이 얘기를 꺼냈다. 그러자 본인도 똑같은 게 궁금했다면서 새 심장에 유전자 검사를 하면 어떻겠느냐고 내게 물어 왔다. 우리의 추측이 적중할 일은 확률적으로 거의 불가능했지만, 달리 더 그럴 듯한 설명도 떠오르지 않았다. 그러니 방법은 하나뿐이었다. 그렇게 우리는 새 심장의 유전체를 검사하기로 결정했다.

그런데 이게 말처럼 간단한 일이 아니다. 당시는 이식 받은 장기의 유전체 검사에 관한 지침서 따위는 존재하지 않던 시절이다. 전에 이런 검사를 누가 했더라는 전례를 들은 바 없었다. 흔히 유전체를 분석할 때는 환자의 피를 뽑아 거기서 추출한 DNA를 사용한다. 그러나 지금 우리에겐 혈액 검체가 아무 쓸모 없었다. 핏속에는 이식 받은 심장이 아니라 릴라니 본인의 유전체만 들어 있을 테니 말이다. 우리가 원하는 건 심장조직이었다. 천만다행으로 이 검체를 확보하는 건 비교적 수월했다. 심장이식 환자들은 면역계가 새 심장을 공격하지 않는다는 걸(즉 거부반응이 없음을) 확인하고자 수술 후 첫해에 심장 생검을 여러 번 하는 게 관례다. 우리는 이때 얻어 둔 릴라니의 생검 조직에서 DNA를 분리해 쓰기로 했다. 분석 작업은 우리 병원 임상유전체학 프로그램 팀이 수고해 주었다. 몇 주 뒤 우리는 릴라니의 새 심장 유전체에 존재하는 유전자 변이형의 목록을 손에 넣었다.

목록을 일차로 검토한 사람은 우리 병원 유전학 카운슬러 메건 그로브였다. 검토를 끝낸 메건은 놀라운 점 하나를 발견했다. 미오신 결합 단백 C 유전자, 그러니까 예전에 릴라니에게 비대심근병증을 일으켰던 그 유전자에 돌연변이가 이번에도 있었다. 이런 상황에 두 번 연속 당첨이라니, 말도 안 되는 일이었다. 이식 받은 새 심장 역시 비대심근병증이라고? 그러다 메건은 어쩌다 이런 결과가 나왔는지 깨달았다. 이건 그냥 같은 유전자의 아무개 변이가 아니었다. 릴라니의 옛날 심장에 있던 바로 그 유전자 변이였다. 사정은 이랬다. 딴에는 새 심장의 조직만 분석한다고 했는데, 실은 릴라니 본인의 세포(아마도 혈액세포)가 소량 섞여 있었다. 그래서 우리도 모르는 새에 두 유전체를 한꺼번에 분석해 버린 것이다. 그러니 릴라니의 원래 유전체 데이터가 보고서에 나올 수밖에. 지금 상황에서는 새 심장의 유전체 정보만 걸러내도록 컴퓨터 프로그램을 수정하는 게 최선의 해결책이었다. 그런데 그러려면 피를 새로 뽑아 릴라니의 원래 유전체 염기서열 데이터를 따로 정리해야 했다. 아까 검사 데이터에서 이걸 빼야 새 심장만의 DNA 정보만 남을 테니 말이다.

그렇게 또 몇 주가 흘렀을 때, 유전체 분석실 총책임자 리즈 스피테리Liz Spiteri와 메건이 결과 보고서를 들고 내 사무실로 찾아왔다. 중간에 우리 선천성심혈관질환센터 식구가 된 베테랑 유전학 카운슬러 콜린 칼레슈Colleen Caleshu도 함께였다. 콜린은 정말 독특한 인물이다. 2011년 우리 팀에 오기 직전에 철인경기 대비 훈련을 시작했다는데 달리기, 사이클, 수영을 합해 완주하려면 10~15시간 정도 걸리는 진짜 프로 대회였다. 그녀는 공부나 병원일도 이런 경기를 준비하는 자세로 임했다. 탄탄한 배경지식에 뛰어난 공감능력을 겸비한 콜린은 상대방에게는 공손하지만 본인은 마구 망가뜨리는 유머가 주특기인 타고난 리더였다. 그러니 인재들이 알아서 들러붙는 건 당연했다. 덕분에 센터의 유전학 카운슬링 팀은 내가 마지막으로 셌을 때 10명까지 불어나 있었다. 우리가 릴라니를 소개 받고 *MYBPC3* 유전자 변이 얘기가 오가던 때는 콜린이 합류하기 전이었지만, 지금껏 가족계획 상담이나 친척들의 추가 검사 등을 도우면서 친해져 이제는 릴라니 가족을 그녀만큼 잘 아는 사람도 없었다. 그리고 오늘, 새 심장과 새 유전체 검사 문제로 중요한 상담거리가 또 한 아름 생길 예정이었다.

보고서의 심장 유전자 목록에는 특히 눈길을 사로잡는 변이형 유전자가 하나 있었다. 커넥신 $40_{connexin\ 40}$(약어로는 *GJA5*)이라는 유전자였다. 본래 커넥신은 세포와 세포 사이의 틈새 공간에서 두 세포를 연결시키는 단백질이다. 뇌와 심장 같은 조직에서는 이 틈새가 전기전도가 원활히 일어나게 하는 데에 특히 중요하다. 어느 가족의 임상사례에서는 이 유전자의 변이 때문에 심장 전기적 활동이 심각하게 억제되는 유전병이 대물림되는 걸로 보고됐다. 또 유전공학기술로 이 유전자를 지웠더니 실험쥐 심장의 전기전도와 리듬에 문제가 생기더라는 동물 연구 결과도 있었다. 그러니 이 유전자의 돌연변이가 릴라니의 새 심장에 말썽을 일으켰다고 의심하지 않을 수 없었다.

물론 딱 이거라고 장담하긴 일렀다. 그래도 어쨌든 릴라니에게 얘기해야 했기에 콜린이 연락해 내 사무실에서 셋이 보자고 약속을 잡았다. 우리는 그녀가 어떤 반응을 보일지 궁금했다. 심박조율기를 달 때부터, 아니 어쩌면 훨씬 전에도 릴라니는 새 심장에 문제가 있다고 굳게 믿고 있었다. 아니라면 독학으로 심장리듬 이상을 공부하고 인터넷으로 기증자에 관한 정보를 혼자 찾으려 했을 리가 없지 않겠는가. 새 심장에도 유전자 검사를 하면 어떻겠느냐고 먼저 제안한 것도 그녀였다.

콜린의 설명이 끝나자 우리는 초조하게 릴라니의 표정만 살폈다. 이때 그녀가 입을 열었다. "그러니까, 확실하진 않은데 이게 제 새 심장이 이상한 이유인 것 같다는 말씀이세요?" 콜린이 그렇다고 대답했다. 그러자 릴라니가 환한 미소를 지었다. "그럴 줄 알았어요."

"기분이 좋아 보이네요?" 살짝 당황한 내가 묻자 그녀가 말했다. "네, 제가 옳았던 거니까요." 지금 그녀는 내내 품어 왔던 추측—그녀에겐 잠정적 확신—을 마침내 사실로 인정 받은 셈이었다. 부모님의 두 유전자 변이형을 모두 갖고 태어난 그녀는 어린 나이에 수차례의 심정지를 겪고 심부전까지 갔었다. 그러다 이식수술을 받고 이제 좀 살 만해지나 싶었다. 그런데 하필 그게 또 유전병이 숨어 있던 심장이었다.

릴라니는 본인의 경험을 바탕으로 블로그와 강연을 하며 환자 권익 운동가로서 인생 제2막을 시작했다. 타고난 예술적 끼에 마치 영화 같은 인생 스토리가 더해지니 그녀가 쓰는 단어 하나하나가 남다른 호소력을 갖는다. 대부분이 투병기인 그녀의 회고록을 읽고 있으면 만감이 교차하면서 안타까움과 감동으로 명치가 아릴 정도다. 노래하는 목소리는 또 얼마나 서정적이고 아름다운지. 나는 병원의 위문 행사에서 릴라니가 노래할 때 두 번이나 피아노 반주를 맡는 영광을 누렸다. 한번은 그녀가 〈오버 더 레인보우Over the Rainbow〉를 부르는데 온 관중석이 눈물바다가 됐다. 서른셋의 꽃다운 나이에 악성 흑색종으로 세상을 떠난 싱어송라이터 에바 캐시디Eva Cassidy가 부른 곡에 버금가게 감성 사무치는 무대였다.[5]

담당 환자가 모든 역경을 극복하고 일어섰을 때 지켜보던 의사의 마음은 말로 다 형용하지 못한다. 그들이 어떤 운명을 감내해야 했고 어린 나이에 얼마나 큰 짐을 짊어져야 했는지를 생각하면 절로 숙연해진다. 릴라니 그레이엄은 보통 사람이라면 평생을 잡아도 모자랄 일들을 20대까지 휘몰아쳐 겪어야 했다. 요즘 릴라니는 "감사 비슷한 마음"과 "딱 맞는 표현을 못 찾겠는데, 분노" 사이에서 오락가락하며 살고 있다고 말한다. 아직 젊기에 앞으로 써 나갈 인생 페이지가 훨씬 많은 그녀지만, 릴라니의 용기와 정신력 그리고 환자들을 대신해 목소리를 낼 때 보이는 단호함은 모두에게 귀감이 되고 있다.

4
부

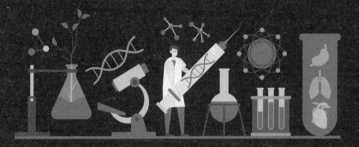

정밀하고도 정확한 의학

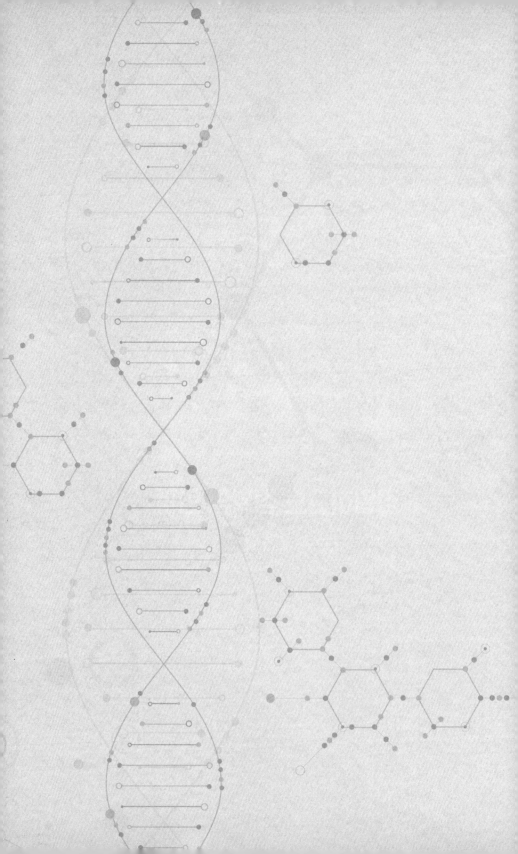

17장

슈퍼휴먼

"보통 인간들의 세상에선 네가 원더우먼이란다."

- 히폴리테 여왕, 〈원더우먼〉, 1975년 방영

"진정한 영웅은 힘이 얼마나 센지가 아니라

마음이 얼마나 큰지로 정해지지."

- 제우스, 《헤라클레스》

올림픽 메달리스트 가운데 가장 훌륭한 인물을 꼽으라면 스키선수 이에로 맨티란타Eero Mäntyranta가 빠지지 않을 것이다. 핀란드 북서부에 가면 눈과 순록으로 유명한 라플란드라는 곳이 있는데, 맨티란타는 이곳 시골에서 가난하게 자랐다. 세 살 때 처음 스키를 신은 그에게 크로스컨트리는 겨울철에만 즐기는 단순한 스포츠가 아니라 1년 내내 의지하는 필수 이동수단이었다. 초등학생 때 등교하려면 호수를 가로지르는 길이 가장 빨랐다. 하지만 낮에도 밤처럼 깜깜한 겨울에는 지름길로 와도 집까지 한 시간은 족히 걸렸다. 낡아 빠진 나무스키를 신고 꽁꽁 얼어붙은 호수를 지치며 근육뿐인 마른 몸으로 심장과 폐를 몰아붙여 매일같이 수 킬로미터를 내달렸다니 과연 올림픽 금메달리스트는 다르다는 생각이 절로 든다. 하지만 그가 특별한 선수인 이유는 따로 있다.

맨티란타는 지역 대회부터 전국 대회까지 차근차근 경험을 쌓으며 상당히 어린 나이부터 크로스컨트리에서 두각을 드러냈다. 올림픽 데뷔는 1960년 미국에서였는데, 스물둘의 나이로 10킬로미터 4인 계주에서 금메달을 목에 걸었다. 4년 뒤, 1964년 오스트리아 인스부르크 동계올림픽은 기량이 절정으로 물오른 그의 독무대였다. 팬들이 경기가 열린 알프스 산촌마을 이름을 따 '미스터 제펠트'라는 별명을 붙여 줄 정도였다. 그럴 만도 했던 게 당시 15킬로미터를 완주하는 경기에서 2등과 무려 40초가 넘는 차이로 선두로 결승선을 통과했는데 이건 전례 없는 기록이었다. 선수로 활동한 12년 동안 맨티란타는 금메달 셋을 포함해 총 일곱 개의 올림픽 메달을 고국에 선물했다. 공로를 인정한 핀란드 교육부는 그의 고향 집 근처에 오직 이 선수의 현역 시절 역사만 전시하는 전용 기념관을 짓기도 했다.

게놈 오디세이

그렇다고 선수 생활이 평탄하기만 한 건 아니어서 도핑 의혹이 늘 따라다녔다. 실력 향상을 꾀하는 선수들이 잘 쓰는 속임수 가운데 도핑 검사를 받기 몇 달 전에 피 1~2리터를 뽑아 놓는 방법이 있다. 여기서 산소를 품고 있는 적혈구만 걸러 내고 나머지 혈장은 다시 체내에 주입한다. 그러면 적혈구 수가 갑자기 확 줄었다는 걸 알아챈 인체는 혈액세포를 새로 만들어 채워 넣는다. 분리한 적혈구는 잘 보관해 둔다. 그러다 경기 직전에 다시 주입하면 능력치 증폭 효과가 나는 것이다. 이 효과의 비밀은 잉여 적혈구가 더 많은 산소를 근육조직에 공급한다는 데 있다. 선수들이 일부러 고지대에서 훈련하거나 출산한 지 얼마 안 된 여자 선수가 임신 기간에 많아졌다가 아직 다 빠져나가지 않은 잉여 적혈구 덕분에 갑자기 좋은 성적을 내는 것도 기본적으로 같은 이치다. 고지대에서는 기압이 낮아 대기에 산소가 적게 분포한다. 그런 까닭에 신장에서 분비되는 호르몬 에리스로포이에틴erythropoietin(속칭 이포Epo)의 작용으로 골수가 더 많은 적혈구를 만들게 된다. 간혹 적혈구 합성을 늘리려고 합성 이포를 스스로 주사하는 선수도 있다. 미국의 사이클 황제 랜스 암스트롱Lance Armstrong 역시 그런 사례였다. 이 혈액 도핑 검사를 두고 체육계는 여전히 고민이 많다. 본인의 혈액을 재주입하면 단백동화 스테로이드나 합성 이포와 달리 인공 성분이 검출되지 않기 때문이다. 도핑 검사 결과를 판정하는 기준은 단순하다. 혈액의 얼마만큼이 본인의 적혈구로 되어 있느냐를 보는 것이다.

이 수치, 즉 헤마토크릿hematocrit은 어렵지 않게 계산할 수 있다.

혈액 검체를 원심분리기에 넣고 돌려 적혈구, 백혈구, 혈장 이렇게 세 부분으로 분리한 뒤 간단한 산수만 하면 끝난다. 평범한 사람의 피는 전체 부피의 35~45%가 적혈구로 되어 있다. 고지대 훈련으로 수치를 조금 더 끌어올릴 수는 있지만 그래 봐야 40 후반대가 고작이다. 그렇기에 체육계에서는 도핑 검사 숫자가 50을 넘으면 선수의 불공정 행위를 의심하는 게 보통이다. 55보다 높은 수치는 아예 잘 나오지도 않는다.

그렇다면 맨티란타의 수치는 얼마였을까? 무려 60~70%였다.

그에게 늘 도핑 루머가 따라다닌 건 당연한 결과였다. 유년부 시절부터 늘 수치가 높았다고 아무리 읍소해도 소문을 잠재울 수는 없었다. 그의 일가친척 다수 역시 헤마토크릿 수치가 높다는 소식은 핀란드 의학계의 귀에까지 들어갔다. 그중에서도 적극적으로 나선 인물은 알베르트 드라샤펠Albert de la Chapelle이었는데, 그는 연관 지도 매핑 기법을 활용해 유전병의 원인 유전자를 밝혀내는 연구에 일가견 있는 유전학자였다. 드라샤펠은 맨티란타 일가의 DNA를 부지런히 모으기 시작했다. 운이 좋은 날은 한 번의 가정 방문으로 일가친척 마흔 명의 검체를 얻는 수확을 거두기도 했다. 훗날 그가 《스포츠 유전자The Sports Gene》의 저자 데이비드 엡스타인David Epstein에게 얘기한 것처럼, 그날 저녁 드라샤펠은 소파에 앉은 세 노부인과 건강에 대해 담소를 나누다가 고민거리가 유난히 많은 딱 한 분에게만 유전자 변이가 없을 거라는 예감이 들었다고 한다. 사람 수명을 늘리고(일가친척 다수가 노인임에도 상당히 건강한 상태였다) 신체능력을 한계 이상으로 끌어올리는 돌연변이도 있을까? 도대체 그 정체는 무엇일까?

　드라샤펠은 다섯 세대에 걸쳐 97명에 이르는 맨티란타 혈육의 DNA를 분석한 결과, 총 29명이 맨티란타와 같은 신체조건을 갖고 있음을 확인했다. 정작 본인들은 대부분 그 사실을 모르고 있었지만 말이다. 이어서 연구팀은 본격적인 원인 조사에 들어갔다. 일단은 유전학적으로 접근하기 전에 맨티란타의 에리스로포이에틴부터 측정했다. 연구팀은 수치가 높을 거라고 기대했지만, 결과는 정반대였다. 크로스컨트리 영웅의 이 호르몬 수치는 정상 범위의 시작점에 간신히 걸려 있었다(원래 8에서 43 사이를 정상으로 보는데, 그의 검사 결과는 8.6이었다). 그래서 이번에는 골수 검체로 작은 실험을 했다. 그랬더니 이포의 자극을 받았을 때 적혈구가 합성되는 반응이 보통 이상으로 활발한 것으로 관찰됐다. 보통은 체외 시험관 환경에서 골수에 반응을 일으키려면 작업자가 인위적으로 이포를 더 첨가해야 하지만 맨티란타의 골수 검체는 그럴 필요가 없었다. 도대체 어떻게 그럴 수 있었을까? 바로 그의 골수가 이포에 특별히 민감하기 때문이었다. 추출량이 극소량이었음에도 시험관에 담긴 그의 골수는 적혈구를 넘쳐나게 만들어 냈다.

　이제 비로소 유전학이 등장할 대목이다. 연구팀은 각 가족 구성원의 유전체 곳곳에 분포하는 지표 유전자들을 조사한 뒤, 맨티란타와 비슷한 상태의 가족에게만 공통적으로 존재하는 지표 하나를 발견했다. 공교롭게 이 지표는 이포 수용체의 유전자 바로 옆에 자리하고 있었다. 이포 수용체는 근처에 이포가 있음을 감지하고 더 많은 적혈구를 생산하도록 부추기는 분자다. 한마디로 맨티란타와 비슷한 가족 29명에게는 염기서열에 변이가 생긴 이 수용체가 뭔가에 계속 눌려 있는 자동차 가속페달 같은 역할을 하는 셈이었다. 그렇게 끊임없이 적혈구를 생산하도록 골수를 부추긴 것이다. 맨티란타의 그런 남자 혈육들만 따져 계산하면 혈액에서 적혈구가 차지하는 부피 비중은 60%나 됐다.

결국 맨티란타는 은퇴하고 20년의 세월이 흘러 유전학 연구 자료가 충분히 나온 뒤에야 무죄판결을 받았다. 어느덧 50대에 들어선 그는 이제라도 오명을 벗게 돼 기쁘다는 소회를 전했다. 한결같이 성실했던 훈련 습관과 심리적 단련의 효과를 무시할 수 없지만 (분명 둘 다 성공의 필수조건이다), 슈퍼휴먼 유전자야말로 그에게 스포츠 선수로서 세계적인 성공을 안긴 최대의 원동력이었다는 데에는 의문의 여지가 없다. 이 유전자 돌연변이가 조물주의 선물이라는 살아 있는 증거는 그 혼자만이 아닌 것 같다. 삼촌의 뒤를 이어 크로스컨트리 국가대표가 된 페르띠 토라야르비Pertti Teurajärvi가 올림픽 2관왕에 올랐고 다른 조카 한 명이 전국대회에서 여자 1위를 차지한 걸 보면.

실제로 이포를 주입해 적혈구 비중을 50%로만 만들어도 선수의 기량이 10%쯤 올라간다는 보고가 있다. 고작 100분의 몇 초 간격으로 메달 색깔이 달라지는 최정상급 선수들 사이에서 10%면 어마어마한 차이다. 그뿐만 아니라, 운동 강도를 일정하게 고정했을 때 체력이 바닥나기까지 걸리는 시간은 50%나 길어졌다. 그러니 안 그래도 뛰어난 크로스컨트리 선수가 2등과 40여 초나 격차를 벌리면서 여유 있게 결승선을 통과할 수밖에.

또 어떤 슈퍼휴먼들이 평범한 인간 무리에 섞여 살고 있을지 문득 궁금해진다.

스탠퍼드대에는 이에로 맨티란타에게 영감을 받아 자체적으로 시작한 '슈퍼휴먼' 프로젝트가 있다. 공식 명칭은 '극한 운동과 선천적 지구력Exercise at the Limit—Inherited Traits of Endurance' 연구인데, 보통은 줄여서 '엘리트ELITE'라 부른다. 큰 목표는 세계 최고 운동선수들의 유전체를 분석해 그들을 누구보다 앞서게 만든 비밀을 밝혀내는 것이다. 이 프로젝트에서는 실력의 기준을 금메달 수로만 규정하지 않는다. 신체적 기량과 정신적 강인함 사이에는 VO2 max 수치(사람이 호흡을 통해 공기 중에서 흡수하는 최대 산소량)만으로는 해석되지 않는 복잡한 상호작용이 일어나기 때문이다. 일단 VO2 max 수치를 측정하는 검사법은 이렇다. 선수에게 최대 강도로 운동을 시킨다. 보통은 러닝머신을 뛰지만 사이클이나 로잉머신처럼 개인적으로 익숙한 다른 운동기구를 사용해도 무방하다. 그러다 선수가 가장 힘들어 할 즈음에 날숨 중의 산소 함량을 측정한다. 해수면 높이의 평지에서는 대기 중 산소 농도가 늘 21%이므로, 선수가 운동에 소비한 산소의 양은 금방 간단히 계산된다. 이 숫자는 지구력 종목의 성적 순위 예측에 특히 높은 적중률을 자랑한다. 물론 이 지표만 가지고 전체 맥락을 이해하기는 어렵다. 생체역학적 효율성과 대사산물 처리 능력 같은 변수들도 종합적으로 고려해야 한다. 그럼에도 VO2 max가 간편하게 측정 가능하고 보편적으로 통용되는 체력 지표임은 분명한 사실이다. 당연한 얘기지만 사람들의 VO2 max 측정치는 실로 다양하게 나온다. 일반적으로 평범한 성인의 경우는 1분 동안 체중 1킬로그램당 산소 25~35밀리리터(즉 VO2 max 수치가 25~35ml/kg/min)를 흡입할 수 있다고 한다(산소는 기체지만 부피 단위로 리터를 사용한다). 프로 선수 수준의 운동 중독자는 이 숫자가 50대까지 나오기도 한다. 만약 누군가의 수치 앞자리가 6이나 7로 시작한다면 그는 십중팔구 지구력 종목으로 국제경기나 못 해도 전국대회에 나가는 사람이다. 수치 80부터는 1만 명 중 한 명 나올까 말까 한 슈퍼휴먼 종족에게서나 목격할 수 있다. 프로젝트 팀은 연구 참가 자격을 남성은 75ml/kg/min 이상, 여성은 63ml/kg/min 이상으로 정하고 있다. 하지만 프로 운동선수라 할지라도 이 조건을 만족하기는 쉽지 않다. 특히 축구, 미식축구, 농구 같은 구기종목 선수들은 거의 전원이 탈락한다. 심지어 금메달을 여럿 딴 지구력 종목 선수조차 우리 연구에 기준 미달로 못 들어오는 사례가 흔하다. 올림픽 시상대를 열한 번이나 오른 미국 수영선수 라이언 록티Ryan Lochte도 공식 보고된 VO2max 수치가 70ml/kg/min으로 엄청나게 높지만, ELITE 프로젝트에 들어갈 만큼은 아니다. 반면에 랜스 암스트롱은 자격이 된다. 그의 VO2max 기록이 85ml/kg/min이기 때문인데, 아마 합성 이포의 도움을 받지 않았더라도 충분히 합격선 안에 들었을 것이다. 지금까지 나온 공식 기록 중 최고치들은 수상 경력이 화려한 겨울 스포츠 스타들이 독점하다시피 했다. 일례로 현역 시절 올림픽 메달을 총 열두 개 따고 세계선수권대회에서는 열일곱 차례 입상한 노르웨이의 크로스컨트리 선수 비에른 델리Bjørn Dæhlie는 VO2max 검사에서 무려 96ml/kg/min을 찍었다. 당시 담당자였던 생리학자 얼렌드 헴Erlend Hem은 이게 비시즌 측정값이니 시즌 중에 쟀다면 100ml/kg/min을 거뜬히 넘길 거라고 말하기도 했다. 또 사이클과 크로스컨트리를 오가며 활약한 노르웨이 선수 오스카르 스벤센Oskar Svendsen도 있다. 그의 검사 결과는 97.5ml/kg/min으로, 화살표가 눈금을 넘을 뻔한 셈이었다.

스탠퍼드에서 ELITE 프로젝트를 지휘하는 인물은 스웨덴 출신의 생리학자이자 국제적인 활동가 미카엘 맷손Mikael Mattsson이다. 금발의 근육질 장신 외모에 겸손한 성격까지 갖춘 미카엘은 세계에서 아름답기로 (또 그만큼 험난하기로) 손꼽히는 오지만 골라 열리는 극한 어드벤처 레이스에 갈 때마다 벨리즈 우림이나 파라과이 정글 같은 데서 찍은 사진을 지인들에게 보내곤 한다. 그가 온갖 곳을 유랑하는 건 단순한 모험심 때문만이 아니다. 그의 세계 탐험에는 지구에서 가장 건장한 인간들을 발굴한다는 진짜 임무가 숨어 있다.

그들에게 최대 강도로 육체노동을 시켜 공기 중의 산소를 최대한 이용하게 하려면 신체장기 구성요소 하나하나가 모두 온전히 제할 일을 다해야 한다. 폐가 산소를 끌어들이면 심장 펌프질의 도움을 받아 혈액이 온몸에 산소를 운반하고, 골격근이 이 신선한 산소를 사용하는 모든 작업 단계가 최상의 효율로 이뤄지는 것이다. 우리가 아는 수많은 전현직 선수 중 한두 명쯤은 이 효율이 초인간급일 게 분명하다. 안데스 산맥 원주민의 약 90%가 고산병 걱정 없이 살아가는 비결인 바로 그 유전자 변이형을 똑같이 가진 어느 산악자전거 선수처럼 말이다. 세포의 에너지 생산을 좌우하는 유전자가 남다른 한 남자 크로스컨트리 선수나 한 만능 스포츠우먼도 마찬가지다. 이 에너지 생산 반응은 오늘날 노화와 장수의 비밀을 파헤치는 과학자들의 인기 연구 주제이기도 하며 요즘 소비자들은 이 세포 기능을 깨우는 영양제에 망설임 없이 지갑을 연다. 우리 선수들이 일반 대중과 다른 점은 그런 기적의 약을 아예 유전체에 내장하고 태어났다는 것뿐이다. 슈퍼휴먼들은 앞으로도 세계 곳곳에서 꾸준히 등장할 것이다. 지난날 우리는 이에로 맨티란타의 일가친척 덕에 인체에서 적혈구가 어떻게 만들어지는지 배웠고 빈혈 치료법에 대한 아이디어를 얻을 수 있었다. 이처럼 평범한 다수 속에 은둔하던 특별한 소수가 드러나면 드러날수록 자연의 최고 걸작들이 참고서 역할을 해 언젠가 심장, 폐, 혈액, 근육을 아우르는 갖가지 질병의 치료법이 새롭게 발견될 것이라 기대해 본다.

게놈 오디세이

텍사스 주 댈러스 시에 사는 샬레인 트레이시Sharlayne Tracy는 늦깎이 대학생이자 평범한 두 아이의 엄마였다. 그녀는 건강한 편이긴 해도 또래의 젊은 엄마들과 특별히 다르다고는 생각해 본 적이 없었다. 가족들이 건강관리에 신경을 많이 쓰긴 했다. 친정엄마는 가까운 대학교에서 주도하는 심혈관계 건강 연구에 피실험자로 등록되어 있었기에 정기적으로 스캔 검사를 받았는데, 항상 심혈관질환의 조짐이 전혀 없고 아주 건강하다는 얘기를 듣고 돌아왔다. 다만 콜레스테롤 수치가 좋은 쪽으로 좀 이상해서 연구진이 의아해했다. 앞서 설명한 적 있는데, 의사들은 보통 나쁜 콜레스테롤(즉 LDL)이 100mg/dl보다 낮은 걸 바람직하다고 본다. 이미 심장마비가 한 번 왔던 분이라면 이 숫자를 적어도 70mg/dl로, 가능하다면 더 낮게 떨어뜨리라고 권한다. (물론 아무리 약물의 도움을 받아도 이게 쉬운 일은 아니다.) 그런데 샬레인의 모친은 콜레스테롤을 낮추는 약 따위 구경도 못 해 봤음에도 LDL이 49mg/dl로 측정됐다. 연구진으로서는 수치가 이렇게 낮은 실존인물을 만나니 신기한 일이었지만, 전례가 없는 건 아니었다. 그러다 이어서 샬레인의 LDL 검사 결과를 확인한 연구진은 진심으로 할 말을 잃고 말았다. 이 텍사스 토박이 서른두 살 젊은이의 LDL 수치가 고작 14mg/dl밖에 안 됐던 것이다.

그 이유를 설명하려면 프랑스에서 얘기를 다시 시작해야 한다.

프랑스 유전학자 카트린 부알로Catherine Boileau는 거의 항상 웃는 표정을 하고 있다. 그녀의 에너지와 긍정적인 태도는 워낙 전파력이 강해서, 진짜로 피부의 모든 모공을 통해 발산되는 것 아닌가 하는 착각이 들 정도다. 그녀는 연구자의 길로 들어서자마자 유전학의 수학적 매력에 눈을 떴다고 한다. 그래서 가족 구성원들 사이의 관련성을 분석하고 그런 관련성이 누군가 발병 유전자를 물려받게 될 확률과 어떻게 연결되는지 알아낼 때 큰 희열을 느낀다. 동시에 그녀는 각종 질병의 미스터리를 푸는 것에도 푹 빠져 있다. 특히 그녀의 호기심을 자극한 것은 가족성 고콜레스테롤혈증이라는 병이다. 이 병에 걸린 사람들은 콜레스테롤 수치가 천정부지로 올라가 빠르면 20대부터 심장마비를 겪게 된다. 더 큰 문제는 당사자의 90%가량은 본인이 이 병의 환자라는 사실조차 모른다는 것이다.

사실 가족성 고콜레스테롤혈증의 원인 유전자는 이미 1990년대 말에 두 가지가 밝혀졌다. 그럼에도 환자 대다수에게는 여전히 이 병이 불치병으로 남아 있다는 현실이 신경 쓰인 부알로는 알려진 두 유전자를 배제하고 한 가족을 전면 조사하는 새로운 연구를 기획했다. 그 결과, 유전자 연관 지도 기법을 바탕으로, 한 프랑스 가족에게 대물림되는 이 병의 원인이 염색체 1에 있다는 것까지 알아냈다. LDL 수치는 첫 번째로 진단을 받은 가족 중 17세 소녀의 경우 236mg/dl였고 여동생은 더 높은 312mg/dl였다. 부알로 팀이 수사 범위를 크게 좁히긴 했지만 의심되는 유전체 영역 안에는 용의 유전자가 아직 41개나 존재했다. 여기서 더 거를 필요가 있었다. 이때 나빌 세이다Nabil Seidah가 구원투수로 등장한다. 이집트에서 대학까지 마치고 현재는 몬트리올 임상연구원Clinical Research Institute of Montreal에 근무하는 세이다는 하는 일이 알쏭달쏭하고 이름이 입에 착 붙지도 않는 어느 유전자 계열을 발견한 전적이 있다. 그런데 그중 하나가 부알로의 41개 용의 유전자 목록에 들어 있었다. 이름하여 전구단백질 전환효소 섭틸리신/켁신 9형Proprotein Convertase Subtilisin/Kexin Type 9이라는 유전자였는데, 보통은 줄여서 *PCSK9*라 부른다. 그렇게 부알로와 세이다는 의기투합했고, 2003년에 *PCSK9* 유전자의 특정 625번 염기문자 변화가 이 프랑스 가족에게 고콜레스테롤혈증을 일으킨 원인이라는 결론을 내렸다. 가족성 고콜레스테롤혈증의 원인 유전자가 또 하나 발견된 것이다.

본인이 남다른 콜레스테롤 청소 능력을 보유하고 있음을 알게 되기 훨씬 전부터 샬레인이 등록되어 있던 댈러스 심장 연구Dallas Heart Study는 헬렌 홉스Helen Hobbs와 조너선 코언Jonathan Cohen이 진행하는 프로젝트였다. 보스턴 출신인 홉스는 벌써 말투에서 뜨거운 연구열이 묻어 나오는 과학자다. 주 관심사 중 하나가 가족성 고콜레스테롤혈증의 유전학인지라 그녀는 카트린 부알로와 나빌 세이다의 2003년 성과를 익히 알고 있었다. 하지만 그녀의 진로가 살짝 방향을 튼 것은 같은 층에서 건너건너 실험실을 쓰는 제이 호턴Jay Horton과 복도에서 만나 수다처럼 나눈 얘기 때문이다. 당시 지방간의 원인을 연구 중이던 호턴은 동물실험을 막 끝낸 참이었다. 이 실험에서 그는 실험쥐의 간에서 활성 PCSK9 분자의 양이 증가하고 이로 인해 혈중 LDL 수치가 크게 치솟는 현상을 목격했다. 이는 카트린 부알로가 프랑스 고콜레스테롤혈증 가족에게서 찾은 유전자 변이가 PCSK9의 일을 방해하기보다는 정반대로 초과근무를 유도

한다는 걸 강력하게 시사하는 증거였다.

무슨 얘기냐 하면, PCSK9 분자가 재활용센터의 감독관이고 LDL 수용체가 재활용할 쓰레기들을 하나하나 선별하는 현장 노동자라고 치자. 가족성 고콜레스테롤혈증 환자의 경우, 몸속 이 감독관들이 열의만 커서 고지식하기 짝이 없다. 그래서 근무시간표를 확인하고 일거리가 반이나 남건 말건 종이 땡 치면 무조건 일꾼들을 퇴근시킨다. 당연히 분류되지 못하고 남은 쓰레기는 산처럼 쌓여 방치된다. 이걸 PCSK9 분자가 그대로 방류할 때 나쁜 콜레스테롤인 LDL이 다량 혈관에 떠돈다. 그런데 감독관들이 꾸벅꾸벅 졸기만 한다면 어떨까? 그래서 노동자들이 퇴근을 못 하고 낮에도 밤에도 일만 한다면? 그럴 땐 폐기물이 쌓일 틈 없이 수거함에 떨어지자마자 노동자가 집어내 가공되고 다시 쓰인다. 이것이 슈퍼휴먼 샬레인 트레이시의 LDL 수치가 14mg/dl에 지나지 않은 비밀이다. *PCSK9* 유전자가 완전히 망가져 LDL 수용체들이 밤낮 없이 쉬지 않고 콜레스테롤을 치우러 온 동네를 돌아다니는 것이다.

PCSK9 유전자에 기능을 끄는 염기 변이가 생기면 어떤 결과들이 이어질까? 그런 사람들은 평생 높은 콜레스테롤 수치를 걱정 안 해도 될까? 살다 보면 무언가를 가꾸고 발전시키기보다 소모시키고 망가뜨리기가 훨씬 쉽다는 걸 깨닫는다. 유전자도 마찬가지다. 대부분의 경우, 어떤 유전자에 변이가 생긴다면 십중팔구 그 변화는 유전자 기능을 억누르는 쪽이기 마련이다. 홉스와 코언이 불활성화 돌연변이는 어렵지 않게 찾을 거라고 생각한 것도 그래서였

다. 두 사람은 댈러스 심장 연구 참가자들을 대상으로 *PCSK9* 유전자를 불활성화시키는 변이를 수색하기로 의견을 모았다. 작업에 착수하고서 그런 유전자 변이형이 추려지기까지는 그리 오래 걸리지 않았다. 특히 당첨자 중 한 사람인 샬레인은 불활성화 변이형을 부모로부터 각 하나씩 받아 두 카피나 갖고 있었다. 한마디로 그녀의 *PCSK9* 유전자는 양쪽 카피 모두 깡통이었다. 비슷한 사례는 한둘이 아니었다. 댈러스 심장 연구에 등록된 흑인 참가자 3363명 가운데 2.6%가 불활성화 변이형 *PCSK9*의 소유자였고 그들의 LDL 수치는 다른 사람보다 거의 30%가 낮았다. 그뿐만 아니라 심혈관질환에 걸릴 위험성은 보통 사람의 약 10% 수준에 그쳤다. (이 *PCSK9* 변이는 다른 인종 집단에서도 목격되지만 심혈관 보호 효과가 흑인만큼 현저하지는 않다. 아마도 평소에 지질 수치를 약물치료로 관리하는 환자들이 흑인 집단에 비해 더 많기 때문일 것이다.)

또 한 번 자연은 인류에게 활로를 터 주었고 인간계에서는 새로운 경쟁이 시작됐다. 도전 과제는 보통 사람도 텍사스 슈퍼휴먼과 비슷해지게 하는 신약을 만드는 것이었다.

그러나 PCSK9를 겨냥할 땐 통상적인 신약 개발 방법이 역부족임이 곧 드러났다. 단백질을 억제하는 신약의 경우, 일반적으로는 수백만 가지 소분자 가운데 특정 효능이 있는 것만 걸러 후보를 추리는 게 첫 순서다. 알약으로 만들어 복용할 수 있는 약에는 대개이 전략이 잘 먹히고 제약업계도 이 방법이 가장 익숙하다. 하지만 이 전략으로 수 년을 PCSK9에 매달렸던 여러 기업이 결국 두 손을 들고 말았다. 그렇다고 이대로 포기하기엔 너무 아까웠다. 이 유전자를 억누를 다른 방법은 없을까 고민하던 신약개발자들은 항체에 눈을 돌렸다. 원래 항체는 바이러스나 박테리아 같은 공격적 이물질을 중화시키라고 체내 면역계의 B세포가 만들어 내는 물질이다. 마치 자물쇠와 열쇠처럼 특정 분자 표적구조를 인식하고 그곳에만 달라붙는 이런 항체의 특성을 연구에 이용하는 것이 과학계에서는 새삼스런 일도 아니다. 그런데 이젠 제약업계가 PCSK9를 중화시키는 항체의 개발에 뛰어들면서 판이 커졌다.

결실은 비교적 빨리 나왔다. 미국과 유럽연합의 보건당국이 2015년에 제약사 사노피Sanofi와 리제너론Regeneron이 공동개발한 신약 알리로쿠맙alirocumab과 암젠Amgen의 에볼로쿠맙evolocumab을 허가한 것이다. 두 신약 모두 피부층 밑에 투여하는 주사 제형으로 생산된다. 이 주사액에는 수 시간 내에 PCSK9를 무력화시키는 항체가 고농도로 들어 있다.

신약 허가의 근거가 된 것은 대규모 임상연구의 자료였다. 이 연구들은 의사와 환자 모두 투여되는 약이 진짜 약인지 물약인지 모르는 조건에서 진행됐다. 그중 첫 번째 연구에서는 심혈관질환의 위험이 높다고 알려진 참가자 2만 7564명이 에볼로쿠맙 군이나 위약 군에 무작위로 배정됐다. 연구진은 참가자들을 2년간 추적관찰했는데, 에볼로쿠맙 군에서 LDL 수치가 92mg/dl에서 30mg/dl로 60% 정도 뚝 떨어지고 심장마비 발생 위험은 15% 줄어든 것으로 분석됐다. 게다가 LDL이 무려 10mg/dl 밑으로 내려간 참가자들만 따로 검토했더니 놀랍게도 걱정할 만한 부작용이 전혀 없었다. 알리로쿠맙으로 비슷하게 수행된 다른 임상연구의 결과도 크게 다르지 않았다. 두 연구에서 각 신약은 연구 참가자들의 사망률도 5%쯤 낮췄다.

PCSK9의 성공 스토리는 유전학을 신약 개발에 활용하자는 발상에 제대로 불을 붙였다. 시초는 일찍이 1970년대에 유명 과학자이자 훗날 머크Merck의 수장에 등극한 P. 로이 바겔로스P. Roy Vagelos가 유전장애로 테스토스테론 수치가 낮은 소아는 전립선이 작아지지만 남성형 탈모에 강해지는 현상에 착안해 피나스테리드finasteride 신약개발 프로그램을 추진한 것으로, 벌써 수십 년이나 묵은 개념이었다. 하지만 동물실험 데이터를 보고 얻은 확신이 아니라 자연이 인간을 대상으로 한 실험에서 출발한다는 아이디어는 더없이 매력적이었다. 학술지 〈네이처 리뷰 드러그 디스커버리Nature Reviews Drugs Discovery〉에 기고한 글에서 하버드 유전학자 로버트 플렌지Robert Plenge는 그 잠재력을 이렇게 서술했다. "인체 내에서 자연발생해 특정 단백질의 활성을 변화시키는 돌연변이를 참고해 어떤 약물에 기대되는 효능과 독성을 가늠할 수 있다." 신약개발 주기가 크게 단축될 거라는 소식에 제약업계는 흥분을 감추지 못했다. 편차는 있지만, 보통 신약 하나가 정부의 허가를 받기까지는 앞서 발생하는 실패비용을 포함해 10억 달러에서 30억 달러 사이의 예산이 든다. 다행히 신약 후보가 임상시험에 진입해도 90%는 정부 허가 단계에서 탈락한다는 잔인한 통계에 초연할 수 없는 제약업계로서는 새로운 전략에 솔깃한 게 당연하다. PCSK9의 경우, 부알로가 새로운 발병 유전자를 발견한 이후 신약이 둘이나 최종 승인나기까지 고작 12년밖에 걸리지 않았다. 그러니 스탠퍼드 병원 가족성 고콜레스테롤혈증 클리닉의 원장인 조슈아 놀스_{Joshua Knowles}가 〈뉴욕 타임스〉와의 인터뷰에서 언급한 것처럼, 혁명적인 신약 개발 전략이라 불릴 만했다.

유전체학으로 신약을 개발하는 것은 또 다른 이유에서도 신박한 발상이었다. 인과를 증명하는 것이 가능해진다는 점에서다. 로버트 플렌지가 기고문에서 언급했듯, 유전체학을 활용하면 "표적과 현상 사이의 관계가 작용과 반작용이 아니라 인과임을 확실하게 구분"할 수 있다. 이 점은 매우 중요하다. 생명과학에서는 온갖 것을 측정하고 그것들의 상관관계를 조사하는 게 연구자들의 일이다. 어느 하나가 증가할 때 한결같이 다른 하나도 함께 증가한다면 우리는 그 두 가지가 서로 상관관계를 갖는다고 말한다. 하나가 흥할 때 다른 하나는 망하는 역의 관계 역시 일종의 상관관계다. 상관관계는 일상 도처에 널려 있다. 비가 오면 사람들은 우비를 입고, 어느 집이 강도에게 털린 뒤엔 이웃집 여럿이 경보기를 새로 다는 게 그런 것들이다. 그런데 상관관계가 인과를 내포한다고 착각하는 순간 일이 복잡해진다. 원래 인과관계와 그 방향성은 이미 우리가 깊이 이해하고 있는 세상과 연관 있을 때 확연히 도드라져 보인다. 가령 우리는 사람들이 비를 맞지 않으려고 우비를 입는다는 사실을 알고 있다. 인간에게 우비를 입히려고 하늘이 비를 내리지는 않는 것이다. 하지만 생명과학의 영역에서는 어느 하나가 다른 하나를 정말로 불러왔다고 단언할 수 없는 사안이 태반이다. 허접한 상관관계 사례들을 장난감처럼 갖고 노는 인사도 있긴 하다. '가짜 상관관계Spurious Correlations'라는 간판을 단 웹사이트와 동명의 저서를 통해 유명 일화들과 그 허위성을 풀이한 타일러 비겐Tyler Vigen처럼 말이다. 수영장에 빠져 죽는 연간 사망자 수가 같은 해 니콜라스 케이지Nicolas Cage가 출연한 영화 작품수와 밀접하게 관련 있다는 걸 아는가? 아이스크림 판매량이 상어 출몰로 인한 인명사고와 연관된다는 건? 1인당 치즈 소비량과 사람이 자기 침대보에 목이 감겨 죽는 질식사 건수가 얽혀 있다는 보고는 어떤가(2000년부터 2009년 사이에 두 지표의 증가율이 정확히 일치했다고 한다)? 메인 주의 이혼율이 같은 해 마가린 소비량과 완전히 평행하게 떨어진 까닭을 당신은 설명할 수 있겠는가? 지금 내 말이 우습게 들린다면, 그건 이 얘기들에 인과관계가 성립할 리 없다는 걸 단박에 알 정도로 우리가 세상을 속속들이 이해하기 때문이다. 그런데 우리가 아직 잘 모르는 세상에서라면 어떨까? 과학이 그런 세상이다. 이곳에서는 무엇이 상관관계이고 무엇이 인과관계인지 못 알아보는 일이 부지기수다.

과학에서 어느 하나가 다른 하나의 원인임을 증명하는 것은 만만치 않은 일이다. 하지만 어떤 약의 약효를 인정받고자 한다면 인과 입증은 필수다. 예를 들어, 의료진이 환자들에게 신약 테스트에 참여할 의향이 있는지 묻는다고 하자. 의료진은 동의하는 환자에게는 신약을 제공하고 거절한 환자들은 대조군으로 삼아 관찰만 한다. 한 달 뒤, 두 그룹의 콜레스테롤 수치를 측정한다. 그러자 신약을 투여한 그룹의 콜레스테롤 수치가 더 낮게 나온다. 만세! 성공이야! 아니, 실은 그렇지가 않다. 만약 임상시험에 더 적극적으로 등록하는 사람들은 이미 콜레스테롤 관리의 열의가 훨씬 뜨거운 환자여서 매일 식이요법과 운동을 알아서 하고 있었다면? 실제로도 그럴 공산이 매우 크다. 어떤 약의 효능을 입증하려 할 때 꼭 무작위배정, 대조 임상시험을 거쳐야 하는 것이 이 때문이다. 가짜 약도 때로는 진짜처럼 피시험자의 건강을 크게 호전시키기에, 연구에 참가하기로 한 피시험자들은 동전 던지기처럼 무작위로 시험약 그룹과 위약 그룹에 나누어 배정된다. 이렇게 참가자들을 두 그룹에 무작위배정하면 관찰 과정에서 연구를 왜곡시키기 일쑤인 편견이 생기지 않는다. 그래서 미국 식품의약품안전국FDA, Food and Drug Administration 국장을 역임했던 스탠퍼드대와 듀크대의 심장내과학 교수 로버트 칼리프Robert Califf는 "무작위배정이라는 신의 선물"이라고 말하기도 했다.

유전학이 재미있는 것은 하나가 다른 하나의 참 원인임을 확정할 중요한 근거를 제공한다는 점이다. 이른바 '멘델 무작위배정'이라는 것인데, 사람이 엄마 배 속에서 잉태될 때 변이형 유전자를 '무작위'로 물려받는다는 게 핵심이다. 게다가 이건 태어나기 훨씬 전에 일어나는 일이기에 각자 어떤 유전자를 갖게 되는지는 바깥 세상에서 겪을 어느 경험과도 무관하다. 일례로 키와 부富 사이의 관계를 조사한다고 하자. 둘 사이의 상관관계는 확인했지만 인과성은 아직 모른다. 일단 키 큰 사람이 돈을 더 잘 버는 건 확실해 보인다. 아무래도 훤칠하면 사람이 더 당당해 보이고 고연봉직 면접에 붙을 확률도 높아지기 때문이 아닐까 싶다. 그게 아니면, 부유한 집안 덕에 잘 먹고 잘 자라서 키가 커진 걸 수도 있다. 솔직히 둘 중 어느 하나를 골라내기는 어렵다. 그런데 만약 사람의 키를 좌우하는 유전자를 우리가 알고 있다면 어떨까. 우선은 편의상 그런 유전자가 딱 하나뿐이고 키나 부와 간접적으로 연결되는 다른 요소들에는 어떤 식으로든 영향을 주지 않는다고 가정한다(사실 이 가정이 엄청나게 중요한데 여기서는 잠시 기억만 하고 넘어가자). 이어서 이 유전자가 '단신'형인 사람들과 '장신'형인 사람들의 자료를 모으고 그들을 키 유전자의 구성(즉 두 카피 모두 단신형, 단신형 한 카피와 장신형 한 카피, 두 카피 모두 장신형)에 따라 세분한다. 부모에게 물려받은 유전자가 단신형인지 아니면 장신형인지는 애초에 정자와 난자가 수정될 때 무작위 확률로 결정됐을 것이고 태어난 뒤 살면서 경험하는 어떤 일도 이 운명을 바꾸지 못한다. 이제 이 집단의 특징을 살펴볼까. 무작위 유전학에 의해 장신형 유전자 쌍을 지급받은 사람들이 단신형 유전자 쌍을 지급받은 사람들보다 평균적으로 더 부유한가? 만약 규모가 충분히 큰 집단에서 그런 관계가 발견된다면, 키가 정말로 부의 원인이라고 타당하게 결론 내릴 수 있을 것이다. 반면에 현상적으로는 키와 부가 연결된 듯하지만 키 유전자 면에서는 상관관계가 관찰되지 않는다면, 부의 참 원인은 따로 있다는 얘기가 된다. 아까 가정이 중요하다고 했던 이유가 드러나는 대목이다. 지금 우리는 현실적 한계들을 납득하는 동시에 건강 데이터와 유전자 정보 모두 담긴 대규모 집단 데이터베이스를 확보해야 한다. 그러고 나면 이 기법을 활용해 신약의 표적을 정조준할 제대로 된 경로를 찾을 수 있을 것이다.

이 분석기법의 지원이 없으면 신약개발이 폭삭 망할 수 있음을 일깨우는 실례가 있다. 발단은 착한 콜레스테롤 HDL이었다. HDL 수치가 높으면 심장마비 발생 위험이 낮아진다는 건 전문가가 아니어도 다들 아는 상식으로 자리 잡은 지 오래다. 그래서인지 HDL 수치를 높여 심장마비를 예방할 수 있을지 모른다는 얘기가 심심찮게 나온다. 그런데 과연 그럴까?

실제로 세계 최대 제약기업 중 하나인 화이자Pfizer가 엄청난 자금을 투자해 HDL 수치를 올리는 신약 개발 사업을 야심 차게 시작했다. 그러나 결과는 실패였다. 이 일이 있고서도, HDL을 환자 혈관에 직접 주입하는 주사제 등 다수 후발주자들이 도전했지만 줄줄이 실패를 맛봤을 뿐이었다. (약하게 효과가 있더라는 연구 보고가 한 건 있긴 한데, 콜레스테롤이 LDL에서 HDL로 갈아탄 결과라는 게 연구진의 분석이었다. 한마디로 약효가 HDL 상승이 아니라 LDL 감소에서 나왔다는 뜻이다.) 국제적으로 난다 긴다 하는 제약회사들이 어떻게 이토록 값비싼 실수를 저지른 걸까?

결론부터 꺼내면, 상관성과 인과성의 차이를 구분하지 못한 게 결정적 과오였다. 다들 알다시피 심장마비는 LDL이 높고 HDL이 낮을수록 일어나기 쉽다. 공교롭게도 그런 사람들은 머리도 빨리 센다. 그렇다고 심장마비가 흰머리 때문에 생긴다고 확신하는 사람은 어디에도 없다. 고령이 심장마비의 위험인자인 건 사실이지만, 흰머리는 그런 나이 듦이 남긴 흔적에 지나지 않는다. 하물며 새치를 검게 물들인다고 심장마비 위험성이 줄어들 리는 더더욱 만무하다. 제약기업들이 HDL 수치를 올려야 한다며 떤 수선은 딱 이 새치 염색과 같은 짓이었다. 어째서냐고?

그 대답은 하버드대 브로드 연구소의 두 석학 세카르 카티르산 Sekar Kathiresan과 벤저민 보이트Benjamin Voigt가 이미 2012년에 했다. 두 사람은 멘델 무작위배정 원리에 의거해 변수 유전자를 하나로도 설정하고 여럿으로도 설정해 다방면에서 검토한 뒤, 낮은 HDL 수치는 흰 머리와 똑같이 심혈관질환과 상관관계를 갖지만 둘 사이에 인과는 성립하지 않는다는 결론을 내렸다. 지난 시행착오를 감안할 때 이건 십억 달러짜리 논문이었다. 물론 집단을 관찰할 경우 심장마비 위험성이 낮은 무리에서 혈중 HDL 수치가 더 높은 현상이 목격되는 건 여전했다. 하지만 연구진이 이미 확보된 HDL 측정치 데이터를 가지고 유전자가 '고-HDL'형인지 아니면 '저-HDL'형인지에 따라 다시 분석했더니 상관관계가 사라져 버리는 게 아닌가! 인과관계가 없는 건 말할 것도 없었다.

연구진은 결론을 확실히 하고자 이번엔 LDL 수치에 중점을 두어 같은 실험을 반복했다. 그 결과, 무작위로 운명 지어진 LDL 유전형과 심장마비 사이에 더 없이 뚜렷한 상관관계를 확인할 수 있었다. HDL과 정반대로 LDL의 경우는 수치가 높을 때 심장마비가 정말 더 잘 일어나는 듯했다. 그 말은 곧 LDL을 낮추는 약은 희망이 있다는 뜻이었다. (실제로 그런 치료제들이 지금까지 족히 수백만의 목숨을 구했다.)

애석하게도 이 연구 결과가 발표됐을 땐 이미 제약업계가 HDL이라는 새치를 검게 염색하는 데에 애먼 돈을 허비한 뒤였다. 만약 이 소식을 뒤늦게 접한 게 아니라 미리 알고 신약개발을 시작했다면 어땠을까. 요즘은 상위 제약기업 대부분이 바로 이런 방향으로 연구개발을 진행한다. 앞으로는 먼저 인간유전학의 검증을 거치는 게 모든 신약의 통과의례로 자리 잡게 될 것이다.

파키스탄 북부 어느 지역에 인근 병원들은 물론이고 동네에서도 모르는 사람이 없는 유명인사 소년이 있었다. 이 열 살 소년의 취미는 맨몸으로 위험한 도전만 골라 하는 거리공연이었다. 공연은 조작이라기엔 지나치게 실감 났다. 당연했다. 마술사가 칼을 삼키거나 불을 내뿜을 때 쓰는 속임수는 하나도 없었으니까. 소년은 자기 팔뚝에 진짜 칼을 꽂아 넣고 제대로 달궈진 석탄 위를 맨발로 걸었다. 그렇게 생기는 상처 역시 진짜였다. 하지만 보통 사람이라면 상상만 해도 소름 돋을 것 같은 통증을 소년은 전혀 느끼지 못했다. 애초에 통증에 둔하게 태어났기 때문이다.

똑같은 유전병을 앓은 스테판 베츠Stefan Betz를 BBC 특파원 데이비드 콕스David Cox가 2017년에 인터뷰한 적이 있다. 당시 베츠는 이렇게 고백했다. "세상 사람들이 통증을 못 느끼는 걸 대단하다고 호들갑 떠는 바람에 제가 무슨 초능력자 같은 게 되어 버렸죠. 하지만 전혀 그렇지 않습니다. 오히려 우리는 아프다는 게 뭔지 너무나 알고 싶어요. 통증이 있다는 게 어떤 느낌인지를요. 아픈 걸 모르면 사는 데 지장이 많거든요." 일리가 있는 말이다. 사실 통증은 인간이 스스로를 보호할 수 있도록 발달한 방어기전이다. 다친 줄도 모르고 방치하면 상처가 낫지 않을 테고 환부가 감염되어 전신으로 퍼지기 십상이다. 설상가상으로 인간은 몸이 상할 수도 있는 위험에도 주저 않고 뛰어드는 종족이다. 파키스탄의 소년 역시 그랬다. 소년은 열네 살 생일을 앞두고 맨몸으로 지붕에서 뛰어내렸다가 그대로 숨을 거두고 말았다. 자신이 천하무적이라고 믿었던 것이다.

그런데 흥미로운 소식 하나가 소년의 비극으로 침울해진 분위기를 뒤엎었다. 2006년, 영국 케임브리지 아덴브룩 병원Addenbrooke's Hospital in Cambridge에서 의학유전학과 임상생화학을 연구하는 제임스 콕스James Cox, 프랭크 라이만Frank Reimann, 제프리 우즈Geoffrey Woods가 통증 감각을 둔화시키는 변이 유전자를 가진 네 가족의 사례를 묶어 학계에 보고했는데, 파키스탄 소년의 집안도 그중 하나였다. 이 변이 유전자를 보유한 식구들은 뜨거운 것과 차가운 것, 누르는 세기와 자세는 모두 정상적으로 감지했지만 오직 통증만 감지하지 못했다. 연구팀은 원인 유전자를 찾기 위해 유전자 연관 지도 매핑을 통해 일차로 수색 범위를 걸렀다. 그 결과, 전체 유전체에서 유전자

50개가 들어 있는 한 구역으로 좁혀졌다. 이 50개 유전자 중에서도 가장 유력한 것은 *SCN9A*라는 나트륨 채널 유전자였다. *SCN9A*는 통증 기전에 관여한다고 일찍이 보고된 유전자이기도 했다. 출처는 예일대학교 스티브 왁스먼Steve Waxman 연구실과 중국국립인간유전체연구센터인데, 당시 이 유전자의 한 변이형을 발견한 두 연구진은 그 변이 때문에 나트륨 채널의 활동성이 증폭되어 심한 통증이 재차 재발하는 희귀병이 생긴다고 입증한 바 있다. 그런데 이번 영국 연구에서는 정반대였다. 파키스탄 가족 중 염색체 두 카피 모두에 이 유전자 변이를 가진 가족들은 나트륨 채널의 활동이 억눌려 있었다.

곧 연구진은 그들이 통증 조절의 완전히 새로운 대안을 찾았는지도 모른다는 걸 깨달았다. 의학 기술이 발전을 거듭하고 있음에도 현대인은 유독 통증 관리 면에서는 주도권을 잃고 작아지는 신세다. 현존하는 진통제 중 최강자를 꼽으라면 단연 아편opioid 수용체 작용제가 으뜸일 것이다. 헤로인처럼 모르핀과 흡사하게 만들어서 같은 수용체를 겨냥하게 한 물질들이 이 계열에 속한다. 한 번이라도 경험이 있는 사람이라면 알겠지만, 이 부류의 약들은 중독성이 심하고 정신 상태를 변화시키며 통증감각 해리를 초래한다. 아프긴 한데 왠지 더 이상 신경 쓰이지 않는 것이다. 오늘날은 지구촌 전역이 마약 중독의 늪에서 허덕이고 있다. 무엇보다 효과는 막강하지만 부작용을 예측할 수 없는 합성 아편이 쉼 없이 유입되는 암시장 탓이다. 중독의 심각성은 둘째로 치더라도, 아편 수용체를 건

드림으로써 치러야 할 대가는 한두 가지가 아니다. 기본적인 부작용으로 메스꺼움이 있고 장기간 투약할 경우는 똑바로 걷지 못할 정도로 변비가 심해진다. 과다투여하면 숨이 완전히 멈춰 죽기도 한다. 미국 국립약물남용연구소National Institute on Drug Abuse는 현재 미국에서만 매일 130명이 마약 과다복용으로 사망한다고 추정한다.

그런 가운데 통증에 선천적으로 둔감한 가족들의 유전자 연구가 어떻게든 도움이 됐을까? 물론이다. 여기서 아이디어를 얻은 제약업계는 아편의 치명적인 부작용은 없으면서 효과는 좋은 새로운 진통제를 개발하는 작업에 한창 매진하고 있다. *SCN9A* 유전자의 발견 경위를 소개한 초창기 연구 논문들이 나왔을 때, 제약기업들 사이에서는 약물로 이 유전자 변이의 나트륨 채널 차단 효과를 모방하는 도전에 불이 붙었다. 유전자의 효과는 문자 그대로 깔끔했다. 이 유전병 환자들은 그저 아픔이라는 감각을 경험하지 못할 뿐 달리 건강에는 아무 악영향도 없었다. 그러니 SCN9A 단백질 조절제가 통증 잡는 '특효약'일 게 분명해 보였다. 그러나 곧 제약업계는 고작 나트륨 채널 하나를 다스리는 게 얼마나 어려운지를 뼈저리게 깨닫게 된다. 알고 보니 한 나트륨 채널 안에서도 유형이 9가지나 됐던 것이다. 게다가 생김새마저 죄다 비슷해서 한 유형의 채널을 잡는 약이 나머지 유형들에도 영향을 주는 탓에, 뇌세포에 불필요한 변화를 일으켜 간질 같은 부작용을 불러오기 십상이었다. *SCN9A* 유전자에 연결된 채널 유형 하나만 겨냥해 유전병을 고치는 건 말처럼 간단한 일이 결코 아니었다. 그런 사연으로 최근 제약업계는 시야를 전보다 넓혀 보는 중이다. 그중 괜찮아 보이는 전략 하나는 PCSK9의 선례를 따라 항체를 활용하는 것이다. 또 제약회사 암젠의 자연으로 돌아가는 전략도 가망이 있어 보이는데, 암젠은 뜻밖에도 타란툴라거미의 독에서 SCN9A 단백질을 겨냥할 후보 물질을 찾았다. 이처럼 슈퍼휴먼의 생물학을 동물 세계에서 탐색하는 것은 신약개발의 또 다른 돌파구가 된다. 자연에는 동물들이 다른 동물의 신경계를 백발백중으로 무력화시키는 기전이 놀랍도록 다양하게 발달했다. 방어 목적이든 공격을 위해서든 상대에게 고통을 안기거나 마비시키는 독은 거미와 뱀이 자랑하는 막강한 무기다. 이제 우리 인간도 이 방어 시스템을 우리 종족의 통증 치료에 쓸 수 있을 것이다.

슈퍼휴먼은 어디에나 있다. 그리고 그들이 특별한 이유는 유전체를 보면 안다. 그런 이해를 바탕으로 평범한 다수도 지금보다 약간 더 특별해질 수 있을까? 나는 그럴 수 있다고 생각한다. 그러나 유전체는 훨씬 더 많은 일을 할 수 있다. 우리가 표적으로 삼을 기전이 그 병을 일으키는 진짜 원인임을 미리 못박음으로써 성공적인 신약 개발의 순로를 확보한다면 그렇다. 도전은 이미 시작됐다. 세간에는 이런 통찰에서 싹튼 신약이 적어도 10년 안에는 나온다는 전망이다. 병마는 퇴각할 것이다. 슈퍼휴먼들이 오고 있기 때문이다.

게놈 오디세이

18장

정밀의학

"형식은 간결하게, 사고는 정확하게, 삶은 결단력 있게."

- 빅토르 위고Victor Hugo

"우리는, 우리는, 우리 모두는 불멸하는 우리 영혼을 구원하려 하고
어떤 길은 다른 길보다 더 구불구불하고 비밀스럽게 보이네.
지금도 꽤 호시절이나 곧 모든 희망이 드러나리."

- 레이먼드 카버Raymond Carver, 시선집《우리 모두All of Us》

에릭 디슈먼Eric Dishman은 머릿속이 새하얬다. 두 의사가 그의 눈앞
에서 한참이나 왈가왈부하는 걸 보면 전문가들도 확실한 건 모르는

듯했다. 검사 결과가 분명 정상은 아닌데, 어떤 면에서 얼마나 안 좋은지 두 사람의 의견이 일치하지 않고 있었다. 마침내 의사들이 에릭을 향해 입을 열었다. "환자 분의 확진 병명은 몹시 희귀한 형태의 성인 신장암이거나 아니면……." 에릭의 두 눈동자가 순간 미세하게 흔들렸다. 확진이라면서 또 다른 보기를 제시하다니 이해할 수 없었나. 하지만 당장은 설명을 끝까지 듣는 데 집중해야 했고 그런 걸 따져 물을 여유가 없었다. "……매우 드문 소아 신장암입니다."

때는 1987년이었고 열아홉 살이던 에릭은 노스캐롤라이나 주립대학교 학부를 다니고 있었다. 얼마 전까지도 그의 인생은 무사태평하기 이를 데 없었다. 그러다 최근에 어질어질한 증세가 부쩍 잦아졌다. 매일 밤 술 파티를 벌이는 것도 아닌데 팔팔한 대학교 신입생에게 있을 수 없는 일이었다. 그는 학교 보건실에 먼저 들렀다가 대학 부설 종합병원에서 다시 제대로 정밀검사를 받았다. 오늘은 그 결과를 들으러 온 참이었다. 그런데 어엿한 전문의라는 신장내과 의사 둘이 지금 당사자 앞에서 환자가 죽을병이네 아니네 하며 다투고 있는 거였다. '암'이나 '종양'이 기분 좋게 들리는 단어는 결코 아니지만, 주치의들도 확신하지 못하고 우왕좌왕하니 나빠 봐야 얼마나 나쁘겠나 싶었다. 복잡하기 이를 데 없는 심경과 달리, 이후의 모든 일은 마치 슬로모션처럼 일어나는 것 같았다. 적어도 그의 기억 속에서는 그랬다. 그날 의사들이 말했다. "죄송하지만 환자 분은 암 때문에 신장이식을 받기에 적합하지 않습니다." 에릭은 이 말 뒤에 더 큰 폭탄선언이 나올 것을 직감했다. "솔직하게 말씀 드리면 저희는 앞으로 시간이 아홉 달 정도 남았다고 보고 있습니다."

그의 세상은 그렇게 멈춰 섰다. 이 세상에 지난날을 돌아보며 죽음을 준비해 본 열아홉 살이 몇이나 될까. 멀쩡하게 잘 살다가 잠깐 엄살 좀 부렸다고 갑자기 시한부 선고라니, 믿을 수 없었다. 앞으로 아홉 달밖에 못 산다고? 그럼 스무 살 생일도 못 맞는다는 소리야? 이런 어처구니 없는 예측은 도대체 무슨 근거에서 나온 거지?

곧바로 화학요법 치료가 시작됐다. 항암치료실 의료진은 에릭의 병이 정확히 어떤 암인지 잘 몰랐고 그저 주치의의 처방을 따를 뿐이었다. 항암 화학요법은 체내에서 빠르게 분열하는 세포를 종류 불문하고 무조건 죽이는 걸 기본 원리로 한다. 화학요법이 진행될수록 머리카락이 한 주먹씩 빠지고 환자가 나날이 야위어 가는 이유이다. 원래도 키 178센티미터에 몸무게가 54킬로그램밖에 안 되던 에릭은 치료를 받는 동안 11킬로그램이 더 빠져 보기 안쓰럽도록 수척해졌다. 얼마 안 남은 생애의 마지막 시간을 이렇게 보내는 게 과연 의미 있을까. 그는 회의가 들었다.

심한 복통이 이어지던 어느 하루, 그는 스트레스나 화학요법 탓에 위궤양이 생긴 건 아닌지 확인하기 위해 병원에 가서 내시경 검사를 받기로 했다. 보통 위 내시경을 할 때는 약한 진정제를 맞기 때문에 친구에게 동행을 부탁했다. 병원에 가는 길에 친구는 이 수수께끼 암에 대해 연구 자료가 얼마나 나와 있는지 에릭에게 물었다. 말을 듣고 보니 자료가 거의 없는 것 같았다. 에릭의 대답에, 친구는 그를 설득해 내시경 검사를 취소하고 듀크대 의학도서관으로 직행했다. 그곳에서 먼지 자욱한 의학잡지들을 한참 동안 뒤진 두 사람은 에릭의 주치의들이 조심스럽게 추측한 신장세포암의 이모저모를 배울 수 있었다. 그런데 그들이 건진 신장세포암 관련 연구 논문들은 죄다 에릭보다 수십 살 더 먹은 노인들에 관한 것뿐이었다. 두 눈에 불을 켜고 찾아도 젊은 신장세포암 환자의 사례를 설명하는 자료는 단 한 장도 발견할 수 없었다. 두 친구는 궁금했다. 나이 많은 신장세포암 환자들의 데이터를 에릭에게 그대로 적용해도 괜찮은 걸까? 그는 이제 겨우 열아홉 살이었다. 이때 그에게 이 암 진단을 내릴 때 소심한 태도를 보였던 의사들과 정반대로, 친구가 쾌도난마의 조언을 던졌다. "어차피 그 사람들은 너에 대해 아무것도 모르잖아. 그냥 네 마음 가는 대로 살아."

그래서 그는 그렇게 살았다. 그날의 결단이 훗날 자신을 최첨단 정밀의학의 수혜자로 만들 줄은 꿈에도 모르는 채로.

2015년에 나와 만났을 무렵, 에릭은 기량이 정점에 달한 전문가로서 업계를 주름잡는 중이었다. 인텔 건강사업부에서 부사장으로 재직한 지난 몇 년 동안 그의 최대 관심사는 과학기술로 의료의 질을 높이고 무엇보다 환자 중심의 의술을 실현시킬 방법을 찾는 것이었다. 2018년 어느 여름날, 우리는 아침식사나 하면서 얘기를 나누려고 스탠퍼드 캠퍼스 근처의 카페에서 다시 만났다. 그날 그는 두어 시간 뒤 우리 대학에서 해마다 열리는 생명공학 빅데이터 학회에서 발표를 해야 해서 어차피 이쪽으로 와야 했다. 그가 자리에 앉자마자 가방에 넣어 온 약병들을 테이블에 우르르 쏟아 냈다. "이식수술을 받으면 어쩔 수 없어요." 그가 알약을 한 주먹 삼키고는 쓴 미소를 지으며 말했다. "그래도 최소한 살아는 있으니까요." 사실 그는 상당히 긍정적인 사고의 소유자다. "제가 얼마 전에 쉰 살이 됐어요! 그러니까 제 말은 여태껏 살아 있다는 게 기적이라는 뜻입니다. 다들 제가 쉰은커녕 30대를 맞거나 스물을 넘기지도 못할 거라고 했거든요."

직접 만나 보면 에릭이 따뜻하고 친절한 사람이라는 걸 금방 알 수 있다. 잘 웃으면서 적당히 공손한 그의 대화 스타일은 늘 상대방을 편안하게 만든다. 그럼에도 가끔씩 자신이 받은 선물을 사회에 환원해야 한다는 조급한 심정이 슬쩍슬쩍 드러나는 건 어쩔 수 없다. '성마른 환자'라는 표현이 딱 그를 가리키는 말이다.

지난날 의사들은 누구 하나 에릭의 정확한 병명을 알아내지 못했다. 그래서 그는 친구와 도서관을 수색한 날에 전략을 바꿨다. 화학요법 치료를 계속 받기는 하겠지만 인생을 즐길 권리를 포기하기는 싫었다. 더 이상은 시한부를 강조하는 의사들의 지시에 무조건 순종하던 옛날의 그가 아니었다. 뭘 제대로 알면서 그런 엄포를 놓든가.

화학요법을 받다 쉬었다를 반복하고 다음 새해는 맞이하지 못할 거라는 얘기를 거의 매년 들으며 어언 10년이 흘렀다. 이젠 암묵적 동의로 대충 넘어가던 일들을 입 밖에 꺼낼 깜냥도 생겼다. 그래서 진료를 받으러 가면 의사에게 먼저 물었다. 자신이 등산과 겨울 스포츠라면 환장하는데 그런 걸 즐기면서도 치료를 받을 수 있게 화학요법 처방을 조정해 줄 수 있느냐고 말이다. 전자파일로 된 요즘 진료기록지에는 환자의 의견을 적는 공간이 없다는 걸 아는 에릭은 자신의 요청사항을 '환자 별칭' 란에 입력해 달라고 딱 부러지게 요구했다. 그는 차트에서 자신의 이름이 '에릭 디슈먼(눈 내리는 한 겨울에 쌩쌩해짐)'이라고 읽히는 게 마음에 들었다. 칸이 모자랄 땐 '에릭 디슈먼(눈에 미친 자)'이라고 입력해 달라고 부탁했다. 그가 유난스럽게 군 데에는 그럴 만한 이유가 있었다. 보통 의학은 사회통례, 역사, 의료계 내부의 전통에 따라 조직되고 운영된다. 환자의 신념이나 소망은 안중에 없다. 의사에게 등산할 일정을 뺄 수 있게 화학요법 처방을 짜 달라고 주문하고 부작용으로는 두통보다는 구역질이 그나마 견딜 만하다고 강조한 에릭의 행동에는 본인의 일을 결정함에 있어 주도권 일부를 스스로 되찾아 왔다는 의의가 있었다. 그는 대기실에서 차례를 기다리는 그냥 그런 환자가 아니었다. 이 시절의 경험이 그를 오늘의 자리로 이끈 밑거름이 되었다.

인류학과 기술적記述的 민족학에 관심 있어 하던 그의 원래 전공은 사회학이었다. 그래서인지 그는 인류를 그리고 인간 스스로 무리를 이루는 (혹은 그러지 않는) 문화를 통찰하는 시각이 탁월했다. 첫 직장은 마이크로소프트의 공동창업자 폴 앨런Paul Allen이 싱크탱크 삼아 세운 인터벌 리서치Interval Research였다. 이곳에서 1호 인턴으로 일하면서 그는 1990년대 초 과학기술이 세상을 점령하기 전 사회학과 심리학에 흔히 쓰이던 정성적 연구 기법을 익혔다. 얼마 뒤에는 인텔로 옮겨 또 한 명의 컴퓨터 세대 개척자와 조우했다. 바로 당시 인텔의 CEO였던 전설적인 사업가 앤디 그로브Andy Grove다. 그로브는 인텔 재직 중에도 활발히 활동했지만 나중에 전립선암과 파킨슨병을 얻고선 보건의료 발전에 써 달라며 상당한 재산을 기부한 인물이다. 두 사람은 의료의 중심은 환자여야 한다는 공통된 신념을 갖고 있었다. 그로브가 입버릇처럼 하던 말이 있다. "마치 목숨이 그것에 달린 것처럼 내 의료차트는 내 것이라고 여겨야 한다."

인텔 부사장에 오른 에릭은 아직도 18세기쯤에 멈춰 있는 의학 분야에 21세기 실리콘밸리 기술을 끌어올 기회를 틈틈이 엿봤다. 그러다 가장 적합해 보인 후보가 바로 유전체학이었다. 그때까지 유전체 데이터 검색에 사용되는 컴퓨터 프로그램들은 인텔 같은 기업의 프로 소프트웨어 개발자가 아니라 (내 연구실처럼) 대학교수와 그 밑의 학생들이 만든 것이 대부분이었다. 그런데 인텔 건강생명과학 사업부는 프로 개발자들을 영입해 자체 팀을 꾸림으로써 유전체 데이터 해석을 위한 오픈소스 소프트웨어 개발 기간을 크게 단축했다. 이 일은 유전체 분석 관련 스타트업 업계에서 에릭을 유명인사로 만들었다. 2011년, 그런 스타트업 중 하나가 그에게 연락해 암세포의 유전체를 분석해 주겠다고 제안했다. 최근 신장암이 악화돼 신부전까지 갔음에도 항암치료 때문에 투석을 못 하고 있던 차였는데 이 소식을 들은 것이었다. 어차피 지금 암 치료가 딱히 효과적이지도 않고, 현재 주치의들이 암을 부추기는 유전자 변이를 찾지도 못한 상황이었다. 그러니 패기 넘치는 이 벤처와 손을 잡은들 손해 볼 일은 없을 것 같았다.

그 즈음 유전체학은 항암치료 영역에 막 돌풍을 일으키고 있었다. 1990년대에 시작된 초창기 유전학 연구들은 태어날 때부터 존재했지만 나이가 많이 들어서야 암에 걸리게 하는 특정 돌연변이(가령 *BRCA1* 유전자나 *BRCA2* 유전자의 돌연변이)에만 초점을 맞추는 경향이 있었다. 그러다 2000년대 초 무렵엔 암세포 자체에 새로 생겨 무한성장을 부추기는 돌연변이로 무게중심이 옮겨 갔다. 그 결과로 학계는 예전처럼 종양세포가 최초로 생긴 조직에 따라 암을 구분하는 것(즉 폐암, 유방암 등으로 부르는 전통적인 암 분류 방식)이 아니라 종양 자체의 고유한 생물학적 특징에 따라 암을 이해하기 시작했다. 그렇게 알아 가다 보니 종양의 무한성장을 유도하는 몇몇 유전자 돌연변이가 특히 자주 출현하는 게 눈에 띄었다. 그렇다면 이걸 치료 표적으로 공략하는 것이 효과적일 것 같았다. 암의 발원지인 장기나 조직을 치료하는 것이 아니라 망가진 세포성장경로를 바로잡는 게 최고의 치료 전략일 때도 있으니까.

에릭의 경우는 정상 세포와 신장암 세포의 유전자를 비교했더니 종양에 생긴 세포성장경로 변화가 신장암보다는 췌장암과 더 흡사해 보였다. 지금껏 그의 주치의들이 확진을 못 내리고 우왕좌왕한 이유가 아무래도 이것 같았다. 그런데 한편으로 보통은 췌장암에만 쓰는 화학요법 처방으로 에릭이 효과를 볼 기회가 있다는 뜻도 됐다. 종양의 기저 유전학을 바탕으로 화학요법 처방을 재단하는 것은 전에 없던 시도였고, 의사가 환자 본연의 유전체와 종양의 유전체 모두의 전체 염기서열 정보를 가지고 치료법을 결정한 사례 역시 에릭 전에는 전무했다. 그러나 에릭이 어디 보통 사람인가. 그는 췌장암 처방을 써 보자고 의료진을 끝까지 설득했고, 결국 얼마 지나지 않아 암이 모두 억제되는 완전관해 반응에 이를 수 있었다. 에릭의 맞춤의학 전략은 과거 어느 치료와도 차원이 다른 놀라운 치료 결과를 보였다. 나아가 에릭은 암 완치가 확정된 후 이식수술 대기자 명단에 이름을 당당히 올림으로써 주치의들을 다시 한 번 고개 숙이게 만들었다. 9개월 시한부 선고를 받은 뒤 25년이 흘러 마흔둘이 됐을 때, 그는 건강한 신장을 이식 받고 새 인생을 시작했다. 특별한 투병 경험을 나누고자 2013년 TED에 강연자로 오른 에릭은 자신에게 신장을 선물한 주인공을 무대 위로 초대했고 청중은 두 사람에게 기립박수를 보냈다. 에릭에게는 수수께끼 암의 치료법을 찾을 때까지 수십 년을 포기하지 않고 견딘 용기에, 기증자에게는 생면부지의 타인에게 제 살점을 떼어 준 고결한 이타주의적 행동에 경의를 표하는 의미였다.

2018년의 어느 아침 나와 에릭이 마주앉은 카페 장면으로 돌아가면, 우리의 대화는 어느덧 그의 인텔 퇴사 후의 장래 계획으로 흘러가고 있었다. 57회의 항암치료 주기, 한 차례의 신장이식수술, 371종의 약물 치료를 모두 견디고 살아남은 그는 이제 다시 도약할 때라고 마음을 굳힌 것 같았다. 이 나라의 정밀의학 발전을 주도할 바로 그곳에서 온 영입 제안을 수락할 참이었다. 가슴에 품은 이상을 정부 최고기관의 힘을 빌려 세상에 개진할 때가 된 것이었다.

∴∴∴

인간 유전체 프로젝트를 진두지휘했던 미국 국립 인간 유전체 연구소 소장 프랜시스 콜린스는 처음부터 알고 있었다. 인간은 절대 "유전체 하나에 만족하지 않으리라"는 걸 말이다. 다음 과업은 세계인의 유전체를 해독하고 집단 간 비교할 방법을 찾는 것이 될 게 분명했다. 그런 까닭으로 인간 유전체 프로젝트가 성공적으로 끝난 직후인 2003년, 콜린스는 선각자들을 다시 불러 모았다. 대표적인 인물이 현역 의사이자 대규모 집단 역학연구에 일가견 있는 테리 마놀리오Teri Manolio, 고혈압과 당뇨병을 주제로 한 유전학 연구 실적이 풍부하고 직설적으로 말하는 습관이 있는 텍사스 출신 유전학자 에릭 보어윙클Eric Boerwinkle, 유전학 연구에 얽힌 윤리와 법적 쟁점에 누구보다 박식한 워싱턴대 교수 와일 버크Wylie Burke, 보스턴에 새로 생긴 브로드 유전학 연구소의 샛별 데이비드 알트슐러David Altshuler 등이다. 이들은 유전자 조성 면에서 적어도 십만, 많게는 백만 인구 구성원 하나하나의 다양성을 규명하는 것이 인간 유전체 프로젝트의 잠재력을 깨울 열쇠임을 잘 알았다. 대규모 집단의 자료만 있으면 돌연변이가 발병으로 직결되는 까닭에 변이형을 예의 주시해야 하는 유전자는 무엇이고 염기배열이 같건 다르건 별 해가 없는 유전자는 무엇인지 바로 드러날 것이었다.

비슷한 움직임은 세계 곳곳에서 이미 시작되었다. 선발주자는 아이슬란드의 디코드 제네틱스deCODE Genetics였다. 1996년에 민관합작투자로 설립된 디코드는 30만 국민 대부분에게서 의료차트, 가계 기록, DNA 검체를 연구에 이용해도 좋다는 동의를 확보한 상태였다. 아이슬란드는 특히 이런 유의 연구에 최적화된 조건을 갖춘 나라다. 노르웨이 바이킹과 영국제도 탐험가 출신의 선조들이 터를 잡은 9세기부터 지금까지, 유전학적 관점에서 집단 독립성이 비교적 잘 보존되어 있다. 실제로 이 나라 사람들의 족보를 거슬러 올라가면 시조가 몇 가문으로 크게 좁혀진다. 이처럼 유전학적 배경이 균질한 까닭에 희귀 변이는 상대적으로 더 도드라져 보이게 된다. 덕분에 아이슬란드인 집단에서는 유전질환의 소인인 유전자 변이가 훨씬 쉽게 발견된다.

이런 장점을 카리 스테판손Kári Stefánsson이 놓칠 리 없었다. 아이슬란드 출신의 하버드대 신경유전학자 스테판손은 1990년대 후반, 다발경화증의 유전학을 연구하던 중 고국 아이슬란드의 잠재력에 주목했다. 오랜 줄다리기에도 NIH가 연구비를 내줄 기미가 안 보이자 결국 그는 민간자본을 유치하기로 하고 귀국을 결심한다. 동포들의 데이터를 바탕으로 다양한 인간 질병의 유전학적 근간을 밝히겠다는 포부를 안고 말이다.

간발의 차로 늦었지만 영국 역시 독자적인 행보에 시동을 걸었다. 1990년대 후반, 영국 의학계와 생명공학업계에는 국가건강보험제도 덕분에 자국이 유전체학 혁명에서 탄탄한 우위를 선점했다는 공감대가 형성됐다. 6000만 명의 자료를 보유한 국가보험 데이터베이스를 활용하면 유전정보를 전 국민의 의료기록 정보와 연결시켜 살펴볼 수 있다. 이것은 질병을 더 정확히 파악하고 치료제 개발의 단서를 찾을 대단한 기회였다. 이와 같은 미래 의학의 숨은 가치를 일찌감치 꿰뚫어 본 인물이 두 명 있다. 옥스퍼드 의대의 차기 왕실지정 명예교수로 촉망받는 캐나다 태생의 면역유전학자 존 벨John Bell은 1998년에 그의 혜안이 돋보이는 칼럼 한 편을 〈브리티시 메디컬 저널British Medical Journal〉에 실었다. 환자들에게는 유전학을 활용해 개개인에게 딱 맞게 재단한 치료로 질병의 근원을 공략하고 다른 이들에게는 발병 전에 미리 병에 걸릴 위험성을 예측하는 미래를 예찬하는 내용이었다. 이듬해에는 영국 제약회사 스미스클라인 비첨SmithKline Beecham 연구개발부의 최고책임자 조지 포스트George Poste가 같은 식견을 영국 국가건강보험의 틀 위에서 푼 해석을 내놨다. 로빈 피어스Robin Fears와 공저자로 이름을 올린 〈사이언스〉 게재 글에서 포스트는 일종의 바이오뱅크를 통해 유전학 정보를 평생의 건강 데이터와 연계해 활용할 수 있을 거라고 언급했다. 이 아이디어는 1999년 어느 날 벨의 사무실에서 실체를 갖추게 된다. 임상역학자 리처드 페토Richard Peto, 발레리 버럴Valerie Beral, 로리 콜린스Rory Collins, 크리스토퍼 머리Christopher Murray가 모인 자리였는데, 그날 네 사람은 이런 연구가 어떤 형태를 띨지를 두고 심도 있는 토론을 벌였다. 곧이어 같은 해, 웰컴 트러스트Wellcome Trust(보건학 연구를 지원

게놈 오디세이

하는 영국의 비영리재단-옮긴이)가 정부기관인 의학연구위원회와 함께 프로젝트 하나를 발족시켰다. 그들의 계획은 대담했다. 자국민 50만 명을 설득해 의료정보, 혈액 검체, DNA를 기증받고 적격한 타국 연구진과도 공유하겠다는 비전이었다. 곧 곳곳의 토론회장과 사석에서 격한 설전이 이어졌다. 유전학자들은 특정 질병을 앓는 환자들끼리 비교해 유전학적 이해를 최대한 넓혀야 한다고 주장했고 임상역학자들은 유전학 외의 부분들이 더 중요하다고 목소리를 높였다. 결국 소란을 마무리 지은 건 돈줄을 쥔 조직의 수장들이었다. 2002년 4월 29일, 영국 의학연구위원회의 조지 래다George Radda와 웰컴 트러스트의 마크 월포트Mark Walport는 4500만 파운드(약 700억 원-옮긴이) 규모의 기금 조성 사실을 공표하며 끝까지 뜻을 관철했다. 영국의 토니 블레어 총리는 왕립학회 연설에서 비전 공유의 필요성을 지지하며 힘을 보탰다. "우리 영국은 국가건강보험 덕분에 유일무이한 자원을 보유하고 있습니다. 유전정보의 개인정보 보호 논쟁은 분명 해결해야 할 사안입니다. 그러나 이것을 전국적으로 공공 시스템화하면 다양한 질환을 예측하고 발빠른 예방에 필요한 자료를 포괄적으로 확보할 수 있습니다." 마침내 2003년, 영국 바이오뱅크의 초대 최고경영자가 지명되고 같은 해 7월에 존 벨을 위원장으로 세운 과학위원회가 구성됐다. 2005년 9월에는 로리 콜린스가 차기 최고경영자가 되어 바이오뱅크를 이끌었다.

반면 프랜시스 콜린스가 앞날을 보는 유전학자들과 뜻을 모은 미국에서는 영국과 완전히 다른 방향으로 상황이 전개된다. 콜린스

일행은 이제 미국도 고유의 생활양식, 환경 위험인자, 인종적 다양성을 반영한 자체적 국가 주도 프로젝트를 구상할 때라고 믿어 의심치 않았다. 잘만 하면 건강과 질병의 비밀을 밝힐 수십 수백만 미국인의 유전체 자료가 모일 게 분명했다. 가장 큰 걸림돌은 유전체 검사 비용이었다. 하지만 엄선된 유전자 변이형 수십만 종의 정보가 입력된 유전자 검사용 칩의 가격은 나날이 떨어지고 있었다. 이런 추세라면 곧 1인당 몇 백 달러 선에서 주요 유전자들의 데이터를 확보하는 게 가능했다. 전체 유전체 수준의 심층적인 해석은 무리여도 유전자 변이형과 질병 간 상관관계를 대규모 집단 내에서 입증하기에는 충분할 거라는 게 콜린스의 계산이었다.

예산을 뽑은 콜린스는 심장외과전문의 출신의 여당 대표 빌 프리스트Bill Frist와 논의하기 위해 의회로 갔다. 프리스트는 개인적으로는 아이디어에 반색하는 반응을 보였다. 하지만 감세와 긴축재정을 부르짖는 공화당을 설득하기에는 무리한 요구조건이었다. 사면초가에 빠진 콜린스는 지푸라기라도 잡는 심정으로 펜을 들어 칼럼 한 편을 작성했다. 수십만 명을 대상으로 개개인이 살면서 겪는 건강의 문제들을 각자의 유전자 데이터와 연결지어 분석하는 대규모 집단 연구의 가치를 조목조목 기술한 내용이었다. 그는 자신의 의견이 사람들의 관심과 활발한 공론을 불러일으키기를 바랐다. 그러나 2004년 5월 〈네이처〉 지에 이 글이 공개됐을 때 콜린스는 세간의 반응에 크게 상심했다. "과학자들은 제가 너무 순진하다고 여겼습니다. 그들은 '콜린스는 유전학자라서 (인구집단 연구인) 임상역학을 모른다'고 말했죠. 셈도 제대로 못 한다고요." 마지막 말의 속뜻은 너무 많은 돈이 든다는 의미였다. 결국 프로젝트는 그대로 동결되는 듯했다. 기약도 없었다.

그 와중에도 2000년대 중반 일리노이 주에서는 상원의원 버락 오바마가 보건의료제도를 두고 깊은 고민에 빠져 있었다. 사실 그는 사돈의 팔촌까지 다 뒤져도 의료계 종사자 인맥이 하나도 없는 집안 출신이었다. 게다가 어린 시절 인도네시아에서 철조망에 다쳐 팔꿈치부터 손목까지 스무바늘을 꿰매야 했을 때를 빼고는 웬만한 일로는 병원에 가지도 않았다. 그런 그가 각 태동한 맞춤의학이라는 세계에 눈을 뜬 것은 보건교육 보좌관 도라 휴스Dora Hughes의 간언 덕택이었다. 일찍이 휴스는 상원 보건교육노동연금 위원회Senate Committee on Health, Education, Labor, and Pensions에 다닐 때 업무 관계로 제니퍼 리브Jennifer Leib라는 젊은 유전학 카운슬러와 안면을 튼 바 있었다. 존스 홉킨스 대학교를 나온 리브는 공공정책에 관심이 많아, 유전자검사칩 시장에서 일루미나와 경쟁관계인 어피메트릭스Affymetrix의 공무부에서 근무 중이었다. 리브는 프랜시스 콜린스와 마찬가지로 저렴한 칩이—요즘에도 앤세스트리Ancestry나 23앤드미23andMe 같은 사설 검사업체들은 이런 칩을 사용한다—맞춤의학의 시대를 여는 열쇠라 확신한다고 했었다. 유전자 검사가 누구에게나 부담 없어진다면 검사 데이터를 활용해 보건의료의 질을 높일 수 있다는 사실을 보다 많은 이가 납득할 거라며 말이다. 두 사람은 이것을 실현시키기 위한 법안이 어떤 형태여야 할지 토론을 벌였고 그러던 중 리브가 의원님께 보여 드리라며 작은 금속조각 하나를 휴스에게 건넸다. 가로 5센티미터, 세로 2.5센티미터 직사각형 모양에 두께는 1센티미터가 안 되는 검사칩이었다. 가운데를 유심히 관찰하면 격자무늬가 있는 걸 알 수 있는데, 바로 여기가 DNA 변이형을 감지하는 핵심 부분이다. 휴스는 잡혀 있던 정무보고 자리를 통해 칩을 상원의원에게 전달했다. 이 칩이 유전학의 미래를 열 거라는 그녀의 부연은 오바마의 흥미를 자극했다. 결국 그도 어쩔 수 없는 과학 기술 팬이었던 것이다. 혹시 DNA가 보일까 해서 칩을 불빛에 비춰 보는 상원의원에게 휴스는 분자가 매우 작아서 맨눈에는 보이지 않는다고 말했다. 그러고는 칩의 잠재적 쓰임새를 하나하나 열거하고 이 칩이 어떻게 암 환자들을 도울 수 있는지 열심히 설명했다. 그녀는 맞춤의학이 먼 미래의 일이 아님을 피력하고 싶었다. 난소암으로 돌아가신 모친이 떠오른 오바마는 결국 마음을 연다. 이날의 면담은 그가 맞춤의학 발전을 위한 법안 제정을 결심한 결정적 계기가 된다. 실무적인 것들은 휴스, 리브, 또 한 명의 젊은 보좌관 에두아르도 라모스Eduardo Ramos 세 사람에게 맡겨졌다. 최종 완성된 원고의 요지는 유전체 의학 촉진을 위해 여러 정부부처 간 협력을 도모하는 것이었다. 법안은 유전체학 데이터와 의료기록 자료를 취합한 국가 바이오뱅크를 설립하는 것도 목표로 정했다. 의료인 교육의 필요성을 강조하는 내용도 들어 있었다. 법안은 대담했고 시대를 한참 앞섰다. 오바마는 이 법안(S.976: The Genomics and Personalized Medicine Act of 2007)을 공화당 소속의 노스캐롤라이나 상원의원인 리처드 버Richard Burr와 공동명의로 의회에 제출했다. 만약 국회를 통과한다면 새 의료법이 이 나라의 의학을 환골탈태시킬 수 있었다. 그러나 뿌리 깊은 양당 분열구조가 유지되는 한 그런 날이 쉽게 올 리 없었다.

시계를 빨리 돌려 2009년으로 건너 뛴다. 맞춤의학 아이디어는 대통령이 된 오바마가 프랜시스 콜린스를 NIH 원장으로 임명하면서 다시 꿈틀대기 시작했다. 콜린스는 대통령이 "의학연구와 미래 잠재력에 관심이 엄청 많은" 사람이라는 걸 곧 알게 됐다. 백악관 집무실로 수차례 불려 가 개인 과외를 하는 동안 그는 과중한 업무량에도 놀라운 집중력을 발휘하며 학구열을 불태우는 대통령에게 깊은 인상을 받았다. 내게는 이렇게 말하기도 했다. "머리가 비상한 분이죠. 집중력은 또 어떻고요." 그러니 일찌감치 대통령이 백악관 과학기술정책실에 사전준비 지침을 짜 달라고 요청한 건 놀랄 일도 아니었다. 1976년에 처음 생긴 과학기술정책실은 대통령에게 과학기술에 관한 자문을 제공하고자 제반 업무를 수행하는 부서다. 오바마 정부 시절, 부서를 이끈 이는 MIT와 스탠퍼드에서 수학한 물리학자 존 홀드런John Holdren이었다.

홀드런의 집안은 유방암 환자와 난소암 환자가 대대로 흔했다. 그런 까닭에 그에게는 딸인 질과 그 후손들도 위험하지 않을까 하는 심려가 있었다. 그런데 홀드런은 검사비가 건강보험으로 해결되는 반면 질에게는 DNA 검사가 비보험 항목이었다. 직계가족 중에 환자가 있어야 한다는 조건 때문이었다. 딸의 성화로 홀드런이 검사를 받은 것은 오바마 행정부의 과학기술정책실장으로 지명된 직후였다. 그의 *BRCA1* 유전자에는 병인 돌연변이가 존재했고, 이는 자신의 딸과 그 딸들도 예외가 아닐 수 있다는 경고였다. 아니나 다를까. 뒤따라 검사를 받은 질은 변이 유전자 양성이라는 결과를 받았고 곧바로 예방 차원에서 난소와 자궁, 유방을 모두 들어내는 수술을 했다. 하지만 이미 늦은 뒤였다. 난소암이 근처 조직에 퍼져 있었던 것이다. 발견된 전이조직은 수술 중에 다 제거했지만 그녀는 당분간 예후를 살피며 불안한 하루하루를 보내야 할 운명이었다.

연휴에 가족끼리 저녁식사를 함께하는 사이였던 대통령은 질이 수술을 받고 회복하는 동안 격려 카드와 선물을 보내 응원했다. 그녀는 그녀 나름으로 이 기회에 공중보건학 배경지식을 살리기로 마음 먹었다. 그래서 암의 유전적 소인을 공부하고 맞춤의학의 중추가 될 다양한 주제들을 고민하는 데 몰두했다. 그리고 마침내 내린 결론은 국민에게 유전자 검사의 문턱을 낮추는 것이 질병 예방의 근본 해결책이라는 것이었다. 그녀는 아빠가 적당한 때에 이 의견을 대통령에게 흘려 주길 바랐다. 그런데 존 홀드런은 두 사람이 직접 얘기하라며 아예 따로 자리를 만들어 버린다. 2014년 5월, 그렇게 질 홀드런은 대통령 집무실에서 오바마를 만났다. 의례적인 안부인사와 기념사진 촬영을 마친 뒤 그녀는 본론으로 들어갔다. 한 자리에서 암의 기초정보, 유전체학, 대규모 환자 데이터베이스의 중요성, 그리고 이런 것들이 보건의료의 미래를 좌우할 거라는 예견까지 전방위적으로 아우르는 일목요연한 발표였다. 중간에 대통령 집안의 난소암 가족력 얘기가 나왔을 때는 오바마 모친이 난소암 진단을 받았던 일을 두고 한참이나 대화를 나눴다. 질은 대통령도 검사를 받으셔야 한다고 강력히 권하기도 했다. (훗날 대통령의 여동생이 남매 모두 검사 결과가 음성으로 나왔음을 언론에 밝혔다.) 며칠 뒤, 오바마는 존 홀드런에게 따님과의 면담이 매우 인상적이었다는 소감을 전했다. 지금껏 누구도 자신에게 유전체학이 의학에 끼친 어마어마한 영향을 이토록 구체적이면서도 명료하게 정리해 준 적이 한 번도 없었다면서 말이다.

이틀 뒤 영국행 비행기를 타기 위해 덜레스 국제공항으로 향하던 존 홀드런에게 백악관으로부터 전화가 왔다. 질과 나눴던 얘기를 곱씹은 대통령이 이 아이디어를 구체화할 기획안을 올리라는 지시를 과학기술정책실에 내린 것이다. 그날이 목요일이었고 대통령은 완성된 초안을 돌아오는 화요일에 받고 싶어 했다. 차 안에서 홀드런은 바로 부실장 조 핸들스먼Jo Handelsman에게 전화해 내용을 전달했다. 더불어 대통령 직속 과학기술자문단 의장인 에릭 랜더Eric Lander와 보건의료정책 전문가 마조리 블루먼솔Marjory Blumenthal에게도 연락을 넣었다. 홀드런은 이들에게 주말 동안 기획안을 완성해 달라고 부탁했다. 월요일에 자신이 귀국하면 바로 검토할 수 있도록 말이다. 세 사람은 임무를 위해 또 다른 유전체학 전문가 타니아 시몬첼리Tania Simoncelli를 지원군으로 불렀다.

병력을 보강한 팀은 이틀 내내 매달렸고 기획안은 예정보다 하루 늦게 대통령에게 전달됐다. 일주일 뒤인 2014년 6월 말, 대통령이 기획안 내용을 논의하자며 관계자들을 집무실로 소집했다. 이자리에 NIH 원장 프랜시스 콜린스와 FDA 국장 페기 햄버그Peggy Hamburg도 불려 왔다.

그날 국제적으로 유명한 사진 촬영지인 타원형 사무실 안에서 각 분야 정상급 베테랑들이 머리를 맞댄 몇 시간 동안 이후 10여 년에 걸쳐 숙성될 청사진이 완성됐다. 인류 건강 증진을 직관적인 목표로 내세운 대규모 유전체학 발의안이었다. 이런저런 세부사항도 함께 논의됐다. 일단은 100만 국민을 자의로 연구에 참여하도록 유도해야 했다. 참여하기로 하면 두꺼운 설문지에 답변하고 개인 의료기록 열람을 허락하고 유전체 검사를 받게 될 터였다. 성공만 한다면 역사상 최대 규모의 연구로 기록될 게 분명했다. 특히 이번 프로젝트에서는 인구 구성의 다양성을 확보하는 게 중요했다. 기존의 유전학 연구들은 너무 북유럽 집단에 치중했다는 게 이들의 공통된 의견이었다. 대통령이 직접 특별 지시사항을 강조하던 순간에는 콜린스를 비롯한 모든 행정관이 침을 꼴깍 삼키며 긴장했다.

"나는 이 계획에 반대할 겁니다. 만약 여러분이 정보를 감추면서 사람들에게 협조해 달라고 요구할 거라면 말이죠." 대통령은 모든 참가자가 본인의 유전자 자료뿐만 아니라 연구에서 수집되는 데이터를 원하는 대로 볼 수 있어야 한다고 강조했다. 참고로 그때까진 어떤 유전학 연구든 환자의 실명이나 여타 신상정보를 전부 가린 상태에서 데이터를 분석하는 게 관례였다. 그런 까닭에 핵심인물인 연구진조차 어느 데이터가 어느 환자의 것인지 몰랐다. 그런데 익명화된 데이터를 다시 실명화하는 시스템을 만들라고? 환자를 관찰 대상이 아닌 파트너로 대하라고? 지금 대통령이 요구하는 연구진-환자 관계와 프로젝트의 투명성은 전대미문의 것이었다.

그러나 해를 넘겨 2015년으로 넘어가면서, 마냥 무모해 보였던 대담한 행보는 전국적 지지를 쌓으며 보상을 받는 듯했다. 벌써 항간에는 이번 연두교서(미국 대통령이 연초에 연설이나 보고 형식으로 의회에 국정 전반을 설명하고 정책과 필요한 입법을 권고하는 것-옮긴이)에 정밀의학이 언급될 거라는 루머가 돌고 있었다. 2015년 1월 20일, 미국 44대 대통령의 임기 6년차 연두교서 연설 중계방송이 시작됐다. 나는 퇴근길 차 안에서 라디오로 듣기 시작해 집에 도착해서는 바로 TV를 틀어 마저 시청했다.

그날 저녁, 양당 의원들이 한자리에 모인 하원 본회의장에서 대통령은 사람들과 반갑게 악수를 나누며 통로를 지나 연단으로 올라갔다. 마지막으로 그는 바로 뒷좌석에 자리한 부통령 조지프 바이든Joseph Biden과 하원의장 존 베이너John Boehner에게 눈인사를 건네고서야 재석한 하원의원들과 미국 국민을 향해 정면으로 돌아섰다.

아프간 종전으로 시작된 연설은 곧 경제 부흥으로 흘러갔다. 그러다 28분쯤에 대통령이 자국의 과학기술력을 짧게 칭송하고는 "앞으로는 모두가 적절한 시점에 적절한 치료를 받을 수 있어야 하며, 소아마비를 퇴치하고 인간 유전체를 해독해 낸 이 나라가 그런 새 시대 의학을 주도하기를 원한다"며 주제를 전환해 열변을 토하기 시작했다. "그런고로 오늘 저녁 저는 새로운 정밀의학 계획을 발족하고자 합니다. 이 계획은 암이나 당뇨병 같은 질병들의 완치를 앞당길 것입니다. 그뿐만 아니라 나와 내 가족의 건강을 지키는 데 필요한 맞춤정보를 우리 모두에게 조건 없이 제공할 것입니다." 좌중에서는 기립박수가 터졌고 열의에 북받친 대통령은 대본에 없던 말을 외쳤다. "우리는 할 수 있습니다!" 이때가 전체 연설 시간을 통틀어 양당 모두를 기쁘게 자리에서 일으켜 세운 유일한 순간이다. 첨예하게 대립하는 정치판에서 좀처럼 보기 드문 진풍경이었다.

이 선언을 계기로 미국에서는 정밀의학의 시대가 정식으로 열렸다. 에릭 디슈먼이 신장암으로 죽을 거라는 선고를 받고서 28년이 흐르고 인구집단 연구의 가치를 조명한 프랜시스 콜린스의 논문이 〈네이처〉에 실리고 12년이 지난 뒤였고, 상원의원 버락 오바마의 맞춤의학 법안이 의회에서 막혀 입법에 좌절된 지 8년만이었으며, 질 홀드런이 *BRCA1* 관련 암을 선제적으로 중재한 본인의 경험을 대통령 면전에서 풀어놓은 지 8개월 만이었다.

정신없던 열흘의 시간이 흐르고, 백악관 직원들이 연일 밤을 새우며 매달린 덕분에 대통령의 연설 원고는 대외방송용으로 적합하게 살이 붙어 있었다. 여기에 프랜시스 콜린스는 막판에 차출된 국립 인간 유전체 연구소 소장 에릭 그린Eric Green의 도움으로 완성한 빨강, 하양, 파랑으로 칠한 DNA 모형을 들고 가 소품으로 쓰라고 대통령에게 건넸다. 이날 TV 연설에서 오바마는 새 정밀의학 계획의 네 가지 기조원칙을 명시했다. 순서대로, 환자 개개인에게 맞춘 선진 항암치료 실현을 위해 국립암연구소National Cancer Institute와 공조한다는 것, FDA와 논의하여 새로운 유전자 검사법의 제도적 장벽을 낮춘다는 것, NIH와 함께 공공의 선善을 위해 자신의 의료정보와 유전체 데이터를 기꺼이 공유하겠다는 100만 명의 코호트를 구축한다는 것, 그리고 마지막으로 이 모든 과정에서 유전자 정보의 기밀성을 보호할 장치를 마련한다는 것이다.

그날 백악관에서 대통령의 연설을 직접 지켜본 이들 중에는 특별한 귀빈이 한 명 있었다. 일곱 살 때부터 스물일곱인 지금까지 낭성섬유증을 앓고 있는 의대생 빌 엘더이다. 빌은 최근 주목 받는 신약 이바카프토ivacaftor로 치료 받은 초창기 환자 중 한 사람이었다. 이바카프토는 특정 환자 그룹에서 긍정적 성과를 보인 후 FDA 신속심사제도를 통해 낭포성섬유증 치료제로 허가됐는데, 정밀의학의 실효성을 드러내는 중요한 사례였다. 이 자리에서 오바마는 정밀의학 계획에 명시된 목표들을 위해 초기 투자로서 2억 1500만 달러의 예산을 편성할 것이라고 공표했다. 이 지원금은 추후 21세기 치유법21st Century Cures Act을 통해 더 큰 규모로 불어난다.

임기의 마지막 2년간 오바마는 이 사업에 전력을 다했다. 그 모습을 지켜본 사람들은 대통령 최측근이 아니더라도 과학기술을 향한 그의 애정이 진심임을 차차 알게 됐다. 한편 우리 스탠퍼드대는 운 좋게 몇몇 정부기관의 제안으로 정밀의학 계획에 참여할 수 있었는데, 그러는 동안 대통령이 없는 시간을 쪼개 경과를 직접 듣고 갔다는 얘기를 한두 번 들은 게 아니다. 물심양면으로 드러내 보인 대통령의 높은 관심은 정밀의학 계획이 빛의 속도로 나아가는 데 큰 몫을 했다.

이때 FDA가 선결 과제로 정한 건 유전자 검사의 대중화에 걸리적거리는 장해물들을 치우자는 것이었다. 그리하여 신기술 개발사들과 허가 권한을 쥔 정부기관이 연구 초기부터 공조하게 하는 프레시젼FDAprecisionFDA이라는 프로젝트가 새롭게 시작됐다. 프레시젼FDA는 연구자들과 기업들이 개발 중인 유전체 분석 툴을 테스트할 공유 클라우드 전산 환경을 정부가 제공하는 것을 골자로 했다. 클라우드의 호스트는 스탠퍼드대가 관리해 프로젝트 출범에 힘을 보태기로 했고 내 연구실 대학원생 레이철 골드페더Rachel Goldfeder가 기본 툴을 만들어 올렸다.

백악관 쪽은 프로젝트 관계자들의 소통을 중재하는 역할을 맡았다. 특히 활약이 눈부셨던 두 사람은 대통령 비서실 스테퍼니 드베이니Stephanie Devaney와 보건기술혁신 선임고문 클라우디아 윌리엄스Claudia Williams다. 조지 워싱턴 대학에서 분자유전학 전공으로 박사학위를 받은 드베이니는 연방정부 협력기관들과 얽힌 대소사를 처리했다. 한편 윌리엄스는 본인이 보건정책 분야에서 20년간 쌓은 경험과 백악관이라는 이름이 가진 특유의 영향력을 십분 활용해 의제를 진행시킬 실력자들을 끌어모았다. 나는 능숙하게 토론을 이끌어 가는 그녀의 솜씨를 코앞에서 지켜보기도 했다. 보건의료, 산업분야, 학계의 의사결정권자들을 주빈으로 모시고 윌리엄스가 진행자로 나선 간담회가 우리 캠퍼스에서 열린 덕분이었다. 우리 스탠퍼드 팀은 백악관의 윌리엄스와 드베이니가 펜실베이니아 주 카네기멜론대학 일정을 준비할 때도 여러 가지로 도왔다. 행사 당일 대통령은 아툴 가완디Atul Gawande와의 인터뷰에서 과학기술에 대한 사랑을 숨김없이 표현했고 뒤이어 인공두뇌학, 화성탐사, 드론, 자율주행자동차 등 각 분야의 미래기술이 총집합한 전시회장을 둘러봤다. 현장에는 건강지표를 더 정밀하게 측정하는 스마트워치처럼 디지털 툴의 위력을 보여 주는 스탠퍼드대 부스도 있었다. 개인적으로 이날 기억에 남는 일은 내 대학원생인 애나 셰르비나Anna Shcherbina와 제시카 토레스Jessica Torres가 프랜시스 콜린스뿐만 아니라 백악관의 수석 데이터과학자 DJ 파틸과 수석기술비서관 메건 스미스Megan Smith까지 만나 인사를 나눴다는 것이다.

그러나 진정으로 프로젝트에서 의미 있는 만남은 행사장 밖에서 100만 집단 연구 건과 관련해 이뤄졌다. NIH 과학지원정책부장대리 캐시 허드슨Kathy Hudson이 전국을 돌면서 가진 일련의 자문 모임이 그것이다. 특히 실리콘밸리 모임 때는 프랜시스 콜린스도 동석했다. 그 즈음의 콜린스는 이런 대규모 코호트 연구를 들쳐 메고 끌어 갈 만한 인물의 기준을 구체적으로 세워 가고 있었다. 이런 연구를 책임질 사람은 검증된 리더이자, 학술연구와 과학기술 모두 잘 이해하는 사람이어야 했다. 더불어 환자와 연구 참가자의 입장을 진정으로 헤아릴 줄도 알아야 했다. NIH 근무 이력은 크게 중요하지 않았다. 오히려 외부인이 더 나을 수 있었다. 회의 시간이 되어 실내가 정숙해졌을 때, 캘리포니아 주 산타클라라에 있는 본사 건물에 모임 장소를 제공한 주최자가 마이크를 향해 걸어 나와 환영사를 시작했다. "인텔을 찾아 주신 여러분을 환영합니다!" 에릭 디슈먼이었다.

몇 번이나 거절을 당했는지 모른다고 콜린스가 나중에야 일러 줘서 알았는데, 열아홉에 9개월 시한부 선고를 받고도 지금껏 멀쩡하게 살아남은 이 겨울스포츠광이 NIH 원장을 적잖이 애끓인 모양이었다. 하지만 한 고집 하기로는 콜린스도 만만치 않았다. 아니나 다를까. 2016년 4월 에릭 디슈먼이 정밀의학 계획 코호트 프로그램의 총책임자로 간다는 소식이 들려왔다. 얼마 안 있어 프로그램은 올오브어스All of Us라는 애칭으로 더 자주 불리게 됐다. 새해 연두교서 연설에서 대통령이 썼던 표현이기도 한데, 연구 참가자들이 파트너로 참여함으로써 프로그램이 미국 인구집단의 다양성을 정확히 반영하도록 해야 한다는 원칙이 오롯이 드러난 명칭이었다. 대통령은 환자이자 과학기술 전문가인 사람이 길잡이를 맡았다는 사실에 크게 흡족한 눈치였다. 영부인의 추천으로 디슈먼의 TED 강연을 시청한 뒤에는 그의 개인사에 감동을 받기도 했다.

올오브어스는 NIH의 디슈먼 팀을 중심으로 전국 곳곳의 두뇌 집단들이 힘을 보태며 구색을 갖춰 갔다. 가령 물리학자이자 정보 분석학자인 밴더빌트대학교의 조시 데니Josh Denny는 컴퓨터 인프라 구축을 분담했다. 스크립스 리서치Scripps Research의 에릭 토폴Eric Topol은 스마트폰앱과 웨어러블 장비 같은 디지털 기술을 포함해 현실적인 제반 요소들을 총괄했다. 토폴은 클리블랜드 종합병원 순환기내과 과장을 지낸 유명 의사이자 베스트셀러 작가이기도 했다(국가가 그의 트위터 계정을 보물로 지정해 박제하면 좋겠다는 생각이 들 정도다). 2020년에는 굵직한 인사이동이 있었다. 이때 조시 데니는 최고경영자, 스테퍼니 드베이니는 최고운영책임자, 에릭 디슈먼은 최고혁신책임자라는 새로운 직함을 달게 됐다. 그들은 환상적인 팀워크로 기록적인 시간 안에 수십만 국민을 프로그램에 모집했다. 다양성을 대변할 인종 구성 최소 기준을 충족하고도 남는 집단 데이터가 벌써 확보되었다. 이 추세라면 2023년 무렵엔 최종 목표 100만 명을 달성할 것으로 보인다.

올오브어스는 NIH 역사를 통틀어 어느 연구보다 선구적이면서 이례적인 프로젝트다. 아이디어가 대통령 집무실에서 싹터 내려왔다는 점도 특이하지만 피시험자 모집 수단 면에서도 그렇다. 참가자가 모바일 앱을 통해 동의서를 작성해 연구에 등록되는 것은 의학연구에서 전례가 없는 편리한 방법이다. 이때 NIH는 개인 건강

정보와 유전학 데이터를 본인에게 돌려주겠다고 정중히 약속한다. 이처럼 연구자와 대상자가 파트너로서 대등하게 마주한다는 새로운 연구 철학은 오바마 대통령의 타당하면서도 강력한 건의가 씨앗이 되어 마침내 뿌리를 내리기 시작했다.

:·:·:·:·:

한편 일찍이 올오브어스에 영감을 주었던 다른 국가 프로젝트들 역시 하나둘 결실을 맺고 있었다. 아이슬란드의 디코드 제네틱스부터 살펴볼까. 넘치는 열정과 고집스런 신념, 통설에 순응하지 않는 반항아 기질, 거기에 굳센 의지력으로 똘똘 뭉친 창업자 카리 스테판손은 전대미문의 집단유전학 검색 엔진을 개발한다. 창립 이래 디코드는 처음엔 유전자칩 검사로, 나중에는 전체 유전체 분석을 통해 아이슬란드 사람들의 집단 유전학 특성을 규명하는 연구에 몰두했다. 그 결과, 1996년부터 20년 넘게 디코드라는 이름이 최고의 학술지 〈네이처 제네틱스〉를 도배하다시피 했다. 특히 주목할 만한 성과는 심혈관질환, 암, 정신질환 등 수십 가지 흔한 질병의 유전학적 소인을 밝힌 것이다. 또 인간 유전학의 다양성을 근본적으로 통찰하고 자녀 세대에 신규 돌연변이가 처음 생기는 빈도에 부모의 나이가 미치는 영향을 분석한 것 역시 디코드의 중요한 업적이다.

이 모든 과정에서 디코드는 아이슬란드 모든 가문의 족보를 모은 고문서 〈이스렌딩가복Íslendingabók〉(아이슬란드인들의 책Book of Icelanders 이라는 뜻이다)을 디지털화해 엄청난 용량의 온라인 데이터베이스를 구축했다. 요즘 같은 스마트폰 시대에 이런 온라인 데이터베이스의 활용도는 상상 이상이다. 예를 들어, 젊은이들은 이스렌딩가Íslendinga라는 소개팅 앱으로 저도 모르게 근친과 짝지어지는 사고를 막는다. 마음에 드는 상대에게 데이트 신청을 하기 전에 앱에 그 사람 이름을 입력하면 촌수 관계가 바로 나오기 때문에 보다 '합법적인' 짝을 고를 수 있다는 것이다. 설사 벌써 만나고 있는 사이라도 휴대폰을 맞대는 것만으로 검색 결과가 바로 뜬다. "침대에서 맞대기 전에 앱부터 맞대 봐요"라는 광고 카피도 그래서 탄생했다. 아이슬란드 공학도들의 기발함과 더불어 직설적인 아이슬란드식 유머를 여실히 드러내는 대목이다.

그러나 조만간 올오브어스가 분출할 폭발적 파급력을 미리 엿보게 하는 건 무엇보다 영국 바이오뱅크의 사례일 것이다. 오늘날 영국 바이오뱅크는 국민의 자발적 데이터 공유, 실무기관들 간의 완벽한 협동, 지도층의 선견지명이라는 삼박자가 딱 들어맞을 때 어떤 결과가 일어나는지 전 세계에 보여 준 시금석이 되고 있다. 기획진은 처음부터 적격한 연구자라면 누구든 자국민의 자료(즉 의료 기록과 유전학 정보)를 무료로 보게 하겠다고 선언했었다. 2015년에는 그 말대로 이 데이터베이스가 밑거름이 되어 탄생한 고품질의 논문한 편이 최초로 발표된다. 그런데 저자가 영국 사람이 아니라 스웨덴의 의사이자 임상역학자인 에릭 잉겔손Erik Ingelsson이었다. 그뿐만 아니다. 같은 해에 유전자칩 데이터 공유가 가능해지면서 대규모 집단 연구가 하루면 뚝딱 끝날 정도로 수월해졌다. 얼마 전까지만 해도 한 무리의 전문가들이 수백만 달러를 들여 십수 년 동안 매달려야 완수 가능했던 연구가 돌연 전문지식을 가진 한 개인이 세계 어디서든 인터넷에 접속해 프로그램을 몇 번만 돌리면 해결되는 작업으로 변한 것이었다. 심지어 나의 스탠퍼드 동료인 마누엘 리바스Manuel Rivas는 유전체에서 어떤 질병이나 유전자와 관련된 부분 혹은 특정 염기서열을 찾으려는 사람들을 위해 온라인 검색엔진을 직접 만들기까지 했다. 인터넷 구역권 안에 사는 지구인이라면 누구에게나 열린 유전체 판 구글어스Google Earth인 셈이다.

자료를 널리 공유한다는 영국 팀의 결단과 개인 데이터를 대가 없이 제공한 영국인들의 이타적 실천이 어우러진 결과로 영국 사회에 불고 있는 변화는 일일이 열거하기가 입 아플 정도다. 내가 이 책을 쓰던 시점 기준으로 영국 바이오뱅크 덕분에 나온 논문이 1000건을 넘는다. 하나하나가 온 국민에게 유익한 건강 관련 주제를 다루는 연구들이다. 특히 심혈관질환, 암, 당뇨병, 수면장애, 천식, 정신질환, 노화, 망막질환과 관련해 새로운 지식을 보고하는 최신 연구들이 돋보이는데, 여기에는 머신러닝, 유전학, 통계분석 기법의 발전이 큰 몫을 했다. 식이요법과 운동 역시 자주 다뤄지는 주제다. 얼마 전 공개된 한 연구는 홍차, 커피, 술을 좋아하는 영국인의 습성이 쓴맛을 관장하는 유전자의 변이와 연관돼 있다는 재미난 결론을 내리기도 했다.

스탠퍼드에서도 이 데이터베이스를 가지고 연구 활동이 활발하다. 예를 들어, 한참 앞에서 소개했던 소아심장내과 전문의 제임스 프리스트는 심장에 물리적 결함을 가지고 태어나는 아기들에게 관심이 많다. 이 선천성 심장기형의 가장 흔한 원인 중 하나는 이첨대동맥판막이다. 심장에서 피가 나가는 출구인 대동맥 판막은 원래 말랑말랑한 덮개 세 장이 한 세트를 이뤄 박자에 맞춰 개폐를 반복하면서 혈류를 조절하는 게 정상이다. 그런데 간혹 태어날 때부터 덮개가 세 장이 아니라 두 장뿐이고 모양도 이상한 사람들이 있다. 이런 대동맥 판막 기형이 있는 사람은 훗날 대동맥 출구가 좁아지거나 판막 누출이 생길 위험성이 커진다.

뜻밖에도, 세계에서 가장 큰 규모의 검사영상 데이터베이스가 내 고국에 있었다. 알고 보니 영국 바이오뱅크가 10만 명 이상의 전신 MRI 스캔 자료를 확보하고 있었던 것이다. 덕분에 우리는 인공지능 기술을 보유한 스탠퍼드 컴퓨터공학과와 손잡고 스캔영상 4000건 가운데 이첨대동맥판막 환자를 선별한 뒤에 그들의 유전자 데이터를 분석하는 연구를 진행할 수 있었다. 목적은 이첨대동맥판막의 원인 후보를 찾는 것이었다. 그 결과, 우리는 심장판막 발달과 심장판막질환에 중요한 새로운 유전체 영역을 찾아냈다. 영국 바이오뱅크가 생기기 전에는 불가능했을 일이다. 그때는 심장 영상자료와 유전자 정보 모두를 갖춘 이 같은 대규모 환자 집단 데이터베이스에 어느 누구도 접근할 수 없었다. 듣기로는 최근에 드디어 참가자 전원의 유전체 해독이 완료됐다고 하니 영국 바이오뱅크가 앞으로 더 보여 줄 역량이 몹시 기대된다.

영국 바이오뱅크에 쏟아진 수많은 찬사 중에 으뜸을 꼽으라면 단연 디코드 창업주의 한마디가 아닐까 싶다. 늘 냉소적이고 절대 과장하는 법이 없는 아이슬란드 사나이 카리 스테판손은 말했다. "저는 영국 바이오뱅크야말로 생물의학 연구 역사상 가장 가치 있는 프로젝트라고 생각합니다."

바이오뱅크가 기폭제가 되어 영국에서는 데이비드 캐머런 총리와 유전체학 전문가들이 주도한 또 다른 큼직한 유전체학 프로그램이 뒤따라 첫 삽을 떴다. 개인적으로 캐머런 총리의 어린 아들 아이반은 간질발작이 반복되면서 점점 악화되는 선천적 희귀병 오타하라 증후군Ohtahara syndrome을 앓고 있기도 했다. '지노믹스 잉글랜드 Genomics England'라 명명된 이 프로그램은 2013년 7월부터 환자 10만 명의 유전체 정보를 확보하는 것을 1차 목표로 삼은 5개년 계획이었다. 시간이 흘러 무난하게 목적을 달성한 영국 정부는 2019년에 바이오뱅크와 합친 유전체 정보 목표치를 다시 100만 명으로 고쳐 잡았다. 유전자검사칩 수준에서는 많게는 최대 500만 명분의 자료가 확보될 거라는 계산이었다. 이대로만 된다면 규모 면에서 각국의 동종 데이터베이스들을 제치고 지노믹스 잉글랜드가 독보적인 선두에 오를 것이다.

미국인 100만 명에게 검체 기증을 부탁한다는 올오브어스 팀의 포부는 입이 쩍 벌어지게 만들지만, 기업들이 보유한 DNA 검체 수에 비하면 사실 아무것도 아니다. 오늘날 전 세계를 통틀어 DNA 검체를 가장 많이 가지고 있는 곳은 사설 유전자검사업체들이다. 23앤드미나 앤세스트리처럼 중간 유통 없이 소비자에게 직접 광고하고 판매하는 검사업체들은 소비자가 타액(즉 침) 샘플을 택배로 보내면 그 안의 DNA를 분석해 조상의 인종과 특정 건강정보를 요약한 보고서를 발송하는 식으로 서비스를 제공한다. 비용은 100달러 정도다(23앤드미는 심지어 당신이 몇 퍼센트 네안데르탈인인지까지 알려준다). 이런 사설 검사는 인기가 높아서, 2020년까지 세계에서 2500만 명 가량이 서비스를 이용한 것으로 파악되고 있다.

다만 아무리 디코드 제네틱스, 23앤드미, 앤세스트리 같은 사기업들에 수천만 명의 데이터가 집적되어 있을지라도 그런 자료는—올오브어스의 정책과 정반대로—기밀정보로서 철저하게 차단되고 누구에게도 공개되지 않는다. 제약회사들이 하나둘 유전학 정보에 기반한 신약개발 전략으로 넘어가던 초창기에 디코드는 이미 누가 다 차려 놓은 진수성찬과도 같았다. 그 가치를 알아본 거대 제약사 암젠은 2012년에 4억 1500만 달러를 들여 디코드를 매수한 뒤, 컴퓨터 시스템으로 유전자 데이터를 관리하는 사업부를 독립된 사업체로 분리시켰다. 23앤드미 역시 라이선싱 계약을 다수 체결하고 생명공학기업 제넨테크의 연구개발부 부사장을 지냈던 리처드 셸러Richard Scheller를 영입하는 등 좁아터진 소매시장을 벗어나 신약개발로 영역을 확대하려는 새로운 행보를 시작했다. 한편 또 다른 생명공학기업 리제너론은 2014년에 펜실베이니아 가이징어 보건센터와 협약을 맺고 협조 의사를 밝힌 환자 10만 명 이상을 모집해 의료차트 정보와 DNA 검체를 수집하는 작업에 들어갔다. 리제너론이 이 독점적 유전자 데이터를 의료기록에 적힌 질병 데이터와 합쳐 신약개발에 활용하는 동안, 가이징어 의료팀은 유전자 검사 결과를 환자들에게 알려주고 건강의 위험요소들을 선제적으로 예방관리한다는 계획이다.

수십만 명의 건강 관련 자료가 모인 대형 프로젝트는 이 밖에도 더 있다. 이 경우엔 구체적인 데이터를 볼 수 있는 권한이 극소수 연구진에게만 허락된다. 만성질환의 유전적 원인과 환경적 원인을 조사하고자 웰컴 트러스트가 재정지원한 중국 카두리 바이오뱅크China Kadoorie Biobank와 미국 정부가 후원한 백만 재향군인 프로그램Million Veteran Program이 그런 연구 중 하나다. 두 프로젝트 모두 동의서에 서명한 참가자를 50만 명 넘게 성공적으로 모집했고 추적관찰도 잘 진행되고 있다. 영국 바이오뱅크에 비해 나온 논문 수는 적지만, 연구진이 사회적 인자들이 중국인 집단의 건강에 미치는 영향과 재향군인 집단 내에서 콜레스테롤 수치가 높은 유전적 원인을 밝히는 등 나름의 성과가 있다. 특히 나의 스탠퍼드 동료인 팀 어사임스Tim Assimes가 이끌었던 후자 연구는 더 다양한 구성원들로 이뤄진 집단의 이점이 잘 드러난 좋은 예였다. 기존 연구들의 단골 대상이었던 북유럽 집단에 비해 민족성 기원이 다채롭다는 특징 덕분에 재향군인 집단에서 질병과 관련된 유전자 변이형이 여럿 새로 발견된 것이다.

∵∵∵

　새로운 발견의 가능성과 그 신뢰도는 소규모 연구보다는 대규모 연구에서 훨씬 높아진다. 하지만 사방팔방 흩어진 자료 뭉치들을 발굴해 유기적으로 잇는 것은 보통 골치 아픈 작업이 아니다. 그뿐인가. 자료를 대중에게 공개할 수 있으려면 오직 공익을 위해서만 데이터를 활용한다는 전 지구적 노력이 반드시 전제되어야 한다.

　그런 면에서 이런저런 목적으로 다양한 출처의 방대한 데이터를 그러모아 하나의 데이터베이스로 집적하는 실력에 관한 한 대니얼 맥아더를 따라올 자가 없다. 맥아더는 넉넉한 성품과 높은 학식을 가졌지만 때로는 냉소적인 유머로 쏘아붙일 줄도 아는 호주 출신의 유전학자다. 그는 2012년부터 브로드 연구소에서 수십만 인구의 유전자 데이터를 모아 공개 데이터베이스화하는 작업을 총괄해 왔다. 기본적으로는 동의서에 서명하고 연구에 참여했던 사람들의 데이터만 거르는데, 출처는 각양각색이다. 프레이밍엄 하트 스터디 Framingham Heart Study나 위민스 헬스 이니셔티브 Women's Health Initiative 같은 미국 집단관찰 연구도 있고, 방글라데시와 에스토니아에서 건너

온 데이터도 있다. 한 조현병 환자 그룹의 데이터는 대만 연구에서 나온 것이고, 양극성 장애 환자들의 자료는 스웨덴 연구에서 나온 것이다. 이런 식으로 지금까지 다양한 인종으로 구성된 총 14만여 명의 유전자 염기서열 정보가 브로드 연구소에서 데이터베이스화 됐고, 데이터베이스에는 gnomAD(g가 묶음이고 '노마드'라고 읽는다)라는 이름도 생겼다. 현재 gnomAD 데이터베이스는 집단유전학을 이해하는 데 밑바탕이 되는 자원일 뿐만 아니라 환자들의 유전자 검사 결과를 해석할 때 일순위로 참고할 든든한 기준이 되어 준다. 옛날엔 어떤 환자에게서 일찍이 병인으로 보고된 적 없는 새로운 유전자 변이형을 발견하면 혈액 제공자 100명의 익명 정보가 들어 있는 데이터베이스를 훑곤 했다. 더 큰 인구집단에서도 이 유전자 변이형이 흔한지, 흔하다면 얼마나 흔한지 확인하기 위해서였다. 이건 중요한 일이었다. 대체로 건강한 절대다수에게서 쉽게 목격되는 유전자 변이는 심각한 희귀유전병의 원인일 수 없기 때문이다. 그럼에도 우리는 첫 단추를 잘못 껴 놓고 한동안 깨닫지 못하고 있었다. 고작 100명에 대다수가 백인이었던 대조군은 어느 유전자 변이의 희귀성을 판별할 비교 기준으로서 너무나 부적절했던 것이다. 다행히 이젠 사정이 다르다. 지금은 병이 유전자 탓인지 알고 싶은 사람이라면 누구나 지구촌 어디서든 마우스 클릭 몇 번 만에 모든 인종이 조화롭게 섞인 수만 명 규모의 데이터를 바로 받아볼 수 있다. 전부 맥아더 팀의 노고 덕이다.

맥아더 팀의 데이터베이스가 나오고 나서, 병과 직결되는 유전

게놈 오디세이

자 변이와 비교적 무해한 유전자 변이를 확실히 구분하는 우리 팀의 역량이 몰라보게 업그레이드됐다. 예를 하나 들어볼까. 지난 2010년, 시어도어 카터가 우리 병원을 처음 찾아왔다. 그는 고등부 육상 유망주였는데, 얼마 전 중거리 종목에 출전했다가 결승점을 통과한 뒤 정신을 잃고 쓰러졌다고 했다. 정밀검사상으로 일단은 최근의 바이러스 감염이 원인일 것 같았지만 심장근육층이 약간 두껍다는 게 마음에 걸렸다. 비대심근병증일 가능성도 있다는 뜻이기 때문이었다. 심장근육 비후 정도가 릴라니 그레이엄처럼 누가 봐도 알 정도로 심하지는 않았다. 시어도어의 심장 두께는 정상도 비정상도 아니고 어중간했다. 그런 까닭에 이 심장 변화가 고강도 훈련 때문인지 아니면 병증 징후인지 하나로 꼬집어 말하기 어려웠다. 그래서 주치의는 유전자 검사를 했고, 시어도어의 유전자(MYH7)가 비대심근병증의 원인으로 알려진 변이형인 것으로 드러났다. 이것은 100명 소규모 표본집단에서는 검색되지 않고 다른 비대심근병증 환자 1명에게서 검출된 그 변이형이었다. 이 검토 결과를 토대로 의료진은 시어도어에게 약한 비대심근병증이라는 진단을 내렸다. 곧 주치의는 일단 운동을 그만두는 게 좋겠다고 조언했다. 운동은 그에게 단순한 취미가 아니었기에 청천벽력 같은 한마디였다. 그는 육상선수가 되는 것에 모든 걸 걸었고 대학도 체육특기생 장학금으로 가려던 상황이었다. 하지만 당시 여건에서 모른 척 무시하기에는 MYH7 유전자 변이의 존재감이 너무 크게 느껴졌다.

2년의 시간이 흘러 2012년으로 와서, 마침내 대규모 집단 유전학 데이터베이스가 최초로 세상에 공개됐다. 이제는 고작 100명의 데이터를 조몰락거리는 대신 수천 명의 유전체 자료를 뒤져 어떤 유전자 변이가 흔한지 드문지 확인할 수 있었다. 나는 지금도 그날의 일을 생생하게 기억한다. 그날은 베테랑 유전학 카운슬러 콜린 칼레슈가 오후를 통째로 빼서 지난 5년 동안 우리 클리닉을 거쳐 간 환자들의 변이 유전자 데이터를 살피는 데 쏟아붓고 있었다. 나는 그녀의 표정이 원래 그렇게 다양했는지 그날 처음 알았다. 종종 이런 사례들은 우리의 기존 판단이 옳았다는 쪽으로 결말이 난다. 그러니까, 그 변이형이 수천 명 대규모 집단에도 없어서—즉 100명 중에서 발견하지 못했을 때보다 더욱 확실하게 드문 변이형이라서—희귀유전질환의 원인으로 한층 의심할 만하다는 식으로 말이다. 그런데 시어도어의 경우는 예전 판결을 뒤엎는 분석 결과가 나왔다. 새로 나온 데이터베이스에서는 그와 똑같은 유전자 변이를 가진 동지들이 적지 않았던 것이다. 그 말은 이 변이형이 비대심근병증 같은 희귀병의 원인이라고 하기에는 너무 흔하다는 뜻이었다. 우리는 그의 심장을 다시 검사했고 운동을 쉰 뒤로 심장벽 일부가 얇아진 걸 발견했다. 결국 모든 건 처음부터 훈련의 효과였던 셈이다. 그렇게 진단 기록은 무효화됐고 그는 다시 자유의 몸이 되었다. 2년 만에 모든 구속을 벗고 온전한 삶을 되찾은 그는 본인이 원한다면 선수 생활로 복귀할 수도 있었다. "제가…… 제가 다시 달릴 수 있을까요?" 그날 그는 못 믿겠다는 듯 내게 물었다. "어떻게 이런 일이……. 뭐부터 해야 할지도 모르겠네요. 제게 더는 기회가 없을

게놈 오디세이

줄 알았거든요……. 이젠 여자친구한테 다시 만나자고 해도 되겠어요."

이런 게 개인 맞춤 정밀의학을 가능케 하는 집단유전학의 힘이다. 환자가 의사의 진단을 수긍하게 만들 때만 써먹는 게 아니란 말이다. 소문에, 현재 시어도어는 대학원 진학을 준비 중이라고 한다. 전공은 다름 아닌 유전학이다.

전체 현황을 살펴보면, 저마다 최소 10만 명 이상을 등록하는 것을 목표로 독자적으로 진행되는 바이오뱅크 프로젝트가 세계 각국에서 60개가 넘는 것으로 파악된다. 그런 한편에서는 국제 10만+ 코호트 컨소시엄IHCC, International Hundred K+ Cohorts Consortium이 서로 교차분석 가능하도록 이런 데이터베이스들 하나하나를 연결하는 작업을 동시에 추진하고 있다. 또 유전체학과 건강을 위한 글로벌 연맹GA4GH, Global Alliance for Genomics and Health이라는 조직은 인류건강 증진을 위해 주요 유전체학 데이터의 공공화를 준비하는 기반 다지기 작업에 한창이다. 현재 GA4GH는 유럽 생명정보학 연구소European Bioinformatics Institute 소장이기도 하면서 열정과 창의력 넘치는 개성 만점 수재인 이완 버니Ewan Birney가 이끌고 있다. 인터넷이 되는 컴퓨터 한 대만 있으면 누구나 장소의 구애를 받지 않고 데이터베이스를 열람할 미래가 머지 않았다. 그렇게 되면 누구든 수백만 세계시민의 건강 정보와 유전체 자료에서 통찰을 얻을 수 있다. 그런 통찰은 우리의 눈을 밝혀 인간 질병의 이해를 넓히고 치료로 이어지는 길을 드러낼 것이다. 이건 시작에 불과하다. 일단 물꼬가 트이면 각국 수장들, 환자들과 피실험자들, 연구자들, 그리고 호기심 넘치는 평범한 구경꾼들의 마음을 오래전부터 사로잡은 꿈의 미래가 마침내 펼쳐질 것이다. 역설적이게도 결국 맞춤의학의 시대를 여는 열쇠는 전체를—그러니까 우리 모두를—아는 것일 테니 말이다.

19장

유전체 수술

"우리는 미래가 우주에 존재한다고 생각했다.
지금은 미래가 우리의 유전자 안에 있다는 걸 모두 안다."

- 제임스 왓슨, 노벨상 수상자

"인간이 자기 종족의 유전적 운명을 스스로 통제한다는 것은
경이롭고도 두려운 일이다."

- 제니퍼 다우드나Jennifer Doudna, 《크리스퍼가 온다》

역사를 조금만 되짚어 올라가면 오늘날 우리가 수련의들을 레지던
트(영단어 resident는 우리말로 거주자 혹은 상주하는 사람이라는 뜻이다-옮긴이)

라고 부르는 이유를 금세 찾을 수 있다. 1960년대 초 스코틀랜드 글 래스고의 한 종합병원에서 수련의 과정을 마친 나의 아버지는 하루 걸러 하루 꼴로 당직을 섰다. 사실상 그건 병원에서 **사는** 거나 마찬 가지였다. 그로부터 35년 뒤는 내 차례였다. 수련의 근무시간을 단 축하자는 움직임이 시작된 때였지만 레지던트가 토요일 아침 8시 부터 월요일 저녁 7시까지 병원에서 한 발짝도 벗어나지 못하는 건 여전했다. 그 시절에 비하면 요즘 후배들은 훨씬 인간적인 수련의 생활을 하는 것 같다. 매일 병원 밖에서 출퇴근하는 건 말할 것도 없거니와 한 시도 눈을 떼서는 안 되는 중환자가 있을 때조차 28시 간 교대 원칙이 칼같이 지켜지니 말이다.

스탠퍼드 병원 관상동맥질환 클리닉에서는 매일 아침 조회를 열어 입원 환자들의 최신 정보를 공유하는 시간을 갖는다. 이때 레 지던트들은 각자 담당한 환자가 어제 하루를 어떻게 보냈으며 심신 의 상태는 어땠고 어제 한 검사들의 결과가 어떻게 나왔는지 등을 요약해 발표한다. 발표 형식은 자유지만, 요점을 그 의미와 함께 정 리하고 적합한 관리 계획을 제시하는 것까지 몇 분이면 족하다. 특 출한 레지던트는 선배들이 질문하기도 전에 답을 미리 준비해 오 기도 한다. 물론 모든 이가 흩어진 단서 조각들을 이어 온전한 이야 기로 엮는 재능을 타고난 것은 아니다. 하물며 쪽잠도 겨우 자는 레 지던트에게 완전무결한 원고를 기대하는 건 과한 욕심이다. 투지에 불타 인간의 나머지 기본욕구를 과감하게 포기하는 친구들도 있긴 있다. 아침에 출근하고 나서 보니 신발이 짝짝이더라는 어느 레지던트처럼 말이다. 그럼에도 잊을 만하면 꼭 한 번씩 이 조회 시간에 군계일학이 나오곤 한다.

지금 딱 그런 인물 하나가 떠오른다. 내가 기억하는 그는 자신감 넘치는 태도와 간결명료한 화술은 기본이고 의학적 사유의 폭과 깊이가 남달랐다. 그의 장난기 어린 미소 뒤에는 교묘하게 윤색한 반어적 유머가 으레 넘쳐났다. 하루는 그가 어느 심장마비 환자의 케이스를 보고하기로 되어 있었다. 불면증으로 제정신이 아닌 상태에서 영감이 폭발이라도 했는지 고급 패러디 창작이 특히 물오른 날이었다. 태도는 당당했고 언변은 유창했으며, 뒷받침하는 보충 데이터를 충분히 제시하면서 유명한 종전 문헌과 최신 논문 모두 적재적소에서 인용해 내용 면에서도 어느 하나 흠 잡을 구석이 없었다. 차원이 다른 발표에 감탄하느라 나는 숨이 멎을 정도였다. 마치 그가 일등으로 여유롭게 결승선을 통과하는 순간 세리머니 동작을 하면서 카메라를 향해 미소를 지어 보이는 운동선수 같았다. 심지어 심장내과는 그의 전공 종목이 아닌데도 그랬다. 그의 이름은 홀브룩 코르트Holbrook Kohrt이다.

그의 진짜 전공이 종양학이라는 사실을 얼마 뒤 전해 들었을 때 나는 그럼 그렇지 했다. 홀브룩은 유명인사였으니 연구 지원이 빵빵한 상위권 분과들이 일찌감치 침 발라 놓는 게 당연했다. 하지만 더 나중에는 그가 희귀 유전질환인 혈우병 환자라는 걸 알고는 진심으로 깜짝 놀랐다. 구체적으로는 A형 혈우병이었는데, 홀브룩 같은 환자들은 자칫 관절, 근육, 소화관에서 피가 멈추지 않을 위험성이 크고 특히 뇌출혈이라도 생기면 치명적이다. A형 혈우병은 혈액응고인자 Ⅷ(8)이 없어서 생기는 병이다. 원래 간에서 만들어지는 혈액응고인자는 도미노처럼 이어지는 일련의 생체화학반응을 통해 피가 응고되도록 돕는다. 혈액응고 경로의 핵심 요소인 이 인자가 없는 홀브룩은 평생 작은 생채기 하나라도 조심하고 또 조심해야 했다. 어른도 깜빡 방심하는데 하물며 어린아이에겐 훨씬 어려운 일이었다. (듣기로 그는 머리를 다칠까 봐 일곱 살 때까지 헬멧을 쓰고 다녔다고 한다.) 합성 혈액응고인자 대체요법이 새로 나온 뒤로는 부족한 혈액응고인자 Ⅷ을 직접 주사하는 법을 배워 혼자 격주로 투약하기 시작했다. 이 방법은 한동안은 효과가 좋다. 그러나 어느 순간 면역계가 약 성분을 이물질로 인식해 항체를 만들면 약효가 사라지고 병이 재발하기 일쑤다.

치료 때문에 늘 병원을 가까이 해야 했던 성장기는 자연스럽게 홀브룩을 의학의 길로 이끌었다. "저와 제 주치의는 친형제처럼 가까운 사이였죠." 언젠가 〈샌프란시스코 매거진*San Francisco Magazine*〉과의 인터뷰에서 그가 했던 말이다. 우리 심장내과와 협진한 2주 동안 내 눈으로 목격했던 것처럼 두뇌까지 그렇게 명석했으니 그의 재능을 다른 데보다 암 같은 중요한 연구에 온전히 쏟는 게 당연한 수순으로 보였다. 다만 홀브룩이 암 정복의 희망을 면역계에 걸었던 건 아이러니였다. 중간에 치료제 성분인 인자 Ⅷ을 공격해 그를 심각한 출혈 위기에 빠트린 것도 본인의 면역계였으니 말이다. 그때부터 이 영민한 청년 과학자는 모든 능력을 총동원해 본인의 살길을 찾는 일에 집중했다. 그는 자신의 어느 면역세포가 인자 Ⅷ 항체를 만드는지 직접 알아낸 다음, 그걸 무력화할 자신만의 치료제를 설계하기 시작했다. 이와 같은 진취적 행보에 홀브룩은 스탠퍼드 소식지에 이름이 수차례 오르내린 건 기본이고 〈뉴욕 타임스〉에도 소개됐다. 그럼에도 겸손한 성품은 유명인사가 되기 전이나 후나 변함이 없었다. 스승이었던 스탠퍼드의 론 레비Ron Levy 교수가 "모든 이의 협력자이자 모두의 선배이고 스승이고 친구"라고 칭찬할 정도였다. 그런 까닭에 2016년 2월에 예고 없이 날아든 비보는 모두를 비통에 빠뜨렸다. 홀브룩은 여행차 떠난 마이애미에서 뇌출혈 합병증으로 숨을 거뒀다. 당시 그의 나이 서른여덟이었다.

혈우병의 유전학은 이미 자세히 밝혀져 있다. 홀브룩이 앓았던 유형은 거의 남성에게만 발병한다. 인자 Ⅷ 유전자가 X 염색체에 있기 때문이다. 여성은 X 염색체가 두 개이므로 정상인 나머지 인자 Ⅷ 유전자로 위기를 면할 여지가 있지만 남성은 그렇지가 않다. 특히 최근에는 유전체 분석 기술이 발달함에 따라 인자 Ⅷ 유전자의 정확히 어떤 돌연변이가 병을 일으키는지 개개 환자마다 확인이 가능하다. 그렇다면 문제의 진원지를 직접 손볼 방법은 없을까? 이제는 유전체의 실수를 바로잡아 유전질환의 '완치'라는 우리의 진짜 사명을 완수해야 하지 않을까? 홀브룩에겐 늦었지만, 변화는 이미 일어나고 있다.

유전자 치료가 1970년대 초부터 회자되기만 하다가 최초의 인간 대상 임상연구가 실시된 건 1990년대에 들어서였다. 하지만 초창기의 도전은 아무 성과 없이 반대론자의 트집거리만 잔뜩 낳았다. 그중 최악은 18세 소년 제스 겔싱어를 비롯해 한 무리의 소아암 환자들이 약제 독성 때문에 유전자 치료 임상연구 중에 사망한 1999년 사건이다. 곧 언론은 유전자 치료의 종말을 떠들어 댔다. 가령 〈워싱턴포스트〉는 1999년 기사에서 "(겔싱어의) 죽음은 최초로 완치를 가능케 할 거라던 치료법이 연이어 뒷걸음질치는 가운데 가장 최근에 일어난 사건으로, 실험실에서 환자 침상으로 가는 과정이 너무 성급했다는 비난을 받는다"고 냉소했다. 여기에 비하면 NIH 보고서는 훨씬 객관적이었다. 보고서에 의하면 전문가 집단이 내린 결론은 이랬다. "치료 목표로 삼는 병이나 유전자를 병변조직에 정확히 데려갈 송달 기법을 우리는 아직 잘 모르지만, 언젠가 충분히 파악하게 되면 그땐 유전자 치료가 효과적인 중재 전략이 될 수 있다." 그 말은 곧 관련 기초과학 연구를 보강해야 한다는 뜻이었다. 지적을 수긍한 학계는 바로 실천으로 옮겼다.

충분한 치료 효과를 보기 위해서는 유전자 치료제가 표적 세포에 실수 없이 당도하고 거기서 또 세포막을 통과해 (유전자가 들어 있는) 핵까지 들어가야 한다. 경우에 따라서는 유전체 수리라는 추가 임무까지 주어진다. 그런데 약효성분을 올바른 목적지로 보내는 건 결코 만만한 일이 아니다. DNA 그대로 혈관에 주사하고는 알아서 목적지를 찾아가라고 바랄 수는 없다. 그랬다간 DNA 대부분이 혈관이나 다른 체조직에서 분해될 게 뻔하다. 운 좋게 목적지 세포에 도착했더라도 다시 세포핵에 침투하자면 또 산 너머 산이다. 그나마 다행인 건 어머니 자연이 유전물질을 세포에 보낼 매우 효율적인 배송 수단을 일찍이 준비해 뒀다는 것이다. 바로 누구나 살면서 한 번쯤은 겪어 봤을 바이러스 감염이다.

바이러스가 어디서 왔으며 언제부터 지구에 살았는지는 아무도 모른다. 박테리아보다 100배는 작은 주제에 DNA나 RNA를 갖고 있는 이 조그만 단백질 덩어리들은 1800년대 후반부터 주목 받았다. 원시적 형태 때문에 남의 세포 안에서만 복제와 번식이 가능한 바이러스는 평생 숙주세포에 의탁해 살아간다. 사람 유전체도 8%는 남겨진 바이러스 DNA라고 하니, 인류는 오래전부터 바이러스와 함께 진화해 온 셈이다. 그러니 여러모로 바이러스는 치료용 DNA의 유용한 운송 수단이 된다. 초창기에는 체내에서 증식하지 않고 올바른 세포를 정확히 인식해 감염시키기만 하는 바이러스 설계에 중점을 두고 유전자 치료 개발이 진행됐다. 목표는 건강한 유전자를 이 유전자를 필요로 하는 세포에 실수 없이 전달하는 것이었다.

1990년대 후반엔 유전자의 인체 송달에 활용하기에 충분한 양의 바이러스를 정제할 수 있는 기술이 새롭게 나왔다. 그런데 그러려면 먼저 세포배양액 수백 리터를 준비해야 했다. 즉 공장이라면 몰라도 실험실은 감당할 수 없는 규모였다. 그러다 2000년대로 넘어와 더 효율적인 기술이 개발되면서 마침내 최초의 임상연구를 시작할 수 있었다. 대상은 혈우병 환자들이었다. 혈우병이 선택된 건 혈액응고인자를 만드는 세포가 간에 있는데 간은 바이러스 감염이 잘 일어나는 장기이기 때문이다. 임상연구에서는 혈액응고인자 유전자를 바이러스에 실어 보내는 방법이 안전하다고 판명됐다. 거의 10년 전에 있었던 제스 겔싱어의 사망 사건을 떠올리면 특히 반가운 소식이었다. 한편 아쉬운 점도 있었다. 약효가 미미하거나 금방 사라진다는 것이었는데, 아마도 원하는 장기조직에 충분한 양의 바이러스가 도착하지 못하거나 체내 면역계가 철벽방어하는 탓으로 짐작됐다. 여기에 추가로 목격된 놀라운 현상이 하나 더 있었다. 이 외래 바이러스가 낯설었을 텐데도 이미 중화항체를 갖고 있는 환자가 있었던 것이다. 인간의 가장 큰 방해꾼은 인체 면역계라는 말이 떠오르는 대목이다. 그럼에도 종합적으로는 첫 임상연구의 결과가 긍정적이라는 평가가 내려졌고, 제약사들의 경주는 누가 더 효과 크고 효율적인 치료제를 만드는가로 흘러갔다.

차기 혈우병 임상연구들의 데이터가 나온 건 10년이 흐른 뒤였다. 이 연구들의 주제는 B형 혈우병이었는데, 인자 VIII이 없던 홀브룩과 달리 혈액응고인자 IX(9)이 결핍되어 생기는 또 다른 혈우병 유형이다. 처음부터 연구진은 큰 변화를 유도하는 데에 혈액응고인자가 그리 많이 필요하지는 않을 거라고 추측했다. 예상은 적중해서, 임상연구에 참가해 합성 혈액응고인자 IX 주사를 맞은 환자들은 응고인자 활성이 정상 수준의 10%쯤만 돼도 의미 있는 치료 효과를 보는 것으로 나타났다. 처음에는 항체 반응을 억누르고자 면역억제 상태에서 바이러스를 주입했는데, 치료 전에 0이었던 인자 IX의 활성이 2~7%까지 올라갔다. 그런대로 나쁘지 않지만 목표치인 10%에는 못 미치는 숫자였다. 그러던 2010년 초, 인자 IX의 고활성 변이형인 IX-파도바 IX-Padua(이탈리아 파도바의 연구진이 최초로 발견해 이런 이름이 붙었다-옮긴이)가 발견된다. 이는 곧 훨씬 적은 양의 바이러스로 비슷하거나 심지어 더 큰 치료 효과를 유도할 수 있다는 뜻이었다. 실제로 연구 참가자들에게 인자 IX-파도바를 투여했더니 혈액응고인자 활성이 의미 있는 치료 효과를 내는 데 필요한 양의 세 배를 넘는 무려 34%로 측정됐다. 그뿐만 아니라 한 번 주사로 약효가 몇 달은 갔다. 혈우병 유전자 치료의 전환점이라 할 만한 성과였다. 충분히 큰 효과가 오래 지속되는 유전자 치료제를 마침내 찾은 것이다.

당연히 B형 혈우병 환자들은 이 소식에 환호했다. 하지만 현실에서는 B형 혈우병보다는 인자 VIII이 부족한 A형 혈우병이 여섯 배 흔하고 유전자 치료제 개발도 훨씬 어렵다. 인자 VIII 유전자는 덩치가 인자 IX 유전자의 두 배다. 이게 왜 중요하냐면 인자 VIII 유전자의 부피가 응고인자 유전자를 배달할 바이러스, 즉 아데노 관련 바이러스 AAV, adeno-associated virus의 적재량 최대 한계를 넘는다는 문제가 생기기 때문이다. 그래서 고심하던 과학자들이 두 가지 아이디어를 생각해 냈다. 하나는 다른 바이러스를 배달원으로 쓰는 것이고, 다른 하나는 유전자 활성은 보존하면서 크기만 줄이는 것이다. 결국 모두의 의심을 뒤엎고 문제를 해결한 것은 두 번째 방법이었다.

한 제약사가 인자 VIII의 몸집을 줄인 버전을 개발하는 데 성공한 것이다. 2017년에 공개된 관련 논문을 보면, A형 혈우병 환자 일곱 중여섯이 이 유전자 치료를 시작하고 반년 뒤에 **정상인 수준의 혈액응고인자 활성**에 도달했다고 한다. 한마디로 이들은 거의 평생 맞아온 합성 혈액응고인자 VIII 주사를 그냥 딱 끊어도 좋을 상태에 이른것이다. 출혈 사건으로 따지면 같은 기간에 발생 건수가 연 평균 16회였던 게 유전자 치료 후 연간 1회로 확 줄었다. 당사자들에겐 기적과 다름없는 변화였다. 이 프로젝트는 영국 런던에 있는 바츠 국가보건서비스 신탁Barts Health NHS Trust 혈우병센터의 존 파시John Pasi교수가 맡아 지휘했는데, 말투 건조하기로 소문난 영국 사람이 이례적으로 미사여구를 써 가며 "기대를 뛰어넘는 흥분되는" 연구 결과라고 언급할 정도였다. 유전자 치료제가 완치로 가는 길의 초석을 제대로 깐 셈이었다.

근래에 비슷한 전략으로 치료에 성공한 유전질환은 혈우병 말고도 더 있다. 경험이 쌓여 가면서 접근이 용이한 눈이나 골격근 같은 곳들도 유전자 치료의 훌륭한 표적장기임이 드러난 덕분이다. 특히 매력적인 후보로 주목받는 것은 안구다. 방어벽이 튼튼해 (배달원 바이러스를 방해하는) 내부 면역계의 공격에 강한 데다가 안구질환으로 인한 실명은 환자에게 심각한 불편을 초래하기 때문이다.

뉴욕 주 롱아일랜드에 사는 과르디노 가족이 그런 경우였다. 이탈리아 요리사인 니노 과르디노는 휴가차 놀러 온 간호사 베스와 사랑에 빠져 결혼한 뒤 아들 크리스천을 낳았다. 그런데 고작 생후 6개월 아들에게 선천성 흑내장이 있다는 걸 알게 됐다. 흑내장은 안구 뒤쪽에서 빛을 감지하는 부분인 망막이 제 기능을 못 하는 병이다. 병원에서 부부는 아들이 곧 시력을 완전히 잃을 거라는 선고를 들었다. 당시 베스는 세상이 무너지는 것 같았고, 아들이 앞을 못 보게 되면 어떡하나 너무나 두려웠다고 한다. 시력을 잃어 가던 아이는 사방이 암흑인 세상을 지팡이 하나에 의지해 걸어가는 처지가 되었다.

소년의 눈을 멀게 한 것은 망막색소상피에만 존재하는 분자량 65킬로돌턴kDa짜리 단백질의 유전자(즉 *RPE65*)에 생긴 돌연변이였다. RPE65 단백질은 망막세포가 빛을 전기신호로 바꿔 시신경을 통해 뇌로 전송하는 데 꼭 필요한 물질이다. 따라서 이 단백질이 부족하면 전기신호가 생성되지 않아 앞을 보는 것이 불가능해진다. 그러다 크리스천이 열두 살 때, 새로운 희망이 찾아왔다. 스파크 테라퓨틱스Spark Therapeutics라는 회사에서 유전자 치료제 임상연구를 시작한다는 소식이었다. 이 신약은 안구 망막세포에 정상 유전자 카피를 넣어 부족한 단백질이 만들어지게 하는 치료제라고 했다. 부부는 아들을 대신해 연구 참가 신청서에 서명했고 열세 살 소년 크리스천은 필라델피아 어린이병원에서 양쪽 눈 망막에 딱 한 번씩 주사를 맞았다.

결과는 놀라웠다. 소년의 시력이 수 개월에 걸쳐 80%나 복구된 것이다. 징조는 병원에 다녀오고 몇 주 뒤에 이미 있었다. 크리스천이 베스를 향해 돌아서서는 "엄마? 엄마예요?"라고 말했다는 거다. 소년은 너무 어릴 때 시력을 잃어 엄마 얼굴이 어떻게 생겼는지 기억이 전혀 없었다. "태어나서 처음으로 엄마 아빠 얼굴을 보던 순간을 기억해요. 그때 기분은 말로 설명 못 하겠어요."

안타까운 여건 속에서 지금껏 소년을 잡아 준 건 음악을 향한 애정이었다. 소년은 특히 노래에 재능이 있었다. 크리스천의 특별한 사연과 호소력 있는 목소리는 2017년 방영된 한 TV 오디션 프로그램에서 심사위원단과 청중의 심금을 울렸다. 그리고 2년 뒤 시력을 되찾은 소감을 묻는 기자 크리스토퍼 하워드Christopher Howard에게 소년은 이렇게 답했다. "유전자 치료를 받은 이후로 멋진 것들을 볼 수 있게 되었어요. 달, 별, 일몰, 불꽃놀이, 하늘에서 내리는 눈 같은 거요. 그것 말고도 많은 것들이 보이지만 어느 하나 당연하다고 생각되지 않아요."

임상연구로 큰 도움을 받은 사람은 소년만이 아니어서, 완전실명이 코앞까지 왔던 다수 참가자들이 유전자 치료로 앞을 보게 됐다. 시간이 갈수록 상태가 점점 나빠진 대조군 참가자들과 반대로 치료 받은 참가자들은 미로를 빠져나오거나 어두침침한 곳에서 장애물을 열 배는 더 잘 피할 수 있었다. 안과검사 수치상으로는 유전자 치료를 받고서 시력이 기대할 수 있는 최대 수준까지 회복된 참가자가 65%였다.

게놈 오디세이

경이적인 데이터를 앞세운 룩스터나Luxturna(성분명 보레티진 voretigene)는 2017년 12월에 미국정부의 신약 허가를 당당히 따냈다. 당시 FDA 국장 스콧 고틀립Scott Gottlieb은 "앞으로는 우리가 두려워하는 다양한 난치병들을 유전자 치료가 주도적으로 치료하고 완치까지도 가능케 할 것"이라며 큰 기대를 표했다.

∴∵∴

오늘날 유전자 치료의 놀라운 효과를 몸소 증명하는 임상 사례는 계속 등장하고 있다. 척수근위축증이 그중 하나다. 척수 운동신경에 생기는 유전질환인 척수근위축증은 최악의 경우 신생아 때부터 시작되는데, 근육 힘이 빠져 흐물흐물해지고 호흡기능이 나빠진다. 그러다 호흡보조장치가 없으면 안 되는 지경에 이르러 폐렴에라도 걸리면 사망으로 이어지기 십상이다. 그래서 척수근위축증은 소아 사망의 유전적 원인 순위에서 늘 상위권을 기록한다. 한편 덜 심한 유형은 발병 시기가 비교적 늦다. 그런 까닭에 아이가 스스로 일어서거나 걷는 건 여전히 기대할 수 없어도 휠체어에 앉아 지낼 정도는 된다. 간혹 일부는 자라서 성년을 맞기도 하지만, 척수근위축증 환아가 보통 사람들의 수명을 다 누리는 경우는 거의 없다. 그런데 만약 증세가 아주 약한 유형이라면 처음 진단 받는 시기가 십대나 그 후로 확 미뤄진다. 이런 환자들은 몸을 쓰는 데 제한을 받긴 해도 생사를 걱정할 일은 없다.

척수근위축증의 근원은 생존운동뉴런 1SMN1, Survival of Motor Neuron 1이라는 유전자에 생기는 돌연변이다. 두 유전자 카피 모두 변이형이어야 발현되는 열성 형질이므로, 건강한 부모에게서 아픈 아기가 태어날 수도 있다. 얼마 전까지도 척수근위축증은 치료법이 없는 불치병이었다. 할 수 있는 건 고통을 줄여 주는 임시방편적 관리와 호흡보조장치의 힘을 빌리는 게 전부였다.

그러다 2016년에 최초의 유전자 치료제가 승인되면서 환우들의 절망적 상황이 반전된다. 이 신약이 어떤 치료인지 이해하려면 먼저 SMN 단백질 합성 기능이 있는 유전자들을 전부 짚어 볼 필요가 있다. 인간 유전체에는 *SMN1*과 함께 *SMN2*라는 유전자가 존재하는데, 이 유전자 역시 SMN 단백질 합성을 지시할 수 있다. *SMN2* 유전자는 하나밖에 없을 수도 있지만 사람에 따라 *SMN2* 카피가 여럿 존재하기도 한다. 그럼에도 실질적인 SMN 단백질 합성 작업은 늘 *SMN1* 유전자가 전적으로 주도한다. 두 *SMN* 유전자 사이에 존재하는 특정 염기서열에서 '끔' RNA 메시지를 내보내 *SMN2* 유전자에 의한 단백질 합성을 막기 때문이다. 그런데 연구에 의하면 이 '끔' 메시지를 무력화할 경우 *SMN2* 유전자가 살아나 SMN 단백질 생산에 합류한다고 한다. 이 발견은 많은 걸 시사했다. *SMN1* 유전자가 망가진 환자의 *SMN2* 유전자를 켜서 부족한 SMN 단백질을 채우면 어떻게 될까? 척수근위축증 완치의 해답은 처음부터 유전체 안에 있었던 게 아닐까?

연구진은 '끔' 메시지를 무력화할 비장의 무기로 안티센스 올리고뉴클레오티드antisense oligonucleotide를 선택했다. 이는 쉽게 말해 RNA 가닥이 거울에 비친 반전 이미지 같은 것이다. 이 유전자 물질은 척수액에 직접 주사하므로 바이러스를 운반체로 쓸 필요가 없었다. 치료 효과 또한 상상 이상이었다. 중증 척수근위축증 영아에게 이 유전자 치료제를 투여해 *SMN2* 유전자를 작동시키자, 전체 122명 중에서 뒤집기, 기기, 걸음마의 정상적인 운동발달 과제를 할 수 있게 된 영아가 40%를 넘었다. 그런 아기가 한 명도 없던 대조 그룹과는 상반되는 결과였다. 사망률 역시 크게 낮아졌는데, 연구가 끝날 무렵 집계한 바로는 치료 그룹에서 사망한 환아가 40%가 안 된 반면 대조 그룹에서는 거의 70%였다. 이런 성과는 전례가 없었다.

다만 한 가지 단점이 있다면 안티센스 올리고뉴클레오티드가 체내에서 분해되는 탓에 몇 달에 한 번씩 주기적으로 척수주사를 맞아야 한다는 것이다. 그래서 연구진은 바로 작동할 대체 유전자를 바이러스에 실어 뇌와 척수로 보내는 팔 혈관 주사제의 개발도 동시에 진행했다. 앞서 살펴본 (홀브룩 코트르의) 혈우병이나 (크리스천 과르디노의) 선천성 흑내장 사례와 흡사하게, 실용성 면에서는 이쪽이 훨씬 가망 있어 보였다. 그런 사연으로 혈관 주사제의 임상연구가 다시 시작됐다. 대상은 잡아 주지 않으면 앉지 못하고 대개는 두 돌이 되기 전에 세상을 떠날 정도로 중증인 척수근위축증 소아 환자들이었다. 그 결과, 주사 단 한 번으로 아이들 열둘 중 아홉이 30초 넘게 앉아 있을 수 있었고 둘은 기어다니거나 일어나 걷기까지 했다. 기적 같은 효과였다. 그렇게 2019년 미국 정부는 제약사

노바티스Novartis의 유전자 치료제 졸겐스마Zolgensma(성분명 오나셈노진 onasemnogene)를 긴급 승인한다. 그때 FDA 국장이던 네드 샤플리스 Ned Sharpless는 허가 소식을 공표하는 자리에서 이렇게 말했다. "오늘 의 결정은 유전자 치료제와 세포 치료제가 다양한 질병 치료 영역 의 판도를 바꿀 것임을 또 한 번 입증한 기록적 사건이라 할 것입니 다. 절망적인 상태에 처했거나 죽음의 문턱까지 갔던 환자들의 삶 을 180도 변화시키는 유전자 치료제는 미래의 희망입니다."

이와 같은 획기적인 성공 사례들로 미루어 보면, 돌연변이로 유 전자가 망가지는 바람에 꼭 필요한 단백질이 만들어지지 않아 생기 는 유전질환은 대체 유전자로 고쳐지는 게 확실하다. 하지만 세상 에는 변이 단백질이 너무 많이 생겨서 말썽인 유전질환도 있다. 이때 는 정상 유전자의 단백질 생산량을 늘리기보다는 비정상 유전자의 단백질 생산량을 줄여야 한다. 그럴 작정으로 변이 유전자를 끄고 싶다면 어떻게 해야 할까? 한 가지 방법은 앞서 언급했던 침묵 기술 로 RNA 메시지를 먹통으로 만드는 것이다. 그러나 훨씬 더 좋은 방 법이 있다.

1998년 볼티모어에 있는 워싱턴 카네기 연구소Carnegie Institution of Washington 발생학 분과의 앤드루 파이어Andrew Fire와 크레이그 멜 로Craig Mello가 최근 끝낸 연구 결과를 발표했다. 고작 염기 20쌍 정도로 짧은 길이의 두 가닥 RNA 분자만으로 유전자 발현을 차단할 수 있다는 내용이었는데, 모든 유전학자가 애용하는 예쁜꼬마선충 *Caenorhabditis Elegans*이라는 이름의 투명한 1mm짜리 벌레를 이용해 얻은 결론이다. 당시 앞의 SMN2 사례처럼, 비슷한 크기의 한 가닥 RNA 분자가 비슷한 염기서열을 가진 다른 RNA 분자를 방해한다는 보고는 이미 여러 차례 나온 상황이었다. 하지만 한 가닥 RNA의 효과는 별로 크지 않고 오래 가지도 않았다. 게다가 두 가닥 RNA 분자 극소량만으로 벌레에게 이런 효과가 난다는 건 작용 기전이 아예 다르다는 걸 뜻했다. 그것도 이번엔 어느 한 유전자만 마음대로 껐다 켰다 하는 조작이 가능하게 말이다. 이 발견이 당장 실질적 치료로 이어질 잠재력이 크다는 걸 알아본 학계는 흥분에 휩싸였고, 멜로와 파이어를 2006년 노벨 생리의학상 수상자로 호명했다. 노벨 위원회의 마음이 동한 건 이것이 중요한 유전학 기초지식이기 때문만이 아니었다. 두 사람의 연구는 유전자 침묵 기술로 사람을 치료할 길을 처음으로 연 것이기도 했다.

반응이 열렬한 데에는 그럴 만한 이유가 있었다. 나름 당대 최신작이었던 완전히 새로운 유전자나 다량의 안티센스 올리고뉴클레오티드를 사용하는 전략과 달리, 짧은 두 가닥 RNA 분자는 같은 병도 훨씬 소량으로 치료가 가능했다. 하지만 익히 예상되듯 지나친 흥분은 과열 현상을 낳았고, 유전자 치료가 처음 시도된 10년 전과 달리 2000년대 초에는 RNA를 침묵시키는 RNA 간섭제를 질병 치료제로 개발하려는 생명공학기업이 우후죽순 생겨났다. 그러다

RNA 분자를 병변 세포에 정확히 송달하는 기술적 문제가 초반의 잔뜩 부푼 기대를 저버리고 다시 한 번 신약개발의 발목을 잡았다. 결국 처음엔 득의양양하던 수많은 투자자와 제약회사 들이 2010년 대 초 무렵엔 실패를 예감하고 전전긍긍하는 신세가 되었다. 앨나일람 제약Alnylam Pharmaceuticals의 대표 존 마라가노어John Maraganore는 당시 분위기에 대해 "사람들이 희망을 버리기 시작했다"고 회고했다. 그럼에도 기초과학 연구에 멈춤이란 없었다. 과학자들은 이론적인 배경 기전은 물론이고 인체장기에 안전하면서 정확히 작용할 최선의 방안을 계속 탐구했다. 그러다 간세포를 최종 목적지로 하고 RNA를 튼튼한 나노입자 안에 넣어 투여하는 방법이 특히 유망하다는 데이터가 쏟아져 나오기 시작했다.

그렇게 2018년 8월, 나노입자를 송달 시스템으로 활용하는 RNA 간섭제가 미국에서 최초로 허가된다. 이 약의 공식 적응증은 선천성 트랜스티레틴 아밀로이드증hereditary transthyretin amyloidosis이었다. 이 병에 걸리면 신경감각, 위장관과 방광의 기능, 심장리듬, 심장근육의 강도에 총체적인 문제가 생기는데, 특히 심장 증상이 시작되면 대부분 2~3년 이내에 심부전으로 세상을 떠난다고 봐야 한다. 지금껏 치료제 하나 없는 난치병이었던 이 병의 원인은 *TTR* 유전자의 변이다. 이것이 이상한 트랜스티레틴 단백질을 만들고 원래 있던 정상 트랜스티레틴마저 변형시켜 신경계나 심장 같은 체조직에 위험 수준으로 쌓이게 한다. 앨나일람이 내놓은 RNA 간섭제 온파트로Onpattro(성분명 파티시란patisiran)는 이 트랜스티레틴 단백질 변이형과 정상형 모두 수치를 낮추도록 고안된 신약이다. 온파트로의 뛰어난 효과는 환자 288명이 참여한 2018년 임상연구에서 분명히 드러났다. 18개월 동안 위약 대조군 환자들은 병세가 악화돼 걸음걸이가 느려진 데 비해 시험치료군 환자들은 심지어 예전보다 빨리 걸을 수 있게 되었다. 온파트로가 병의 진행을 막기만 하는 게 아니라 아예 되돌린 셈이다.

RNA 간섭제 덕분에 미래가 기대되는 건 비단 희귀유전질환에만 머물지 않는다. 대표적인 사례가 잘 떨어지지 않는 콜레스테롤 수치다. 2019년 8월, 프랑스 파리에서 열린 유럽심장학회European Society of Cardiology 학술행사에서 묵직한 내용이 담긴 한 연구의 결과가 공개됐다. 이 연구에는 오직 콜레스테롤을 떨어뜨리는 약을 최대 용량으로 써도 LDL 수치가 여전히 높은 환자들만 참여할 수 있었다. 총 7개국에서 등록된 환자 1617명을 통틀어 연구를 시작할 때 LDL 수치는 평균 107mg/dL였다(심장마비가 왔던 사람에게는 관리 목표를 70mg/dL 이하로 권장한다는 걸 기억하자). 그로부터 18개월 후, 위약으로 치료 받은 환자들은 LDL 수치가 4%가량 올랐다. 반면에 RNA 간섭제로 치료 받은 환자들은 수치가 무려 49%나 떨어졌다. 앞서 나는 태어날 때부터 *PCSK9* 유전자 두 카피가 모두 꺼진 덕에 콜레스테롤 수치가 믿기지 않게 낮았던 슈퍼휴먼 샬레인 트레이시를 소개했다. PCSK9 단백질을 불활성화시키는 항체를 활용해 샬레인의 타고난 체질을 흡사하게 모방하는 약제는 이미 여럿 나와 있었는데, 한 달에 한두 번 꼬박꼬박 주사를 맞아야 한다. 그런데 발표 내용에 의하면 RNA 간섭제 주사는 1년에 딱 두 번이면 된다는 것이다.

내가 RNA 간섭제를 본격적으로 주시한 건 2006년부터였다. 스탠퍼드대 교수로 막 임용된 나는 심부전과 돌연사를 초래하는 유전질환들을 잘 설명하는 것만으로는 부족하다는 생각에 고민이 많았다. 마땅히 그런 지식은 실제 치료에 쓸 수 있어야 했다. 그런데 RNA 침묵 기술은 잘 모르겠는 부분이 너무 많았다. 방금 언급한 콜레스테롤 사례 같은 상황에선 확실히 효과적이겠지만, 변이형 유전자 카피 하나가 제 기능을 못하는 탓에 멀쩡한 카피 하나에만 오롯이 심장의 생사를 의존하는 선천성 심근병증에도 이게 옳은 전략일지 나는 확신이 서지 않았다. 변이가 있는 카피 하나만 잠재우는 방법을 우리가 찾을 수 있을까? 그럴 수만 있다면 참으로 고상한 치료법이 될 게 분명했다. 요즘 RNA 침묵 기술이 한창 뜨는데, 우리가 찾는 답이 여기 있을지도 몰랐다. 다만 한 가지 문제가 있었다. 내가 아는 건 RNA 침묵 기술이라는 이름뿐, 속내용은 아는 게 하나도 없었다.

천만다행인 건 진짜 전문가를 지척에서 찾았다는 것이다. 바로 노벨상을 수상한 앤드루 파이어였다. 파이어 교수는 존스 홉킨스 대학에 있다가 2003년부터 스탠퍼드에서 가르치고 있었다. 그가 원만한 성격의 인물이라는 사전정보를 입수한 나는 "친애하는 파이어 교수님, 교수님은 저를 잘 모르시겠지요. 저는 얼마 전에 교수로 부임한……"으로 시작하는 이메일을 특별히 공들여 썼다. 적당히 자기소개를 한 다음엔 조만간 잠시 뵙고 조언을 구해도 되겠는지 정중히 여쭀다. 시간은 내일이든 몇 달 뒤든 편하신 대로 아무때나 좋다고 덧붙였다. 나는 교수님이 원한다면 어떤 일정이든 비우고 언제 어디로든 달려갈 작정이었고 메일에도 그대로 적었다. 노벨상을 받을 정도의 세계적 석학은 온갖 부탁과 초청이 매일같이 쏟아진다는 걸 잘 알았지만, 나는 기도하는 마음으로 전송 버튼을 눌렀다. 그러고서 내 일을 하려고 자리를 잡은 지 불과 몇 분 뒤 전화벨이 울렸다. 당시 상황을 미리 좀 설명하자면, 신임 교수였던 나는 학교가 주는 대로 사무실을 배정받아 들어갔다. 그런데 가 보니 유선전화가 이미 놓여 있었고 여차저차해서 전에 스탠퍼드대 심장재활프로그램을 이끌던 명예교수님의 번호를 물려받아 쓰게 됐다. 그 말인즉 당시 내 방에 걸려오는 전화의 90% 이상은 잘못 걸린 전화였다는 소리다. 그런 까닭에 나는 예의상 상대방의 말을 잠시 들어주다가 적절한 틈에 끼어들어 바뀐 번호를 알려주는 일에 일찌감치 익숙했다. 그날 오후 전화벨이 울릴 때, 수화기를 들어올리면서 시선은 벌써 선배 교수님의 새 전화번호가 적힌 접착 메모지에 가 있었다. 내가 수화기에 대고 말했다. "여보세요." 그러자 목소리가 말했다. "안녕하세요, 앤디입니다." 나는 어안이 벙벙했다. 앤디가 누구지? 아무리 생각해도 내 주변에서 앤디라고 불리는 인물은 떠오르지 않았다. 목소리도 낯설었다. 내가 "죄송합니다. 혹시 전화를 잘못 알고 거신……"까지 읊었을 때 낯선 목소리가 말꼬리를 뚝 자르고 들어왔다. "앤디 파이어입니다. 방금 이메일을 읽었어요. 이쪽에 들르시겠어요?" 나는 머릿속이 하얘졌다. 지금 그의 말은 '오늘

바로' 오겠느냐는 뜻이었다. 생각을 정리할 새도 없이, 몇 시간 뒤 나는 노벨상을 수상한 대학자 앞에 앉아 있었다. 우리의 만남이 하루로 끝나지 않기를 속으로 기도하면서. 이렇게 명성 높은 석학이 새파란 후배에게 선뜻 독대를 허락하다니 감격스러울 따름이었다. 우리가 심근병증을 치료할 RNA 간섭제 개발을 목표로 12년 넘게 협력하게 된 출발점이었다.

우리는 둘 다 비대심근병증의 원인인 *MYH7* 유전자와 *MYL2* 유전자를 집중 공략하기로 하고 하나씩 차근차근 진행했다. 우선 당장 급한 건 '딱' 변이형 유전자 카피만 침묵시키는 게 가능한지 확인하는 일이었다. 그러기 위해서는 먼저 시험관 환경에서도 잘 살아남는 세포 유형에 유전자의 정상 카피와 변이형 카피를 모두 심어야 했다. (심장세포는 까다롭기 때문에 이런 실험에서는 보통 신장세포를 사용한다.) 여기에 추가로 매튜 휠러와 박사후 연구원 카티아 잘레타Kathia Zaleta가 정상 유전자에는 초록색 표식을 달고 변이형 유전자에는 빨간색 표식을 다는 조작을 했다. 그런 다음 RNA 간섭제 후보물질들 중 무엇이 변이형 유전자만 골라 침묵시키는지 확인하는 실험을 본격적으로 실시했다. 방법은 세포에서 나오는 빨간색 빛과 초록색 빛의 세기 변화를 측정하는 것이었다. 보아하니 후보물질들 사이에서도 성능차가 있었고 한두 가지는 효과가 상당히 좋았다. 우리는 가장 높은 점수를 받은 후보물질 하나를 선택해 심근병증을 앓는 실험쥐의 심장세포에서도 효과가 있는지 알아보기로 했다. 다행히 결과는 기대한 대로였다. 이는 곧 살아 있는 동물에게 이 신약 후보를 시험할 차례라는 뜻이었다. 지금부터는 바이러스를 RNA 간섭제 운반책으로 활용하기로 하고, *MYL2* 유전자 변이형 카피와 정상 카피 모두 가지고 있어 비대심근병증에 걸릴 운명으로 태어난 생쥐 새끼의 실낱같은 꼬리정맥에 약액을 투여하는 고난도 임무는 우리 연구실 동물수술 고수의 손에 맡겨졌다. 갓 태어난 생쥐는 몸길이 1cm에 몸무게는 약 1g밖에 안 될 정도로 아주 자그마한 탓에 극도로 섬세한 손길이 요구되었다. 이 고비를 잘 넘긴 우리는 새끼들이 자라는 과정을 지켜봤다. 미리 운반체 바이러스에 발광 유전자를 끼워 놓았기 때문에 특정 파장 빛을 추적하면 바이러스가 딴 길로 새지 않고 심장에 잘 도착했는지 바로 알 수 있었다. 그런 식으로 우리는 내내 관찰만 하다가 마침내 이 털복숭이 환자들이 성년이 되었을 때 심장 초음파를 찍었다(생쥐 성체의 심장박동수는 보통 분당 600에서 800 사이로 나온다). 또 녀석들을 사람 환자와 똑같이 축소판 러닝머신 위를 달리게도 했다. 그 결과, 새끼 때 RNA 간섭제를 투여받은 녀석들은 병이 퇴행했다는 증거가 확실했다. 치료제를 투여하지 않은 개체들과 비교해 심장 두께는 덜 두껍고, 심장근육은 덜 뻣뻣했으며 현미경으로 확대한 심장조직은 거의 정상 심장처럼 보였다. 무엇보다 녀석들은 대조군 개체들보다 오래 살았다.

하지만 이건 실험동물 얘기였다. 생쥐는 흥분하면 1분에 1000회까지도 뛰는 작디작은 심장을 갖고 있다. 심장벽 두께도 고작 1mm밖에 안 된다. 생쥐의 생리학이 사람의 그것과 같을 수는 없다. 그러니 후보물질이 사람에게도 잘 먹힐지에 대해 생각하지 않으면 안 된다. 실험쥐 데이터만 가지고 신약을 곧바로 환자에게 투입하는 건 있을 수 없는 일이다. 그래서 우리는 첫 단계로 사람의 심장세포를 넣은 시험관에 RNA 간섭제를 몇 방울 떨어뜨리는 테스트를 하기로 했다. 그런데 심장세포를 구하는 일이 만만치 않았다. 심근병증 환자의 심장조직을 떼어내는 게 흔한 검사가 아닌 데다가, 이식수술 중에 적출한 심장의 세포는 심장이 이미 위중한 상태였던 때라 거의 살아남지 못하기 때문이다. 설상가상으로 우리에게 필요한 건 유전형이 우리가 주제로 정한 것과 완벽하게 일치하는 세포였다. 그런데도 이 문제를 무난하게 넘긴 건 세포의 "시계를 거꾸로 돌려" 다시 "줄기세포로 돌아가게" 만드는 어느 노벨상 수상 기술 덕분이다. 본래 줄기세포는 분열 초기의 배아에 많고 몇몇 장기조직에서는 평생 만들어지기도 한다. 줄기세포는 어떤 세포로도 발달할 수 있어 특별하다. 세포 시계를 되돌린다는 건 환자의 혈액 검체에서 혈구를 추출하고 이것을 줄기세포로 돌아가게 한다는 뜻인데, 그런 다음에는 이 줄기세포가 이번엔 심장세포로 분화하도록 유도하는 게 가능하다. 우리의 연구 주제인 그 유전자 변이를 가진 심장세포로 말이다. 이 마법을 부리려면 일종의 시약 칵테일이 필요하다. 그러면 최종적으로 시험관 안에서 힘차게 박동하는 한 무더기의 심장세포를 손에 넣을 수 있다. 그렇다고 이 '미니 심장'의 생김새가 진짜 심장과 똑같은 건 아니며 실제로는 덩어리에 가깝다. 언젠가는 환자에게 이식할 모든 장기를 이 기술로 밖에서 기를 날이 올지도 모른다. 하지만 일단 지금 가능한 건 질병 연구에 적합한 세포 덩어리까지만이다. 어느 중증 비대심근병증 자매의 혈액세포를 가지고 미니 심장을 키우는 일은 내 연구실 대학원생 알렉스 데이니스Alex Dainis가 전담하기로 했다. 우리는 궁금했다. 비대심근병증 유전자 때문에 병을 앓게 된 진짜 환자의 심장 세포에서도 이 RNA 간섭제가 효능을 발휘할까? 과연 RNA 간섭제가 건강한 유전자는 내버려 두고 변이형 유전자만 침묵시킬까? 만약 정말 그렇다면 우리 바람처럼 실제 환자들이 이 치료로 건강해질 날이 코앞으로 다가올 터였다. 실제 비대심근병증 환자의 심장은 두껍고 뻣뻣해 엄청 쥐어짜 수축하는데, 시험관 속 미니 심장은 그 모습을 흡사하게 모방하고 있었다. 알렉스는 미니 심장의 크기와 모양을 재고 수축했다가 이완하는 강도를 기록했다. 그런 다음, RNA 간섭제 투입 전과 후의 측정치를 비교했더니 정말 효과가 있었다. 후보약물 하나가 변이형 유전자만 선택적으로 잠재웠을 뿐만 아니라 세포 수축력을 정상 수준으로 되돌린 것이었다.

오늘날 RNA 침묵 기술에 기초한 신약들이 꾸준히 등장하는 배경에는 알렉스 같은 수많은 숨은 공로자들의 땀방울이 있다.

유전자 치료제 개발의 3대 난관은 수송과 수송 그리고 수송이라는 말이 있다. 그만큼 약물 설계보다는 약을 표적장기에 보내는 게 훨씬 어렵다는 뜻이다. 그런 까닭으로 접근성 좋은 혈액세포와 혈액질환은 유전자 치료의 타깃으로 인기 만점이다.

들어 본 사람은 기억 날 텐데, 버블보이bubble boy병이라는 게 있다. 공식 명칭은 중증복합면역결핍증SCID, Severe Combined Immuno-Deficiency이다. 이 유전질환은 원인 유전자가 X 염색체에 자리한 탓에 X 염색체가 하나뿐인 남자아이들에게 독보적으로 흔하고 면역계 발달에 전면적인 지장을 불러온다. '복합'이라는 수식어도 T세포와 B세포 모두 병든다는 뜻에서 붙은 것이다. SCID는 데이비드 베터라는 소년의 이야기가 유명해지면서 대중에게 알려지기 시작했다. 1971년에 태어난 소년은 골수 기증자가 나타날 때까지 거의 평생을 감염되지 않도록 외부 접촉을 차단하는 대형 무균 풍선('버블')을 쓰고 살아야 했다. 기증자의 골수세포는 SCID의 원인 유전자(보통은 *IL2RG* 유전자)가 정상형일 테니 골수이식을 받고 나면 곧 소년의 면역계도 살아날 터였다.

보통 골수이식수술을 받는 것은 골수종 환자나 백혈병 환자다. 이때는 수술 전에 화학요법이나 방사선요법으로 환자의 면역계와 조혈세포를 미리 눌러 놓고 나서 환자 본인이나 다른 기증자에게서 얻은 새 줄기세포를 환자에게 주입한다. 그런데 이 수술 전처치가 위험천만하기 짝이 없다. 환자를 데이비드 베터와 흡사한 극단적 상태에 빠뜨리기 때문이다. 잠깐이라도 면역계가 작동을 안 하면 사람은 심각한 감염 위험에 노출된다. 하지만 여기서 끝이 아니다. 이후 한동안은 또 '이식편대숙주병graft vs host disease'이라는 관문을 통과해야 한다. 이름에서 짐작되듯, 이식편대숙주병은 기증자의

'이식편graft'에서 나온 새 면역세포가 '숙주host'의 장기조직을 이물질로 인식해 공격하는 것이다.

이처럼 남의 골수를 받을 때는 이래저래 신경쓸 일이 많다. 그런 점에서 혈액이나 면역 계통의 유전병 환자에게는 본인의 골수 줄기세포를 추출해 유전자 조작기술로 손본 뒤에 다시 집어넣는 치료법을 권장할 만하다. 본래 면역계를 억누르는 전처치를 여전히 거치긴 해도, 새로 주입할 정상세포가 내 것이니 생체조건이 완벽하게 일치한다는 장점이 있다. 학계가 오래전부터 이 아이디어에 눈독을 들인 건 당연했다.

그러나 2000년대 초, 이런 방식의 유전자 치료제로 SCID를 치료하려던 초창기 시도들은 치명적 후유증을 남긴 채 줄줄이 실패로 돌아갔다. 유전자 치료제가 의도와 달리 다른 유전자까지 건드린 게 문제였다. 환자가 병을 고치려다 백혈병을 얻어 간 이 사건은 순항과 난항을 거듭하며 유전자 치료 발전사를 통틀어 최악의 오명으로 남았다. 곧 10년에 걸쳐 백혈병의 원인이 규명됐고 다시 2019년 4월에는 그때보다 얼마나 더 나아졌는지를 잘 보여 주는 연구 결과가 논문으로 공개됐다. 이 연구의 조사 대상은 SCID로 태어난 탓에 체내에 건강한 면역세포가 부족해 온갖 감염병을 달고 살면서 성장이 느린 영아 8명이었다. 연구진은 아이들의 결함 있는 골수 세포를 추출했다. 그런 다음, 특수 조작된 바이러스를 이용해 각자의 골수 줄기세포에 *IL2RG* 유전자의 건강한 카피를 삽입했다. 교정을 마친 줄기세포는 다시 아이의 몸속으로 돌려보냈다. 이때 연구진은 아이들에게 화학요법제를 투여해 본연의 면역계에서 만들어진 면역세포 수를 미리 줄여 두었다. 유전자 요법 치료를 받고 3~4개월 뒤, 정상적으로 기능하는 면역세포의 수가 놀랍게도 정상 범위로 올라가 있었다. 그런 환아가 전체 8명 중 7명이었다. 한편 아홉 번째 아이는 교정 세포를 한 차례 더 주입하고서 다른 아이들을 따라잡았다. 끈질기게 따라다니던 온갖 감염은 단번에 사라졌고 마침내 아이들은 보통 또래처럼 성장하기 시작했다. 이 기적의 치료제는 현재 미국 FDA의 승인심사 절차를 밟는 중이다.

유전자 치료의 활약상은 비교적 흔한 혈액질환 영역에서도 들려왔다. 적혈구 안에 자리해서 산소 운반을 책임지는 혈색소 분자를 헤모글로빈이라고 하는데, 이 분자에 이상이 생기는 유전병이 그 예다. 이런 혈색소병증 가운데 가장 유명한 낫적혈구병은 아프리카나 라틴아메리카 계통 후손들에게 특히 흔하고 해마다 전체 출생아 가운데 약 30만 명이 선천성 낫적혈구병을 가지고 태어난다고 집계된다. 낫적혈구병 때문에 적혈구가 초승달 혹은 낫 모양으로 접히면서 서로 엉키거나 혈관 안에 갇히면 장기조직의 산소 공급에 지장이 생겨 극심한 통증발작을 겪는다. 사우스캐롤라이나에서 온 스무 살 카먼 덩컨도 그런 환자였다. 어린 시절부터 병원을 문턱 닳도록 오가면서 카먼에게 들어간 병원비만 1만 달러가 넘었다. 혈관 분포가 많은 비장의 혈류를 비정상 적혈구가 막는 바람에 장기가 손상되어 비장제거수술을 받았을 때 그녀의 나이 고작 두 살이었다. 통증발작은 일단 시작되면 길게는 몇 주나 이어졌고 온몸 구

게놈 오디세이

석구석 안 아픈 데가 없었다. 〈뉴욕 타임스〉 기자 지나 콜라타가 인터뷰했을 때 그녀는 "살짝 닿기만 해도 엄청나게 아프다"고 했다. 그런데 생명공학사 블루버드 바이오Bluebird Bio가 새로 개발한 유전자 치료제 진테글로Zynteglo(성분명 렌티글로빈lentiglobin)를 딱 한 번 맞고서 모든 증세가 씻은 듯이 사라졌다. 진테글로는 변이형 헤모글로빈의 효과를 잠재우도록 조작한 정상 헤모글로빈 유전자 카피를 환자 본인의 줄기세포에 삽입해 재주입하는 치료제다. 그리고 2020년 1월 27일, 〈뉴욕 타임스〉에 카먼의 기사가 또 한 번 실렸다. 이번에 사진 속 그녀는 고통에서 벗어나 환하게 미소짓는 모습이었다. 참고로 최근 미국에서는 블루버드 바이오를 비롯해 여러 제약사가 이 기전의 낫적혈구병 치료제 정부 승인을 추진한다는 소식이다.

최근 유전자 치료는 정상 유전자 카피를 보충하거나 RNA 침묵 기술을 통해 결함 유전자를 무력화시키는 방식으로 고무적인 성과를 이뤘다. 그런데 만약 유전체를 수술하듯 고치는 게 가능하다면? 유전체 자체에서 변이 염기서열을 편집해 정상 염기서열로 되돌릴 수 있다면 어떨까? 이 유전체 수술은 유전자 치료 연구자라면 누구나 추구하는 궁극의 목표다.

가까운 미래에 이런 식의 유전자 교정을 가능케 할 기술은 1990년대에 개발되기 시작해 2000년대 초에 급속 성장을 이뤘다. 처음에는 돌연변이 근처에서 DNA를 뭉텅 잘라낸 뒤 빈 자리를 정상 카피로 메워 복구한다는 발상이었다. 그러다 2010년을 기점으로 각종 신기술이 쏟아져 나오면서 전략이 완전히 다른 방향으로 전면 수정된다. 특히 결정적인 한 방은 CRISPRClustered Regularly Interspaced Short Palindromic Repeats([앞뒤가 동일한 염기서열인 짧은 회문구조가 간격을 두고 반복되는 구조의 집합체.] 각 단어 첫 글자만 따서 크리스퍼라고 읽는다)였다. 박테리아 방어체계인 CRISPR의 발견에는 유전체 특정 영역을 겨냥해 그곳만 복구하는 것이 마침내 가능해졌다는 중대한 의의가 있었다. 곧 언론사들은 너도나도 CRISPR 소식을 1면에 대서특필하며 호객꾼 노릇을 자처했다. 여기에 하버드대와 캘리포니아 주립대학 버클리 캠퍼스 사이에서 국토를 횡단해 벌어진 특허 싸움까지 더해져, 온 세상은 유전자 편집 얘기로 시끌벅적해졌다.

CRISPR 이야기의 서막은 1990년대로 거슬러 올라간다. 당시 스페인 알리칸테대학교의 대학원생이던 프란치스코 모히카Francisco Mojica는 박테리아의 유전자에서 염기서열이 수없이 반복되는 이상한 구간을 발견했다. 이후 그는 이런 특이한 염기 구간을 가진 다양한 박테리아들을 수 년에 걸쳐 연구했다. 그가 파악한 이 반복서열의 특징은 길이가 염기 30자쯤 되고, 'rotator'처럼 순방향으로도 역방향로도 똑같이 읽히는 회문구조를 가지며, 사이사이에 염기 약 36쌍짜리 '끼움쇠'가 들어가 시작과 끝이 구분된다는 것이었다. 처음엔 염기서열의 존재 목적을 알 수 없었지만 똑같은 끼움쇠 염기서열이 몇몇 바이러스에도 존재하고 그런 바이러스에는 박테리아가 내성을 보인다는 사실을 발견한 모히카는 이 CRISPR가 바이러스에 대항하는 박테리아의 방어체계라는 결론을 내렸다. 말하자면 박테리아가 대대손손 물려주는 일종의 '기억'인 셈이었다.

얼마간 시간이 더 흘러 2010년으로 와서, 리투아니아 빌니우스에 위치한 응용효소학연구소Institute of Applied Enzymology에 몸담은 생화학자 비르기니우스 식스니스Virginijus Siksnys는 서로 다른 박테리아 종끼리 CRISPR 시스템을 전파해 바이러스 내성을 부여할 수 있음을 오랜 연구 끝에 입증했다. 거의 같은 시기인 2011년, 푸에르토리코의 한 학회장에서는 또 다른 두 RNA 전문가의 만남이 성사됐다. 한 명은 오스트리아에서 경력을 쌓고 스웨덴 분자감염의학연구소 Laboratory for Molecular Infection Medicine로 옮긴 프랑스 출신 과학자 에마뉘엘 샤르팡티에Emmanuelle Charpentier이고 다른 한 명은 캘리포니아 주립대학 버클리 캠퍼스의 하와이 출신 RNA 생물학자 제니퍼 다우드나 박사다. 의기투합한 다우드나와 샤르팡티에는 Cas9라는 분자로 DNA를 자르는 일종의 분자메스를 만들었다. (DNA 절단은 바이러스를 막는 방어 기전에서 중요한 부분을 차지한다.) 인체세포 안에는 필요한 순간마다 출동해서 망가진 DNA를 복구하는 수선공 분자가 상주하기 때문에, 두 사람은 만약 분자메스를 돌연변이 지점에 정확히 보낸 다음 주형으로 쓸 정상 DNA 조각을 공급해 준다면 그다음부터는 세포 내에서 유전체 수리 작업이 저절로 일어날 거라고 생각했다. 참신하고 천재적인 발상이었다. 그러면서도 기본 원리는 수백만 년이나 생태계를 지탱해 온 생물학적 기전에 뿌리를 두고 있었다. 식스니스 팀과 샤르팡티에-다우드나 팀은 각각 그간의 연구 결과를 이듬해인 2012년에 논문으로 발표했다. 두 논문 모두 박테리아의 유전자 편집 시스템을 이용해 사람 DNA를 교정할 수 있다는 내용이었다.

한편 하버드대에서는 두 과학자의 분투로 CRISPR 기술이 환자의 유전자 치료라는 현실세계에 한 발 더 가까워지고 있었다. 세계적인 유전학자 조지 처치George Church와 브로드 연구소의 생화학자 장펑張鋒이 각자 연구를 진행한 결과, 둘 다 똑같이 논문에서 CRISPR-Cas9 시스템으로 인체세포의 유전자 편집이 가능하고 매우 효과적이라는 결론을 내린 것이다.

모히카와 식스니스의 기초 연구를 시작으로 샤르팡티에와 다우드나의 Cas9 개발로 이어진 창의적 협업 그리고 마지막에 처치와 장펑의 쐐기를 박는 추가 연구까지, 모두가 유전체 편집 기술이 새롭게 도약할 기틀을 완성했다. 유전자 기술로 온전한 유전자 카피를 보충하거나 변이 유전자를 침묵시키기만 하는 시대는 지났다. 이제는 유전체 자체를 고치는 유전자 치료가 부상할 차례다.

CRISPR 기술은 정밀도와 효율 면에서 계속 발전하는 추세다. 요즘 하버드대 데이비드 리우David Liu의 연구실에서는 Cas9 시스템으로 문제 영역을 유전체상에서 직접 편집하는데, DNA 가위질을 단 한 번도 하지 않는다. 리우 박사의 염기 편집기는 마치 컴퓨터 문서 작성 프로그램처럼 염기문자 하나를 그 자리에서 다른 문자로 교체한다. 초창기 Cas9 기술이 그랬듯 틀린 글자가 하나라도 들어 있는 문장을 통째로 들어내고 새 문장으로 바꾸는 식이 아니다. 듣기로는 가장 최신 버전은 단일 염기 편집만 가능한 게 아니라 거의 모든 종류의 DNA 조각을 정확히 삽입하는 수준으로 업그레이드되었다고 한다. 마찬가지로 유전체를 한 번도 자르지 않고 말이다. 박사의 계산에 따르면, 이 기술로 고칠 수 있는 사람의 발병 변이형 유전자는 무려 90%나 된다.

유전자 편집 기술이 발전할수록 과학자들은 성인 환자의 이상 유전자나 골수세포를 손봐 병을 고치는 데서 만족하지 않고 사람 배아를 가지고 하는 연구를 점점 더 꿈꾸게 되었다. 암묵적인 소망이 공론화된 것은 2017년 한 과학자가 사람 배아 단계에서 비대심근병증 원인 돌연변이를 유전자 편집으로 고치는 데 성공하면서다. 오리건 보건과학 대학교Oregon Health & Science University의 슈크랏 미탈리포프Shoukhrat Mitalipov 박사는 비대심근병증(릴라니 그레이엄이 앓았던 바로 그 병) 환자인 남성의 정자를 기증 받은 난자와 수정시켜 사람 배아를 만들었다. 이 병은 *MYBPC3* 유전자 카피가 하나만 있어도 발병하고 정자 하나가 이 변이형 유전자를 가질 확률이 반반이므로, 유전자 편집 작업의 다른 영향이 없다는 전제하에서는 배아의 절반은 병을 얻고 나머지 절반은 건강할 거라는 계산이 가능하다. 그런데 2017년 8월 〈네이처〉에 실린 미탈리포프의 논문을 보면, 58개 중 42개, 그러니까 절반을 훨씬 웃도는 배아가 두 카피 모두 정상인 유전자 쌍을 갖고 있었다. 논문 내용을 두고 각종 잡음이 뒤따른 건 당연했다. 일례로 일각에서는 CRISPR 편집이 계획대로 실행됐는지 믿을 수 없다는 지적이 나왔다. 미탈리포프는 정상 유전자 카피 조각을 주형으로 사용했다고 말했지만 논문 데이터를 보면 배아세포 자체 유전체 내의 나머지 정상 카피가 CRISPR 절단에 사용된 정황이 의심된다는 것이었다. 이 의견은 학계 전체에 CRISPR를 둘러싼 회의론을 불러일으켰다. 만약 CRISPR가 단순히 변이형 유전자를 뭉텅 잘라내 변이서열 조각이 없어지기만 한 건데 유전체 전체가 복구된 것처럼 보인 거라면? 그렇다면 건강한 정상 카피는 사실 여전히 하나뿐인 것 아닌가. 이듬해 미탈리포프 팀은 CRISPR 편집 작업이 계획한 그대로 실행됐다는 주장을 부각시키는 새 데이터를 공개하면서 일부 지적사항에 답했다. 그럼에도 방법 면에서든 원리 면에서든 논란은 여전히 식지 않고 있다.

하지만 가장 쟁점이 된 문제는 사람 배아를 조작한다는 사실이었다. 특히 달라진 특질이 후손에게 거듭 대물림될 수 있음에도 인간종의 유전자를 영구적으로 변화시키는 게 윤리적으로 옳은가를 두고 어느 때보다 뜨거운 설전이 벌어졌다. 성인 환자의 특정 체조직이나 한 신체장기에만 유전자를 편집하는 것은 당사자에게만 영향을 미친다. 반면에 사람 배아를 손보는 것은 훗날 이 개체가 생산할 모든 정자 혹은 난자도 달라진다는 뜻이다. 당시 미탈리포프는 그가 가지고 실험하는 배아들을 결코 사람 몸에 착상시키지 않을 것이라 선언했었다. 하지만 중국의 과학자 허 지안쿠이賀建奎는 이 금기를 넘어 버린다. 2018년 11월, 그는 역사에 한 획을 그을 포부로 세계 최초 유전자 편집 아기의 탄생을 공표했다. 아이들이 HIV

에 감염되지 않게 하려고 *CCR5*라는 유전자를 편집했다는 게 그의 주장이다. 하지만 일을 시작할 때 거의 확신에 차 기대했던 만인의 찬사를 허 지안쿠이는 받을 수 없었다. 대신 치졸하고 무모하다는 비난만 쏟아졌다. 세계 언론이 요동치자 그는 몸을 피해 은신해야 했고, 급기야 2019년 말에는 비공개 재판에서 3년 징역형을 받았다는 중국발 소식이 전해졌다. 유전자 편집 아기의 부모가 누군지, 이 방법이 과연 HIV 예방에 효과 있는지, 유전자 편집 기술이 얼마나 안전한지 등 많은 의문점이 제기됐지만 전 지구적으로 거센 반대 속에 그대로 파묻혔다. 허 지안쿠이 사건으로 한바탕 난리를 치른 학계는 사람 배아를 이용한 유전자 편집 실험을 중지한다는 성명서를 발표했다. NIH 수장 프랜시스 콜린스 역시 이 사건을 "몹시 충격적"이고 "심히 안타까운" 일이라고 칭하면서, 과학계에서 이번과 같은 "부끄러운 실수"가 계속된다면 "다양한 질병을 예방하고 치료할 참 기술이 공포와 혐오를 느낀 대중의 정당한 분노에 의해 빛을 잃을 것"이라고 경고했다. 정부를 대변하는 입에서 나온 공식 발언으로는 분명 강한 표현이었다. 우여곡절 끝에, 아직 생생한 1990년대 유전자 치료 실패 시도들의 기억을 되새겨, 사회 전반은 사람 배아 유전체 조작의 윤리를 따지기에 앞서 유전자 편집 기술의 안전성을 입증할 과학적 장치가 더 많이 필요하다는 보편적 합의에 도달했다.

앞에서 나는 유전체를 읽어 병을 진단하는 것의 잠재력을 언급한 적 있다. 이 잠재력을 실현시킬 놀라운 신기술 얘기를 지금부터 잠시 펼쳐보려 한다. 그런 기술들이 적재적소에 활용된다면 우리는 얼마나 많은 걸 이룰 수 있을까?

밀라 마코베츠는 바깥을 유난히 좋아하는 아이였다. 그런데 활발하고 사교적이던 아이는 자라면서 점점 말이 없어졌다. 가장 먼저 알아챈 건 엄마였다. 그뿐만 아니었다. 아이는 몸동작도 갈수록 서툴러지고 시력까지 급속도로 나빠졌다. 다섯 살 무렵엔 앞을 완전히 못 보고 제대로 설 수도 없는 지경이 됐다. 가끔은 고개조차 가누지 못했고 짧은 발작이 매일 수십 번씩 반복됐다. 병명을 모르는 희귀병 환자들이 흔히 그러듯, 소녀의 부모는 이 병원 저 병원을 전전했다. 증상이 심해지면서 유력한 병명 후보가 점점 좁혀졌다. 아무래도 밀라는 배튼병Batten disease을 앓고 있는 듯했다. 배튼병은 CLN7 유전자의 두 카피 모두에 생긴 돌연변이 때문에 발병한다고 알려진 퇴행성 신경질환이다. 안타까운 소식은 배튼병 환자는 무조건 요절한다는 것이었다.

엄마 줄리아는 바로 배튼병 공부에 들어갔다. 그러던 중 이상하다는 생각이 들었다. 예전에 유전자 검사를 했을 땐 딸애의 CLN7 유전자에서 변이형 카피가 아빠 쪽 하나만 발견됐기 때문이다. 그런데 배튼병은 두 카피 모두 비정상이어야 한다지 않는가. 답답함을 해소할 길이 없던 그녀는 2017년 1월에 페이스북 친구들에게 전체 유전체 분석을 도와줄 전문가를 찾는다는 말을 퍼뜨렸다. 공교롭게도 이 메시지를 한 의사의 아내가 보게 된다. 의사인 남편은 보스턴 어린이병원에서 소아유전학과 신경학을 연구하는 티머시 유 Timothy Yu였다.

한 달쯤 뒤, 티머시 유의 손에는 밀라 가족 전체의 유전체 검사 결과가 들려 있었다. 아빠로부터 소녀에게 대물림된 변이형 유전자는 금방 눈에 띄었다. 하지만 그것만으로는 소녀의 상태를 설명하기에 부족했다. 그는 유전자와 유전자 사이 틈새 공간까지 놓치지 않고 유전체 전체를 다시 자세히 들여다봤다. 그랬더니 있어서는 안 되는 DNA 조각 하나가 그곳에 자리잡고 있다는 걸 알 수 있었다. 염기문자 2000개짜리 '점핑 유전자'jumping gene (유전체 내에서 자리를 옮겨 다니는 DNA 조각)였다. 보아하니 밀라가 엄마한테서 받은 정상 CLN7 유전자 카피의 발현 여부를 이 점핑 유전자가 쥐고 흔드는 것 같았다. 이로써 미스터리는 풀렸다.

그러나 티머시 유는 만족할 수 없었다. 이때 그의 머릿속에 척수근위축증 환자들을 치료하면서 잘 알게 된 RNA 간섭제가 떠올랐다. 똑같은 전략이 밀라에게도 통할지 몰랐다. 소녀의 점핑 유전자에서 나오는 신호를 '꺼서' 정상 유전자가 제 일을 하도록 만들 방법은 없을까?

이론적으론 충분히 가능한 일이었다. 문제는 그가 신약 설계를 해 본 적이 없다는 점이었다. 정확히는 한 환자만을 위한 치료제를 설계하는 것 자체가 사상초유의 도전이었다. 그는 유전학자, 약사, 신약개발 연구원, 허가 법규정 전문가, 병원 관리자, 윤리 전문가 등 인맥을 최대한 동원해 조언을 구했다. 놀랍게도 그와 조력자들은 반년도 안 되어 점핑 유전자의 작용을 차단할 치료제 시험품을 완성할 수 있었다. 일단 그들은 밀라의 체세포가 담긴 시험관에서 테스트했고 결과는 대성공이었다. 점핑 유전자는 무력화되어 침묵했고 CLN7 유전자의 정상 RNA 메시지는 건강한 사람 수준으로 올라가 있었다. 즉 이젠 언제든 밀라에게 직접 투여해도 된다는 소리였다. 하지만 그러려면 먼저 정부 승인을 받아야 했다.

밀라의 상태는 겨우내 나빠지고 있었다. 발작 횟수는 점점 늘고 운동기능은 나날이 쇠퇴했다. 특단의 조치가 시급했다. 다행히 2018년 1월, 유 연구팀은 미국 보건당국의 일명 '동정적 사용'이라는 특별 제도를 통해 자체 개발한 치료제의 허가를 받아 낸다. 오직 밀라만을 위해 개발돼 '밀라센'이라 명명된 이 신약을 의료진이 소녀의 척수에 주사했다. 줄리아가 딸의 사연을 페이스북에 올린 지 딱 1년 만이었다.

예전에 아이는 심하면 하루에도 서른 번씩 발작했었다. 그러던 게 치료를 시작한 뒤로는 발작 시간이 짧아지고 횟수도 크게 줄었다. 반면에 말은 점점 더 잘했다. 배튼병처럼 신체기능이 전반적으로 나빠지는 질병이 저절로 호전되는 건 전례가 없는 일이었다. 그러니 지금 유일하게 가능한 설명은 치료가 효과를 보인다는 것이었다.

유전체 검사에서 개인 맞춤 유전자 치료까지 딱 1년이 걸렸다. 유 연구팀 특유의 결단력과 초인적 속도로 진행된 신약개발 연구가 이룬 다시 없을 성과다. 물론 이런 특혜가 모두에게 허락되지는 않을 것이다. 무엇보다 어마어마한 비용이 들기 때문이다(이번에도 환자 가족의 모금 활동이 없었다면 불가능했다). 단 이 일을 계기로 진정한 개인 맞춤 치료의 위력이 널리 각인된 것만은 분명하다.

　우리는 유전자 치료의 황금기를 살고 있다. 초반의 부진을 딛고 오늘날 진행 중인 유전자 치료 프로그램은 전 세계를 통틀어 수백 건이나 된다. 유전체 기초과학 연구 분야에서든 실제 환자들이 참여하는 임상연구에서든 굵직굵직한 발전 소식이 1년에도 몇 번씩 들려오는 요즘이다. 진단에서 치료로 이어지는 여정은 과거에 비하면 눈 깜짝할 새에 끝난다. 지난 수십 년 동안 멈추지 않고 달려온 덕에 비로소 우리는 수백만 년 세월의 진화를 통해 정련된 자연의 이치를 응용하고 조작하는 방법을 터득하기 시작했다. 유전체를 읽고 해석할 줄 안다는 건 또 다른 기회를 뜻한다. 인간이 스스로 유전체를 고쳐 적고 치명적 오류를 바로잡을 날이 머지않아 올 것이다.

20장

미래의 의학

"사람들은 1년 안에 이룰 수 있는 일은 과대평가하고

10년 뒤 이룰 수 있는 일은 과소평가하는 경향이 있다."

- 게이츠 재단Gates Foundation 공동이사장

윌리엄(빌) 헨리 게이츠 III세

"하나를 끝내기 전엔 두 가지 일을 할 수 없다."

- 무명씨

낯선 이에게 다짜고짜 본인의 유전체 데이터를 숨김없이 보여 주던
스티븐 퀘이크와의 첫 만남 후 십수 년이 흘렀다. 그러는 사이 많은

것들이 달라졌다. 그럼에도 인간 유전체 탐구를 향한 전 세계의 노력과 그에 따른 의학 발전은 여전히 현재진행형이다. 앞으로 더 빨라지면 모를까 지쳐 가는 기미는 조금도 없다. 앞으로 몇 년 후엔 인터넷이 연결되는 곳이라면 어디서든 수백만 인류의 유전체 정보 전문을 손쉽게 열람하는 시대가 열릴 것이다. 그땐 그 즈음 새로 나올 유전체 해석 신기술의 도움으로 각자의 의학 버전 오디세이에 종지부를 찍는 희귀 유전병 환자들이 하루가 멀다 하고 나올 것이다.

하지만 그런 미래가 하루아침에 뚝딱 만들어지거나 저절로 찾아오는 건 아니다. 지난 2009년 퀘이크 일가와 웨스트 일가의 유전체로 프로젝트를 시작할 때, 우리는 사람들의 유전체를 해독해 의학계의 수수께끼를 풀기만 하면 자연히 현대인의 삶이 180도 달라질 거라고 기대했었다. 그러나 아무리 혁명적인 발견과 발명이 연잇는 호시절이라도 그런 변화가 실질적 결실로 이어지기까지는 상당한 시간이 걸리는 법이다. 더구나 유전체 의학의 앞에는 장해물이 특히 많았다. 신기술을 향한 신중하지만 회의적인 시선, 정부 규제, 사생활 보호 문제, 유전체 의학 비용을 공공건강보험으로 분담하는 것을 꺼리는 보건 체계의 분위기 등. 그럼에도 우리 사회는 쟁점들의 합의점을 차근차근 찾아갔다. 덕분에 일찍이 우리가 꿈꿨던 미래가 하루하루 앞당겨졌고 어느 날 눈 떠 보니 어제의 소망이 현실이 되어 있곤 했다. 인간 유전체 검사 한 번에 수십억 달러를 쏟아 가면서 여러 나라에서 나눠 맡아도 몇 년을 기다려야 결과를 받아 볼 수 있던 수준에서 출발했다. 그랬던 게 오늘날에는 웬만한 규모의 병원이라면 일상적으로 돌리는 검사로 완전히 환골탈태했다. 요즘 의사들은 콜레스테롤 검사만큼이나 간단하게 유전체 검사 오더를 내릴 정도다. 보험사들은 유전체 검사를 보장 항목에 포함시킨 상품을 속속 출시한다. 곧 사회 전반의 인식에 전환이 일어날 거라고 예견한 조치다. 한편 진보적인 일부 의료계는 유전자 검사를 예방의학의 일환으로 도입하기 시작했다. 병이 나기 전에 미리 위험요소를 색출하겠다는 것이다.

이런 분위기라면 과연 우리는 어떤 미래를 맞게 될까? 일단 유전체 분석 기술은 앞으로도 계속 발전해 갈 것이다. 당연히 가격은 떨어지고 결과는 더 빨리 나온다. 하지만 진짜 중요한 점은 유전체 데이터의 품질이 크게 향상된다는 것이다. 정확도가 높으면 높을수록 지금은 우리가 밝혀내지 못하는 유전체 내 사각지대를 속속들이 탐색할 수 있게 된다. 앞에서 기존 분석법들은 다 놓쳤던 염기 결손 돌연변이를 생명공학기업 팩바이오의 '롱리드' 유전체 분석 기술로 찾았던 한 청년의 사연을 소개했는데, 기억하는지 모르겠다. 롱리드 기술은 한 번에 염기문자 평균 1만 개 길이의 DNA 조각을 읽어 낸다. 일루미나 기술의 최대 판독 용량이 염기문자 수백 개에 그치는 것과 대조되는 성능이다. 만약 이 롱리드 기술이 지금보다 보편화되면 큰 조각들을 이어 유전체 전체를 완성하는 것도 훨씬 쉬워질 것이다. (1000피스짜리 퍼즐에 비하면 10피스짜리 퍼즐은 식은 죽 먹기라는 걸 잊지 말자.) 롱리드 기술을 활용해 유전체를 분석할 경우, 한 유전자 안에서 DNA 조각이 누락되거나 배로 증가하는 중대한 구조적 변화를 보다 쉽게 감지할 수 있다는 게 큰 장점이다. 더불어 집안에 대물림되는 유전적 특징이 부모 중 누구에게서 온 어느 DNA 조각 때문인지까지 정확히 지목할 수 있게 된다.

DNA를 길게 끊어 읽을 방법이 팩바이오의 기술만 있는 건 아니다. 일명 '나노포어nanopore'라는 특별한 단백질을 활용해도 롱리드 기술에 버금가는 효과를 낼 수 있다. 원리는 이렇다. 수많은 나노포어를 일렬로 늘어놓고 여기에 DNA나 RNA를 떨어뜨리면 이 핵산 분자들이 나노포어의 구멍을 통과해 지나간다. 기다란 실을 바늘 귀에 꿴다고 상상하면 된다. 분자가 구멍을 통과할 때마다 나노포어 전체에는 미세한 전류가 흐르는데, 지나간 염기문자가 무엇인지에 따라 그 순간 전류의 세기가 미묘하게 달라진다. 분석기는 이처럼 내내 오르락내리락하는 전기신호를 심한 악필로 휘갈긴 서명 같은 구불구불한 선으로 그려 낸다. 그래서인지 이름도 대놓고 '구불구불그래프squigglegram'다. 그런데 염기분석기에 연결된 컴퓨터 프로그램은 또 이 그래프를 찰떡같이 읽고 DNA나 RNA 염기문자로 실시간 해석한다. 이 나노포어가 한 호흡에 읽어 내는 단위 처리용량은 상당히 큰 편이다. 상태가 좋으면 덩치가 염기 200만 자쯤 되는 DNA 분자도 나노포어들을 한 번에 통과할 때가 있다고 한다. 나노포어만 충분하다면 한 사람의 유전체를 반나절 안에 완독하는 건 일도 아니다. (여전히 며칠 기다려야 하는 일루미나의 방법과는 대비된다.) 하지만 언젠간 이마저도 분 단위로 단축될 것이다.

현재 나노포어 기술을 선도하는 회사는 옥스퍼드 나노포어Oxford Nanopore인데, 다름 아닌 클라이브 브라운이 이곳의 최고기술책임자로 있다. (맞다. 훗날 일루미나로 합병되기 전 젊은 벤처 시절의 솔렉사에 합류했던 그 인물이다.) 브라운과 나노포어 개발팀은 지난 15년간 일루미나가 군림했던 유전체 분석 기술 시장의 평화를 깨고 최근 새로운 최강자로 등극했다. 그럴 만도 한 것이, 옥스퍼드 나노포어의 신제품 분석기는 크기가 일반 스마트폰의 절반도 안 돼 휴대가 간편하다. 게다가 수십만 달러를 주고 한 대를 겨우 살 수 있는 일루미나나 팩바이오의 분석기와 달리, 그들은 본체를 무상으로 대여하는 대신 연구자가 소모품인 시약들에 돈을 쓰게 하는 전략을 채택하고 있다. 덕분에 장비를 들일 형편이 못 되는 많은 과학자들이 이제는 자신의 실험실에, 연구차 원정 간 산간오지 캠프에, 심지어 외출 중 겉옷 주머니 속에 염기분석기를 한 대씩 갖춰 놓을 수 있게 됐다. 듣기로는 스탠퍼드 동문인 우주비행사 케이트 루빈스Rubins 역시 얼마 전 국제우주정거장에 파견 가서 바이러스, 박테리아, 생쥐의 DNA를 분석할 때 이 기계를 유용하게 썼다고 한다.

유전체 분석을 '어디서나' 할 수 있다는 사실은 현장의 실시간 진단이라는 새로운 가능성을 연다. 농작물에 치명적인 병충해를 예로 들어 볼까. 식물 바이러스는 해마다 지구촌 농업에 수십억 달러의 손해를 끼치고 인류 식량안보를 위협하는 골칫거리다. 카사바

게놈 오디세이

cassava라고, 오늘날 세계인구 8억 명 이상에게 주 탄수화물 공급원이 되어 주는 작물이 있는데, 아프리카 사하라 이남의 척박한 농토에서 많이 재배된다. 언젠가 이 지역에 병충해가 돌았다. 당시 과학자들은 주머니에 쏙 들어가는 휴대용 염기분석기를 가지고 가 그해 온 동네의 카사바 농사를 망친 범인이 베고모바이러스begomovirus라는 걸 현장에서—4시간도 안 되어—알아냈다. 이런 정보가 있으면 농가들은 바이러스를 퍼뜨린 해충인 가루이whitefly 방제작업을 하거나 애초에 바이러스의 손을 타지 않은 묘목이나 병충해에 강한 품종을 식재하는 식으로 발 빠르게 대처할 수 있다. 미국이 나노포어 기술로 인도산 새우에 숨어 있는 살모넬라균과 미국산 소고기의 대장균을 두어 시간 안에 잡아 내는 것도 같은 맥락이다. 이처럼 전염병 조짐이 보이는 곳마다 적시에 염기분석 기술을 투입하면 감염원을 빨리 찾고 그 악영향을 초장에 진압할 수 있다.

그뿐만 아니다. 롱리드 기술은 단순한 DNA 코드의 염기문자 구성 '이상'의 정보를 우리에게 제공한다. DNA는 다른 모든 생체분자와 마찬가지로 화학반응을 통해 변할 수 있다. 그런 변화는 종종 유전자를 켜고 끄는 전원스위치가 된다. 이러한 DNA의 화학적 변화를 연구하는 것은 후생유전학後成遺傳學, epigenetics의 영역에 속하는데, 보통은 특별한 유전자칩 혹은 표준 기법과 좀 다른 특수 염기분석 기술이 필요하다.

그런데 롱리드 기술은 (구불구불그래프상의 비뚤배뚤한 패턴을 감지하거나 해서) 유전체 염기문자를 읽는 것만으로 이 같은 화학적 변화 여럿을 한 번에 잡아낼 수 있다. 즉 시간과 돈 모두 절약하는 효과가 있다. 이런 보너스 정보가 충분히 쌓이면 어느 유전자 돌연변이가 가장 중요한지 식별할 든든한 참고자료가 된다. 더불어 새로 생긴 유전체 변화가 병으로 직결되는 건지, 그렇다면 유전자 발현을 막거나 부추겨 병을 예방 혹은 치료할 수 있을지를 판가름하는 데에도 이 정보가 효과적으로 쓰일 것이다.

앞으로도 생명공학 기술은 유전체 정보를 더 자세하고 더 정확하게 드러내 우리에게 안겨 줄 것으로 기대된다. 그런 유전체 정보는 질병을 이해하고 치료하는 데에 과연 어떻게 도움이 될까?

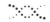

지금까지 이 책에서 다룬 병들은 대부분 희귀질환이다. (물론 전부 합치면 희귀질환도 그다지 희귀하지 않아진다. 열다섯 명 중 하나는 어떤 종류든 희귀병을 앓고 있는 꼴이 되니까.) 그런데 평소 나는 언제쯤이면 본인도 유전체 정보 덕을 보게 되느냐는 질문을 자주 받는다. 열다섯 사람 중 희귀병을 피한 행운아 열넷도 결국 언젠가는 늙고, 약을 먹어야 하고, 심혈관질환이나 암 같은 보다 '흔한' 병에 걸리기 마련이다. 유전체 상담이 모든 진료 현장의 평범한 일상이 되는 세상은 언제쯤 올까?

스탠퍼드 병원에서 우리는 스티븐 퀘이크와 존 웨스트 가족을 비롯해 우리 병원을 찾아온 수많은 의료 얼리어답터들에게 흔한 질환들을 점수로 예측하고 맞춤약물처방을 재단하고자 최대한 애썼다. 하지만 예측 점수는 아직 설익은 지표라 보완이 필요했다. 어느 정도 정확하다고 내세우려면 근거 데이터베이스에 든 자료가 수십만 내지 수백만 명 분량은 되어야 하는데, 그땐 고작 몇 천 명의 데이터밖에 없었다. 그럼에도 다행히 점수 지표의 질은 해가 갈수록 좋아졌다. 그러니 언젠간 모두에게 정확하고 유의미하게 쓰일 수 있을 게 분명했다. 그리고 마침내 그날이 왔다. 오늘날 우리가 심장마비 위험성이 절반은 선천적(즉 유전자에 새겨짐)이고 절반은 후천적(즉 행동이나 환경에 의해 빚어짐)이라고 확신할 수 있다는 게 그 결과다. 다만 현재 세계적으로 널리 사용되는 표준 위험점수 지표들 대부분은 선천적 요소인 가족력을 아직 고려하지 않는다(그러는 이유는 몇 단락 뒤에 나온다—옮긴이). 당연한 말이지만, 유전적 위험 점수들을 적절히 합쳐 총점으로 내면 예측력은 한층 정교해진다. 그러면 누군가는 전보다 올라가고 누군가는 내려가는 위험도 순위에 변동이 생길 것이다. 뒤집어 말하면, 현재 유전적 위험인자가 정확히 반영되지 않아 진짜 도움이 필요하지만 소외되거나 반대로 과잉치료를 받는 누군가가 분명 있을 거라는 뜻이다. 그렇다면 비용은 어떨까? 사실 이 목적으로는 희귀질환을 진단할 때처럼 유전체 전체를 서른 번, 마흔 번씩 재확인할 필요까지 없다. 점수를 제대로 계산하기 위해 필요한 유전자 정보를 얻는 데에는 각 유전자 자리를 한 번씩만 읽어도 충분하다. 그래서 유전체 전체를 완벽하게 해독하는 것보다 비용이 훨씬 적게 든다. 언젠가는 이처럼 심혈관질환, 암, 기타 수십 가지 흔한 질병들의 위험도를 가늠하는 검사를 미용실에서 머리 한 번 하는 값이면 누구나 받을 수 있을 것이다.

유전적 위험 점수를 의료에 반영하고자 할 때는 아주 중요한 주의점이 하나 있다. 바로 이런 점수 지표들의 성능 면에서 민족성에 따른 편차가 벌어진다는 것이다. 유전적 위험 점수는 대부분 북유럽 계통 집단을 대상으로 한 연구를 토대로 개발됐다. 그렇기에 기원이 전혀 다른 조상의 후손인 타 지역 사람들에게는 그런 지표들이 잘 맞지 않는 게 당연하다. 그럼 모든 민족그룹이 조화롭게 섞인 수십만 인구집단의 유전체 코드가 전부 밝혀질 때까지 점수 지표들을 사용하지 말아야 할까? 그건 아니다. 물론 개개인의 민족성 기원에 딱 맞는 보다 정확한 지표값을 낼 수 있으려면 다양한 집단을 포함시킨 연구가 시급하긴 하다. 하지만 지금도 예측력을 개선할 방안이 있긴 있고 보통은 소외된 집단이야말로 가장 도움이 필요한 사람들이다. 그러므로 현 시점에 가장 정확한 점수 예측법을 모두에게 당장 시행하는 게 옳다.

물론 정확한 점수 예측은 질병의 여파를 줄일 중재안이 준비되어 있을 경우에만 쓸모가 생긴다. 그렇다면 심장마비에도 이게 통할까? 순환기내과 의사들은 잘 먹고 꼭 운동해야 한다는 잔소리를 입버릇처럼 한다. 그런데 그런 생활습관은 타고난 것이든 살면서 생긴 것이든 다양한 위험인자들을 중화시킨다. 높은 콜레스테롤 수치와 혈압을 떨어뜨리는 약물들도 마찬가지다. 이때 심장마비 위험성이 가장 큰 사람은 누구이고 중재 조치들의 혜택을 가장 크게 받을 사람은 누구일까? 스탠퍼드 병원은 이 예측력을 높이고자 2021년을 기해 심혈관내과 환자 수십만 명 규모의 연구 데이터베이스에 기반한 유전적 위험성 정보를 기본으로 고려하기 시작했다. 몇 년 뒤, 덕분에 우리 환자들의 경과가 한층 좋아졌다고 발표할 수 있게 된다면 참 좋겠다.

비단 심혈관질환만이 아니다. 스탠퍼드 병원 종양내과는 스크리닝 검사 단계에서 가족력을 함께 검토하는 관행이 우리 심혈관질환 클리닉보다 더 잘 자리 잡혀 있다. 물론 객관적 지식과 선별적 기억 사이에는 격차가 있으므로 환자가 털어놓은 가족력이 유전적 위험성을 정확히 반영한다고 말하지는 못한다. 유방암을 예로 들면 우리 병원에서는 위험 점수가 집단 평균보다 25% 넘게 높을 때만 엑스레이가 아니라 자기공명영상MRI, Magnetic Resonance Imaging으로 유방 사진을 찍도록 권고한다. 이때 유전체 정보는 부담이 더한 MRI 영상검사를 누가 받아야 하는지를 의료진에게 슬쩍 알려줄 수 있다.

현재보다 강화될 미래의학의 또 다른 일면은 실시간 건강 모니터링이다. 3만 피트 상공을 날아 해마다 수백만 여객을 안전하게 실어 나르는 항공기를 떠올려 보자. 항공기 제트엔진은 시간당 테라바이트의 속도로 데이터를 전송해 모터에 문제가 생기면 항공기관사가 바로 알 수 있게 한다. 지상의 자동차들도 비슷하다. 요즘 새로 나오는 차들은 센서를 기본 장착하고 있어서 충돌을 앞서 예측하고 사고가 나기 전에 알아서 브레이크를 작동시킨다. 반면에 의학은 어떤가. 현대인은 챙기는 사람만 챙기는 연 1회 정기 건강검진

때—그나마도 획일적인 기본 스크리닝 방식으로—사람의 엔진 격인 심장을 대강 점검한 척만 하는 게 고작이다. 솔직히 의사들의 귀엔 '스크리닝'이라는 표현이 참 마뜩잖다. 역사상 스크리닝 검사 결과를 가지고 정확한 해석이 나온 적이 없을뿐더러 그렇다고 검사를 추가하면 그럴 때마다 결과가 가짜 양성으로 나올 오류율만 감당할 수 없이 높아지기 때문이다. 의사들이 폐암으로 의심되는 환자가 숨 넘어갈 듯 기침을 해대기 전에는 굳이 흉부 엑스레이를 찍지 않고, 혈전이 뇌로 이동해 뇌졸중을 일으키면 그제야 심장리듬 이상의 원인을 찾자며 환자 가슴에 심장 모니터기를 연결하는 게 다 그래서다. 그런 까닭으로 실시간 모니터링이 필요하다는 것이다.

미래의 의학은 질병 예방도 훨씬 똑똑하게 할 것이다. 유전체 정보의 접근성이 좋아지면서 모든 이가 갖가지 질병에 걸릴 위험성을 미리 알기 쉬워질 테니 말이다. 이런 위험성 프로파일을 바탕에 깔고 개개인의 환경적 위험 모니터링을 병행하면 각자 예방의학 실천 방향을 정확히 잡을 수 있다. 환자는 본인의 위험인자 정보를 들고 가 담당의사에게 상담을 받을 수 있고 그 정보는 환자의 의료차트에 빠짐 없이 입력된다. 더불어 네트워크를 통해 데이터가 공유되므로, 미국 아이오와 주에 사는 희귀질환 환자가 같은 유전자 변이형 때문에 생긴 같은 희귀병을 앓는 호주 다윈의 환자를 찾아 서로 소개 받는 일도 충분히 가능해진다. 이처럼 유전적 위험인자가 의료에 체계적으로 반영될 때 더 정교한 예측과 맞춤형 예방 조치로 혜택을 입을 인구는 세계적으로 수억 명에 이를 것으로 전망된

게놈 오디세이

다. 그런 세상에서는 병원에서 받는 치료와 검사 항목이 차트에 이미 입력되어 있는 유전적 위험인자 정보를 토대로 결정된다. 이 정보는 내가 속한 인종집단의 전반적 성향만 담긴 게 아니라 특정 유전체 구역별로 가계혈통을 추적해 정밀하게 진단된 종합적 위험성 프로파일이다. (어찌됐든 우리 모두는 유전자들의 유구한 컬래버레이션 역사가 낳은 찬란한 작품이다.) 전산화된 의료기록 시스템은 새 검사 결과가 나올 때마다 위험인자 프로파일을 알아서 꺼내 보여 준다. 그걸 참고해 건강하다는 점만 빼고는 나와 다를 바 없는 대조집단의 수치와 내 결과를 비교한다. 약물치료가 새로 필요하다고? 새 약 처방이 내려질 때 전산 시스템은 내 유전체 정보를 바탕으로 그 약이 맞는지, 용량은 적절한지를 검토하는 감시자 역할도 맡는다. 같은 맥락에서 앞으로는 의료기기 역시 훨씬 개인적인 도구로 변모할 것이다. 내 유전적 위험인자 정보를 기억하는 스마트워치는 그에 맞춰 내게 가장 우려되는 질병들의 징조를 누구보다 발 빠르게 포착해 알린다. 유전적으로든 생활습관 면에서든 심방세동 위험요인이 많은 사람은 언젠가 혈전이 뇌혈관을 막는 뇌놀중을 겪기 쉬운데, 이때는 심장리듬 이상을 감지하는 스마트워치의 감도가 그 사람의 배경 위험성 프로파일에 맞춰 조정된다. 또 파킨슨병의 유전적 위험성이 큰 사람이 있다면, 스마트워치는 이 사람의 그런 타고난 성질을 알아서 감안해 평소 걸음걸이 패턴 분석에 반영한다.

이 모두가 아주 먼 훗날의 얘기처럼 들릴지도 모르겠다. 그렇다면 멀리도 말고 이 책의 문을 열었던 지난 2009년을 떠올려 보자.

그 시절엔 전체 유전체 코드가 완독된 인물이 전 세계를 통틀어 손에 꼽았다. 하지만 이 책이 출간될 즈음엔 그 숫자가 수백만으로 불어나 있을 것이다. 아닌 게 아니라, 얼마 전 거의 40개 국의 관계자들이 모인 국제회의에 참석한 일이 있었다. 저마다 유전체 프로그램을 운영 중인 국가들이었는데, 그중 다수는 자국민 수백만 명의 유전체를 해독한다는 독자적인 구상을 갖고 있었다.

그렇다고 해서 앞으로 우리가 오직 사람 유전체만 해독하려는 건 아니다. 앞서 언급했던 것처럼, 병원균 유전체 분석도 계속 이뤄질 것이다. 우리는 주변환경과 인간 몸 안팎에 사는 수많은 미생물에 여러모로 목숨을 의존하기 때문이다. 예를 들어 소화관에 사는 40조 장내박테리아는 우리가 먹은 음식이 잘 소화되는 걸 돕는다. 이런 장내미생물총의 균형이 깨지면 위험한 혈액 감염으로 이어지기 쉽다. 오늘날 이 같은 혈액 감염이나 폐렴 등의 폐 감염을 진단할 때는 소량의 피나 가래를 특별한 실험실 환경에 일정 시간 두어 그 안의 박테리아를 배양하는 검사를 한다. 그러고는 마지막에 박테리아를 염색한 뒤 현미경 아래에서 한 방울씩 떨어뜨려 가며 시험해 어느 항생제가 병원균을 죽이는지 찾는다. 이 검사는 한 번에 며칠씩 걸린다. 그동안에는 환자를 "경험상 가장 잘 들을 것 같은" 항생제로 치료한다. 하지만 앞으로는 반나절 내에 답을 찾는 게 가능해질 것이다. 박테리아 유전체를 즉석에서 해독해 미생물 유전체 라이브러리와 대조하는 검사가 보편화될 전망이기 때문이다. 이는 비단 박테리아에만 해당되는 얘기가 아니다. 바이러스 역시 병을 일으킬 수 있다. 그것도 종종 세계적 규모로.

2020년, 중국 후베이성 어딘가에서 박쥐가 민간인에게 "흘렸다"고 전해지는 SARS-CoV-2Severe Acute Respiratory Syndrome-CoronaVirus-2(중증 급성 호흡기증후군 코로나바이러스-2)라는 코로나바이러스가 감염병을 대유행시키면서 온 세상이 휘청였다. 이 소식은 거의 1년 내내 각종 신문 1면을 오르내렸고 함께 게재된 실시간 감염자 현황 그래프는 국가 방역능력의 가늠자처럼 사용됐다. 백신도 치료제도 없던 때였고, 구글 검색창에 '지수적 성장'을 치면 급속한 바이러스 확산 관련 피드만 좌르륵 뜨곤 했다. 퍼센티지로는 작은 숫자에 지나지 않지만 머릿수로는 70억 인구 중 상당수가 단기간에 이 감염병으로 사망했기에 전 세계가 애도의 눈물을 흘렸다. 감염 확산 속도를 늦추기 위해, 각국이 처음에 내린 결단은 학교, 점포, 공공장소의 문을 닫고 여행을 제한하고 스포츠경기나 경조사 같은 대규모 모임을 금지하는 이른바 '봉쇄조치'였다. 곧 도로는 텅텅 비었고 쇼핑몰은 정적만 감돌았다. 재택근무 체제로 전환한 직장들은 회의도 각자 집에서 온라인으로 했다. 순기능도 있었다. 대기가 깨끗해지고 집에서 직접 만든 천마스크가 유행했다. 그러나 현대 보건의료 시스템은 초과밀 지역인 대도시들에서 급속도로 퍼져 가는 신종 바이러스를 잡기에 역부족이었다. 집중치료실은 환자들로 넘쳐났고 병원마다 의료진을 위한 개인보호장구가 동이 났다. 의료 현장 최전선에서는 불안하기 짝이 없는 소식만 들려왔다. 뉴욕 시내 병원들과 영안실들은 시신을 싣고 오가는 냉동 트럭들로 연일 북새통을 이뤘다. 땅에 묻을 새도 없이 시신이 쌓여 가는 게 흡사 1918년 스페인 독감 사태의 재현 같았다.

무서운 확산세보다 소름끼치는 건 충분히 예측 가능한 일이었다는 사실이다. 과학자들, 공중보건 전문가들, 빌 게이츠를 비롯한 사회 지도층은 이미 여러 해 전부터 이런 비상사태에 대비해야 한다고 한 목소리로 정부에 촉구해 왔다. 적절한 환경만 조성되면 언제든 충분한 전염성과 발병력을 지닌 바이러스가 창궐해 세계를 혼란에 빠뜨릴 수 있다는 건 심지어 할리우드 감독들도 〈컨테이전Contagion〉 같은 재난영화를 통해 일찌감치 경고한 우려였다.

각국 정부가 소 잃고 외양간 고치는 처지를 깨닫고 어쩔 줄 몰라 하는 동안, 이례적으로 대동단결한 과학계는 서둘러 행동에 돌입했다. 목표는 단 하나, 바이러스를 물리치고 세상을 구하는 것이었다. 바이러스학자, 임상역학자, 감염질환전문의, 유전학자, 사회학자, 재난관리 전문가 등 모두가 열일 제쳐 두고 아마도 국제사회가 정보화시대 최초의 글로벌 위협이라 인정했을 작금의 사태에 총력을 기울였다. 그들은 트위터 메시지로 의견을 나누고, 국경을 초월해 협력하고, 디지털 잉크가 마르기도 전에 논문 전문을 모두에게 대가 없이 공개하는 등 과학이 제대로 나아가는 견인차 역할을 자처했다. 특히 이번 전쟁의 필살기는 유전체학이었다.

게놈 오디세이

2019년 12월 말 중국 우한에서 첫 사례가 보고되고 몇 주 뒤, 중국 연구진이 RNA 염기문자 3만 자 분량인 바이러스 유전체 전체의 해석을 완료했다. 완전히 드러난 RNA 지도는 이 바이러스가 신종 코로나바이러스임을 말하고 있었다. 코로나바이러스 자체는 1964년에 런던의 성 토머스 병원St Thomas' Hospital에서 처음 발견됐다. 당시 이 바이러스의 정체를 확인하고 보고한 스코틀랜드 출신 바이러스학자 준 알메이다June Almeida는 표면에 솟은 스파이크spike 단백질이 왕관처럼 생겼다고 해서 코로나라는 낭만적인 이름을 붙인다. 이후 한동안 코로나바이러스는 평범한 감기의 원인으로만 알려져 왔다. 그러다 2003년에 SARS(중증 급성 호흡기증후군)가 터졌는데 이역시 코로나바이러스 탓이라는 거였다. 코로나바이러스감염증-19 원인균의 유전체 염기서열이 빨리 밝혀졌다는 것은 감염 양성 여부를 확인할 유전자 검사법이 조만간 나올 수 있다는 뜻이다. 곧 지구촌 곳곳의 연구소들이 신종 바이러스 검사법 개발에 박차를 가했다. 그중 몇몇은 설계부터 완성까지 고작 몇 주 만에 해내기도 했다. 그렇게 2020년 여름 초입부터 키트 제품들이 본격 생산되기 시작했고 검사 결과가 나오기까지는 30분밖에 걸리지 않았다. 게다가 편의점에서 파는 임신테스트기처럼 쉽고 빠르게 한눈으로 확인되는 방식이었다. 정부 차원의 적극적 지원에 힘입어 검사 키트는 바이러스 염기서열 정보가 공개된 지 고작 한 달여 만에 현장 곳곳에 널리 투입됐다. 여기에 확진자 이동 경로를 추적하는 투명한 시스템이 함께 운영되면서, 감염자들의 생명을 구하고 국민의 생계 피해를 최소화하는 데 기여할 수 있었다. 이번만큼은 역대급 전염병 위기로부터 우리를 구하는 게 인류가 보유한 과학지식이지 정치적 신념이 아니라는 소리다.

한편 SARS-CoV-2의 유전체 지도는 또 다른 면에서 과학자들의 시야를 넓게 터 준 계기가 되었다. 덕분에 바이러스가 세계로 퍼져 나간 경로를 추적할 수 있게 된 것이다. 바이러스가 인간 숙주 안에서 복제를 거듭해 가면 유전체의 소소한 변화들이 계속 누적된다. 이 특징을 이용하면 각국 확진자들의 비강점막에서 채취한 바이러스의 유전체를 비교해 바이러스를 누가 누구에게 옮긴 건지 대략적인 방향을 파악할 수 있다. 한마디로 전염병 유행의 변천사를 한눈에 보여 주는 유전자 세계지도가 실황 중계하듯 만들어지는 셈이다. 가령 알고 보니 미국 서부연안의 감염 사례는 대부분 중국 관광객이 불씨가 된 반면 동부연안의 유입은 유럽에서 관광 온 감염자들 때문이었는데, 바로 이 지도가 알려준 사실이다.

하지만 바이러스 유전체 정보가 끌어온 최대의 성과는 뭐니 뭐니 해도 신속한 백신 개발일 것이다. 신약 후보의 임상시험 진입이 이처럼 속전속결로 추진된 전례는 찾아보기 힘들다. 바이러스를 고온이나 포름알데히드에 노출시키면 바이러스의 증식력은 없어지고 바이러스 단백질의 인체 면역계 도발 능력만 남는다. 이것이 현존하는 백신 대다수에 사용된 오랜 불활성화 기법이다. 그런데 중국 시노백SinoVac 제품만 빼고 나머지 백신들은 전부 유전체학에 뿌리를 둔 신기술이 개발에 활용됐다. 바이러스 유전체 일부를 세포

깊숙이 삽입해 인체세포 스스로 바이러스 단백질을 합성하게 하는 식이다. 옥스퍼드대 제니퍼 연구소Jenner Institute의 에이드리언 힐Adrian Hill과 세라 길버트Sarah Gilbert가 고안하고 영국 제약회사 아스트라제네카AstraZeneca가 생산한 백신이 그런 사례다. 쉽게 말해 이 백신은 복제력 없는 침팬지 바이러스 껍데기에 코로나바이러스 유전체 조각을 끼워 넣은 것이다. 그러면 이 '트로이의 목마'가 인체세포로 하여금 바이러스 단백질을 직접 생산하도록 조작한다는 원리다. 한편 바이러스 물질을 사용하지 않는 기술도 있다. 가령 보스턴에 본사를 둔 모더나Moderna는 코로나바이러스 단백질을 코딩하는 RNA 메시지를 배달시킬 그릇으로 초미세 지질입자를 사용한다. 이런 유전체학 기법들은 예전부터 있던 것이지만, 세계적인 전염병 대유행 이후 백신 개발 요구가 빗발치면서 마침내 진가를 발휘했다. 백신 시장에도 유전체학의 시대가 열린 셈이었다.

만약 진즉에 유전체학을 보다 널리 활용했다면 싹수가 보일 때 코로나-19를 초장에 진압하는 게 가능했을까? 뜻밖에도 대답은 '그렇다'이다. 단편적으로 생명공학자들과 임상역학자들이 손잡은 예일대 연구팀의 보고서 내용만 봐도 알 수 있다. 도심 하수 중의 코로나바이러스 RNA 수치를 분석한 연구진은 지역 병원들에서 코로나-19 검사 결과 양성자가 급증하기 일주일 전부터 7일 내내 가파른 오르막길을 그렸다는 걸 발견했다. 그 말은 곧 변기와 배수구를 통해 나오는 오수를 초기 경고의 기반으로 활용할 만하다는 뜻이었다. 그러면 신종 감염병이 유행할 거라고 미리 지역사회에 알릴 시간을 벌 수 있었다. 이 연구의 중요성은 불과 며칠 뒤 현실로 증명됐다. 코로나-19가 기하급수적으로 퍼지던 초창기에 하루만 빨리 지역봉쇄조치를 시작했어도 미국에서만 수만 목숨을 구할 수 있었다는 분석을 컬럼비아대학교가 내놓은 것이다. 수질 모니터링을 대신하는 감시 시스템이 이미 여럿 존재하긴 한다. 가령 미국에서는 식수 제품마다 90여 종의 오염원 검사를 정기적으로 시행하고 있다. 하지만 훗날 하수 검사가 충분히 저렴하고 편리해진다면 하수 모니터링을 온갖 감염병의 초기경고 시스템으로 삼을 수 있을 것이다. 하수는 신구를 통틀어 수천 종 미생물의 시그니처 유전체 조각이 총집결하는 곳이니 말이다.

언젠가는 우리가 수백만 인간과 수십억 병균의 유전체를 모두 읽어 내는 날이 올 것이다. 과연 그때 우리는 유전체를 편집해 어떤 질병을 어디까지 정복할 수 있게 될까.

앞에서 자세히 살펴봤듯, 유전자 치료의 황금기가 이제 막 열렸다. 정부 심사를 통과하고 시장 출격을 준비 중인 제품이 이미 여럿이다. 이런 유전자 치료제들은 혈우병, 척수근위축증, 중증복합면역결핍병, 망막 질환, 낫적혈구병, 암 같은 무시무시한 질병에서 회복시키고 나아가 완치까지 이끌어 낼 것으로 기대된다. 특히 신나는 건 이런 성과 대부분이 CRISPR 유전자 편집 기술이 나오기 전에 이뤄졌다는 점이다. 그러니 CRISPR 기술이 미래 의학을 또 어디까지 발전시킬지 고대하지 않을 수 없다. 이젠 다양한 난치병을 1년에 주사 한 번이면 치료한다는 게 절대 헛된 꿈이 아니다. 심지어 어떤 유전자 치료제는 평생 한 번 투여로 충분할 수도 있다. 그러나 아무리 지금 우리가 유전자 치료제를 간에, 안구에, 혹은 골수 줄기세포에 잘 갖다 꽂더라도, 나머지 대다수 신체장기들에 대해서는 효율적인 약물송달기법 연구가 아직 걸음마 단계에 머문다. 달리 표현하면 앞으로는 근육, 폐, 신경계, 뇌, 그리고 내가 평생을 연구한 심장에 유전자 치료제를 정확하게 보내는 신기술들이 쏟아져나올 차례라는 뜻이기도 하다.

CRISPR의 활약이 예견되는 건 감염병 영역도 마찬가지다. 애초에 CRISPR는 박테리아가 바이러스를 상대하려고 수백만 년째 우려먹는 기술 아니던가. CRISPR에 바이러스를 기억하고 죽이는 기능이 생긴 건 진화에 진화를 거듭하면서다. 인체세포 역시 유전자에 이 염기구절을 끼워 넣으면 바이러스를 죽이는 능력을 얻는다. 코로나-19가 막 유행하기 시작할 무렵, 스탠퍼드 동료 스탠리 치Stanley Qi 교수가 실험으로 직접 확인한 사실이다. 사방에 유전자 치료가 활약 못 할 분야가 없는 듯하다.

물론 혁신에는 그만큼의 대가가 따른다. 일부 유전자 치료제를 둘러싸고 수백만 달러를 호가하는 가격이 진정 합리적인가, 비용은 누가 부담해야 하나, 그리고 이런 신약을 시장에 안전하게 안착시키기 위해 들어가는 어마어마한 투자금을 제약사는 어떻게 회수

할 것인가 등등 시끌벅적한 논쟁이 벌어졌던 게 그 증거다. 치료비를 개인에게 감당하도록 해야 할까 아니면 사회가 부담하는 게 옳을까? 작금의 자본시장은 과연 이 신약개발 모델을 지탱할 수 있을까? 유전자 치료 가격이 보건의료지출 절감과도 얽혀 있을까? 그 밖에도 적잖은 숙제가 머지 않아 현실로 닥칠 것이다. 그러니 우리에겐 속 깊은 윤리학자와 똑똑한 입법 전문가가 필요하다. 이 사회가 공정한 결론에 이르도록 이끌 사람들 말이다.

누군가 내 장래가 70~80년대 스코틀랜드에서 보낸 성장기에 일찌감치 결정됐을 것 같다고 말한다면 나는 동의하지 않는다. 변성기도 오지 않은 꼬마 시절 전산기술을 연마해 오락 게임을 만든 건 친구들의 관심을 사려는 단순한 의도에서였다. 한낱 개구쟁이에게 먼 훗날 유전체를 알아가는 데에 피가 되고 살이 될 거라는 큰 그림 따위 있을 리 없었다. 그땐 인터넷은 고사하고 애플도, 마이크로소프트도, 구글도 아직 나오지 않았던 시절이었다. 진회색 모니터 위에 글자 몇 줄만 쳐도 엄청 앞서가는 사람으로 보일 정도였다. 하물며 유전체를 문서 작성하듯 편집할 날이 오리라고 누가 상상이나 했을까. 어린 나는 나중에 커서 아픈 사람들을 도와주는 사람이 되겠다는 막연한 생각밖에 없었다. 의사를 장래희망으로 삼은 건 그래야 어떤 식이 됐든 내 능력이 닿는 최대한 사람들을 돌볼 기회가 생길 것 같았기 때문이다.

매일 하루를 시작할 때마다 나는 내가 하는 일이 사람들이 더 나은 미래를 살게 하는 데에 직접적으로든 간접적으로든 보탬이 된다는 사실에 너무나 감사하다. 게다가 그런 일을 스탠퍼드대라는 멋진 환경에서 경탄해 마지않는 동료들과 함께한다는 게 엄청난 특권이라는 것도 나는 잘 안다. 이 책에서는 우리 팀이 지나온 궤적 위주로 얘기를 풀었지만, 오늘날 유전체 의학은 서로가 서로의 디딤돌이 되어 주는 전 세계 수많은 연구팀의 노고 덕에 꾸준히 진일보하고 있다. 그들의 지혜와 창의력 앞에서 나는 매번 감동하고 겸허해진다.

마지막으로 우리 환자들에게도 할 말이 있다. 그들은 내게 존경의 대상이자 아침마다 게으름을 피울 수 없는 이유이다. 그들은 나를 웃기기도 하고 울리기도 한다. 때로 그들은 나를 질책하고 또 때로는 따뜻하게 안으며 위로한다. 나는 우리 클리닉을 찾아오는 환자들에게 우리는 한 가족이라고 얘기하고 그렇게 대한다. 환자들이 희로애락을 털어 놓을 때 우리는 나란히 걸으면서 귀를 기울인다. 그렇다고 누구 하나만 편애하지는 않는다. 다음 순서를 기다리는 환자들 역시 고통을 간신히 참고 있는 또 다른 우리 가족이기 때문이다. 그런 환자들의 사연은 유전체 의학으로 질병을 더 정확히 더 잘 치료할 수 있다며 유전체 연구를 향한 투지를 충동질한다. 우리의 유전체 오디세이는 이제 막 시작됐을 뿐이다. 나는 이 현대판 대서사시의 책장이 넘어가면 또 어떤 새로운 사건이 벌어질지 몹시 기대된다.

감사의 말

이 책을 쓰면서 내가 겪은 모든 일들을 요약하자면 하나의 긴 모험이라는 표현이 딱 적당할 것 같다. 천상계 권력자들의 비호가 곳곳에 있었기에 오디세이가 마침내 막을 내린 것처럼, 이 책 역시 많은 이의 도움과 조언이 없었다면 세상에 나올 수 없었다.

일단 누구보다 고마운 사람은 환자들과 그들의 가족이다. 진료실 안팎에서 내게 아낌없이 시간을 내어주고 자신의 얘기를 허심탄회하게 들려준 그분들의 마음 씀씀이 앞에 절로 고개가 숙여진다. 나는 내가 그들의 삶에서 작은 한 부분을 차지하는 게 영광스런 일이라고 매일 생각한다. 최종고가 인쇄 단계에 들어갔을 때, 버트런드 마이트가 생을 마감했다는 소식이 전해졌다. 이제 그의 여정은 끝났지만 생전에 보여 준 용기와 강인함, 순수한 심성과 밝은 성격은 모두에게 귀감이 됐다. 수십 년 뒤에도 그는 생전 모습 그대로 기억될 것이다.

각자의 경험을 공유하고 그렇게 구성된 집단기억을 검증하는데에 끝까지 힘을 보탠 과학자들, 공동연구자들, 친구들에게 어떻게 감사 인사를 해야 할지 모르겠다. 책에 언급된 동료 한 사람 한 사람이 공동저자이자 교정자나 마찬가지다(그래도 오류가 남아 있다면 그건 전적으로 내 책임이다).

나와 함께 작업하거나 환자들을 살피느라 누구보다 많은 시간을 쏟아부은 매튜 휠러, 하이디 솔즈베리, 콜린 칼레슈에게는 특별한 공을 돌리고 싶다. 유전체 세상에서 미개척 영역만 찾아다니는 나로서는 세 사람보다 나은 동반자를 구할 수 없을 것이다. 그 외에 수많은 동료들과 친구들이 책의 내용을 두고 빛나는 조언을 아끼지 않았다. 특히 원고 전체를 정독하기까지 한 조슈아 놀스, 마르코 페레스, 빅토리아 파리흐, 미케일 맷슨, 스티븐 퀘이크, 메건 그로브, 콜린 칼레슈, 제임스 프리스트, 로저 버넬, 수전 슈워츠월드에게 감사를 전한다. 레슬리 비세커는 본인이 등장하는 장에 대해 매우 알찬 피드백을 주었다. 원고를 통째로 보내 다 봐 달라고 하고 싶을 정도였다. 프랜시스 콜린스는 황송하게도 NIH 운영으로 정신없는 와중에 칼같이 시간을 지켜 답장을 보내 왔다. 무한히 감사한 건 내 스탠퍼드 연구실 식구들도 마찬가지다. 모두의 노고와 헌신은 말할 것도 없고 환상적으로 멋들어진 책 제목을 이들이 생각해 냈다.

아울러 12장과 13장에 등장한 카일라 던에게 따로 감사인사를 전하고자 한다. 할 말은 훨씬 많지만 일단 피보디 상과 에미 상을 둘 다 타고 작가로서도 프로듀서로서도 승승장구하던 언론인이 유전학 카운슬러로 변신했다는 사실만 봐도, 그녀가 초고 검토를 부탁해도 좋을 만큼 열린 마음의 소유자인지 묻는다면 답은 하나뿐이다. 나는 글을 윤문윤색하는 카일라의 천부적 재능을 경외한다. 말을 자유자재로 주무르는 솜씨를 보고 배운 것도 많다. 내 글이 더 나아지게 만들려고 고민하느라 그녀가 들인 시간을 생각하면 나는 평생의 빚을 진 셈이다.

연구실 식구 중 이 책에 등장하지도, 내 병원 업무나 연구 어느 단계에든 이름이 오르지도 않지만 반드시 언급해야 하는 두 사람은 브룩 젤닉과 테라 코클리다. 브룩과 테라는 근무시간이 서로 다르지만 둘 다 내 살인적인 일정을 완벽히 관리해 주기에 그 공로만으로도 충분히 대접받을 자격이 있다. 물론 두 사람이 하는 일은 훨씬 더 많다. 그들이야말로 우리 연구실에서 진행되는 모든 사업의 실제적 버팀목이다. 매주 열리는 회의들과 온갖 연례행사, 자잘한 계약들과 수백만 달러 규모 연구비 승인 건, 소소한 사교모임들과 기금모금 특별기획들까지. 두 사람은 온갖 대소사를 예외없이 침착하게 처리하고 상대가 학생이든 기업 CEO든 노벨상 수상자든 모두를 공평하게 우아하고 밝은 미소로 환대한다. 내가 빗줄기 쏟아지는 스톡홀름 거리에서 길을 잃거나, 문 닫은 상하이 공항에서 하염없이 배회하거나, 약속된 회의시간에 인기척 없는 화상채팅방에서 홀로 자리를 지키고 있을 때 두 사람이 없다면 어떻게 곤경에서 빠져나왔을지 상상할 수 없다.

학문적으로는 여러 스승의 적극적인 지도편달이 있었고 지금도 이어지고 있다. 글래스고에 계신 나넷 무트리에 교수님과 닐 스퍼웨이 교수님, 옥스퍼드에 계신 바버라 카사데이 교수님, 휴 왓킨스 교수님, 스테펀 노이바워 교수님, 존 벨 교수님, 스탠퍼드에 계신 빅터 프뢸리허 교수님, 토머스 쿼터무스 교수님, 랜디 바겔로스 교수님이 그분들이다. 여기에 더해 앨런 웅, 밥 해링턴, 로이드 마이너, 데이비드 엔트위슬은 스탠퍼드의 대표 지성들이다. 제게 보여주신 여러분의 신뢰에 감사드립니다.

오래전부터 필력을 흠모해 온 에이브러햄 보르게세에게도 한마디하겠다. 어쩌면 나도 책을 쓸 수 있을지 모른다는 꿈을 품게 된 건 에이브러햄 덕분이다. 현재 우리 둘을 담당하는 메리 에반스라는 완벽한 에이전트를 내게 소개한 데 대해 고개 숙여 감사 인사를 전한다. 휴대폰 액정에 메리의 이름이 뜨면 나는 늘 기분이 좋아진다. 보나마나 대화가 고무적이면서 즐겁고 유익하게 흐를 걸 알기 때문이다. 메리, 출판업계라는 낯선 세상에서 갈팡지팡하지 않도록 잘 이끌어 주어서 정말 고마워요. 당신은 모든 작가가 바라 마지않는 최고의 지지자입니다.

무엇보다 메리에게는 셀라돈 북스Celadon Books와 연결시켜 준 것에 감사하다고 말하고 싶다. 신인 작가가 처음부터 이런 대형 출판사에서 섬세하고 전문적인 일대일 관리를 받으면서 데뷔하다니 더

없이 운이 좋았다. 편집부 제이미 라브의 날카롭지만 깊고 신중한 혜안에도 감사를 전한다. 스토리에 대한 애정과 디테일에 관한 식견이 어우러진 수십 년의 출판 경험이 오래도록 과소평가되다가 최근에야 드러나기 시작한 듯한 제이미의 펜촉은 내게 아직은 생소한 이 예술 분야에 적응하도록 이끌어 준 또 다른 스승이었다. 느린 제자에게 보여 준 인내심과 제자의 실력에 비해 지나치게 월등한 그녀의 실력에 고맙다는 말을 아무리 해도 부족할 것이다. 마찬가지로 랜디 크레이머는 내가 하나하나 세다 포기한 수많은 문장과 문단을 매의 눈으로 보고 한결 좋게 탈바꿈시켰다. 제이미와 랜디를 비롯한 셀라돈 팀 모두에게 큰 은혜를 입었다.

마지막으로 내 가족에게 감사 인사를 하고 싶다. 부모님은 어릴 적 내게 의사의 꿈을 품게 하신 장본인이다. 생애 첫 책, 첫 컴퓨터, 첫 청진기 모두 두 분이 사 주셨다. 어린 시절 두 분이 환자들을 돌보는 모습을 매일 지켜보면서 나도 나중에 내 환자를 치료하고 돌보고 싶은 소망이 간절했더랬다. 이건 오직 나, 로드, 도랜 이렇게 우리 삼남매만이 제대로 이해하는 감정이다. 두 사람은 바쁜 시간을 쪼개 한 장이 완성될 때마다 바로 읽고 솔직하면서도 자세한 피드백을 해 주었다. 내 아이들—카트린, 프레이저, 캐머런—에겐 일단 건강하고 행복하게 자라 주어 고맙다는 말밖에 떠오르지 않지만, 마음은 그 몇 배로 벅차다. 삼남매는 내가 어떤 상황에서도 버텨낼 수 있게 힘을 주다가도 가끔씩 날 미치게 만든다. 나는 이 세상이 우리 아이들에게 조금이라도 더 나은 곳이 되면 좋겠다. 아이

　　　　　게놈 오디세이

들은 내 전부이기 때문이다. 마지막 지면은 아내 피오나를 위해 아껴 뒀다. 언젠가 내가 "남는" 시간에 책을 쓸 작정이었다는 걸 피오나는 이미 알고 있었다고 생각한다. 우리 둘 다 직장 생활을 하면서 어린 삼남매를 키우느라 하루하루가 전쟁이었음에도 그녀에겐 따로 해명이나 설득이 필요 없었다. 그러니까 피오나, 레지던트 시절부터 박사 과정, 박사후 과정, 심장내과 펠로우까지 그 오랜 세월을 곁에서 한결같이 응원해 주어서, 연구실에서 야근하느라 새벽에 도둑퇴근하거나 한밤중에 호출기가 울려 단잠을 깨우는데도 화내지 않아서, 뜬금없이 캘리포니아로 이사 가자고 떼쓰는 내게 흔쾌히 그러자고 말해 주어서, 이 책 때문에 주말에도 컴퓨터 화면에 코를 박고 글만 쓰는데도 모른 체 해 주어서, 내게 이미 몇 번이나 들어서 버펄로와 셜록 홈스 얘기를 다 알면서도 원고를 읽고 처음 들은 것처럼 반응해 주어서, 내가 현실감을 잃지 않도록 잘 붙잡아 주어서, 그리고 내 인생이라는 요란뻑적지근한 모험에 평생의 파트너로 함께해 주어서 너무나 사랑하고 고마운 마음 이를 데 없습니다.

서문

1. Discussed in a few chapters of the book, the first organism to have its genome sequenced was PhiX174, a so-called bacteriophage, a virus that infects bacteria. It was first sequenced by Frederick Sanger. Sanger F, Air GM, Barrell BG, et al. Nucleotide sequence of bacteriophage phi X174 DNA. *Nature.* 1977;265(5596):687-695.

2. Contrary to a popularly held view, identical twins do not have identical genomes. This is for a variety of reasons to do with genetic variations that arise after the embryo is formed. Also, chemical changes that occur through life change the way the genome is activated, and these changes are unique to each individual. Bruder CEG, Piotrowski A, Gijsbers AACJ, et al. Phenotypically concordant and discordant monozygotic twins

display different DNA copy-number-variation profiles. *Am J Hum Genet.* 2008;82(3):763-771; Lyu G, Zhang C, Ling T, et al. Genome and epigenome analysis of monozygotic twins discordant for congenital heart disease. *BMC Genomics.* 2018;19(1):428; Do Identical Twins Have the Same DNA? BioTechniques. https://www.biotechniques.com/omics/not-so-identical-twins/. Published November 26, 2018. Accessed March 29, 2020.

3   A right-handed helix turns in a clockwise direction, which is to say, if you look down "through the helix," it appears to turn away from you in a clockwise direction. Scientists sometimes do not inform illustrators that this matters, and so images of DNA with a left-handed helix are scattered around the internet. This happened to me once when a PR firm contracted by Stanford generated art for a marketing campaign with a left-handed helix (we quickly corrected the error).

4   Calculations of the length of DNA per cell are drawn from the number of bases multiplied by the distance between bases. There remains significant debate about these kinds of numbers, and it is usually not found in the scientific literature. I use estimates here from: Length of Uncoiled Human DNA. Skeptics Stack Exchange. https://skeptics.stackexchange.com/questions/10606/length-ofuncoiled-human-dna. Accessed January 26, 2020; Crew B. Here's How Many Cells in Your Body Aren't Actually Human. ScienceAlert. https://www.sciencealert.com/how-manybacteria-cells-outnumber-human-cells-microbiome-science. Accessed January 31, 2020; Yong E. *I Contain Multitudes: The Microbes Within Us and a Grander View of Life.* New York: Random House; 2016.

5   Dawkins R. *The Selfish Gene.* Oxford, UK: Oxford University Press; 1976.

1부 · 의학의 탄생

01장. 환자 1호

1   Audio interview with Lynn Bellomi, February 2, 2020.

2   FOXG1 syndrome. Genetics Home Reference. https://ghr.nlm.nih.gov/ condition/foxg1-syndrome. Accessed March 29, 2020.

3   Trait-o-matic was developed by Xiaodi Wu and Alexander "Sasha" Wait-Zaranek from George Church's group. The work was part of the Harvard Personal Genome Project: The Harvard Personal Genome Project. https:// pgp.med.harvard.edu/. Accessed March 29, 2020.

4   The Human Genome Project funding is described in various places. I used these estimates: Genomics. Energy.gov. https://www.energy.gov/science/ initiatives/genomics. Accessed March 29, 2020; Watson JD, Jordan E. The Human Genome Program at the National Institutes of Health. *Genomics.* 1989;5(3):654-656.

5   The Human Genome Project paper was published alongside the private project. Lander ES, Linton LM, Birren B, et al. Initial sequencing and analysis of the human genome. Nature. 2001;409(6822):860-921; Venter JC, Adams MD, Myers EW, et al. The sequence of the human genome. *Science.* 2001;291(5507):1304-1351.

6   Sequencing of an Asian individual: Wang J, Wang W, Li R, et al. The diploid genome sequence of an Asian individual. *Nature.* 2008;456(7218):60-65.

7   Sequencing of James Watson: Wheeler DA, Srinivasan M, Egholm M, et al. The complete genome of an individual by massively parallel DNA sequencing. Nature. 2008;452(7189):872-876.

8   Initial publication of Steve Quake's genome sequence: Pushkarev D, Neff NF, Quake SR. Single-molecule sequencing of an individual human genome. *Nat Biotechnol.* 2009;27(9):847-850.

9   Over 50 Years of Moore's Law. Intel. https://www.intel.com/content/

www/us/en/silicon-innovations/moores-law-technology.html. Accessed March 29, 2020; Moore's Law. Computer History Museum. https://www.computerhistory.org/revolution/digital-logic/12/267. Accessed March 29, 2020.

10 The Cost of Sequencing a Human Genome. Genome.gov. https://www.genome.gov/about-genomics/fact-sheets/Sequencing-Human-Genome-cost. Accessed March 29, 2020.

11 Largest and smallest genes taken from this textbook: Strachan T, Read AP. *Human Molecular Genetics*. New York: Garland; 2018. doi:10.1201/9780429448362.Some other genome anatomy facts from: Platzer M. The human genome and its upcoming dynamics. *Genome Dyn*. 2006;2:1-16.

12 Frederick Sanger's biographical details from: Berg P. Fred Sanger: A memorial tribute. *Proc Natl Acad Sci USA*. 2014;111(3):883-884.

13 References for Sanger and next-generation sequencing: Heather JM, Chain B. The sequence of sequencers: The history of sequencing DNA. *Genomics*. 2016;107(1):1-8; Goodwin S, McPherson JD, McCombie WR. Coming of age: Ten years of next-generation sequencing technologies. *Nat Rev Genet*. 2016;17(6):333-351.

Another technology was invented around the same time as Sanger sequencing by Walter "Wally" Gilbert. Gilbert was a physicist turned biochemist at Harvard who worked closely with James Watson for many years. His technique involved chemical modification and cutting of DNA, but also used extensive radioactivity and so, despite initially surpassing Sanger's technique in popularity, it was soon supplanted by the improvements in Sanger's technique.

14 One of the first next generation approaches was called Polony sequencing and emerged from George Church's lab at Harvard. Shendure J, Porreca GJ, Reppas NB, et al. Accurate multiplex polony sequencing of an evolved

bacterial genome. Science. 2005;309(5741):1728-1732.

Polony sequencing was spearheaded by Jay Shendure and Greg Porreca building on the work of Rob Mitra. See references at: Open Source Next Generation Sequencing Technology. Harvard Molecular Technologies. http://arep.med.harvard.edu/Polonator/. Accessed December 28, 2016. Deriving its name from the *polymerase* of DNA polymerase and *colonies* from the principle of reading DNA sequences from millions of molecules, each one amplified within its own tiny water droplet in an emulsion of oil (a colony of identical DNA molecules). Jay Shendure has subsequently developed a vast array of genomic technologies; in particular, he was among the first to apply exome sequencing to patients (four patients with the same genetic syndrome) in one of a series of collaborations with pioneer Deborah "Debbie" Nickerson. Ng SB, Turner EH, Robertson PD, et al. Targeted capture and massively parallel sequencing of 12 human exomes. Nature. 2009;461(7261):272-276. Another early pioneer of exome sequencing was Richard "Rick" Lifton: Genetic diagnosis by whole exome capture and massively parallel DNA sequencing Proc Natl Acad Sci U S A. 2009 Nov 10; 106(45): 19096-19101

15 Papers for the first few genomes included estimates of cost and time it took: Lander ES, Linton LM, Birren B, et al. Initial sequencing and analysis of the human genome. *Nature.* 2001;409(6822):860-921; Venter JC, Adams MD, Myers EW, et al. The sequence of the human genome. *Science.* 2001;291(5507):1304-1351; Wang J, Wang W, Li R, et al. The diploid genome sequence of an Asian individual. *Nature.* 2008;456(7218):60-65; Wheeler DA, Srinivasan M, Egholm M, et al. The complete genome of an individual by massively parallel DNA sequencing. *Nature.* 2008;452(7189):872-876; Bentley DR, Balasubramanian S, Swerdlow HP, et al. Accurate whole human genome sequencing using reversible terminator chemistry. *Nature.* 2008;456(7218):53-59; Kim J-I, Ju YS, Park H, et al. A highly

annotated whole-genome sequence of a Korean individual. *Nature.* 2009;460(7258):1011-1015.

16 The numbers 454 represented the code name by which the technology was known when it was first invented and their significance has never been properly explained, at least not in the public domain.

02장. 드림팀 결성

1 PharmGKB. http://www.pharmgkb.org.

2 The history of genetic counseling in more detail can be found here: Stern AM. *Telling Genes: The Story of Genetic Counseling in America.* Baltimore: JHU Press; 2012.

3 The word incidentalome was coined in this editorial: Kohane IS, Masys DR, Altman RB. The incidentalome: a threat to genomic medicine. *JAMA.* 2006;296(2):212-215.

4 Roguin A. Rene Theophile Hyacinthe Laënnec (1781–1826): The man behind the stethoscope. *Clin Med Res.* 2006;4(3):230-235.

5 Augustus Desire Waller biography from the *Oxford Dictionary of National Biography*: Waller AD. A Demonstration on Man of Electromotive Changes accompanying the Heart's Beat. *J Physiol.* 1887;8(5):229-234; *Oxford Dictionary of National Biography.* Oxford, UK: Oxford University Press.

6 Houses of Parliament conversation on Waller and Jimmie: Royal Society Conversazione (Public Experiment on Bulldog). Hansard. http://hansard.millbanksystems.com/commons/1909/jul/08/royal-society-conversazionepublic. Accessed December 30, 2016.

7 For some reason, this always reminds me of Saturday afternoons watching TV growing up. The BBC used to use a teleprinter to reveal football (soccer) results letter by letter on the screen, which would be voiced over by a commentator like David Coleman. https://www.youtube.com/watch?v=-_

V43QT7mrg&feature=youtu.be&t=20s. Accessed August 8, 2020. This clip includes the phrase, "Motherwell, the bottom club, have only won two matches all season." Motherwell was my team, and this kind of win-loss record prepared me for a lifetime of disappointment in the Scottish national football team.

8　The science of water in oil emulsions: Stability of Oil Emulsions. PetroWiki. http://petrowiki.org/Stability_of_oil_emulsions.

9　Handbook of detergents Part D Formulation: Showell M. Part D: Formulation. In *Handbook of Detergents*. Boca Raton, FL: CRC Press; 2016.

10　The paper by the Oxford group describing the association of single nucleotide variants with Lp(a) levels and coronary risk: Clarke R, Peden JF, Hopewell JC, et al. Genetic variants associated with Lp(a) lipoprotein level and coronary disease. *N Engl J Med*. 2009;361(26):2518-2528.

11　These guidelines were commonly referred to as ATPIII, which is slightly shorter than the *Third Report of the National Cholesterol Education Program Expert Panel on Detection, Evaluation, and Treatment of High Blood Cholesterol in Adults (Adult Treatment Panel III)*. NCEP ATP-III Cholesterol Guidelines. ScyMed. http://www.scymed.com/en/smnxdj/edzr/edzr9610.htm. Accessed December 30, 2016.

12　Journal editors are the unsung heroes of academic publishing. A good editor will not only help define the character of a journal, arbitrate among referees, and calm overanxious authors but will also, most importantly, improve the papers. In the open access movement of publishing, there has been a push to "disintermediate" the publisher. Certainly, academic publishing is highly lucrative for executives and shareholders of large companies and takes advantage of free labor in the form of scientists producing, then reviewing, and even editing content to which the publisher then takes ownership. But it would be a great loss if, in the move to open access, we were to disintermediate the editors. A good editor can transform a lousy paper and elevate a great one.

13 The papers were published in *The Lancet* on May 1, 2010: Ashley EA, Butte AJ, Wheeler MT, et al. Clinical assessment incorporating a personal genome. *Lancet*. 2010;375(9725):1525-1535; Ormond KE, Wheeler MT, Hudgins L, et al. Challenges in the clinical application of whole-genome sequencing. Lancet. 2010;375(9727):1749-1751; Samani NJ, Tomaszewski M, Schunkert H. The personal genome—the future of personalised medicine? Lancet. 2010;375(9725):1497-1498.

14 The NPR interview is found here: Knox R. Genome Seen As Medical Crystal Ball. NPR. https://www.npr.org/templates/story/story.php?storyId=126396839. Published April 30, 2010. Accessed April 7, 2020.

15 A representative selection of the news articles: Marcus AD. How Genetic Testing May Spot Disease Risk. Wall Street Journal. https://www.wsj.com/articles/SB10001424052748704342604575222082732063418.

Published May 4, 2010. Accessed April 7, 2020; Krieger LM. Stanford Bioengineer Explores Own Genome. Mercury News. https://www.mercurynews.com/2010/04/29/stanfordbioengineer-explores-own-genome/.

Published April 29, 2010. Accessed April 7, 2020; Nainggolan L. First Clinical Interpretation of an Entire Human Genome "Exemplar." Medscape. https://www.medscape.com/viewarticle/721083. Published April 30, 2010. Accessed April 7, 2020; Fox M. Gene Scan Shows Man's Risk for Heart Attack, Cancer. Reuters. https://www.reuters.com/article/us-genes-disease-idUSTRE63S62J20100429.

Published April 29, 2010. Accessed April 7, 2020; Sample I. Healthy Genome Used to Predict Disease Risk in Later Life. Guardian. http://www.theguardian.com/science/2010/apr/29/healthy-genome-predict-disease-risk.

Published April 29, 2010. Accessed April 7, 2020.

03장. 조카 리치 이야기

1 Details of Richie's case come from email correspondence and personal conversations at the time and over the years since with his mom and dad. The quotes come from an in-person interview conducted with Rich Quake and his daughter on May 3, 2019.

2 A variety of papers have reported this. We summarized the findings here: Ullal AJ, Abdelfattah RS, Ashley EA, Froelicher VF. Hypertrophic cardiomyopathy as a cause of sudden cardiac death in the young: A meta-analysis. *Am J Med.* January 2016. doi:10.1016/j.amjmed.2015.12.027.

Jonathan Drezner summarizes a decade of data from the NCAA: Harmon KG, Asif IM, Maleszewski JJ, et al. Incidence, cause, and comparative frequency of sudden cardiac death in national collegiate athletic association athletes: A decade in review. Circulation. 2015;132(1):10-19.

3 Rick presented our findings at the American College of Cardiology meeting: Dewey FE, Wheeler MT, Cordero S, et al. Molecular autopsy for sudden cardiac death using whole genome sequencing. *J Am Coll Cardiol.* 2011;57(14, Supplement):E1159.

4 Krista Conger's piece can be found here: Conger K. The Genome Is Out of the Bag. Stanford Medicine. http://sm.stanford.edu/archive/stanmed/2010fall/article1.html. Accessed April 5, 2020.

5 Michael Ackerman's case report: Ackerman MJ, Tester DJ, Porter C-BJ, Edwards WD. Molecular diagnosis of the inherited long-QT syndrome in a woman who died after near-drowning. *N Engl J Med.* 1999;341(15):1121-1125. doi:10.1056/nejm199910073411504.

6 Study from Christopher Semsarian and Jon Skinner: Bagnall RD, Weintraub RG, Ingles J, et al. A prospective study of sudden cardiac death among children and young adults. *N Engl J Med.* 2016;374(25):2441-2452.

7 We have had the pleasure of working with DJ Patil on data science related projects. I interviewed him for our Big Data in Biomedicine conference

at Stanford in 2019: Stanford Medicine. DJ Patil, Devoted-2019 Stanford Medicine Big Data│Precision Health.mp4. https://www.youtube.com/watch?v=mK3N7xQb_mw. Published July 3, 2019. Accessed April 5, 2020. A photo of this quote written on White House notepaper can be found on social media. https://twitter.com/dpatil/status/1093569468880416768

04장. 유전체를 밝히는 빛

1   The story of the early origins of Solexa comes from in-person conversations with Clive Brown, John West, and Kevin Davies. Some details are from articles written by Kevin Davies: Davies K. 13 Years Ago, a Beer Summit in an English Pub Led to the Birth of Solexa and—for Now at Least—the World's Most Popular Second-Generation Sequencing Technology. Bio-IT World. http://www.bio-itworld.com/2010/issues/sept-oct/solexa.html. Accessed January 11, 2019.
And some are from his excellent book *The $1,000 Genome: Davies K. The $1,000 Genome: The Scientific Breakthrough That Will Change Our Lives.* New York: Free Press; 2010.

2   Nick McCooke used to say the name Solexa was a random name chosen from a list of "possible biotech names" generated by a computer program, cited by Clive Brown.

3   In-person interview with Clive Brown November 27, 2018, Stanford campus.

4   In-person interviews with John West were carried out at the offices of Personalis, Menlo Park, California, on December 4, 2017, and on November 2, 2018. Other biographical details from: John West. Personalis. https://www.personalis.com/john-west/. Published August 17, 2017. Accessed July 10, 2018.

5   As reported in: Kitchens F. Lynx and Solexa Buy DNA Cluster Technology

from Manteia. GenomeWeb. https://www.genomeweb.com/archive/lynx-andsolexa-buy-dna-cluster-technology-manteia. Published March 25, 2004. Accessed July 6, 2018.

6   Jay Flatley details come from this interview: The DNA Day interview: Jay Flatley, Executive Chairman of Illumina. Helix Blog. https://blog.helix.com/jay-flatley-interview/. Published April 25, 2018. Accessed January 12, 2019.

7   Genome analyzer II output stats: Genome Analyzer IIx System. Illumina. https://www.illumina.com/Documents/products/specifications/specification_genome_analyzer.pdf.

8   HiSeq 1000 and 2000 output stats: HiSeq Sequencing Systems. Illumina. https://www.illumina.com/documents/products/datasheets/datasheet_hiseq_systems.pdf.

9   Details of the Individualized Genome Service from Illumina come from this interview with Jay Flatley: Davies K. Jay Talking Personal Genomes. Bio-IT World. http://www.bio-itworld.com/2010/issues/septoct/flatley.html. Published September 28, 2010. Accessed January 12, 2019.

10 Illumina announced the sequencing of the West family in 2010: Illumina Announces Its First Full Coverage DNA Sequencing of a Named Family. *BusinessWire*. https://www.businesswire.com/news/home/20100416006128/en/Illumina-Announces-Full-Coverage-DNA-Sequencing-Named. Published April 16, 2010. Accessed April 6, 2020.

05장. 최초의 유전체 족보

1   *The Wall Street Journal*'s Amy Marcus covered Anne West's analysis of their genomes. Marcus AD. Obsessed with Genes (Not Jeans), This Teen Analyzes Family DNA. *Wall Street Journal*. https://www.wsj.com/articles/SB10001424052748704814204575508064149859510. Published October 1, 2010. Accessed April 6, 2020.

2　Ron Davis was recognized along with Elon Musk, Jeff Bezos, Vint Cerf, and others as one of the inventors most likely to be noted by tomorrow's historians as the great inventors of today. Allan N. Who Will Tomorrow's Historians Consider Today's Greatest Inventors? *Atlantic.* October 2013. http://www.theatlantic.com/magazine/archive/2013/11/the-inventors/309534/. Accessed January 2, 2018.

3　The original Factor V Leiden paper was published in *Nature*: Bertina RM, Koeleman BP, Koster T, et al. Mutation in blood coagulation factor V associated with resistance to activated protein C. Nature. 1994;369(6475):64-67.

In the years that followed, its effect size and prevalence was clarified: Miñano A, Ordóñez A, España F, et al. AB0 blood group and risk of venous or arterial thrombosis in carriers of factor V Leiden or prothrombin G20210A polymorphisms. *Haematologica.* 2008;93(5):729-734; Bauer KA. The thrombophilias: Well-defined risk factors with uncertain therapeutic implications. *Ann Intern Med.* 2001;135(5):367-373; Herrmann FH, Koesling M, Schröder W, et al. Prevalence of factor V Leiden mutation in various populations. *Genet Epidemiol.* 1997;14(4):403-411.

06장. 버펄로 버펄로 버펄로

1　Calvin Trillin laid out the origin story of the "chicken wing as delicacy" in: Trillin C. An Attempt to Compile a Short History of the Buffalo Chicken Wing. In *The Tummy Trilogy.* New York: Farrar, Straus & Giroux; 1994. 268–275.

As he reports, the least controversial seat of invention for the wing we know today is the Anchor Bar in Buffalo, New York, where, according to legend, the son of the owners arrived home late one night with some friends and the munchies. His mom, Teressa Bellissimo, being Italian, existed in a state of constant readiness to feed her son. Late Friday night being no exception, she fired up the deep fryer, grabbed the leftover wings that no one wanted, cut them in half, deep-fried them, paired them with hot sauce, and served them with celery and blue cheese dressing. The Buffalo chicken wing was born! A decade later, a National Chicken Wing Day was declared (July 29, 1977), and the rest, including Hooters, is history. Cementing its place as the fuel for the genomics revolution, and for reasons that escape me, the leaders of the world-renowned Australian inherited cardiovasular disease group, Jodie Ingles and Chris Semsarian, head straight for Buffalo chicken wings every time they touch down on US soil.

2   Buffalo is also a verb (*to buffalo* means "to intimidate"), meaning it is possible to create a grammatically correct sentence using the same word repeated any number of times. To wit: buffalo buffalo. The animals known as buffalo, at times, intimidate. And if those buffalo are intimidating their neighbors: buffalo buffalo buffalo. If those buffalo actually came from Buffalo, New York, then: Buffalo buffalo buffalo Buffalo buffalo. I first enjoyed this wordplay in chapter 7 of Steven Pinker's book: Pinker S. *The Language Instinct: How the Mind Creates Language*. London: Penguin UK; 2003.

William Rapaport claims some degree of "invention" in his blog: Rapaport W. Buffalo Buffalo Buffalo Buffalo Buffalo. University at Buffalo. https://www.cse.buffalo.edu//~rapaport/buffalobuffalo.html. Accessed December 23, 2017.

The earliest known example appeared in the original manuscript for a book by Dmitri Borgmann in 1965 (*Language on Vacation*), though the chapter containing this was not included in the final published version. However, Borgmann included this in his 1967 book, *Beyond Language: Adventures in Word and Thought*. Final thought from a biologist. There are no *actual* buffalo in Buffalo. Although they are often *called* buffalo, North American "buffalo" are, in fact, bison. To be precise, they are *Bison bison* (or even, *Bison bison bison*, but let's not get started on that). Hedrick PW. Conservation genetics and North American bison (Bison bison). *J Hered*. 2009;100(4):411-420.

This is confirmed by, for me, the ultimate authority on the subject, Buffalo Zoo, who note on their website that their "buffalo" are, in fact, bison. So those intimidating buffalo could be located in many places in the world. Just not in Buffalo, New York.

3   The advertisement was placed Pieter de Jong was kind enough to share the article and advertisement he placed in *The Buffalo News*. Information on the Human Genome project comes from email and personal conversations with Deanna Church and Pieter de Jong (phone interview with Pieter de Jong, October 30, 2018). Some information derives from the key publication describing the BAC library RPCI-11: Osoegawa K, Mammoser AG, Wu C, et al. A bacterial artificial chromosome library for sequencing the complete human genome. *Genome Res*. 2001;11(3):483-496.

4   Many plants and crops have multiple copies of their genomes. Some naturally occurring wild strawberries exhibit decaploidy (ten copies). The advantages and disadvantages of polyploidy are discussed in: Comai L. The advantages and disadvantages of being polyploid. *Nat Rev Genet*. 2005;6(11):836-846; The naturally occuring and cultivated polyploidy of strawberries is discussed in several articles: Hummer KE, Nathewet P, Yanagi T. Decaploidy in Fragaria iturupensis (Rosaceae). *Am J Bot*. 2009;96(3):713-716; Cheng H, Li J, Zhang H, et al. The complete chloroplast genome sequence of strawberry (Fragaria × ananassa Duch.) and comparison with related species of Rosaceae. *Peer J*. 2017;5:e3919.

Artificial plants with ploidy up to 32-ploid have been successfully cultivated.

5   The fact that RPCI-11 could be inferred to be an African American male with mixed ancestry is known to many geneticists but not often discussed. In an interview with Kevin Davies, Deanna Church mentions conference presentations where this was discussed openly: Davies K. Deanna Church on the Reference Genome Past, Present, and Future. Bio-IT World. http://www.bioitworld. com/2013/4/22/church-on-reference-genomes-past-present-future.html. Published April 22, 2013. Accessed December 30, 2017.

6   We often round the percentage of DNA we share with our first-degree relatives to 50 percent. Recall that except for the singular X and Y chromosomes in men, humans normally have two copies of each chromosome and pass one of those on to each child. However, chromosomes aren't passed on down the generations completely intact. They get a little bit of mixing because of a process called *crossing over*. When sperm or eggs are created, there is an exchange of genetic material between similar pairs of chromosomes, meaning that each chromosome in each sperm or egg comes to contain a unique mixture of the genetic material from the chromosomes that person received from their father and mother. This "unique in the world" chromosome is passed on via the sperm or egg to create the new human. Another consequence of this phenomenon is that although it is true that "on average" we share 50 percent of our genetic material with our brothers and sisters, the actual number can vary substantially. One study found it ranged from 37 to 62 percent: Visscher PM, Medland SE, Ferreira MAR, et al. Assumption-free estimation of heritability from genome-wide identity-by-descent sharing between full siblings. *PLOS Genet.* 2006;2(3):e41.

7   Hidden Markov models have been used in diverse settings, including speech recognition and natural language processing. Ghahramani Z, Jordan MI. Factorial Hidden Markov Models. In Touretzky DS, Mozer MC,

Hasselmo ME, eds. *Advances in Neural Information Processing Systems 8.* Cambridge, MA: MIT Press; 1996:472-478.

Around the same time that we were working on this model, a group from Seattle led by David Galas and Leroy "Lee" Hood published genome sequencing data including an HMM from four related individuals. (Lee Hood is a giant in the field of genetic sequencing, a prolific inventor whose discoveries were commercialized by Applied Biosystems, the company whose machines were the workhorses for the Human Genome Project.) The genomes in that paper were produced by a company called Complete Genomics, a start-up founded by Cliff Reid, John Curson, and Radoje "Rade" Drmanac. Rade was the technical lead for Complete Genomics and the inventor of the DNA nanoball technology. It became the foundational technology of Complete Genomics, for a time the only major competitor to Illumina in the genome sequencing space. Complete Genomics was bought by the Chinese company BGI in 2012. The technology resurfaced in headline news in 2020, when the price per genome under certain conditions was claimed to be as low as one hundred dollars. Regalado A. China's BGI Says It Can Sequence a Genome for Just $100. *MIT Technology Review.* https://www.technologyreview.com/2020/02/26/905658/china-bgi-100-dollargenome/. Published February 26, 2020. Accessed June 14, 2020.

8   The importance of phasing was discussed in this paper: Tewhey R, Bansal V, Torkamani A, Topol EJ, Schork NJ. The importance of phase information for human genomics. *Nat Rev Genet.* 2011;12(3):215-223.

9   De novo mutation rates were reported by us as well as by: Roach JC, Glusman G, Smit AFA, et al. Analysis of genetic inheritance in a family quartet by whole genome sequencing. *Science.* 2010;328(5978):636-639; Kong A, Frigge ML, Masson G, et al. Rate of de novo mutations and the importance of father's age to disease risk. *Nature.* 2012;488(7412):471.

10 Our classification of genetic variants was described in: Ashley EA, Butte AJ,

Wheeler MT, et al. Clinical assessment incorporating a personal genome. *Lancet*. 2010;375(9725):1525-1535.

And developed further in: Dewey FE, Chen R, Cordero SP, et al. Phased whole-genome genetic risk in a family quartet using a major allele reference sequence. *PLOS Genet*. 2011;7(9):e1002280.

A similar schema was also described in: Berg JS, Khoury MJ, Evans JP. Deploying whole genome sequencing in clinical practice and public health: Meeting the challenge one bin at a time. *Genet Med*. 2011;13(6):499-504.

11 One of the most famous stories of this early era was that of Nicholas Volker, a young boy with a mystery disease that led to him suffering recurrent bouts of severe abdominal pains requiring over a hundred procedures and surgeries. Doctors were stumped and ready to give up until a team at the Medical College of Wisconsin offered to sequence his exome (the 2 percent of the genome represented by the genes). The team was led by geneticist Howard Jacob, Scottish bioinformatician Elizabeth Worthey, and English pediatrician David Dimmock. Together, they identified Nicholas's condition as an immunodeficiency disorder, not a gastrointestinal disorder, the clear implication being that it could potentially be cured by a bone marrow transplant. After ethical review and counseling, the family opted for the transplant, and Nicholas made a remarkable recovery. The story of his diagnosis was told in a series of Pulitzer Prize–winning articles in the *Milwaukee Journal Sentinel* and in a subsequent book, *One in a Billion*. Herper M. The First Child Saved By DNA Sequencing. Forbes. January 2011. https://www.forbes.com/sites/matthewherper/2011/01/05/the-first-child-saved-by-dnasequencing/. Accessed January 12, 2019; Johnson M, Gallagher K. A Baffling Illness. *Journal Sentinel*. http://archive.jsonline.com/features/health/111641209.html. Published December 18, 2010. Accessed January 12, 2019; Mark Johnson, Kathleen Gallagher, Gary Porter,

Lou Saldivar and Alison Sherwood of *Milwaukee Journal Sentinel*. Pulitzer Prizes. https://www.pulitzer.org/winners/mark-johnson-kathleen-gallagher-gary-porter-lou-saldivarand-alison-sherwood. Accessed January 12, 2019; Johnson M, Gallagher K. *One in a Billion: The Story of Nic Volker and the Dawn of Genomic Medicine*. New York: Simon & Schuster; 2016.

12 The West family analysis was reported in: Marcus AD. Family Pioneers in Exploration of the Genome. *Wall Street Journal*. https://www.wsj.com/articles/SB10001424053111904491704576573022083190718. Published September 16, 2011. Accessed July 16, 2018.

07장. 스타트업, 그 시작

1   The Marc Andreessen quote comes from: Sanghvi R. 17 Quotes from Marc Andreessen & Ron Conway on How To Raise Money. Medium. https://medium.com/how-to-start-a-start-up/17-quotes-from-marc-andreessen-ron-conwayon-how-to-raise-money-d0b710f115f1. Published October 22, 2014. Accessed November 13, 2019.

2   funkymetals.co.uk. I cofounded this company with my wife in the late 1990s in the early days of e-commerce on the internet. I was starting my Ph.D., and as it was ramping up, I spent some late nights coding up a website in a text editor, showcasing my father-in-law's artisan metalwork. Our most popular item was a "phone tree" on which you could place multiple mobile phones while they were charging.

3   Kastenmeier RW. An Act to Amend the Patent and Trademark Laws; 1980. https://www.congress.gov/bill/96th-congress/house-bill/6933. Accessed April 20, 2020.

4   Leslie Berlin's tremendous history of a pivotal period in Silicon Valley history told from the perspective of seven individuals, including Niels Riemers of Stanford's Office of Technology Licensing. Berlin L.

Troublemakers: How a Generation of Silicon Valley Upstarts Invented the Future. New York: Simon & Schuster; 2017.

5   Concinnity definition from: Concinnity. Oxford Dictionaries. https://en.oxforddictionaries.com/definition/concinnity. Accessed November 18, 2018.

6   For the Quake genomes, our software was developed in-house. For the West genomes, we used a combination of software we built and Illumina software. Starting at that moment and until today, we and others have used a combination of programs developed by Heng Li of the Dana-Farber Cancer Institute and by a group led by Mark DePristo and Mark Daly out of the Broad Institute. Li H, Durbin R. Fast and accurate short read alignment with Burrows-Wheeler transform. *Bioinformatics.* 2009;25(14):1754-1760; DePristo MA, Banks E, Poplin R, et al. A framework for variation discovery and genotyping using next-generation DNA sequencing data. *Nat Genet.* 2011;43(5):491-498.

2부 · 의사 가운을 입은 탐정

08장. 보려고 해야만 보이는 병

1   Sir David Frederick Attenborough is perhaps TV's best known natural historian. He has been an inspiration to millions through a decades-long career spent producing award-winning documentaries featuring mesmerizing natural world videography and his trademark narration (examples include: *Life on Earth, The Living Planet, and The Blue Planet*).

2   I benefited greatly from a traditional medical education at the 570-year-old University of Glasgow, including a rigorous approach to observation in clinical examination. Such skills are underlined by the rite of passage that is the Membership of the Royal College of Physicians examination

(where traditionally, the pass rate was set at the point where 75 percent of the entire class would fail). The classic textbook for the "short cases" is still on my bookshelf: Ryder REJ, Mir MA, Freeman EA. *An Aid to the MRCP Short Cases*. Hoboken, NJ: John Wiley & Sons; 2009. And while it now seems to harken a bygone age, its teachings on active observation remain all too relevant in the present technological age.

3   Loyd Grossman was the host of this show on the BBC along with David Frost. For sixteen years, he would tour the homes of celebrities describing them in his mid-Atlantic accent. Loyd Grossman. Wikipedia. https://en.wikipedia.org/w/index.php? title=Loyd_Grossman&oldid=946370437. Published March 19, 2020. Accessed May 2, 2020; Through the Keyhole. Wikipedia. https://en.wikipedia.org/w/index.php? title=Through_the_Keyhole&oldid=953132453. Published April 25, 2020. Accessed May 2, 2020; jflitter. The Best of Through the Keyhole (Yorkshire Television) DAMAGED TAPEAugust 1988. https://www.youtube.com/watch?v=WhIzhVBQOUY. Published March 23, 2018. Accessed May 2, 2020; Stecklow S. The Wall Street Journal on Americans Adopting British Accents. *Guardian*. http://www.theguardian.com/world/2003/oct/04/usa.theeditorpressreview. Published October 4, 2003. Accessed May 2, 2020.

4   Excerpts from Conan Doyle's writing are taken from: Doyle AC. *The Complete Sherlock Holmes: All 56 Stories & 4 Novels*. New Delhi: General Press; 2016.

5   Details from: *Oxford Dictionary of National Biography*. Oxford, UK: Oxford University Press. And from Bell's book: Bell J. A manual of the operations of surgery. Internet Archive. https://archive.org/details/amanualoperatio04bellgoog/page/n7/mode/2up. Accessed May 2, 2020.

6   Medical connections within the stories of Sherlock Holmes have been discussed by several authors: Reed J. A medical perspective on the adventures of Sherlock Holmes. *Med Humanit*. 2001;27(2):76-81; Key

JD, Rodin AE. Medical reputation and literary creation: an essay on Arthur Conan Doyle versus Sherlock Holmes 1887-1987. *Adler Mus Bull.* 1987;13(2):21-25.

7   Reed J. A medical perspective on the adventures of Sherlock Holmes. *Med Humanit.* 2001;27(2):76-81.

8   Maria Konnikova's spectacular book discusses Holmes's process in some detail. (*Mastermind: How to Think Like Sherlock Holmes.* New York: Penguin; 2013) Although Holmes himself refers to his conclusions as "deductions," strictly, it is not deductive reasoning that Holmes is engaged in. Scholars recognize three forms of reasoning: deductive, inductive, and abductive. Deductive reasoning has a long history, as far back as Aristotle (384 B.C.), and is pure logic involving sequential premises leading to a conclusion ("All nerds are fun; John is a nerd; therefore, John is fun"). But deduction tells us no more than the observational statements themselves reveal. Inductive reasoning, in contrast, flows from making observations about the world and then generalizing from these observations ("All swans I've seen to date are white; therefore, all swans are white"). Criminal investigation and diagnostic medicine is based neither on deduction nor induction; it is based on abduction, a form of reasoning that approaches the idea of causality. Abduction involves making observations, using prior knowledge of the world to form a hypothesis as to what caused the events that led to the observations, then testing the hypothesis using specific observational if-then trials. The American philosopher Charles Sanders Peirce writes eloquently about abductive reasoning. Following Peirce, some have argued that crime solving actually involves moving through all stages of inference: observation leads to *abduction* to form a hypothesis from the clues, *induction* to generalize from prior observations of the world, and *deduction* to come to logical conclusions based on the full extension of these premises. Peirce's work is put in context by: Anderson DR. The

evolution of Peirce's concept of abduction. *Transactions of the Charles S. Peirce Society.* 1986;22(2):145-164; Burks AW. Peirce's theory of abduction. *Philos Sci.* 1946;13(4):301-306.

9   A small number of publications deal with the kinds of reasoning used by law enforcement in the modern age. A good example is one from: Innes M. *Investigating Murder: Detective Work and the Police Response to Criminal Homicide.* Oxford, UK: Oxford University Press; 2003.

10   The phrase *the curious incident of the dog in the night time* was used as a title for an acclaimed novel by Mark Haddon: Haddon M. *The Curious Incident of the Dog in the Night-Time.* Washington, D.C.: National Geographic Books; 2007. Later, it was adapted for the stage by Simon Stephens: Haddon M, Stephens S. *The Curious Incident of the Dog in the Night-Time.* doi:10.5040/9781408173381.00000006.

11   The use of smell in diagnosis is reviewed in: Bijland LR, Bomers MK, Smulders YM. Smelling the diagnosis: A review on the use of scent in diagnosing disease. *Neth J Med.* 2013;71(6):300-307.

12   Details from House derived from the Internet Movie Database (IMDb) and Wikipedia: House (TV series). Wikipedia. https://en.wikipedia.org/w/index.php?title=House_(TV_series)&oldid=954022056. Published April 30, 2020. Accessed May 2, 2020. https://paperpile.com/c/zm9uRu/nwdb.

13   Bill Gahl's biography and most details of the early days of the Undiagnosed Diseases Program at the NIH come from a personal interview by teleconference on December 18, 2018. Other details of the origins of the UDP come from personal conversations with Francis Collins, Teri Manolio, and Elizabeth "Betsy" Wilder.

The Metabolic Basis of Inherited Disease The first editon is the classic textbook for genetic metabolic disorders. Stanbury JB. *The Metabolic Basis of Inherited Disease.* New York: McGraw-Hill; 1972.

14   Stephen Groft was the head of the Office of Rare Disease at the NIH and

the person who asked Bill to tackle the undiagnosed patients.

15 Biography from personal conversations and this source: Craine A. Elias Zerhouni. *Encyclopædia Britannica*. https://www.britannica.com/ biography/Elias-Zerhouni. Accessed May 2, 2020.

16 *The Odyssey* referenced here is the Penguin Classics edition translated by Robert Fagle: Homer. *The Odyssey*. London: Penguin UK; 2003. *The Odyssey* was written in a meter called *dactylic hexameter*, named for the Latin or Greek words for finger. The words link the three main bones in the finger (one long and two short) to the form of one long and two short syllables repeated six times (hexameter, hex meaning "six"). In fact, often the last part of a line is long-short. To understand what dactylic hexameter sounds like in *The Odyssey*, you can either read the Greek (you first) or turn to Rodney Merrill's English translation, which maintains the dactylic hexameter (now, that is truly heroic): Merrill R. The Rhythm of the Epic. http://www.home.earthlink.net/~merrill_odyssey/id5.html. Accessed December 28, 2018.

Perhaps not surprisingly, given the limitation of the meter, Homer would use a few tricks to keep the story flowing. One was to use multiple different epithets for his main characters. So Odysseus was variously referred to as "Man of Pain" or "Man of Action." Sometimes, he was "Raider of Cities." Other times, he was "Loved of Zeus."

17 Use of the word odyssey in the English literature corpus from 1800 is available through: Google Books Ngram Viewer. https://books.google.com/ngrams.

09장. 아일랜드 남자가 가져온 행운

1 The Might family stories come from many conversations with Matt Might, including one referenced specifically in the text on November 14, 2018. References were also drawn from Seth Mnookin's excellent article in *The*

New Yorker and other more recent articles: Mnookin S. One of a Kind. *New Yorker*. 2014;21:32-38; Weintraub K. A Battle Plan for a War on Rare Diseases. *New York Times*. https://www.nytimes.com/2018/09/10/health/matthew-might-rare-diseases.html. Published September 10, 2018. Accessed May 3, 2020; The Might of the Mights: Parents Overcome Genetics to Save Son—Rare Genomics Institute. Rare Genomics Institute. https://www.raregenomics.org/blog/2016/4/10/the-might-of-the-mights-parents-overcomegenetics-to-save-son. Published April 10, 2016. Accessed May 3, 2020.

2   Matt Might started two companies. One grew out of his thesis work on automated reasoning to protect security vulnerabilities, and another was a smaller project, theapplet.com. This was a chat room app that took advantage of the emerging embedding of JavaScript in web pages to provide interactivity. It ended up being used by *Newsweek*, *The Washington Post*, and others to host interactive chat rooms.

3   The original paper from Duke including the first report of NGLY1 as a potential disease entity: Need AC, Shashi V, Hitomi Y, et al. Clinical application of exome sequencing in undiagnosed genetic conditions. *J Med Genet*. 2012;49:353-361.

4   A lack of tears, or alacrima, is in fact a recognized feature of only one other syndrome, the so-called triple A syndrome comprising achalasia (a disorder of the esophagus or food pipe), Addison's disease (a disorder of production of the hormone cortisol), and alacrima. It was clear early on that Bertrand's diagnosis was not triple A syndrome.

5   Liam Neeson starred in the 2008 movie directed by Pierre Morel, *Taken*: Besson L. *Taken*. Los Angeles: 20th Century Fox; 2009.
     Matt Might's blog: Might M. Hunting down my son's killer. http://matt.might.net/articles/my-sons-killer/. Retrieved July 2015.

6   Details came from personal conversations with Matt and Kristen Wilsey,

including one on December 22, 2018, and follow-up emails and conversations. Details also from this article in: Hawk S. With Grace. Stanford Graduate School of Business. https://www.gsb.stanford.edu/insights/grace. Published October 18, 2019. Accessed May 3, 2020.

7　John Freidenrich was a former chairman of the board of trustees of Stanford and played a major role in Stanford hospitals. As well as giving his name to a building in which some of our research is now carried out, he once gave me one of the best pieces of advice I ever received for Mother's Day (ditch the fancy restaurant for a picnic in the park!). Longtime Stanford Leader, Donor John Freidenrich Dies. *Stanford News*. https://news.stanford.edu/2017/10/18/leader-donor-john-freidenrich-dies/. Published October 18, 2017. Accessed May 3, 2020.

8　Details of the work from Baylor, including that of Matthew Bainbridge, come from a conversation with Matthew Bainbridge on February 3, 2020, and follow-up emails.

9　Matthew Bainbridge and Matt Wilsey kindly shared emails from this time, including the one where they described Grace's clinical presentation (February 26, 2013).

10　As well as Matthew Bainbridge, the blog was found by Yale geneticist Murat Gunel, who was sequencing patients with undiagnosed disease from Turkey. His mind immediately went to two siblings whose cases his team had been trying to solve. They had similar features to those described in the blog post, including developmental delay and movement disorder. He had sequenced those two siblings, so he pulled up the file with the list of possible variants in candidate genes that had arisen from his analysis of their genomes and found NGLY1. Caglayan AO, Comu S, Baranoski JF, et al. NGLY1 mutation causes neuromotor impairment, intellectual disability, and neuropathy. *Eur J Med Genet*. 2015;58(1):39-43.

1   The paper describing the disease resulting from mutations in *NGLY1*: Enns GM, Shashi V, Bainbridge M, et al. Mutations in NGLY1 cause an inherited disorder of the endoplasmic reticulum-associated degradation pathway. *Genet Med.* 2014;16(10):1-8.

     And the accompanying editorial written by Matt Might and Matt Wilsey: Might M, Wilsey M. The shifting model in clinical diagnostics: How next-generation sequencing and families are altering the way rare diseases are discovered, studied, and treated. *Genet Med.* 2014;16(10):1-2.

2   This is described in this paper: Owings KG, Lowry JB, Bi Y, Might M, Chow CY. Transcriptome and functional analysis in a Drosophila model of NGLY1 deficiency provides insight into therapeutic approaches. *Hum Mol Genet.* 2018;27(6):1055-1066.

3   The Edwards and Steptoe paper in *Nature* that reported in vitro fertilization: Edwards RG, Steptoe PC, Purdy JM. Fertilization and cleavage in vitro of preovulator human oocytes. *Nature.* 1970;227:1307.

4   Louise Brown was teased at school for being a "test tube" baby. She later went on to have her own children.

5   A little-known fact is that, left to their own devices, sperm swim in circles: Friedrich BM, Jülicher F. The stochastic dance of circling sperm cells: Sperm chemotaxis in the plane. *New J Phys.* 2008;10(12):123025; Kaupp UB. 100 years of sperm chemotaxis. J Cell Biol. 2012;199(6):i9-i9; Friedrich BM, Jülicher F. Chemotaxis of sperm cells. *Proc Natl Acad Sci USA.* 2007;104(33):13256-13261.

6   A nice summary is found here: Handyside AH. Preimplantation genetic diagnosis after 20 years. *Reprod Biomed Online.* 2010;21(3):280-282.

7   Grace Science Foundation. https://gracescience.org/. Accessed May 3, 2020. The Might family also set up a foundation (NGLY1.org).

8   Tomlin FM, Gerling-Driessen UIM, Liu Y-C, et al. Inhibition of NGLY1

inactivates the transcription factor Nrf1 and potentiates proteasome inhibitor cytotoxicity. *ACS Cent Sci.* 2017;3(11):1143-1155.

9   Suzuki T, Kwofie MA, Lennarz WJ. Ngly1, a mouse gene encoding a deglycosylating enzyme implicated in proteasomal degradation: Expression, genomic organization, and chromosomal mapping. *Biochem Biophys Res Commun.* 2003;304(2):326-332.

10 Huang C, Harada Y, Hosomi A, et al. Endo-β-Nacetylglucosaminidase forms N-GlcNAc protein aggregates during ER-associated degradation in Ngly1-defective cells. *Proc Natl Acad Sci USA.* 2015;112(5):1398-1403.

11 Bi Y, Might M, Vankayalapati H, Kuberan B. Repurposing of proton pump inhibitors as first identified small molecule inhibitors of endo-β-Nacetylglucosaminidase (ENGase) for the treatment of NGLY1 deficiency, a rare genetic disease. *Bioorg Med Chem Lett.* 2017;27(13):2962-2966.

12 Tambe MA, Ng BG, Freeze HH. N-Glycanase 1 transcriptionally regulates aquaporins independent of its enzymatic activity. *Cell Rep.* 2019;29(13):4620-4631.e4.

11장. 센트럴파크의 말발굽 소리

1   When we launched the Undiagnosed Diseases Network, we wrote about the plans: Gahl WA, Wise AL, Ashley EA. The Undiagnosed Diseases Network of the National Institutes of Health: A national extension. *JAMA.* 2015;314(17):1797-1798; Ramoni RB, Mulvihill JJ, Adams DR, et al. The Undiagnosed Diseases Network: Accelerating discovery about health and disease. *Am J Hum Genet.* 2017;100(2):185-192.

After the first 1,519 patients, we wrote up the findings: Splinter K, Adams DR, Bacino CA, et al. Effect of genetic diagnosis on patients with previously undiagnosed disease. *N Engl J Med.* 2018;379(22):2131-2139.

2   Details come from our many interactions with the family over the course

of 2017 to 2019 and beyond. In addition, I undertook a recorded interview with Danny by teleconference on December 20, 2018.

3   Heimer G, Kerätär JM, Riley LG, et al. MECR mutations cause childhoodonset dystonia and optic atrophy, a mitochondrial fatty acid synthesis disorder. *Am J Hum Genet.* 2016;99(6):1229-1244.

4   Medical Detectives: The Last Hope for Families Coping with Rare Diseases. NPR. https://www.npr.org/sections/health-shots/2018/12/17/673066806/medical-detectives-thelast-hope-for-families-coping-with-rare-diseases. Published December 17, 2018. Accessed May 16, 2020; "Doctor Detectives" Help Diagnose Mysterious Illnesses with DNA Analysis. CBS News. https://www.cbsnews.com/news/undiagnosed-diseases-network-dna-helpsmiller-family-diagnose-mepan-syndrome/. Published October 11, 2018. Accessed May 16, 2020.

5   MEPAN Founcation. https://www.mepan.org/.

6   Matchmaker Exchange. https://www.matchmakerexchange.org/.

7   Auto-inflammatory conditions, including Schnitzler syndrome: Palladini G, Merlini G. The elusive pathogenesis of Schnitzler syndrome. Blood. 2018;131(9):944-946.

8   William of Ockham's actual words appear to be only loosely connected to the commonly interpreted meaning: "Nothing ought to be posited without a reason given, unless it is self-evident or known by experience or proved by the authority of Sacred Scripture." Spade PV, Panaccio C. William of Ockham. In Zalta EN, ed. *The Stanford Encyclopedia of Philosophy.* Winter 2016. Stanford, CA: Stanford University; 2016. https://plato.stanford.edu/archives/win2016/entries/ockham/.

9   Interestingly, while Central Park Zoo doesn't have zebras, it does have snow leopards.

10 When You Hear Hoofbeats Look for Horses Not Zebras. Quote Investigator. https://quoteinvestigator.com/2017/11/26/zebras/. Accessed

December 14, 2017.

11 The chance of being struck by lightning is about one in three thousand: Flash Facts About Lightning. *National Geographic.* June 2005. https:// news.nationalgeographic.com/news/2004/06/flash-facts-about-lightning/. Accessed January 4, 2019.

The odds of winning the $1.6 billion lottery Powerball were around one in three hundred million: Yan H. We're Not Saying You Shouldn't Play, But Here Are 5 Things More Likely To Happen Than You Winning the Lottery. CNN. October 2018. https://www.cnn.com/2018/10/23/us/lottery-winning-odds-trnd/index.html. Accessed January 4, 2019.

The Stanford blog post about the one-in-a-billion patient: Digitale E, Ford A, Hite E. Stanford Team Helps Patient Who Is "Unique in the World." Scope. https://scopeblog.stanford.edu/2016/12/14/stanford-team-helps-patient-who-is-unique-inthe-world/. Published December 14, 2016. Accessed January 4, 2019.

The paper reporting the findings: Zastrow DB, Zornio PA, Dries A, et al. Exome sequencing identifies de novo pathogenic variants in FBN1 and TRPS1 in a patient with a complex connective tissue phenotype. *Cold Spring Harb Mol Case Stud.* 2017;3(1):a001388.

12 The new mitochondrial syndrome is caused by the gene *ATP5F1D*. The paper is here: Oláhová M, Yoon WH, Thompson K, et al. Biallelic mutations in ATP5F1D, which encodes a subunit of ATP synthase, cause a metabolic disorder. *Am J Hum Genet.* 2018;102(3):494-504.

The syndrome definition is here: OMIM Entry-# 618120 Mitochondrial complex V (ATP synthase) deficiency, nuclear type 5; MC5DN5 OMIM. https://www.omim.org/entry/618120. Accessed January 8, 2019.

Anahi was featured in the *San Francisco Chronicle* story: Allday E. "Disease Detectives" Crack Cases of 130 Patients with Mysterious Illnesses. *San Francisco Chronicle.* https://www.sfchronicle.com/health/article/Diseasedetectives-crack-cases-of-130-13297547.php. Published October 11, 2018. Accessed January 8, 2019.

13 Kolata G. When the Illness Is a Mystery, Patients Turn to These Detectives. *New York Times*. https://www.nytimes.com/2019/01/07/health/patients-medical-mysteries.html. Published January 7, 2019. Accessed May 16, 2020.

3부 · 심장의 우여곡절

12장. 위스키 어 고고

1 This story comes from Meissner's book, that I acquired in the original German. Meissner FL. *Taubstummheit, Ohr-u. gehörkrankheiten: Bd. 1. Taubstummheit u. Taubstummenbildung*. C. F. Winter'sche Verlagshandlung, Leipzig & Heidelberg Winter; 1856.
The section relating to the little girl's sudden death was translated kindly for me by my neighbor Jenny Suckale, a professor of geophysics at Stanford.

2 The history of Jervell and Lange-Nielsen: Jervell A, Lange-Nielsen F. Congenital deaf-mutism, functional heart disease with prolongation of the QT interval, and sudden death. *Am Heart J*. 1957. http://www.sciencedirect.com/science/article/pii/0002870357900790; Tranebjaerg L, Bathen J, Tyson J, Bitner-Glindzicz M. Jervell and Lange-Nielsen syndrome: A Norwegian perspective. *Am J Med Genet*. 1999;89(3):137-146.
Fred Lange-Nielsen played bass in the SwingKlubb Band in Oslo in the 1940s: Evensmo J. The Altosaxes of Swing in Norway. http://www.jazzarcheology.com/artists/swing_in_norway.pdf. Updated October 6, 2011.

3 Details of the contributions of Owen Conor Ward and Caesaro Romano come from a retrospective in the *Irish Medical Journal*: Hodkinson EC, Hill AP, Vandenberg JI. The Romano-Ward syndrome—1964-2014: 50 years of

progress. *Ir Med J.* 2014;107(4):122-124.

Details of the eight-year-old girl are derived from an interview with Owen Conor Ward published in the *Irish Times*: Hunter N. A Medical Stalwart Now in Happy Exile. http://www.irishhealth.com/article.html?id=18437. Accessed April 4, 2017.

Interestingly, Conor Ward moved to London later in his career and became very interested in medical history. He spent four years writing a biography of John Langdon Down (who gave his name to Down syndrome). *John Langdon Down, A Caring Pioneer* was published by the Royal Society of Medicine.

4   In the most commonly accepted version, defined by Dessertenne in 1966: Dessertenne F, et al. La tachycardie ventriculaire a deux foyers opposes variables. *Arch Mal Coeur Vaiss.* 1966;59(2):263-272. Both *torsades* and *pointes* are plural, thus the correct form of the connecting word should likely be plural *des*: Mullins ME. Mon bête noir (my pet peeve). *J Med Toxicol.* 2011;7(2):181. However, Dessertenne himself used a singular *de* at times, so it likely this one will be fought about by rhythm and language scholars for a while.

5   We contacted Gilead.

6   Kingsmore's rapid turnaround protocols for genome sequencing in the neonatal intensive care unit are described here: Saunders CJ, Miller NA, Soden SE, et al. Rapid whole-genome sequencing for genetic disease diagnosis in neonatal intensive care units. *Sci Transl Med.* 2012;4(154):154ra135-ra154ra135.

7   Kyla Dunn worked on pieces for PBS's *Frontline, NOVA ScienceNOW,* and CBS's *60 Minutes II* and had articles in, among other publications, *The Atlantic, The Washington Post, The New York Times Book Review*, and *Discover magazine.* She appears in IMDb as a producer on several science documentaries, including *Frontline, 60 Minutes, NOVA ScienceNOW,*

and *Wired Science*: Kyla Dunn. IMDb. https://www.imdb.com/name/nm1871408/. Accessed January 9, 2019.

Her *Nature* paper is here: Gibbs CS, Coutré SE, Tsiang M, et al. Conversion of thrombin into an anticoagulant by protein engineering. Nature. 1995;378(6555):413-416.

Unlike Kyla, I do not appear on IMDb, but I did record with my saxophone quartet a version of Charles Mingus's "Haitian Fight Song" for the Ewan MacGregor movie *Young Adam* (music director: David Byrne). Sadly, there was a technical problem with the version we recorded, and by the time of the redo, I had moved away to do residency at Oxford. My other forlorn hope for movie immortality was related to the Pixar movie *Brave*. Pixar hired a Stanford linguistics professor to do high-definition facial video motion capture so they could capture the movements associated with a West of Scotland accent for the lead character (a feisty red-haired heroine named Merida). Our clinic manager stayed till the very last credit of the movie, but to her dismay, my name was not to be found.

8   The human ether à go-go story comes from a *Science News* article that quotes William Kaplan directly: Weiss R. Mutant monikers. *Sci News*. 1991;139(2):30-31.

The origin of go-go dancing is unclear, as is the role of the Whisky à Go-Go bar in originating the phenomenon. The French term à go go means "a lot" or "in abundance." Note the bar uses the Scottish spelling of *whisky* without the e, whereas several of the articles focused on the bar use the spelling more commonly associated with Irish whiskey or bourbon.

9   Work on precision therapy for long QT 3 has been led by Sylvia Priori, Michael Ackerman, and others: Priori SG, Wilde AA, Horie M, et al. HRS/EHRA/APHRS expert consensus statement on the diagnosis and management of patients with inherited primary arrhythmia syndromes: Document endorsed by HRS, EHRA, and APHRS in May

2013 and by ACCF, AHA, PACES, and AEPC in June 2013. *Heart Rhythm*. 2013;10(12):1932-1963; Schwartz PJ, Priori SG, Locati EH, et al. Long QT syndrome patients with mutations of the SCN5A and HERG genes have differential responses to Na+ channel blockade and to increases in heart rate. Implications for genespecific therapy. *Circulation*. 1995;92(12):3381-3386; Mazzanti A, Maragna R, Faragli A, et al. Gene-specific therapy with mexiletine reduces arrhythmic events in patients with long QT syndrome type 3. *J Am Coll Cardiol*. 2016;67(9):1053-1058.

13장. 당신은 몇 개의 유전체로 되어 있나요?

1   The science of bus bunching is fairly well characterized. Here's a good example describing a statistical approach, including mixture modeling: Ma Z, Ferreira L, Mesbah M, Zhu S. Modeling distributions of travel time variability for bus operations. *J Adv Transp*. 2016;50(1):6-24.

And another exploring potential solutions: Verbich D, Diab E, El-Geneidy A. Have they bunched yet? An exploratory study of the impacts of bus bunching on dwell and running times. *Public Transp*. 2016;8(2):225-242.

2   Cognitive theories of medical learning and diagnostics are discussed in: Schmidt HG, Norman GR, Boshuizen HP. A cognitive perspective on medical expertise: theory and implication [published erratum appears in *Acad Med* 1992 Apr;67(4):287]. *Acad Med*. 1990;65(10):611-621.

And a commentary I wrote as a medical student: Ashley EA. Medical education—beyond tomorrow? The new doctor—Asclepiad or Logiatros? *Med Educ*. 2000;34(6):455-459.

3   The probability of seeing five reads out of twenty-five is calculated according to the density function of the binomial distribution (readily calculated using the statistical program R and the function *dbinom*).

4   Although not relating to a genetic cardiac disease, cardiac mosaicism of

the connexin 40 gene had been suggested by a paper in *The New England Journal of Medicine* for the common condition atrial fibrillation where it was found in three individuals after sequencing tissue fixed in formalin and paraffin embedded. Thibodeau IL, Xu J, Li Q, et al. Paradigm of genetic mosaicism and lone atrial fibrillation: Physiological characterization of a connexin 43-deletion mutant identified from atrial tissue. *Circulation.* 2010;122(3):236-244; Gollob MH, Jones DL, Krahn AD, et al. Somatic mutations in the connexin 40 gene (GJA5) in atrial fibrillation. *N Engl J Med.* 2006;354(25):2677-2688.

Other investigators unfortunately failed to find it: Roberts JD, Longoria J, Poon A, et al. Targeted deep sequencing reveals no definitive evidence for somatic mosaicism in atrial fibrillation. *Circ Cardiovasc Genet.* 2015;8(1):50-57. Although as our experience shows, the phenomenon is rare.

Some have speculated that the variants might have arisen as an artifact of sequencing tissue fixed in formalin: Chen L, Liu P, Evans TC, Ettwiller LM. DNA damage is a major cause of sequencing errors, directly confounding variant identification. *bioRxiv.* 2016. http://www.biorxiv.org/content/early/2016/08/19/070334.abstract.

5   Somatic mosaicism has also been recognized associated with the special process of cell division required to make sperm and eggs. This leads to something called *gonadal* mosaicism (the testes and ovaries are the *gonads*) and is one way that a child can appear to have a "new" genetic variant not present in or at least not apparent from the blood of the parents. In this case, testing the sperm or eggs of the parents would reveal the mutation.

6   An excellent general overview of mosaicism including a discussion of neurofibromatosis type 1 is found in: Biesecker LG, Spinner NB. A genomic view of mosaicism and human disease. *Nat Rev Genet.* 2013;14(5):307-320. Other nice summaries on somatic mosaicism: Poduri A, Evrony GD, Cai X, Walsh CA. Somatic mutation, genomic variation, and neurological

disease. *Science*. 2013;341(6141):1237758; Lupski JR. Genetics. Genome mosaicism—one human, multiple genomes. *Science*. 2013;341(6144):358-359; Forsberg LA, Gisselsson D, Dumanski JP. Mosaicism in health and disease—clones picking up speed. *Nat Rev Genet*. 2017;18(2):128-142.

7   Clonal hematopoiesis as a risk factor for heart attack: Jaiswal S, Fontanillas P, Flannick J, et al. Age-related clonal hematopoiesis associated with adverse outcomes. *N Engl J Med*. 2014;371(26):2488-2498; Fuster JJ, Walsh K. Somatic mutations and clonal hematopoiesis: Unexpected potential new drivers of age-related cardiovascular disease. *Circ Res*. 2018;122(3):523-532; Jaiswal S, Natarajan P, Silver AJ, et al. Clonal hematopoiesis and risk of atherosclerotic cardiovascular disease. *N Engl J Med*. 2017;377(2):111-121.

8   Carl Zimmer's piece on mosaicism and chimerism: Zimmer C. DNA Double Take. *New York Times*. https://www.nytimes.com/2013/09/17/science/dna-double-take.html. Published September 16, 2013. Accessed December 15, 2017.

Also featuring work of Mike Snyder and Alex Urban: O'Huallachain M, Karczewski KJ, Weissman SM, Urban AE, Snyder MP. Extensive genetic variation in somatic human tissues. *Proc Natl Acad Sci USA*. 2012;109(44):18018-18023.

Of note, Astrea's story is featured in Carl Zimmer's excellent book: Zimmer C. *She Has Her Mother's Laugh: The Powers, Perversions, and Potential of Heredity*. New York: Penguin; 2018.

9   James Lupski's paper sequencing his own genome: Lupski JR, Reid JG, Gonzaga-Jauregui C, et al. Whole-genome sequencing in a patient with Charcot-Marie-Tooth neuropathy. *N Engl J Med*. 2010;362(13):1181-1191.

Lupskis's writing on mosaicism: Lupski JR. Genetics. Genome mosaicism—one human, multiple genomes. *Science*. 2013;341(6144):358-359.

10   Biographical detail on Natalia Trayanova comes from emails with Natalia and this online interview: Natalia Trayanova on Developing

Computer Simulations of Hearts. Johns Hopkins Medicine. https://www.
hopkinsmedicine.org/research/advancements-inresearch/fundamentals/
profiles/natalia-trayanova. Accessed December 15, 2017.

Modeling of biological systems is summarized nicely by Brian Ingalls:
Ingalls BP. *Mathematical Modeling in Systems Biology: An Introduction.*
Cambridge, MA: MIT Press; 2013.

14장. 셰이크, 래틀 앤드 롤

1   In fact, the largest cystic tumor ever removed was 303 pounds. It was
    removed by Professor Katherine O'Hanlan of Stanford in 1991. The surgery
    is actually on YouTube (of course it is). Kate O'Hanlan, MD. World's Largest
    Tumor. https://www.youtube.com/watch?v=wwiN_TbpqMA. Published
    May 27, 2012. Accessed May 17, 2020.

2   The earliest description of Carney complex was in: Young WF, Carney
    JA, Musa BU, Wulffraat NM, Lens JW, Drexhage HA. Familial Cushing's
    syndrome due to primary pigmented nodular adrenocortical disease. *N
    Engl J Med.* 1989;321(24):1659-1664.

3   Carney's biography is from this short book chapter: Dy BM, Lee GS,
    Richards ML. J. Aidan Carney. In Pasieka JL, Lee JA, eds. *Surgical
    Endocrinopathies.* Boston: Springer; 2015:229-231. Aidan Carney told
    Constantine Stratakis (referenced later) that he came from Mayo County,
    Ireland, not Roscommon County. He thought this was amazing because
    he ended up working at the Mayo Clinic (obviously, the Mayo family was of
    Irish descent). The Wikipedia article about him states that he was born in
    Roscommon County. The two counties are neighboring, so it is possible
    that he was born in one and grew up in the other. Carney's personal
    odyssey is described in his own words here: Carney JA. Discovery of
    the Carney complex, a familial lentiginosis–multiple endocrine neoplasia

syndrome: A medical odyssey. *Endocrinologist*. 2003;13(1):23.

4   Botstein's paper and a review a decade later: Botstein D. Using the genetic linkage map of the human genome to understand complex inherited diseases. *J Nerv Ment Dis*. 1989;177(10):644. doi:10.1097/00005053-198910000-00012; Botstein D, White RL, Skolnick M, Davis RW. Construction of a genetic linkage map in man using restriction fragment length polymorphisms. *Am J Hum Genet*. 1980;32(3):314-331.

5   Many of these details come from a personal conversation with Constantine Stratakis. I spoke with him by telephone on January 8, 2019.
     The original paper and others: Correa R, Salpea P, Stratakis CA. Carney complex: An update. *Eur J Endocrinol*. 2015;173(4):M85-M97; Stratakis CA, Kirschner LS, Carney JA. Clinical and molecular features of the Carney complex: Diagnostic criteria and recommendations for patient evaluation. *J Clin Endocrinol Metab*. 2001;86(9):4041-4046; Kirschner LS, Carney JA, Pack SD, et al. Mutations of the gene encoding the protein kinase A type I-α regulatory subunit in patients with the Carney complex. *Nat Genet*. 2000;26(1).

6   One of the larger international studies of gigantism: Rostomyan L, Daly AF, Petrossians P, et al. Clinical and genetic characterization of pituitary gigantism: An international collaborative study in 208 patients. *Endocr Relat Cancer*. 2015;22(5):745-757.

7   During long days at the endocrine unit at the Radcliffe hospital in Oxford during my residency, my fellow resident (Suzannah Wilson, a talented future cardiologist) and I used to amuse ourselves by making up little songs. We were amazed by these pituitary surgeries, performed on patients referred by renowned endocrinologist John Wass, by a surgeon named C. B. T. Adams. Since only his initials appeared on the surgery lists, we knew him as CBTA, which, of course, we pronounced as "ciabatta." The lyrics, if I recall, went something like: *Ciabatta, Ciabatta / what a wonderful surgeon*

is he / John Wass, John Wass / he's the one for acromegaly. To make it fit the meter, we had to lengthen the a in Wass and the e in acromegaly, so it wasn't our best work, but on pretty minimal sleep, you do what you can.

8   There have in fact been cases reported where a heart was donated from one relative to another. Chester Szuber was a Christmas tree farmer who had suffered multiple heart attacks and had been on the transplant list for four years. Patti, his daughter, was training to be a nurse and was on vacation when she was involved in a serious car accident. Her parents were called with the bad news that she was about to pass and were asked to go to the hospital to certify her identity and sign the paperwork for her to donate organs. Patti was a strong advocate for organ donation and a proud carrier of a donor card. In the midst of their grief, Chester's family asked the obvious question. Could her heart be donated to her father? Chester's immediate reaction was, "No way," but after a lot of thought and particularly, after his whole family convinced him that this is exactly what his daughter would have wanted, he agreed. Patti's heart has lived twenty-two more years in her dad's chest. Patti's brother, Bob, commented that he believed giving her heart to her dad would make his sister "the happiest little angel in heaven." Schaefer J. A Few Minutes with … a Father with a Full Heart. *Detroit Free Press.* https://www.freep. com/story/news/columnists/jim-schaefer/2016/07/16/chesterszuber-heart-transplant/87098726/. Published July 17, 2016. Accessed December 13, 2017; Father Receives Heart Transplant from Daughter. *New York Times.* http://www.nytimes.com/1994/08/26/us/father-receives-heart-transplant-from-daughter.html. Published August 26, 1994. Accessed December 13, 2017.

The Organ Procurement and Transplantation network clarified the legality of directed organ donation here: OPTN Information Regarding Deceased Directed Donation. OPTN. https://optn.transplant.hrsa.gov/news/optninformation-regarding-deceased-directeddonation/. Accessed December 14, 2017.

Questions had arisen around Steve Jobs's liver transplant after several people, including Tim Cook, had offered to donate a partial liver directly to him: Gayomali C. Apple CEO Tim Cook Tried to Give Steve Jobs His Liver—But Jobs Refused. *Fast Company*. https://www.fastcompany.com/3043628/apple-ceo-tim-cook-tried-to-give-steve-jobs-hisliver-but-jobs-refused. Published March 12, 2015. Accessed December 14, 2017.

I had one patient ask me once if he could donate his heart to his wife, who was dying of heart failure. He was very serious, and when I clarified that he would be giving his life to save hers, he confirmed that was what he was proposing. Fifty years of marriage and devotion, he could see he was losing the love of his life to heart failure. I melted inside, turned away, and worked very hard to hold my composure as I explained that actively taking one life to save another was not something we could do.

9   Ricky's cousins' deaths were not related to the heart, so not connected to his genetic condition.

10 Pacific Biosciences history comes from conversations with Jonas Korlach and Steve Turner, as well as from this article: MacKenzie RJ. A SMRTer Way to Sequence DNA? Genomics Research from Technology Networks. https://www.technologynetworks.com/genomics/articles/a-smrter-way-to-sequence-dna-309952. Published September 25, 2018. Accessed May 17, 2020.

11 Our paper describing the first long-read, wholegenome sequencing in a patient is here: Merker JD, Wenger AM, Sneddon T, et al. Longread genome sequencing identifies causal structural variation in a Mendelian disease. *Genet Med*. June 2017. doi:10.1038/gim.2017.86.

15장. 소나무숲지에 흐르는 강

1   I have had the privilege to follow Leilani's extraordinary story since she was seventeen. In addition, a recorded interview with Susan and Chris Graham on March 24, 2017, and recorded interviews with Leilani on December 19, 2016, and January 21, 2017, are sources of historical details.

2   Childhood obesity statistics from the CDC: Hales CM, Carroll MD, Fryar CD, Ogden CL. Prevalence of Obesity Among Adults and Youth: United States, 2015–2016. *NCHS Data Brief.* 2017;(288):1-8.

3   It was either Laennec or René-Joseph Hyacinth Bertin who first coined the term *hypertrophy*. Duffin J. *To See with a Better Eye: A Life of R. T. H. Laennec.* Princeton, NJ: Princeton University Press; 2014.

Laennec devoted a lot of his early work to the anatomy of the heart. He substituted the words *hypertrophy* and *dilatation* for his teacher Jean-Nicolas Corvisart's use of *active* and *passive* aneurysms of the heart. Why he switched is not clear. Laennec discussed with Bertin which of them had the priority on the use of the word *hypertrophy*, the latter claiming he coined it in a communication in August 1811. Laennec countered that he had used the word *hypertrophy* for some time but also conceded that he might not have invented it. In the end, Laennec called it a draw, writing to his friend, "It is quite natural that in a matter of pure and simple observation, two men carefully examine the same object and see the same."

4   Historical references are found in: McKenna WJ, Sen-Chowdhry S. From Teare to the present day: A fifty year odyssey in hypertrophic cardiomyopathy, a paradigm for the logic of the discovery process. *Rev Esp Cardiol.* 2008;61(12):1239-1244; Adelman H, Adelman A. The logic of discovery a case study of hypertrophic cardiomyopathy. *Acta Biotheor.* 1977;26(1):39-58; Mirchandani S, Phoon CKL. Sudden cardiac death: A 2400-year-old diagnosis? *Int J Cardiol.* 2003;90(1):41-48. Also, Coats and

Hollman Heart (http://dx.doi.org/10.1136/hrt.2008.153452)

Anatomic pathology arose in the 1500s during the time of Andreas Vesalius. The first description of hypertrophic cardiomyopathy was from Giovanni Battista Morgagni, a pathologist working in the early 1700s who quoted Théophile Bonet, a Swiss physician from Geneva describing a coachman who had died suddenly in his carriage (Théophile Bonet, *Sepulchretum seu anatomia practica* [Geneva, 1679]). French pathologists Henri Liouville and Henri Hallopeau described a series of cases, including a seventy-five-year-old woman with symptoms of heart failure and an unusual cardiac murmur with a heart wall that was four times the normal width.

5   Background on Teare is from: Watkins H, Ashrafian H, McKenna WJ. The genetics of hypertrophic cardiomyopathy: Teare redux. Heart. 2008;94(10):1264-1268. In his seminal paper, Teare connected "living" and "postmortem" findings via the electrocardiogram. ECG strips viewed on those who later died, revealed findings in seven out of eight patients who died suddenly (one from a stroke, likely related to a non-life-threatening rhythm called *atrial fibrillation*). The family mentioned in Teare's first and seminal paper was so intriguing, they became the focus of a more detailed paper, published in 1960. Goodwin JF, Hollman A, Cleland WP, Teare D. Obstructive cardiomyopathy simulating aortic stenosis. *Br Heart J.* 1960;22:403-414.

6   Paul Wood's biography: Silverman ME, Somerville W. To die in one's prime: The story of Paul Wood. *Am J Cardiol.* 2000;85(1):75-88; Camm J. The contributions of Paul Wood to clinical cardiology. *Heart Lung Circ.* 2003;12 Suppl 1:S10-S14.

Paul Wood founded the field of invasive cardiology as well as, probably, cardiac surgery in Britain, and he contributed enormously to our understanding of many cardiac diseases. Gaston Bauer said of him, "He took in pupils and he turned out disciples." In describing the physical examination in hypertrophic cardiomyopathy, he also described some maneuvers that could be performed to bring out these findings more clearly, such as squatting then standing.

7   The dynamic, short-lived obstruction to blood flow leaving the heart appeared in a case described by William Harvey. The mitral valve (*mitral* rhyming with title—it is named for its similarity in shape to a Christian bishop's ceremonial headgear, the miter). In addition to Russell Brock, another group from Washington University School of Medicine in Saint Louis noted the similarity of this dynamic obstruction to aortic obstruction referring to it as *pseudo* aortic stenosis.

8   Myectomies were performed in the UK by William Cleland and Russell Brock (Goodwin JF, Hollman A, Cleland WP, Teare D. Obstructive cardiomyopathy simulating aortic stenosis. Br Heart J 1960;22:403–14; Russell Brock: Brock R, Fleming PR. Aortic subvalvar stenosis; a report of 5 cases diagnosed during life. *Guys Hosp Rep.* 1956;105[4]:391-408) and the United States (Andrew Glenn Morrow) at similar times. Braunwald E. Hypertrophic cardiomyopathy: The first century 1869-1969. *Glob Cardiol Sci Pract.* 2012;2012(1):5.

The story of the US surgery I heard directly from Eugene Braunwald himself (personal interview, October 2, 2018) and at a Hypertrophic Cardiomyopathy Association meeting in New Jersey. The story is also told in print: Maron BJ, Braunwald E. Eugene Braunwald, MD and the early years of hypertrophic cardiomyopathy: A conversation with Dr. Barry J. Maron. *Am J Cardiol.* March 2012. doi:10.1016/j.amjcard.2012.01.376; Maron BJ, Roberts WC. The father of septal myectomy for obstructive HCM, who also had HCM: The unbelievable story. *J Am Coll Cardiol.* 2016;67(24):2900-2903.

9   These details and quotations come from a personal interview with Eugene Braunwald on October 2, 2018, at Stanford University. Similar details are

found in this article: Maron BJ, Braunwald E. Eugene Braunwald, MD and the early years of hypertrophic cardiomyopathy: A conversation with Dr. Barry J. Maron. *Am J Cardiol.* March 2012. doi:10.1016/j.amjcard.2012.01.376.

10   Barry Maron and Bill McKenna have published over one thousand papers between them. The guideline document and this *New England Journal of Medicine* review paper are two of the smaller number they published together: Spirito P, Seidman CE, McKenna WJ, Maron BJ. The management of hypertrophic cardiomyopathy. *N Engl J Med.* 1997;336(11):775-785; Maron BJ, McKenna WJ, Danielson GK, et al. American College of Cardiology / European Society of Cardiology Clinical Expert Consensus Document on Hypertrophic Cardiomyopathy. A report of the American College of Cardiology Foundation Task Force on Clinical Expert Consensus Documents and the European Society of Cardiology Committee for Practice Guidelines. *Eur Heart J.* 2003;24(21):1965-1991.

11   Cardiologist Douglas Wigle in Canada is usually credited with discovering the forward movement of the mitral valve causing obstruction in his original references to *muscular subaortic stenosis.* Stanford cardiologist Richard "Rich" Popp formalized the echocardiographic criteria in 1974.

12   Details on short-term memory: Gluck MA, Mercado E, Myers CE. Learning and Memory: From Brain to Behavior. New York: Macmillan Higher Education; 2007.

13   This is the same chemical used to dye hair blond (also it is an antiseptic).

14   The earliest reports of collapse ("swooning") and sudden death come from Hippocrates in 400 B.C.: Hippocrates, Coar T. *The Aphorisms of Hippocrates: with a Translation into Latin and English.* Omaha, NE: Classics of Medicine Library; 1982.

Abildgaard's work presented in 1775 was translated from the original Latin and published in Thomas Driscol's paper in 1975: Driscol TE, Ratnoff

OD, Nygaard OF. The remarkable Dr. Abildgaard and countershock. The bicentennial of his electrical experiments on animals. *Ann Intern Med.* 1975;83(6):878-882; Abildgaard PC. Tentamina electrica in animalibus instituta. *Societatis Medicae Havniensis Collectanea.* 1775;2:157.

15 Franklin's famous kite experiment involved drawing electricity from storm clouds into a Leyden jar. In a parallel to Abildgaard's work, he wrote in a letter to Peter Collinson in 1748 about using electric shocks to kill a turkey: "A turkey is to be killed for our dinner by the electrical shock, and roasted by the electrical jack, before a fire kindled by the electrified bottle." Franklin is often credited with the first use of the word battery in an electrical context. "As six jars, however, discharged at once, are capable of giving a very violent shock, the operator must be very circumspect, lest he should happen to make the experiment on his own flesh, instead of that of the fowl" (*Memoirs of Benjamin Franklin*, volume 2, page 328, letter to Messrs Dubourg and d'Alibard concerning the mode of rendering meat tender by electricity). In another letter, Franklin intriguingly even refers to resurrection of a fowl or turkey cock "as promised by M Dubourg." It is however unclear what Dr. Dubourg had in mind as a mechanism for this resurrection.

"I wish it were possible, from this instance to invent a method of embalming drowned persons in such a manner that they may be recalled to life at any period however distant; for having a very ardent desire to see and observe the state of America an hundred years hence, I should prefer to any ordinary death, the being immersed in a cask of Madeira wine, with a few friends till that time, to be then recalled to life by the solar warmth of my dear country! But since in all probability we live in an age too early and too near the infancy of science, to hope to see such an art brought in our time to its perfection, I must for the present content myself with the treat, which you are so kind as to promise me, of the resurrection of a fowl or a turkey-cock" (Memoirs of Benjamin Franklin, volume 2, pages 391-2, letter to M Dubourg).

16 Some have disputed whether the Leyden jars would have contained sufficient charge to shock the heart of a chicken to ventricular fibrillation via a shock applied to the head. Also, it is known that smaller hearts do not maintain ventricular fibrillation well, leading some to suggest that this was neurogenic fibrillation and spontaneous cardioversion. Certainly it is clear why the shock would not have been enough to down a horse. Akselrod H, Kroll MW, Orlov MV. History of Defibrillation. In Efimov IR, Kroll MW, Tchou PJ, eds. *Cardiac Bioelectric Therapy*. Boston: Springer; 2009:15-40.

17 The story of the young girl is told on the Royal College of Physicians website and here: Akselrod H, Kroll MW, Orlov MV. History of Defibrillation. In Efimov IR, Kroll MW, Tchou PJ, eds. *Cardiac Bioelectric Therapy*. Boston: Springer; 2009:15-40. These authors question whether a fall could have caused ventricular fibrillation.

18 There is a copy of James Curry's book *Observations on Apparent Death from Drowning, Suffocation Etc* in the Royal College of Physicians, published in London in 1790: The First Defibrillator? The Work of James Curry. RCP London. https://www.rcplondon.ac.uk/news/first-defibrillator-work-james-curry. Published May 19, 2017. Accessed January 14, 2018.

19 More on James Curry and Charles Kite is found in: Hurt R. Modern cardiopulmonary resuscitation—not so new after all. *J R Soc Med*. 2005;98(7):327-331; Cakulev I, Efimov IR, Waldo AL. Cardioversion: Past, present, and future. *Circulation*. 2009;120(16):1623-1632.
Kite's book is available in the University of Leeds archive: An Essay on the Recovery of the Apparently Dead: Kite, Charles, 1768–1811. Internet Archive. https://archive.org/details/b21510829. Accessed January 14, 2018.

20 Do not resuscitate tattoo: Holt GE, Sarmento B, Kett D, Goodman KW. An

unconscious patient with a DNR tattoo. *N Engl J Med.* 2017;377(22):2192-2193.

21 The first medically documented internal defibrillation is described here: Beck CS, Pritchard WH, Feil HS. Ventricular fibrillation of long duration abolished by electric shock. *J Am Med Assoc.* 1947;135(15):985.

22 A good aide-mémoire comes from this American Heart Association video featuring the physician-comedian Ken Jeong and using the Bee Gees' disco hit "Stayin' Alive":
https://www.youtube.com/watch?v=iXcsHoQMGqc.
Ken Jeong's medical training and comedy is described in this *Washington Post* article: Horton A. A Woman Had A Seizure at Ken Jeong's Comedy Show. The Former Doctor Jumped Offstage to Save Her. Washington Post. https://www.washingtonpost.com/news/arts-and-entertainment/wp/2018/05/07/a-womanhad-a-seizure-at-ken-jeongs-comedy-show-the-former-doctor-jumped-offstage-to-save-her/. Published May 7, 2018. Accessed May 7, 2018.

23 Casinos, defibrillators, and sudden death: Valenzuela TD, Roe DJ, Nichol G, Clark LL, Spaite DW, Hardman RG. Outcomes of rapid defibrillation by security officers after cardiac arrest in casinos. *N Engl J Med.* 2000;343(17):1206-1209.

24 The story of the first implantable ICD: Mirowski M, Reid PR, Mower MM, et al. Termination of malignant ventricular arrhythmias with an implanted automatic defibrillator in human beings. *N Engl J Med.* 1980;303(6):322-324.

25 The sight of Mirowski's dog was so miraculous to some that they even questioned its veracity, asking how long it took to train the dog to collapse like that.

26 Anthony Van Loo's cardiac arrest is on YouTube, and the link here is to a video annotated by one of my patients: Hugo Campos. Soccer Player Anthony Van Loo Survives a Sudden Cardiac Arrest (SCA) When His ICD

Fires. (ANNOTATED). https://www.youtube.com/watch?v=DU_i0ZzIV5U. Published June 12, 2009. Accessed December 7, 2017.Another CPR and automatic external defibrillator shock in a young volleyball player is shown here: https://www.youtube.com/watch?v=MtHZ6ItHiTc

27 Peter Paré's paper on the Coaticook family: Paré JAP, Fraser RG, Pirozynski WJ, Shanks JA, Stubington D. Hereditary cardiovascular dysplasia: A form of familial cardiomyopathy. *Am J Med.* 1961;31(1):37-62.

28 The classic discovery papers on the genetic basis of hypertrophic cardiomyopathy: Jarcho JA, McKenna W, Pare JA, et al. Mapping a gene for familial hypertrophic cardiomyopathy to chromosome 14q1. *N Engl J Med.* 1989;321(20):1372-1378; Tanigawa G, Jarcho JA, Kass S, et al. A molecular basis for familial hypertrophic cardiomyopathy: An alpha/beta cardiac myosin heavy chain hybrid gene. Cell. 1990;62(5):991-998; Geisterfer-Lowrance A a., Kass S, Tanigawa G, et al. A molecular basis for familial hypertrophic cardiomyopathy: A beta cardiac myosin heavy chain gene missense mutation. Cell. 1990;62(5):999-1006.

29 Stories from these early days in the elucidation of the genetic basis of HCM come from Hugh Watkins, Calum MacRae and others in the Seidman lab. Follow-up papers on the genetic basis of HCM.: Watkins H, Rosenzweig A, Hwang DS, et al. Characteristics and prognostic implications of myosin missense mutations in familial hypertrophic cardiomyopathy. *N Engl J Med.* 1992;326(17):1108-1114; Watkins H, McKenna WJ, Thierfelder L, et al. Mutations in the genes for cardiac troponin T and alphatropomyosin in hypertrophic cardiomyopathy. *N Engl J Med.* 1995;332(16):1058-1064; Niimura H, Bachinski LL, Sangwatanaroj S, et al. Mutations in the gene for cardiac myosinbinding protein C and late-onset familial hypertrophic cardiomyopathy. *N Engl J Med.* 1998;338(18):1248-1257.

게놈 오디세이

16장. 인생의 열쇠를 노래하다

1   Intensive care unit mortality: Capuzzo M, Volta C, Tassinati T, et al. Hospital mortality of adults admitted to Intensive Care Units in hospitals with and without Intermediate Care Units: A multicentre European cohort study. *Crit Care.* 2014;18(5):551.

2   Leslie Leinwand's running mice with hypertrophic cardiomyopathy demonstrated that treadmill running could actually reverse some of the fibrosis and disarray. Konhilas JP, Watson PA, Maass A, et al. Exercise can prevent and reverse the severity of hypertrophic cardiomyopathy. *Circ Res.* 2006;98(4):540-548.

No other intervention at the time had been shown capable of reversing any aspect of the disease. We actually set out, together with colleagues at the University of Michigan, to test this idea in humans and performed the first randomized study of exercise training in HCM. Published in 2017 in the *Journal of the American Medical Association* and led by our Michigan colleagues Sharlene Day and Sara Saberi, our study showed that not only was exercise safe for HCM patients but that it could increase the output from the heart after just a short period of exercise training. Saberi S, Wheeler M, Bragg-Gresham J, et al. Effect of moderate-intensity exercise training on peak oxygen consumption in patients with hypertrophic cardiomyopathy: A randomized clinical trial. *JAMA.* 2017;317(13):1349-1357.

3   Leslie Leinwand's python work was inspired by Jared Diamond: Secor SM, Diamond J. Effects of meal size on postprandial responses in juvenile Burmese pythons (Python molurus). *Am J Physiol.* 1997;272(3 Pt 2):R902-R912; Andersen JB, Rourke BC, Caiozzo VJ, Bennett AF, Hicks JW. Physiology: Postprandial cardiac hypertrophy in pythons. *Nature.* 2005;434(7029):37-38; Riquelme C a., Magida J a., Harrison BC, et al. Fatty acids identified in the Burmese python promote beneficial cardiac growth. *Science.* 2011;334(6055):528-531.

4   Jim Spudich telling his myosin story: iBiology. James Spudich (Stanford) 4: Myosin mutations and hypertrophic cardiomyopathy. https://www.youtube.com/watch?v=-zqUUo_qmTM. Posted November 1, 2017.

The myosin mesa told in scientific papers and narratives: Nag S, Trivedi DV, Sarkar SS, et al. The myosin mesa and the basis of hypercontractility caused by hypertrophic cardiomyopathy mutations. Nat Struct Mol Biol. 2017;24(6):525-533; Spudich JA. The myosin mesa and a possible unifying hypothesis for the molecular basis of human hypertrophic cardiomyopathy. Biochem Soc Trans. 2015;43:64-72; Trivedi DV, Adhikari AS, Sarkar SS, Ruppel KM, Spudich JA. Hypertrophic cardiomyopathy and the myosin mesa: Viewing an old disease in a new light. Biophys Rev. 2018;10(1):27-48.

Modeling of genetic variation in patients and the population underlining the importance of the myosin mesa: Homburger JR, Green EM, Caleshu C, et al. Multidimensional structurefunction relationships in human β-cardiac myosin from population-scale genetic variation. Proc Natl Acad Sci USA. 2016;113(24):6701-6706.

5   The hauntingly beautiful "Over the Rainbow" from Eva Cassidy: https://www.youtube.com/watch?v=2rd8VktT8xY